总主编简介

马继红 女，硕士学位，主任护师。

1989年在中国人民解放军白求恩和平医院创建了北京军区第一个ICU，为首任护士长。历任医院质量考核办公室主任、医务部副主任、护理部主任、医院教学办主任等职。曾被军队授予大校军衔，现为专业技术4级，文职2级。同时，先后担任全军护理专业委员会委员、原北京军区护理专业委员会副主任委员、河北省急重症护理专业委员会主任委员、原北京军区卫生系列高职考评委员、解放军卫生专业专家库成员。

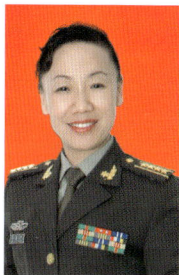

从业40余年来，在重症监护、护理管理和医院教学管理岗位上不断探讨研究，100余篇论文被《中华医院管理杂志》《中华护理杂志》《解放军护理杂志》《解放军医院管理杂志》等国家核心杂志刊登录用。主研的课题获军队科技进步奖和医疗成果二等奖2项、三等奖15项；主编专著19部，参与著书10部。四次荣立三等功、一次荣立二等功；被原北京军区授予"青年岗位成才标兵""优秀护士""三八先进个人""巾帼建功优秀女军人"等称号；还被原总后勤部授予"全军模范护士"称号。

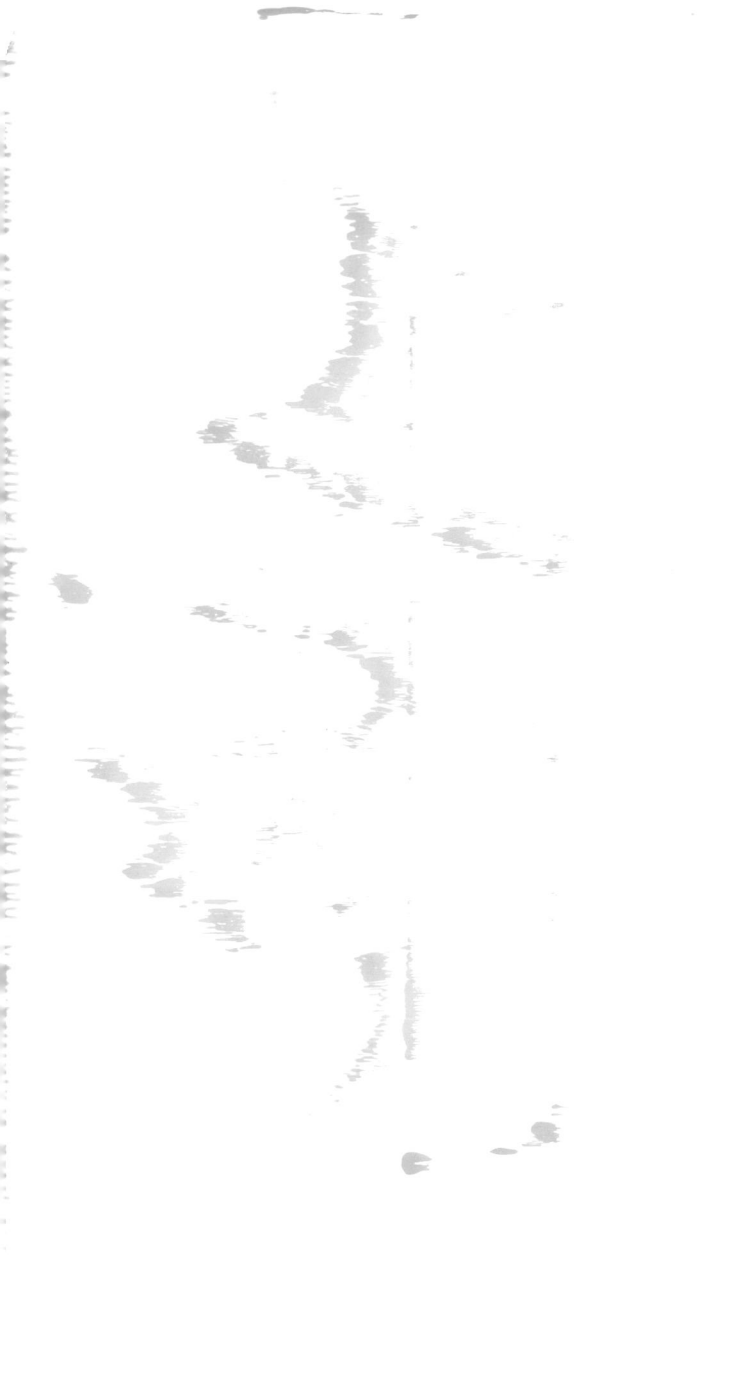

● 总主编　马继红

护理一本通丛书

临床疾病护理指导流程
一本通

主编　卢根娣　郭英俊

第2版

中国健康传媒集团
中国医药科技出版社

内容提要

本书分别精选出临床各专科的核心病种，分别对疾病的护理目的、适应范围、疾病概念、常见临床特点、评估要点、护理诊断/相关因素、护理措施/应急措施、告知内容/健康教育及效果评价等进行阐述，同时还对各专科疾病护理流程进行系统规范。系统介绍临床专病专护的知识与技能的关键要点，其针对性强，是提高广大临床护理人员专科护理能力和水平的一本非常实用的工具书。

图书在版编目（CIP）数据

临床疾病护理指导流程一本通 / 卢根娣，郭英俊主编．—2 版．—北京：中国医药科技出版社，2022.7
（护理一本通丛书）
ISBN 978 - 7 - 5214 - 3148 - 3

Ⅰ．①临…　Ⅱ．①卢…　②郭…　Ⅲ．①护理学　Ⅳ．①R47

中国版本图书馆 CIP 数据核字（2022）第 064167 号

美术编辑　陈君杞
版式设计　南博文化

出版	中国健康传媒集团 | 中国医药科技出版社
地址	北京市海淀区文慧园北路甲 22 号
邮编	100082
电话	发行：010 - 62227427　邮购：010 - 62236938
网址	www.cmstp.com
规格	787×1092mm $\frac{1}{32}$
印张	24 $\frac{3}{4}$
字数	565 千字
初版	2017 年 7 月第 1 版
版次	2022 年 7 月第 2 版
印次	2022 年 7 月第 1 次印刷
印刷	三河市万龙印装有限公司
经销	全国各地新华书店
书号	ISBN 978 - 7 - 5214 - 3148 - 3
定价	69.00 元

获取新书信息、投稿、为图书纠错，请扫码联系我们。

编 委 会

前言

随着现代医学科技的进步与发展，医疗高新技术在临床得到广泛应用，护理工作的内涵也不断丰富和延伸，护理新理论、新技术、新业务的不断更新，对临床护理工作提出更高要求和挑战。为了帮助广大临床护理人员掌握现代临床护理理论与技术知识，满足广大患者对护理工作日益提高的需求，我们组织临床一线医护药技专家重新修订完善了"护理一本通丛书"。

本丛书主要以广大护理人员在临床基本理论、基本技能、基本操作、专病护理、急危重症护理、现代护理操作技术和护理管理科研中常见问题为出发点，以提高护理综合技术水平和实际工作能力为目标，以高新突发新型疑难重症传染病及流行病为更新点，精选研究出临床一线工作中亟需掌握的重点基础、薄弱部位、关键环节、前沿知识、制度规定等问题，并以指导流程和问答的形式进行系统规范。本丛书共6个分册，即《护士长管理一本通》《急危重症监护一本通》《护理科研与论文写作一本通》《临床疾病护理指导流程一本通》《临床护理技术指导流程一本通》《临床护理技术考试一本通》。本套丛书收集了近年国内外权威医疗护理专著及最新法律法规知识，内容丰富、涉及面广，简明扼要，针对性强，是一套非常实用的工具书。

本丛书在编写过程中得到许多前辈以及医疗、药学、医技等医务界同行们的支持和帮助，还得到了参加海外维和任务的医护人员给予的丰富的流行病、传染病处理方面的经验，在此表示衷心的感谢！

由于我们学识与经验有限，难免会有疏漏和不足之处，恳请广大读者批评指正。

编　者

2022 年 5 月

目录
MULU

第一章 绪 论

随着医学技术的飞速发展，医学领域分科更趋于细化和专业化。加之现代科学技术成果广泛应用于专科护理工作领域，使护理的科学技术含量越来越重，这些均给现代护理专业提出更高的要求。为此，在医院内加强专病专护技术的建设发展，在各科室组织实施具有专科特色的专病专护研究，是医疗发展和病人对护理专业服务的迫切需要，是不断提高专科护理内在质量的关键所在。

第一节 开展专病专护研究的意义及目标

一、开展专病专护研究的意义

1. 提高护理内在质量 通过对各专科单病种进行系统的研究，掌握国内外专科护理技术的最新进展，将先进科学的手段和方法应用于临床专科护理工作中，提高护理内在质量。

2. 完善护理标准 超越常规专科护理的界限，在其基础上更深入细致，融入专科专病专护的特殊性，体现以人为本的护理个性化，完善专科护理的标准。

3. 加快人才培养 在专病专护的研究中，专病护士主选一种或同类型的多种疾病作为自己重点研究对象，通过深入广泛的研究，成为该疾病的护理专家，加快护理专科人才培养。

4. 促进学科发展 在专病专护的研究中，完善专科护理理论体系和教育体系，给护理专业的创新与腾飞带来生机，护理人员专业素质和科技含金量提高，促进护理学科的技术建设发展。

5. 深化整体护理　按照护理程序进行专病专护研究和工作，体现个体性及全身心的整体性，深化开展整体护理。

二、专病专护的研究目标

通过按照护理程序对专病专护进行研究，尽快与国际接轨，在护理职业中充分体现专科护理技术的专业性，专科护理观察中的预见性，专科整体护理的个体特殊性。在上述行为的基础上，造就培养一批高素质的专科护士或护理专家，发表一批高质量的专著和论文，取得一批高科技含量的临床专科护理成果。达到高质量地配合医疗工作展开、提高专科护理技术水准、为人类的健康提供优质护理服务的目标。

第二节　专病专护研究的组织管理

一、专病专护的组织系统

首先在医院内建立专科技术管理的领导小组、护理专家组、护理技术顾问组，职责明确，充分发挥效能，保证专科技术管理的行为正常进行，落实技术管理的责任制。

1. 专科技术管理的领导小组　负责制定专病专护研究规划、协调各组技术管理的有关事项，监督管理行为和质量控制。

2. 护理专家组　由具有高级职称护理人员组成，并在某一专病方面具有很深造诣，同时进行深入的临床护理研究，对科室出现的重症疑难问题可以及时解决，在本技术优势方面能够对科室进行技术指导，年内在全院做专题报告 1～2 次，并及时组织院内外进行护理会诊和重症护理查房。

3. 护理技术顾问组 聘请国内知名护理专家和医院内医疗专家担任，院内医疗专家顾问主要由中心和重点科室的主任担任。职责是担任讲学任务，定期介绍国内外专科医疗与护理的新进展，指导医院科室开展护理新业务和新技术。

二、专病专护的研究内容及管理形式

1. 专科常见病种的技术管理 选择各专科常见病种 3～5 项，采取专病负责制，高年资护师以上人员，每人负责一个病种(含护士长)，可同时帮带一名低年资护士。病区护士长负责协调，针对个人的专长安排工作和科内专科业务技术训练，发挥每个人的优势。要求每个专病护士都要对所研究病种，按照整体护理程序和科研的思路，有系统的研究设计方案，包括疾病的现状与进展、病生理、治疗原则、护理措施、康复指导、心理护理等。专病护士开题前要检索查询该病种国内外治疗护理现状并写出综述，开题后每年撰写相关论文 ≥1 篇并刊用。在研究的全过程中，定期就所研究病种进行专题讲课和教学，护师 ≥2 次/年，主管护师 ≥4 次/年。在对病人的护理过程中，采取责任护士共同负责制，对专病的疑难问题进行及时指导和护理会诊。

2. 专科危重症系统护理技术管理 由科护士长和具有高级职称的护理人员负责，每人承担 1～2 个主要症状或系统，并进行深入的研究，针对所研究的内容，每人每年外出考察学习 1 次，全年向全院做护理专题报告 1～2 次，组织所辖科室护理会诊或教学查房，每月 1 次。对于全院各科室发生的重症护理疑难问题及时指导并研究解决。

3. 专病专护的质量管理 护理部结合质控方案和专科护理标准，对科室落实掌握专病护理的质量情况进行监控和检查，将对疾病的理解、护士的行为和病人获得的效果紧密结合起来进行评价，建立统计制度，设置专病护理观察表、护理记录单及疗效结果汇总表等。并将此作为全年的监控重点，在管理责任制中加大权值。

4. 医院专科护理技术协作管理 利用医院护理技术协作网络系统，充分发挥与上级医院所构成的护理技术协作单位和聘请重症监护技术专家担任顾问的作用，并定期邀请来院讲学，组织护理的远程会诊，加强技术沟通，互通有无。另外，应用重症护理综合信息，加强专科护理的技术指导，提高专病专护研究的质量。

三、专病专护的应用流程及效果评价

医院护理部要制定《医院专病专护技术建设发展方案》，各科室要针对医院总体安排，按照要求制定科室具体的实施办法和措施。广大护理人员在研究中，要检索查询有关资料，阅读大量的相关书籍，写出专病综述，高级职称护理人员应发挥护理专家的作用，写出高水平的综述和专题教案，并在全院进行专题报告。另外，各科室护士长在临床工作的同时，注重护士专科素质的培养和培训，把专病专护研究作为提高护理内在质量的头等大事来抓，利用不同形式组织专病专护的学习培训、教学查房、专病会诊、专题报告。总之，通过专病专护的研究和学习，护理人员的专病综合业务素质会有很大的提高。

专病专护研究是新时期现代护理的新课题，也是为未来培养造就"专科护士"人才的一个重要方面，我们还应在这方面进行积极地探索和实践，把具有中国特色的专病专护与临床护理科研、专科护士的培养融为一体，吸取国外护理同行之精髓，把我国的专科护理质量提升到一个新的水平。

第二章 内科疾病护理指导流程

第一节 心血管内科疾病护理指导书

建立专科护理指导书的目的是为心血管内科及其相关专业的临床疾病护理提供指导依据。适用于心血管内科及其相关专业的护理人员。

一、心功能不全

【疾病概念】

心功能不全是一个临床综合征，指心脏由于心肌病变，长时间前负荷或后负荷过重、组织代谢异常、血液循环加快或减少以及心室充盈受阻等因素引起心肌舒张、收缩能力减弱而导致心力衰竭。

【临床特点】

肺循环和(或)体循环淤血，组织血液灌注不足。心功能分4级。

1. Ⅰ级 病人患有心脏病，但活动量不受限制，平时一般活动不出现疲乏、心悸、呼吸困难或心绞痛症状。

2. Ⅱ级 心脏病病人的体力活动受到轻度限制，休息时无自觉症状，但平时进行一般活动，可出现疲乏、心悸、呼吸困难或心绞痛症状。

3. Ⅲ级 心脏病病人的体力活动明显受限，小于平时一般活动即引起上述的症状。

4. Ⅳ级 心脏病病人不能从事任何体力活动，休息状态下也出现心绞痛症状。

【评估要点】

1. 一般情况 观察生命体征有无异常，询问病人过敏史、家族史、既往病史。

2. 专科情况

（1）是否有夜间睡眠中憋醒，日常生活或体力劳动后是否有心慌、气短、休息状态下的呼吸困难等现象。

（2）有无由肺、支气管黏膜淤血所引起的白色泡沫痰或粉红色泡沫痰的现象。

（3）按压胫前部、踝部、足部，评估有无水肿及水肿的程度。

（4）观察周围血管灌注不良的症状：出汗、脉细数、皮肤发凉、失眠、头晕、毛细血管充盈度差。

（5）心力衰竭病人强迫体位多，评估有无压疮、压疮的程度和面积。

3. 实验室及其他检查 X 线检查，心脏彩超，有创性血流动力学检查，血液电解质等。

【护理诊断/相关因素】

1. 心排血量减少 与心功能不全有关。

2. 气体交换受损 与左心功能不全致肺循环淤血有关。

3. 活动无耐力 与心排血量下降有关。

4. 体液过多 与心排血量下降有关。

5. 潜在并发症 洋地黄中毒、电解质紊乱。

6. 营养失调，低于机体需要量 与右心功能不全致消化道淤血有关。

【护理措施】

1. 密切观察 减轻心脏负荷，限制入量，密切观察出入量情况。

2. 休息与活动原则

（1）轻度心力衰竭者（心功能Ⅱ级）可适当活动，增加休息。

（2）中度心力衰竭者（心功能Ⅲ级）应限制活动，增加卧床休息。

（3）重度心力衰竭者（心功能Ⅳ级）应绝对休息。待病情好转后，活动量可逐渐增加以不出现心力衰竭症状为限，对需要长期卧床病人定时帮助其进行被动的下肢运动。

3. 饮食　摄入低钠、低盐、低热量、易消化饮食为宜，应少量多餐，避免过饱。控制钠盐的摄入，一般限制在每日 5g 以下，切忌盐腌制品。中度心力衰竭的病人，盐的摄入量应为每日 3g；重度者控制在 1g 以内。

4. 保持大便通畅　注意病人大便情况，有便秘者饮食中需增加膳食纤维食物，必要时给予缓泻剂或开塞露。

5. 缓解呼吸困难的措施

（1）保持室内空气的流通，病人衣服应宽松，以减少憋闷感。

（2）给予舒适的体位，采取半卧或坐位。

（3）持续低流量吸氧，流量为 2L/min。

6. 控制体液量

（1）严格控制钠和水的摄入，准确记录液体出入量，维持液体平衡。

（2）控制输液滴数，维持在 20 滴/分左右。

7. 应用洋地黄类药物的监护

（1）给药前应先数心率，若心率低于 60 次/分，则禁止给药。

（2）观察不良反应，病人出现恶心、呕吐、乏力、黄绿视或心电图出现各种心律失常表现时，应及时通知医师。

（3）嘱病人服用地高辛时，若上顿药漏服，再次服药时不要补服，以免剂量增加而致中毒。

（4）当病人发生洋地黄中毒时，应立即停用所有洋地黄制剂及排钾利尿剂，遵医嘱给予纠正心律失常的药物。

8. 应用利尿剂的监护

（1）监测电解质 低钾可有乏力、腹胀、肠鸣音减弱、心律失常等。低镁可见易怒、惊厥、心律失常等。高钾可见尿量减少、心电图改变。

（2）利尿剂过量 可出现体重下降，低血压，虚弱，BUN、肌酐升高，低血钾，低血钠，低血容量，嗜睡，直立性低血压，肌肉痉挛，代谢性碱中毒。

（3）应用利尿剂时间的选择 早晨或日间为宜，避免夜间排尿过频影响休息。

9. 环境管理 创造安全、信任的环境，工作人员在病人面前避免不必要的谈话，以减少误解、恐惧或焦虑，鼓励家属适当探视，以帮助病人摆脱恐惧或焦虑情绪。

【应急措施】

心功能不全的紧急状况是急性肺水肿。

1. 观察

（1）突然发生的严重呼吸困难，呼吸急促，烦躁不安，大汗淋漓，咳粉红色泡沫样痰等。

（2）观察呼吸、尿量、出汗等情况，血压、心率、心律的变化。

（3）观察意识，缺氧可致思维混乱、意识障碍等。

2. 处理

（1）安置病人于坐位或半卧位，两腿下垂。

（2）给予高流量吸氧6~8L/min，用30%~50%乙醇湿化，必要时面罩加压给氧，备好气管插管和呼吸机。

（3）协助病人咳嗽，保持呼吸道通畅，必要时吸痰。

（4）遵医嘱给予强心、利尿剂，盐酸吗啡、氨茶碱等。

(5)硝普钠应用：本药不宜长期使用，以免发生氰化物中毒；使用时应避光静脉滴注；新鲜配药使用，24小时内用完；严格控制滴速，根据血压调整速度。

(6)准确统计出入量：输液速度宜慢，10~15滴/分，严格控制补液量。

【告知内容】

1. 心电监护告知　告知病人心电监护的意义，注意防止电极片脱落，脉搏氧探头经常更换手指，指甲不涂指甲油。

2. 防压疮告知　用防压疮气垫，嘱病人更换体位，保持床铺平整干燥，有皮肤发红，及时告知护士，给予处理。

3. 防药液外渗告知　嘱病人输液肢体不要大幅度活动，观察局部皮肤，有红肿、疼痛，及时告知护士，给予处理。

【健康教育】

1. 避免诱因　积极治疗原发病，避免诱发因素。

2. 环境　提供安静、舒适、温湿度适宜的休养环境。保持室内空气新鲜，预防呼吸道感染。

3. 饮食

(1)清淡易消化、含适量膳食纤维饮食，多食蔬菜、水果，防止便秘。

(2)限制钠盐，一般限制在每日5g以下，戒烟酒等刺激物。

(3)适当限制水分，一般病人1.5~2L/d。每餐不宜过饱。

4. 日常活动

(1)根据心功能情况适度安排活动，尽量做轻工作，如看书、打字、扫地等，以不出现心悸、气短为原则。

（2）夜间睡眠须充足，白天保证午睡，避免过度兴奋及紧张应激的场合。

5. 心理卫生　向病人说明情绪与健康的关系，保持情绪稳定极为重要，应避免焦虑、抑郁、紧张及过度兴奋，以免诱发心力衰竭。

6. 用药指导

（1）强调严格按医嘱服药，指导病人和家属识别常用的药物、使用剂量和方法。

（2）让病人了解常用药物的作用和副作用，特别是不良反应情况，有异常情况速到医院诊治，不得自行调整药物剂量。

7. 随访　定期门诊随访，防止病情发展。

【效果评价】

1. 心脏负荷减轻。

2. 活动时呼吸困难和疲劳感减轻。

3. 维持体液平衡。

4. 无药物中毒和并发症发生。

二、心肌病

【疾病概念】

心肌病也称原发性心肌病，是一组原因不明的、以心肌病变为主表现的一组疾病。以扩张型心肌病和肥厚型心肌病多见。

【临床特点】

1. 扩张型心肌病　心肌收缩期泵功能障碍，产生充血性心力衰竭。早期无明显症状，以后逐渐出现活动后心慌、气急、呼吸困难，甚至端坐呼吸。

2. 肥厚型心肌病　心肌非对称性肥厚，心室腔变小。轻者可无症状，梗阻重者则可有劳累后气短、心悸、乏力、头晕及晕厥，部分可出现心绞痛。严重病人有左心功能不全，甚至猝死。

【评估要点】

1. 一般情况 观察生命体征有无异常，询问病人过敏史、家族史、既往病史。

2. 专科情况

（1）有无心功能不全的症状、体征，有无心排血量减少导致的心、脑供血不足的表现。如心绞痛、眩晕、晕厥等。

（2）有无心率突然减慢、血压偏低，有无频发的房性、室性期前收缩等一系列可致心脏血流动力学发生异常改变的情况。

3. 实验室及其他检查 心脏彩超、胸部 X 线检查，心内膜心肌活检等。

【护理诊断/相关因素】

1. 心排血量减少 与心肌损害、泵血功能下降有关。

2. 气体交换受损 与心力衰竭致肺水肿有关。

【护理措施】

1. 让病人卧床休息，限制活动量。

2. 给病人充足营养，食用高蛋白、高维生素、低盐饮食。

3. 给予病人舒适的体位，如抬高床头、半坐位。

4. 遵医嘱给病人吸氧，保持鼻导管通畅。

5. 密切观察病人心率、心律、脉搏、血压、呼吸和尿量等变化，并注意有无水肿及栓塞症状，若有异常应及时通知医师采取相应措施。

【应急措施】

多出现心功能不全，可参见第二章第一节"心功能不全"护理指导书。

【告知内容】

以减轻心脏负荷为主，告知病人卧床休息，轻者适度室内活动，重者床上排便，避免过饱饮食，以减轻心肌耗氧。

【健康教育】

1. 环境 环境宜安静，室内空气要流通，阳光要充足。

2. 饮食 宜低盐、高维生素、高营养、少量多餐及增加膳食纤维食物，避免高热量和刺激性食物。

3. 日常活动

（1）扩张型心肌病 强调避免劳累，宜长期休息使心脏扩大减轻，心功能得以恢复。

（2）肥厚型心肌病 强调避免剧烈运动，突然用力或提取重物，以免心肌收缩力增加，加重流出道梗阻。

4. 心理卫生 保持情绪稳定，避免心情抑郁、紧张或情绪激动，以减轻心脏负荷，改善心功能。

5. 用药 坚持药物治疗，按时按量服药，注意洋地黄类药物的不良反应，定期复查，以随时调整药物剂量。注意病情变化，症状加重时立即就医。

【效果评价】

1. 心悸及呼吸困难减轻。

2. 预防或减少并发症。

三、心肌梗死

【疾病概念】

心肌梗死是指在冠状动脉硬化的基础上，心肌发生急性严重性缺血所致心肌部分坏死。

【临床特点】

1. 胸骨后剧烈疼痛，持续性缺血性胸痛。

2. 心肌酶增高。

3. 心电图出现心肌缺血、坏死的 ST 段抬高与异常 Q 波形成等动态变化图形。

【评估要点】

1. 一般情况 观察生命体征有无异常，询问病人过敏史、家族史、既往病史。

2. 专科情况

(1)心前区疼痛的剧烈程度 观察疼痛持续时间、性质、放射部位，是否有大汗，服用硝酸甘油后是否缓解。

(2)观察心肌酶峰有无提前。

(3)心电图的演变过程 观察抬高的 ST 段有无下移。

3. 实验室及其他检查 血清心肌酶、心电图动态改变。

【护理诊断/相关因素】

1. 疼痛 与心肌缺血坏死有关。

2. 自理缺陷 与绝对卧床休息有关。

3. 便秘 与活动量少有关。

4. 恐惧 与害怕急性心肌梗死导致死亡有关。

5. 潜在并发症 心力衰竭、心律失常、心脏骤停。

【护理措施】

1. 常规护理

(1)休息 保持病室安静，使病人安静、舒适的休息。

(2)给氧 持续低流量吸氧 3 ~ 7 日，氧浓度为 2 ~ 4L/min。

(3)饮食 低盐、低脂肪，易消化饮食，少量多餐，忌烟酒。

(4)保证静脉液路通路。

2. 疼痛的护理

(1)遵医嘱静脉滴注或口含硝酸甘油，滴速 15 ~ 20 滴/分，观察疼痛缓解时间。

(2)胸痛严重时，遵医嘱肌内注射哌替啶 50 ~

100mg。

（3）询问疼痛是否减轻，告知病人胸痛发作及加重时，应及时向护士诉说。

（4）做好心理疏导，指导病人采用放松技术（如深呼吸、全身肌肉放松）。

3. 活动指导　根据病情分为三个阶段。

（1）第一周绝对卧床休息　由护理人员协助洗漱、饮食、大小便，并对其进行被动肢体活动。

（2）第二周床上活动　抬高床头，使病人容易起身，在床上进行四肢活动或轻微动作。

（3）第三周离床活动　可由床边站立至室内缓步走动，教病人使用病房中的辅助设备，如床栏杆、椅背、走廊的扶手等。活动量渐增，要询问病人有无心慌、胸憋等不适，若有异常立即停止活动。

4. 防止便秘　嘱病人不要用力排便，严禁在急性期内下床排便。若2～3日无排便，可给缓泻剂或开塞露通便，必要时可行温盐水低压灌肠。

5. 病情观察　持续心电、血压监测，密切观察病人面色、心率、呼吸及血压的变化，观察有无心律失常及心源性休克的发生。如有异常应及时报告医师并做好记录。

【应急措施】

1. 心律失常　参见第二章第一节"心律失常"护理指导书。

2. 心功能不全　参见第二章第一节"心功能不全"护理指导书。

3. 心源性休克

（1）观察　病人休克症状，如肤色苍白、口唇发绀、出冷汗、脉搏细弱、表情淡漠及烦躁不安等。15～30分钟测量血压1次。准确记录出入量，观察尿量，以判断休克的进展。

（2）处理　补充血容量，应用升压药，保持液路通畅，并根据心率、血压、呼吸随时调整滴速，及时纠正酸中毒。注意给病人保暖，避免过凉，并做好口腔护理及皮肤护理。

【告知内容】

1. 心电监护告知　告知病人心电监护的意义，注意防止电极片脱落，脉搏氧探头经常更换手指，指甲不涂指甲油。

2. 防压疮告知　用防压疮气垫，嘱病人更换体位，保持床铺平整干燥，有皮肤发红，及时告知护士，给予处理。

3. 防药液外渗告知　嘱病人输液肢体不要大幅度活动，观察局部皮肤，有红肿、疼痛，及时告知护士，给予处理。

【健康教育】

1. 环境　保持环境安静，空气新鲜，温度20～22℃，湿度50%～70%。

2. 饮食　选择低胆固醇、低动物脂肪、低热量、低糖类饮食，多吃蔬菜、水果，保持大便通畅。

3. 活动

（1）合理安排日常，调整生活方式，保证充足睡眠。

（2）逐步增加活动量，6周后可进行步行锻炼，打太极拳等。

（3）出现胸痛、呼吸困难、心悸、头晕，应暂时中断或减轻活动量。

4. 心理卫生　保持良好情绪，树立战胜疾病的信心，使病人懂得避免精神紧张和情绪激动的重要性，防止疾病再次复发。

5. 指导用药

（1）嘱病人遵医用药，如心绞痛发作时，可给硝酸甘油 1~2 片舌下含化。

（2）溶栓治疗过程中及用药后，有无出血倾向，如有皮肤出血点、鼻出血等，及时报告医护人员。

【效果评价】

1. 心前区疼痛减轻。

2. 逐渐恢复体力和生活自理能力。

3. 无并发症发生。

四、心律失常

【疾病概念】

心律失常是指心脏冲动的频率、节律、起源部位、传导速度或激动次序的异常。心律失常按其发生原理可分为冲动形成异常和冲动传导异常两大类。

【临床特点】

心律失常不是一个独立的疾病，其临床重要性取决于对循环系统的血流动力学上的影响。若由于心律失常导致的心排血量减少，使心、脑、肾等重要脏器供血不足，常以如下临床特点：心悸、乏力、头晕及胸闷，重者可出现休克、心绞痛、心肌梗死、晕厥、抽搐等症状，甚至可危及生命。

【评估要点】

1. 一般情况 了解病人是否有器质性心脏疾病，有无烟酒嗜好以及对疾病的认识。

2. 专科情况

（1）是否出现心律失常以及心律失常的类型，发作次数、持续时间、治疗效果等情况。

（2）心律失常的临床症状如心慌、气短的程度、持续时间以及对日常生活的影响。

3. 实验室及其他检查

（1）心电图检查 观察心房与心室节律是否规则，频率、PR 间期、QRS 波群形态是否正常及 P 波与 QRS

波群的相互关系等。

（2）24 小时动态心电图　了解心悸与晕厥等症状的发生是否与心律失常有关，明确心律失常与日常活动的关系。

【护理诊断/相关因素】

1. 活动无耐力　与心律失常导致心排血量减少有关。

2. 潜在并发症　心力衰竭、猝死。

3. 焦虑　与心律失常反复发作、疗效不佳有关。

4. 有受伤的危险　与心律失常引起晕厥有关。

【护理措施】

1. 嘱病人当心律失常发作导致胸闷、心悸、头晕等不适时采取高枕卧位、半卧位或其他舒适体位，尽量避免左侧卧位，因左侧卧位时病人常能感觉到心脏的搏动而使不适感加重。

2. 病人伴有气促、发绀等缺氧情况时，给予氧气持续吸入。

3. 给予病人高蛋白、高维生素、低钠饮食，多吃新鲜蔬菜和水果，少量多餐，避免刺激性食物，戒烟酒、浓茶和咖啡。

4. 注意病人的神志变化，定期测量生命体征，尤其应仔细检查心率和心律，判断是否有心动过速、心动过缓、期前收缩、心房颤动等心律不齐发生。对于心房颤动病人应同时测量心率和脉率并记录，以观察脉搏短绌的变化情况。

5. 在病人心律失常发作时及时描记心电图并标明日期和时间。

6. 对于连续心电监测的病人，应注意观察心律失常的类型、发作次数、持续时间、治疗效果等情况。当病人出现频发、多源性室性期前收缩、R-on-T 现象、阵发性室性心动过速和 2 度 Ⅱ 型，3 度房室传导阻滞时，应及时通知医师。连续心电监测的病人应预防电极片黏贴部位皮肤损伤，故应 24 小时更换电极片一次并更换黏贴部位。

7. 监测血气分析结果、电解质及酸碱平衡情况。

8. 严格按医嘱给予抗心律失常药物，纠正因心律失常引起的心排血量减少，改善机体缺氧状况，提高活动耐力。口服药应按时按量服用，静脉注射药物（如普罗帕酮、维拉帕米）时，严格按医嘱执行，速度应缓慢。必要时监测心电图，注意用药过程中及用药后的心率、心律、血压、脉搏、呼吸、意识，判断疗效和有无不良反应。

9. 嘱严重心律失常的病人卧床休息，以减少心肌耗氧量和对交感神经的刺激。卧床期间加强生活护理。

【应急措施】

1. 当发生较严重心律失常时，嘱病人卧床休息、精神放松，给予吸氧以改善因心律失常造成血流动力学改变而引起的机体缺氧。

2. 迅速建立静脉通道，准备好纠正心律失常的药物、常用抢救药品及除颤器等。对于突发心室扑动和心室颤动的病人，应立即实施非同步电除颤。

3. 密切观察病人的意识状态、脉率、心率、呼吸及血压等。观察病人有无严重发绀、短暂意识丧失、四肢抽搐等，发现异常应立即进行抢救，如心脏按压、人工呼吸等。

4. 遵医嘱给予抗心律失常药物，注意给药途径、剂量、速度，观察药物的作用及不良反应，并严密观察心电图、血压的变化，及时发现因用药引起的新的心律失常。

【告知内容】

1. 心电血压监护告知 告知病人落实医嘱措施意义，心电血压监护的注意事项。

2. 防意外告知　复苏后，告知家属床旁留人，加床挡。头部降温时，注意温度，以防冻伤。

3. 防药物外渗告知　应用血管活性药、脱水剂等，告知家属注意输液局部皮肤情况，避免肢体大幅度活动，以防药液外渗及脱管等。

【健康教育】

1. 饮食　养成良好的饮食习惯。选择低盐饮食，避免喝刺激性饮料，如咖啡等，戒烟酒，选择低脂、易消化、清淡、高营养饮食。少量多餐，不饮浓茶或咖啡，保持大便通畅。

2. 日常生活　无器质性心脏病者应积极参加体育锻炼，调整自主神经功能。有器质性心脏病者可根据心功能情况适当活动，注意劳逸结合。

3. 心理卫生　帮助病人稳定情绪，避免精神过度兴奋或抑郁，以免诱发或加重心律失常发生。

4. 用药指导　认识服药的重要性，按医嘱服用药物，不可自行减量或撤换药物，如有不良反应及时就医。

5. 病人教育　教会病人自己测量脉搏的方法以利于自我病情监测；教会家属徒手心肺复苏术以备急用。

6. 定期随访　应定期随访，复查心电图。

【效果评价】

1. 减轻或消除恐惧情绪。

2. 改善心悸、呼吸困难。

3. 了解心律失常的诱因及对策。

五、高血压

【疾病概念】

高血压是指未服抗高血压药物的情况下，收缩压 ≥ 16.7kPa（140mmHg）和（或）舒张压 ≥ 12kPa（90mmHg），病人既往有高血压史；目前正在服抗高血压药物，血压虽低于 16.7/12kPa（140/90mmHg），亦应诊断为高血压病。

【临床特点】

动脉血压增高，后期可伴有血管、心脏、脑和肾脏等脏器损害。高血压分期为：

1. 轻度高血压 收缩压 140～159mmHg 和（或）舒张压 90～99mmHg。

2. 中度高血压 收缩压 160～179mmHg 和（或）舒张压 100～109mmHg。

3. 重度高血压 收缩压 ≥180mmHg 和（或）舒张压 ≥110mmHg。

4. 单纯收缩期高血压 收缩压 ≥140mmHg，舒张压 <90mmHg。

【评估要点】

1. 一般情况 观察生命体征有无异常，询问病人过敏史、家族史、既往病史。

2. 专科情况

（1）血压是否维持在正常水平，收缩压 ≤140mmHg，舒张压 ≤90mmHg。

（2）病人活动后，是否出现心悸、收缩压增高、呼吸困难、虚弱、疲乏。

（3）观察不适的非语言性表现。

（4）评估有无头痛，尤其是醒后的头痛。

（5）评估症状加重和减轻的因素、药物的疗效。

（6）密切观察血压、脉搏、呼吸、瞳孔及意识状态，注意有无脑疝的前驱症状。

3. 实验室及其他检查

（1）心电图 可有左心房负荷过重表现或左心室肥厚、劳损。

（2）X线检查 X线胸片可见左心扩大。

（3）超声心动图 提示左心室和室间隔肥厚，左心房和左心室腔增大。

(4)动态血压监测　用小型携带式血压记录仪测定 24 小时血压动态变化，对高血压的诊断有较高的价值。

【护理诊断/相关因素】

1. 活动无耐力　与长期高血压致心功能减退有关。

2. 舒适的改变(头痛、头晕)　与血压增高有关。

3. 潜在并发症　高血压危象、脑血管意外。

4. 有受伤的危险　与高血压脑病有关。

【护理措施】

1. 心理护理　了解病人的思想、生活及工作情况，消除病人对疾病的恐惧心理和悲观情绪；协助病人寻找引起高血压的可能因素，以便积极采取防治措施。

2. 活动指导　根据高血压分期决定病人的活动量。以循序渐进、动静结合为原则。

第Ⅰ期：不限制一般的体力活动，但必须避免重体力活动。

第Ⅱ期：适当休息，避免比较强的活动。

第Ⅲ期：卧床休息。

3. 饮食　以低盐、清淡、低胆固醇和低动物脂肪食物为主。

4. 头痛、头晕护理

(1)绝对卧床休息，协助一切生活护理。

(2)遵医嘱给予适当的降压药、止吐药，必要时给予脱水剂、镇痛剂。做各种操作时动作要轻巧，以免加重病人头痛。

(3)保持安静的环境，光线柔和，减少噪声、探视。避免环境刺激，加重头痛。

(4)抬高床头，保持病人体位舒适。

（5）改变体位时要缓慢，从卧位至站立起，应先稍坐片刻。

（6）减少或排除引起不良反应的因素。如劳累、精神紧张、环境刺激等，消除其紧张情绪。

（7）非持续性呕吐者，可鼓励饮用少量冷的饮料，避免油腻食物。

（8）指导病人使用放松技术，如缓慢地深呼吸、全身肌肉放松等。

5. 病情观察

（1）观察血压、心率的变化，定期测体重，并认真记录。

（2）严密观察头痛、头晕等情况，是否有呕吐、抽搐、昏迷等神经症状出现，如有异常及时通知医师。

【应急措施】

主要是高血压急症。

1. 监测

（1）密切观察病情变化，若病人出现血压急剧升高、剧烈头痛、恶心呕吐、烦躁不安、视力模糊、眩晕、惊厥、昏迷等症状时立即报告医师。

（2）密切观察病人的瞳孔及意识变化，测量生命体征每 15～30 分钟 1 次。

2. 处理

（1）绝对卧床休息，置病人半卧位，头稍抬高，减少搬动病人。

（2）持续吸氧 4～5L/min。

（3）立即建立静脉通路，遵医嘱给予速效降压药、镇静药及脱水剂等，如硝普钠静脉滴注，应注意避光及输液速度，现用现配。

（4）提供保护性护理，病人意识不清时应加床栏，防止坠床；当发生抽搐时用牙垫于上、下磨牙间防止咬伤唇舌。

【告知内容】

1. 防坠床告知 血压过高时，嘱陪护人员，夜间睡眠给病人加床挡。

2. 防摔倒告知 告知病人不可突然站立及坐起。感觉头晕时，立即扶墙或卧床。

【健康教育】

1. 环境适宜 安静舒适，光线柔和，避免各种不良的刺激。室温不宜太低。

2. 饮食指导

（1）饮食以低盐、低脂肪为原则，少食含胆固醇高的食物，如动物的内脏、蛋黄等。

（2）肥胖者应降低每日热量的摄入以减轻体重。

（3）多食含钾食物，如蔬菜和水果。每日食盐不超过5g。

（4）戒烟酒。

3. 日常活动

（1）避免长期过度的紧张工作和劳累，保证充足的睡眠。

（2）根据血压情况合理安排休息和活动，制定运动计划及运动量，如每天早晨散步、打太极拳等，以不引起心慌、脉搏明显增快为宜。

4. 心理指导 保持平静的心境，避免情绪激动及过度紧张、焦虑。遇事沉着冷静，当有较大精神压力时应设法解释，如向朋友、亲人倾吐等，以维持稳定的血压。

5. 用药指导

（1）嘱病人坚持长期规则服药治疗，不可根据自己的感觉，随意增减或停服降压药物。保持血压在正常水平，以防止对脏器的进一步损害。

（2）提醒病人注意药物的不良反应，学会自我观察及护理。

（3）保持大便通畅，必要时服用缓泻剂。

6. 定期随访 了解高血压病的知识，定期测量血压。血压持续升高或出现头晕、头痛、恶心等症状时，应及时就医。

【效果评价】

1. 能自我调整情绪。

2. 血压控制在合适的范围。

3. 躯体不适减轻。

六、心绞痛

【疾病概念】

心绞痛是由于一过性心肌缺血所引起的一组症状。可引起冠状动脉供血不足，导致心肌急剧的、暂时性缺血与缺氧，以发作性胸痛或胸部不适为主要表现的临床综合征。

【临床特点】

1. 诱因 常因体力劳动或情绪激动而诱发，也可在饱餐、寒冷、阴雨天气、吸烟时发病。

2. 部位 位于胸骨体上段或中段之后方，可波及心前区，有手掌大小范围，界限不很清楚。常放射到左肩、左臂内侧达无名指和小指或至咽、颈、背、上腹部等。

3. 性质 是一种钝痛，为压迫性不适或为紧缩、发闷、阻塞、烧灼感，偶伴濒死感。

4. 持续时间 由轻到重，一般历时 3～5 分钟。

5. 缓解方式 疼痛多于停止原来的活动后或含服硝酸甘油后 1～3 分钟内缓解。

6. 异常体征 心绞痛发作时常见面色苍白、表情焦虑、皮肤冷或出汗、血压升高、心率增快。有时心尖部可出现第四心音一过性收缩期杂音。

【评估要点】

1. 一般情况 观察生命体征有无异常，询问病人过敏史、家族史、既往病史。

2. 专科情况

（1）疼痛的部位、性质、程度、持续时间和用药后疼痛有无缓解。

（2）心电图的演变过程。疼痛发作时与静息状态下心电图对比，有无 ST 段降低，T 波倒置。

3. 实验室及其他检查 心电图变化，心肌酶。

【护理诊断/相关因素】

1. 疼痛 与心肌缺血有关。

2. 潜在并发症 与心肌梗死有关。

【护理措施】

1. 常规护理

（1）心理护理 指导病人保持情绪稳定，避免精神紧张，过分悲伤或高兴。

（2）饮食 应给低热量、低胆固醇饮食，进食不宜过饱；戒烟酒。

（3）活动 运动量以不引起心绞痛为准，必要时可事先含服硝酸异山梨酯（消心痛）类药物。

2. 疼痛的护理

（1）心绞痛发作时，立即协助病人卧床休息，以减轻心脏负担，减轻心肌耗氧。

（2）持续低流量吸氧，2 ~ 4I/min。

（3）指导病人舌下含服硝酸甘油，观察用药效果，如果疼痛不缓解，及时通知医师做心电图。

（4）心绞痛发作频繁和病情严重时，遵医嘱肌内注射哌替啶 50 ~ 100mg 或静脉滴注硝酸甘油，疼痛持续不缓解，心电图有动态变化，应考虑心肌梗死的发生。

（5）嘱病人心绞痛发作及加重时要告知护士，安慰病人解除紧张情绪。

3. 病情观察

（1）密切观察病情变化，注意病人面色，有无大汗或恶心呕吐。

（2）严重而频发心绞痛者，尤其注意心率、心律、血压、心电图变化，避免发展为心肌梗死。

【应急措施】

如发生心肌梗死参照"心肌梗死护理指导书"。

【告知内容】

1. 心电监护告知 告知病人心电监护的意义，注意防止电极片脱落，脉搏氧探头经常更换手指，指甲不涂指甲油。

2. 防药液外渗告知 嘱病人输液肢体不要大幅度活动，观察局部皮肤，有红肿、疼痛，及时告知护士，给予处理。

3. 防意外告知 心绞痛频繁发作，嘱病人不要随意外出。

【健康教育】

1. 环境 提供舒适、温度适宜、安静的休息环境。避免寒冷刺激，注意保暖，保证足够睡眠。

2. 饮食 应少量多餐，避免暴饮暴食，限制高脂食物。肥胖病人应控制热量，多食膳食纤维食物，以保持大便通畅，禁食辛辣等刺激性食物。

3. 活动

（1）节制生活中不适当活动，如登楼、快步或逆风行走。各种活动以无疲劳感、胸部不适及气急为限度。

（2）不要过分限制活动，从而使体重增加，加重心脏负荷。

4. 心理卫生 说明情绪对疾病的影响，当情感压抑时应自我疏泄或向亲人倾诉。逐渐改变个性，克服不良情绪，使心情完全放松。

5. 用药指导 坚持服用预防心绞痛的药物，硝酸甘油类药物保存在深色、密封玻璃瓶内，注意过期更换，随身携带以备急用。

6. 定期随访 应定期门诊随访。

【效果评价】

1. 情绪稳定，焦虑减轻。

2. 胸痛不适缓解。

3. 无心绞痛再发作。

七、心脏瓣膜病

【疾病概念】

心脏瓣膜病是由心脏瓣膜或瓣膜下装置(腱索、乳头肌、瓣环)的病变，导致瓣膜狭窄或关闭不全，最常见受累的部位是二尖瓣，其次为主动脉瓣。风湿热是二尖瓣狭窄的常见病因。2/3 为女性病人，约半数病人无急性风湿热史，但多有反复链球菌扁桃体炎或咽炎史。二尖瓣狭窄常伴有二尖瓣关闭不全。瓣口面积 5cm^2 以上为轻度，1～5cm^2 为中度，小于 1cm^2 为重度狭窄。

【临床特点】

1. 呼吸困难 最常见的早期症状。以运动、精神紧张、性交、感染、妊娠或心房颤动为诱因，多先有劳力性呼吸困难，随狭窄加重，出现静息时呼吸困难、端坐呼吸和阵发性夜间呼吸困难，甚至发生急性肺水肿。

2. 咯血 突然咯大量鲜血，阵发性夜间呼吸困难或咳嗽时的血性痰或带血丝痰，急性肺水肿时咳大量粉红色泡沫样痰，肺梗死伴咯血。

3. 咳嗽 冬季常见且明显。

4. 右心受累的表现 食欲下降、恶心、腹胀、少尿、水肿等。

5. 二尖瓣面容 胸痛、血栓栓塞和声音嘶哑等。

【评估要点】

1. 一般情况 观察生命体征有无异常，询问病人过敏史、家族史、既往病史，有无发热、消瘦等。

2. 专科情况

（1）评估有无发热、关节疼痛不适，皮肤出现环形红斑和皮下结节等风湿活动的表现。

（2）评估是否出现呼吸困难、乏力、食欲减退、腹部不适、尿少等心力衰竭的症状。

（3）评估有无右心功能受累表现：食欲下降、恶心、腹胀、少尿、水肿等。

（4）评估有无心律失常以及心律失常的性质。

（5）评估是否有颈静脉怒张、肝大、下肢水肿等心功能不全的表现。

（6）评估咯血的性质。

3. 实验室及其他检查 血液电解质、心脏超声、心电图、X线检查等。

【护理诊断/相关因素】

1. 体温过高 与风湿活动或合并感染有关。

2. 潜在并发症 心力衰竭、栓塞、心房颤动。

3. 有感染的危险 与机体抵抗力降低有关。

4. 疼痛 与肥厚心肌耗氧量增加、冠状动脉血流灌注量减少有关。

【护理措施】

1. 心理护理 因本病始发于青年及儿童，病人面临着劳动力的丧失以及年轻女性面临生育等问题，因此应耐心开导病人，使其保持良好的心态面对疾病。

2. 饮食指导

（1）风湿性心脏病病人由于机体抵抗力低下，易并发感染。应给予高蛋白、高热量、高维生素、易消化饮食。

（2）使用利尿剂，如呋塞米、双氢克尿塞等，应多食含钾高的食物。

3. 活动原则 心功能代偿期可适当进行体力锻炼，以不感心悸气急为度。心功能不全时不宜参加运动和体力劳动，增加卧床休息时间。

4. 病情观察

（1）服用抗风湿药物，并注意观察有无上腹痛、呕吐、黑便、牙龈出血等不良反应。

（2）应用洋地黄药物，在使用前要测脉搏，若脉搏 <60 次/分，应停药。观察出现恶心、呕吐、腹痛、黄绿视等不良反应，应及时报告医师并停药。

（3）监测体温，观察热型及伴随症状。当体温超过 38℃，给予物理降温，并记录降温效果。

（4）经常巡视病房，观察及询问有无风湿活动的表现：发热、皮肤环形红斑、皮下结节、关节肿胀及疼痛等。

（5）监测生命体征，评估病人有无呼吸困难、乏力、食欲减退、尿少等症状，检查有无肺部湿啰音、肝大、下肢水肿等体征。

（6）密切观察有无栓塞的征象。病情允许时鼓励并协助病人翻身、活动下肢、按摩、温水泡脚及下床活动等，防止深静脉血栓形成。

【应急措施】

1. 出现急性肺水肿时，立即协助病人取坐位，双腿下垂；给予 20%～30% 乙醇湿化氧气吸入，6～8L/min 观察病人的咳嗽情况，痰液的性质和量，协助病人咳嗽、排痰，保持呼吸道通畅；迅速建立静脉通路，遵医嘱正确使用药物；严密监测病人的呼吸频率、深度、意识、精神状态、皮肤颜色及温度、肺部啰音的变化，监测血气分析结果。

2. 出现脑栓塞及下肢、肠系膜、视网膜等动脉栓塞征象时，应立即报告医师，给予溶栓、抗凝治疗，配合抢救。

【告知内容】

1. 告知病人卧床休息可以减轻心脏负担，减轻心肌耗氧。

2. 告知病人识别有无风湿活动的表现，如皮肤环形红斑，皮下结节，关节红肿、疼痛及栓塞的表现等。关节炎应注意保暖制动，并用暖垫固定，可局部热敷，以减轻关节炎性水肿对神经末梢的压迫，改善血液循环，减轻疼痛。防烫伤。

【健康教育】

1. 环境 风湿性心脏病病人应尽可能改善居住环境中的潮湿、寒冷等不良条件，以免诱发风湿热。

2. 饮食 宜摄取清淡、高维生素、高蛋白质及营养丰富的饮食，不宜过饱。

3. 锻炼 日常坚持锻炼，保证充足睡眠，增强抗病能力。注意保暖，保持口腔卫生。

4. 用药

（1）长期使用利尿剂，如呋塞米、氢氯噻嗪等，应注意补钾，多食含钾高的食物。

（2）长期使用洋地黄制剂者，在使用前要测脉搏，若脉搏＜60 次/分，应停药。当发现有恶心、呕吐、腹痛、黄绿视等不良反应，应及时报告医师并停药。

（3）告诉病人坚持按医嘱服药的重要性，定期复查，防止病情进展。

5. 育龄妇女注意事项 告知育龄妇女要根据心功能情况在医师指导下掌握好妊娠与分娩的时机。

【效果评价】

1. 病人心态良好。

2. 抵抗力增强。

3. 掌握活动量。

八、感染性心内膜炎

【疾病概念】

感染性心内膜炎是由致病微生物引起的心内膜、心瓣膜或邻近大动脉内膜的炎症，病变部位常形成赘生物。

【临床特点】

1. 急性感染性心内膜炎 病程在 6 周以内。通常在化脓性感染的基础上发病，起病急，多有败血症的临床特点。侵犯心瓣膜可产生心脏杂音，赘生物较大易脱落，引起转移性脓肿。

2. 亚急性感染性心内膜炎 病程在 6 周至 3 个月。表现为全身乏力、食欲不振、寒战发热、消瘦、贫血、肝脾大、淤血、周围血管栓塞、心力衰竭和血培养阳性。

【评估要点】

1. 一般情况 观察生命体征有无异常，询问病人过敏史、家族史、既往病史。

2. 专科情况

（1）病人有无不明原因的发热及寒战。有无皮肤瘀点、甲床下出血，Osler 小结等皮肤、黏膜损害的表现。

（2）心脏有无杂音，有无心功能衰竭，脏器栓塞等并发症的症状、体征。

3. 实验室及其他检查 有无白细胞计数升高、血沉加快。

【护理诊断/相关因素】

1. 体温过高 与感染有关。

2. 潜在并发症 栓塞。

【护理措施】

1. 多卧床休息，限制活动量。

2. 保持室内空气新鲜，并注意保暖。

3. 给病人高热量、高蛋白、高维生素、易消化的半流质食物或软食，进食后指导清洁口腔。

4. 观察体温变化

（1）体温骤降时，要随时测量并记录。

（2）体温超过 38℃给予物理降温，并根据病情选择不同方法，如头部及大血管经过的浅表部位敷冰袋、乙醇擦浴等。

（3）遵医嘱给予抗生素、退热剂，并观察降温效果。

5. 必要时给予低流量吸氧。

6. 观察病人有无组织和器官等栓塞的症状，立即记录并报告医师。

【应急措施】

发生急性心力衰竭按照"心功能不全护理指导书"执行。

【告知内容】

1. 告知病人卧床休息可以减轻心脏负担。

2. 告知病人就医时应说明自己有心内膜炎史，在施行口腔手术如拔牙、扁桃体摘除或侵入性检查及其他外科手术治疗前预防性使用抗生素。

3. 告知病人平时注意防寒保暖，保持口腔和皮肤、黏膜清洁，减少病原体入侵的机会。

【健康教育】

1. 环境　保持室温在 18 ~ 22℃，湿度为 50% ~ 70%。

2. 饮食　食用清淡易消化的高热量、高蛋白流质或半流质饮食，多饮水。

3. 日常活动　合理安排休息与活动，体温升高时应卧床休息，待体温恢复至正常后可逐渐增加活动量，但应避免过度劳累。

4. 心理卫生 指导病人能正确认识疾病的转归，精神状态改善，情绪得到稳定，积极配合治疗及护理。

5. 监测体温 指导病人及家属注意每日体温的变化及伴随的症状，坚持用药，如出现副作用及时报告医师。定期随访，病情变化时及时就医。

【效果评价】

1. 体温恢复至正常。
2. 预防或减少并发症的发生。

九、病毒性心肌炎

【疾病概念】

病毒性心肌炎与病毒感染有关，最常见的是柯萨奇 B 病毒，可累及心包、心内膜。心肌组织学特征为细胞溶解、间质水肿、炎症细胞浸润等。

【临床特点】

先有发热、乏力，即所谓"感冒"样症状或恶心、呕吐等消化道症状。后出现心脏受累的症状如心悸、胸闷、呼吸困难、心前区疼痛等表现，严重者甚至出现心源性晕厥、心源性休克、猝死。

【评估要点】

1. 一般情况 观察生命体征有无异常，询问病人过敏史、家族史、既往病史。

2. 专科情况

（1）病人发病前有无上呼吸道或消化道感染史。

（2）有无脉速、易疲劳、呼吸困难、烦躁及肺水肿的表现。

3. 实验室及其他检查 血沉增快、心肌酶增高，胸部 X 线检查可见心影扩大或正常。心电图常见 ST-T 波改变和各型心律失常，特别是室性心律失常和房室传导阻滞等。严重时可见病理性 Q 波，需与心肌梗死鉴别。

【护理诊断/相关因素】

1. 舒适的改变(心悸气促) 与心肌损伤有关。

2. 潜在并发症 心律失常、心力衰竭。

【护理措施】

1. 保持病房安静,让病人充分休息。

2. 安慰病人,消除其紧张情绪。

3. 加强营养,给予高蛋白、高维生素、易消化的低盐饮食,少量多餐,避免刺激性饮食。

4. 呼吸困难者,给予低流量氧气吸入。

5. 密切观察体温、心率、心律、血压的变化。发现心率突然变慢、血压偏低、严重心律失常,应及时报告医师。

【应急措施】

1. 心功能不全 参见第二章第一节"心功能不全"护理指导书。

2. 心律失常 参见第二章第一节"心律失常"护理指导书。

【告知内容】

1. 告知病人卧床休息可以减轻心脏负担,减轻心肌耗氧。

2. 告知病人平时注意防寒保暖,适时增减衣物,预防感冒,适量进行体育活动,增强防病抗寒能力。

【健康教育】

1. 环境 保持环境安静,室内空气新鲜。

2. 饮食

(1)应给予高热量、高蛋白、高维生素、易消化饮食,以促进心肌细胞恢复。

(2)注意少量多餐,以免加重心脏负担。戒烟酒。

(3)心力衰竭病人应限制钠盐摄入,一般限制在每日 5g 以下，切忌盐腌制品。中度心力衰竭的病人，每日盐的摄入量应为 3g；重度者控制在 1g 以内。

3. 日常活动 急性期应严格卧床休息，以减轻心脏负荷，减少心肌耗氧。出院后继续休息 2~3 个月。半年至一年内避免重体力劳动。

4. 心理卫生 向病人耐心解释病情，鼓励其克服焦虑及过重的心理负担，积极配合治疗，使病情得到缓解。

5. 用药 指导病人遵医嘱按时服药，尤其是抗心律失常药，必须按时、按疗程服用，以确保疗效，不可擅自停用或改用其他药物。

6. 定期随访 病情变化时及时就医。

【效果评价】

1. 躯体不适减轻。

2. 无并发症发生。

十、心源性猝死

【疾病概念】

心源性猝死是指由于心脏原因引起的无法预料的自然死亡，通常是在急性症状开始的 1 小时内（亦有规定在 24 小时）发生心脏骤停，导致脑血流突然中断，出现意识丧失。心脏骤停是指心脏射血功能的突然终止。

【临床特点】

多由冠心病、心肌病、充血性心力衰竭、心瓣膜病、先天性心脏病、传导系统疾病、神经内分泌等所致的心电不稳定性导致猝死。最常见的是心脏颤动，其次为缓慢性心律失常或心室停顿、持续性室性心动过速。大致可分为四期：前驱期、终末事件开始、心脏骤停与生物学死亡。心脏骤停的临床特点是：意识丧失，大动脉搏动消失，呼吸断续或停止，肤色苍白或发绀，听诊心音消失。

【评估要点】

1. 一般情况 观察生命体征等。

2. 专科情况

（1）评估病人

①意识：摇晃或拍肩并大声呼叫病人。

②呼吸：听有无呼吸声，感觉有无呼气，查看有无胸部起伏，3~5秒内完成。

③摸颈动脉搏动：触摸部位为气管两侧2~3cm，胸锁乳突肌前缘凹陷处，持续5~10秒。

（2）呼救并记录时间 一人时以抢救为主，启动急救绿色通道或大声呼叫他人协助通知其他人员。通知人员包括：值班医师、麻醉科相关人员、家属。

【护理诊断/相关因素】

潜在并发症：多脏器衰竭等。

【应急措施】

1. 锤击复律 方法是从20~25cm高度向胸骨中下段1/3段交界处锤击1~2次，部分病人可瞬间恢复。锤击复律必须在监护条件下进行，以防止锤击后转为心室颤动。如果病人处于清醒状态，尽量鼓励病人用力咳嗽，行咳嗽复律。

2. 进行心肺复苏(基本生命支持BLS) 引用2020年《心肺复苏与心血管急救指南更新摘要》中文版。

（1）观察周围环境，确定安全。

（2）判断

①判断意识：轻拍病人双肩→两耳边重唤→大声呼救→看时间。判断：<5秒。

②判断脉搏、呼吸：术者右手示指和中指并拢→指尖触及病人气管正中部(相当于喉结的部位)→向一侧滑移旁开两横指至胸锁乳突肌凹陷处→同时面对鼻感觉呼吸→观察胸廓是否有起伏。判断：<10秒。

③摆放体位：仰卧于硬板床或地上→去枕→双上肢放于身体两侧→解开上衣、腰带→暴露病人胸腹部→抢救者站在病人右侧。

（3）胸外心脏按压　确定心脏按压部位（成人：两乳头连线中点；婴幼儿：将2手指放在胸部中央两乳头连线正下方）→一手掌根部放于按压部位→另一手掌根部放于此手背上方（十指紧扣）→双手掌根重叠（手指不能触及胸壁）→保持肘关节伸直→双臂垂直下压（深度成人5～6cm；婴儿4cm；频率100～120次/分）→按压30次（15～18秒内完成）。

（4）开放气道

①清理口鼻分泌物：将头偏向一侧→去除义齿→用示指和中指缠纱布→勾取咽部异物或给予吸引。

②开放气道：一手掌根部置于前额→用力向后压使其头部后仰→另一手示指、中指置于下颌骨下方→将颏部向前抬起→手指不可压向颏下软组织深处。

（5）人工呼吸　在病人口鼻部盖一单层纱布→保持病人头后仰，用拇指和示指捏住病人鼻孔→施救者正常吸气后→紧包口吹气（持续1秒）→吹气毕松口鼻→施救者头稍抬侧转换气→同时观察胸部复原情况→连续吹气2次。

（6）评估

①按压/通气比例为30∶2；做5个循环CPR或2分钟再做评估，评估时间＞10秒。

②判断有效指征：手触颈动脉同时面感呼吸、观察瞳孔、皮肤颜色、血压→记录复苏成功时间→整理用物→准确做好抢救记录。

3. 进一步生命支持（ALS）

（1）除颤与复律。

（2）建立1～2条静脉通道，给予急救药物。如：肾上腺素、异丙肾上腺素、阿托品、利多卡因、普鲁卡因胺和溴卞胺、碳酸氢钠和呼吸兴奋剂等。

（3）脑复苏　低温疗法、脱水疗法、防止抽搐、高压氧治疗等。

4. 复苏后的处理　心音出现、散大的瞳孔缩小、大动脉搏动出现、呼吸恢复是复苏有效的指标。

（1）复苏成功后应继续监护48～72小时，并治疗原发病。

（2）监护的内容包括：生命体征、呼吸功能、血流动力学、心电图、出入量、电解质、肾功能、血气分析、血氧饱和度等并保持平衡，预防心脏骤停再次发生。并防止脑水肿、急性肾衰竭和继发感染等。

（3）做好心理护理，减轻恐惧，配合治疗。

【告知内容】

1. 告知病人卧床休息可以减轻心脏负担，减轻心肌耗氧。

2. 告知病人平时注意防寒保暖，适时增减衣物，预防感冒，适量进行体育活动，增强防病抗寒能力。

3. 要积极治疗原发病，有针对性地定期检查。

【健康教育】

1. 详细讲解本病的病因和病程进展特点，鼓励病人增强信心，有介入手术适应证者应尽早择期手术，以提高生活质量。

2. 保持室内空气流通、温暖、干燥、阳光充足。

3. 适当锻炼，加强营养，但要避免劳累。注意防寒保暖，避免复发和感染。

4. 教育指导坚持按医嘱服药的重要性，定期复查，防止病情进展。

【效果评价】

1. 躯体不适减轻。

2. 无并发症发生。

十一、（冠心病）心血管介入治疗

（一）冠状动脉造影术

【疾病概念】

冠状动脉造影（CAG）是指将冠状动脉造影导管经动脉送至左、右冠状动脉开口部，注入造影剂，从而显示冠状动脉狭窄和病变的一种心血管造影方法。

【适应证】

凡疑有冠状动脉病变者。

【护理诊断/相关因素】

1. 出血　与动脉创伤及使用抗凝剂有关。

2. 栓塞　与栓子脱落有关。

【护理措施】

1. 术前准备

（1）**心理护理**　术前向病人介绍冠状动脉造影的目的，简述操作过程，以消除紧张恐惧心理，征得病人家属同意签字后方能实施手术。

（2）**完成必要的检查**　如心电图、心脏彩超、出凝血时间、血型、电解质、乙型病毒性肝炎病毒表面抗原等。

（3）**皮肤护理**　双侧腹股沟区常规备皮，有条件时应让病人洗澡，更换清洁内衣。

（4）**药敏试验**　遵医嘱做药物过敏试验。

（5）**功能锻炼**　嘱病人练习床上排尿，术前排空膀胱，避免由于术后活动不便而出现尿潴留。指导病人学会有效咳嗽，以减少术中心律失常的发生。

（6）根据医嘱术前使用镇静剂。

（7）检查病人双侧股动脉、足背动脉、肱动脉、桡动脉的搏动情况。

2. 术后护理

（1）术毕回房护理人员应与导管室护送人员联合

将病人平稳搬至病床上，测量生命体征，并做好记录，了解当时用药情况及术中情况，根据医嘱确定是否需要心电、血压监护。

（2）嘱病人取平卧位，沙袋压迫局部 6 小时，患肢制动 12 小时，注意观察局部有无渗血及足背动脉搏动情况，以桡动脉为入路者注意桡动脉搏动情况。

（3）嘱病人多饮水，以利造影剂的排出。

（4）根据医嘱合理应用抗生素。

【应急措施】

主要为出血或血肿。立即用手指压迫止血 15～20 分钟重新加压包扎，肢体制动；局部血肿可用无菌注射器抽出渗血，防止机化后形成硬结；出血停止后可用 50% 硫酸镁湿热敷或理疗，以促进血肿及淤血的消散吸收。

【健康教育】

1. 术前讲解冠状动脉造影的目的及临床意义。

2. 如确诊为冠心病应强调戒烟，并控制高血压、高血脂和糖尿病，做好病人思想工作以配合进一步治疗。

3. 如冠状动脉造影正常可嘱病人进行全身调节，消除紧张心理，去除精神因素。同时嘱病人再做相关项目的检查，以便查找出现临床症状的真正原因并及时进行治疗。

（二）经皮腔内冠状动脉成形术及冠状动脉内支架置入术

【疾病概念】

经皮腔内冠状动脉成形术（PTCA）是用一特定大小的球囊扩张冠状动脉内径，解除其狭窄，使相应心肌供血增加，缓解症状，改善心肌缺血及心功能的一种非外科手术方法，是冠状动脉介入治疗的最基本手段。冠状动脉内支架置入术是在 PTCA 基础上发展而来的，目的是为防止和减少 PTCA 后急性冠状动脉 –闭塞和后期再狭窄，以保持血流通畅。

【适应证】

1. 无症状心肌缺血或轻微心绞痛病人。

2. 稳定型心绞痛。

3. 不稳定型心绞痛或非 ST 段抬高型心肌梗死病人。

4. ST 段抬高型心肌梗死。

5. 冠状动脉旁路移植术（CABG）后的心绞痛。

【护理诊断/相关因素】

1. 出血 与动脉创伤及使用抗凝剂有关。

2. 栓塞 与栓子脱落有关。

3. 心肌梗死 与扩张的冠脉发生急性闭塞有关。

【护理措施】

1. 术前准备

（1）心理护理 术前向病人做好解释工作，介绍 PTCA + 支架的目的，简述操作过程，以消除病人的紧张恐惧心理，征得病人家属同意签字后方能实施手术。

（2）完成必要的检查，如心电图、心脏彩超、出凝血时间、血型、电解质、乙型病毒性肝炎病毒表面抗原等。

（3）皮肤护理 双侧腹股沟区常规备皮，有条件时应让病人洗澡，更换清洁内衣。

（4）药敏试验 遵医嘱做药物过敏试验。

（5）功能锻炼 嘱病人练习床上排尿，术前排空膀胱，避免由于术后活动不便而出现尿潴留。指导病人学会有效咳嗽，以减少术中心律失常的发生。

（6）术前 3 日及术日晨遵医嘱口服抗血小板集聚类药物，禁服自备药品。

同本节"冠状动脉造影术"的【护理措施】(7)。

（7）根据医嘱术前使用镇静剂。

2. 术后护理

（1）术毕回房护理人员应与导管室护送人员联合将病人平稳搬至床上，测量生命体征，做好接班，了解当时用药及术中情况。

（2）遵医嘱给予心电、血压监测，观察病人的神志、视力、心率、心律、体温、血压的变化。最初 2 小时内，每隔 15 分钟测量血压、心率、体温 1 次，以后改为每 2 小时测量 1 次，发现异常及时报告医师处理。必要时描记心电图。

（3）股动脉留置鞘管的病人应保持仰卧位，术肢制动。应注意鞘管周围有无渗血，若渗血明显应拔除鞘管。

（4）根据医嘱及时应用抗生素、补液及抗凝药物。

（5）嘱病人饮水，以利于造影剂的排出。少数病人注入造影剂后出现皮疹或有寒战感觉，经使用地塞米松后可缓解。

（6）术后 4 小时采血查激活凝血时间（ACT），持续静脉滴注肝素者，停用肝素 4 小时后再查 ACT，一般情况当 ACT＜150 秒时可考虑拔除鞘管。

（7）拔管时护士要准备好多巴胺、阿托品、肾上腺素、利多卡因，并备齐常用物品：注射器、纱布、绷带、无菌手套及消毒盘等。拔管时要严密监测心率、血压、呼吸和神志状态，做好与病人的沟通交流，分散其注意力，预防迷走神经反射增强。

（8）拔除鞘管后局部用绷带纱布加压包扎，沙袋压迫穿刺局部 6 小时，术侧肢体制动 12 小时，并注意观察局部伤口有无渗血、红肿、疼痛及足背动脉搏动情况。拔管后 12～24 小时生命体征平稳并且局部无出血情况，嘱病人可下床活动，逐渐增加活动量，注意起床下蹲动作应缓慢，尽量避免穿刺侧肢体过度弯曲。

(9)及时了解病人的焦虑程度，耐心做好解释，解除病人的思想负担，配合治疗和护理。

3. 生活护理 做好生活护理，满足病人需要，为病人创造一个安静、舒适、整洁的休养环境。

(1)进食清淡、易消化、营养丰富、低脂低盐饮食。进食小可过饱，少量多餐，以免增加心脏负担。

(2)术中术后应用大量抗凝剂，为保证肝素剂量准确，需用微量注射泵控制药量，精确配制药液，密切注意注射泵运转是否正常，及时排除故障。观察有无出血倾向，如伤口渗血、牙龈出血、鼻出血、血尿、血便、呕血等。各种操作要轻柔，避免意外出血情况的发生。

(3)腰酸、腹胀 多由于术后要求平卧、术侧下肢伸直时间较长所致。应告诉病人起床活动后腰酸与腹胀会自然消失。可适当活动另一侧肢体，严重者可帮助热敷、适当按摩腰背部以减轻症状。

(4)尿潴留 系因病人不习惯床上排尿而引起。应做好心理疏导，解除床上排尿时的紧张心理；诱导排尿，如用温水冲洗会阴部、听流水声、热敷等或按摩膀胱并适当加压。以上措施均无效时可行导尿术。

【应急措施】

1. 出血或血肿 同本节"冠状动脉造影术"的应急措施。

2. 迷走神经反射 常发生在拔出动脉鞘管时，病人突然出现血压下降伴心率减慢、恶心、呕吐、出冷汗，严重时心跳停止。一旦发生立即报告医师，给予吸氧；遵医嘱给予阿托品 0.5mg 静脉推注，血压下降时给予多巴胺 3～5mg，静脉推注；密切观察心率和血压的变化，1～2 分钟心率无变化时再给予阿托品静脉推注；若血压不能维持，考虑血容量不足时，可给706 代血浆静脉滴注，以补充有效循环血容量。

3. 急性冠脉综合征 术后病人出现胸闷、胸痛症状，心电图有动态改变，考虑冠脉有急性闭塞时，立即给予吸氧，心电、血压监护；卧床休息，遵医嘱给予止痛、扩血管、抗凝等药物，必要时溶栓治疗。

4. 栓塞 术后应注意观察足背动脉搏动情况，皮温颜色、温度、感觉改变，如动脉搏动消失、肤色苍白、发凉或肢体肿胀，多为肢体动脉栓塞，应通知医师并及时应用血管扩张剂，并采用溶栓、抗凝治疗。

【健康教育】

1. 嘱病人不用硬、尖物剔牙，挖鼻孔、耳道。观察尿、便的颜色，注意有无出血倾向。如有不明原因的出血或尿便颜色的改变，应及时就医。

2. 在病人能适应的范围内，逐渐增大活动量，不可做剧烈的运动，保持情绪稳定，保证充足睡眠。注意保暖，预防感冒，积极预防并控制感染。

3. 调节饮食，规律进餐，低盐，低脂，每餐不宜过饱，可适当增加膳食纤维饮食和黑木耳。保持大便通畅。戒烟，可少量饮酒，不喝浓茶、浓咖啡。

4. 严格遵医嘱服药，随身携带保健卡、保健盒。继续按医嘱服用硝酸酯类、钙拮抗剂、ACEI 类药物。介入治疗术后应定期门诊随访，一般为术后 1 个月、3 个月、6 个月。

5. 定期门诊复查，包括血常规、生化全项、肝功能等，根据检查结果，随时调整用药。支架术后半年需做冠状动脉造影复查，便于了解血管再通情况。

（三）心导管射频消融术

【疾病概念】

心导管射频消融术是经心导管引入心脏特定部位，利用高频电流在心脏局部产生的阻抗性热效应，造成局部不可逆损伤即凝固性坏死，使折返环路的局部心肌组织坏死，这种小范围心肌坏死不影响心功能，却能消除心肌局部导致心动过速的异常通路，阻断折返环，消除病灶，达到治疗心律失常的目的。

【适应证】

1. 发作频繁和(或)药物治疗无效的房室折返性或房室结折返性心动过速。

2. 伴有心房颤动且心室率快速的预激综合征。

3. 持续性心房扑动。

4. 药物治疗不能满意控制心室率的心房颤动，除采用消融房室结产生完全性房室传导阻滞及再植入埋藏式起搏器外，目前有学者采用心房迷宫消融术，但其效果尚难肯定。

5. 治疗特发性左室室性心动过速、右室流出道心动过速和束支折返性心动过速可达到根治效果；对心肌梗死并发的急性心动过速效果较差。

【护理诊断／相关因素】

1. 出血　与术中动脉创伤有关。

2. 潜在并发症　栓塞与股动脉、静脉创伤导致栓子形成有关。

【护理措施】

1. 术前准备

(1)向病人介绍射频消融术的治疗目的，简单讲解手术过程，消除病人的紧张情绪，并征得家属的签字同意方能实施手术。

(2)完成必要的检查，如电解质、出凝血时间、凝血酶原活动时间、血型、肝功能等系列检查。

(3)术前1日进行双侧腹股沟和双侧锁骨区备皮。

(4)术前1日练习在床上排尿，避免术后尿潴留。

(5)遵医嘱做药物过敏试验。

(6)术前1周停用所有抗心律失常药物，如病人过分紧张可根据医嘱口服安定类药物。

2. 术后护理

（1）术毕回房护理人员与导管室护送人员联合将病人平稳搬至床上，测量生命体征，做好接班，了解当时用药情况及术中情况。

（2）根据术中采取静脉或动脉途径决定局部沙袋压迫及下床活动时间。如为静脉途径，沙袋压迫局部2~4小时，注意观察静脉回流情况并观察局部有无渗血，发现异常情况及时报告医师，如无异常6小时后可下床活动；如术中采取动脉途径，需沙袋压迫局部6小时，术侧肢体制动12小时，观察局部有无渗血和血肿以及足背动脉搏动情况，如无异常12小时后可下床活动。

（3）观察病人的体温、心率、心律、血压的变化，如心悸、出大汗、口渴等应及时通知医师，必要时行心电监护，观察有无心律失常。

（4）注意观察有无呼吸困难及颈静脉怒张，以判断是否发生心脏压塞、胸腔积液、气胸等。

（5）根据医嘱合理使用抗生素。

（6）协助病人做好生活、心理护理，满足其生活、心理需要。

【应急措施】

当病人出现胸闷、气短等心脏压塞症状时，立即通知医师，吸氧，心电、血压监护；准备心包穿刺包，配合医师心包穿刺放液或置引流管；密切观察病情变化，可行心脏超声检查；必要时开胸减压或行修补术。

【健康教育】

1. 向病人讲明心导管射频消融是根治手术，是中断异常的旁道折返或者消除异位兴奋灶，术后可以和正常人一样工作、学习、生活，消除其心理上"我是一个病人"的阴影。

2. 告知病人，心导管射频消融虽然是根治手术，但术后也有一定的复发率，如果出现原有心律失常，要及时到医院复查。

第二节　呼吸内科疾病护理指导书

建立专科护理指导书的目的是为呼吸内科及其相关专业的临床疾病护理提供指导依据。适用于呼吸内科及其相关专业的护理人员。

一、肺脓肿

【疾病概念】

肺脓肿是由多种病原菌引起的肺部化脓性感染，早期为肺组织的化脓性炎症，继而坏死、液化，由肉芽组织包绕形成脓肿。

【临床特点】

起病急骤，畏寒、高热、咳嗽，咳大量脓性臭痰。

【评估要点】

1. 一般情况　观察病人生命体征有无异常，有无其他伴随疾病，警惕并发症。

2. 专科情况　密切观察病人咳嗽、咳痰、胸痛的性质；痰液的颜色、性质、气味、量，静置后是否分层，有无咯血。

3. 实验室及其他检查　血常规、痰培养、血培养、纤维支气管镜检查。

【护理诊断/相关因素】

1. 清理呼吸道无效　与咳嗽无力有关。

2. 体温过高　与感染有关。

3. 有窒息的危险　与痰液过多、过稠有关。

【护理措施】

1. 指导病人进行有效的痰液引流，教会病人正确的排痰方法：叩背与体位引流。

2. 遵医嘱给予雾化吸入，每日2次。

3. 保持病室空气流通，环境安静，每日通风2次，发热期间嘱病人卧床休息，住院期间不串病房。

4. 密切监测体温，38℃以上每日测4次体温，39℃以上及时报告医师，并给予物理降温。

5. 鼓励病人多饮水，观察皮肤颜色、出汗情况，出汗后及时更换衣服，注意保暖。

6. 指导并协助病人做好每日2次的口腔护理。

7. 持续高热者应密切观察生命体征，发现异常及时报告医师，并遵医嘱给予物理降温。

8. 观察应用解热镇痛药后的不良症状，并及时报告医师，及时处置。

【应急措施】

发生窒息时头偏向一侧，取头低脚高位，并给予吸痰等紧急处理。

【告知内容】

1. 防窒息的告知　咳痰无力时，及时报告。

2. 治疗目的告知　按时间应用抗生素的意义。

3. 卧床告知　卧床休息的意义。

【健康教育】

1. 入院后告诫病人忌食刺激性的食物和烟酒。减少活动，指导床上大小便。

2. 指导病人进食清淡易消化的高热量、高蛋白、高维生素的流质或半流质饮食。

3. 病人与家属了解发热及痰液黏稠时多饮水的目的和意义。

4. 使用有效排痰的方法，保持呼吸道通畅。

5. 出院告知内容

(1)病人了解引起疾病的诱发因素及本病的有关知识。

（2）避免过度劳累和情绪激动。

（3）加强营养，锻炼身体，加强耐寒锻炼，增强自身体质，提高机体免疫力，戒烟、酒，少去公共场所，如有不适及时就诊。

（4）遵医嘱按时用药。

【效果评价】

1. 病人保持舒适，衣服清洁干燥。

2. 了解治疗及饮食的意义。

3. 掌握有效排痰的方法。

二、肺栓塞

【疾病概念】

肺栓塞是嵌塞物质进入肺动脉及其分支，阻断、阻止血液供应所引起的病理和临床状态。

【临床特点】

呼吸困难、胸痛、咯血、晕厥等，它们可单独出现或共同表现。

【评估要点】

1. 一般情况 观察病人生命体征有无异常，有无其他伴随疾病，警惕并发症。

2. 专科情况 观察病人呼吸的频率、深度及节律；观察病人咳嗽、咳痰、胸痛的性质；观察咯血量。

3. 实验室及其他检查 血气分析、心电图、X 线检查等。

【护理诊断/相关因素】

1. 疼痛 与局部刺激有关。

2. 恐惧 与剧烈疼痛造成的濒死感有关。

【护理措施】

1. 绝对卧床休息。

2. 胸痛无法耐受、影响呼吸病人，报告医师给予止痛处置。

3. 观察病人呼吸的频率、深度及节律，每日4次。

4. 遵医嘱给予吸氧，观察大便的性质及次数，如有异常及时处置。

5. 监测重要生命体征，如呼吸、血压、心率、心律及体温等。

6. 观察应用止痛药后的不良症状，并及时报告医师，及时处置。遵医嘱按时间给予抗生素治疗，并观察有无迟发过敏反应。

7. 溶栓治疗后要有效地制动，做好皮肤护理。

8. 做好心理护理。

【应急措施】

病人突发呼吸心跳改变时，怀疑栓子脱落，制动病人，并遵医嘱给予溶栓等紧急处理。

【告知内容】

1. 防意外告知　告知病人绝对卧床休息的目的和意义，防止发生栓子脱落等意外。

2. 防压疮告知　告知家属铺气垫床，避免出现压疮。

3. 治疗目的告知　告知病人按时间应用抗生素的意义。

【健康教育】

1. 入院后告诫病人忌食刺激性的食物和烟酒，绝对卧床休息。

2. 指导病人床上大小便，切不可用力排便。

3. 指导病人了解进食清淡、易消化、富含维生素饮食的目的和意义。

4. 使病人了解引起疾病的诱发因素及本病的有关知识；生活要有规律，避免劳累，避免过度劳累和情绪激动。

5. 出院指导

(1)做到定期随诊，按时服药，特别是抗凝剂应按医嘱服用。

（2）自我观察出血现象。

（3）按照医嘱定期复查抗凝指标，了解并学会看抗凝指标检验单。

（4）平时生活中注意下肢的活动，有下肢静脉曲张者可穿弹力袜等，避免下肢深静脉血液滞留，血栓复发。

（5）病情有变化时及时就医。

【效果评价】

1. 病人呼吸困难减轻。

2. 了解治疗用药的目的。

3. 了解卧床与活动的意义。

三、肺源性心脏病

【疾病概念】

肺源性心脏病是由肺组织、肺动脉血管或胸廓慢性病变引起的肺组织结构和功能异常，肺血管阻力增加，肺动脉压力增高所致右心扩张、肥大或伴有右心衰竭的心脏病。

【临床特点】

咳嗽、咳痰、活动后心悸、气短、发绀、乏力等症状。

【评估要点】

1. 一般情况 观察病人生命体征有无异常，有无其他伴随疾病，警惕并发症。

2. 专科情况 评估咳嗽的频次和痰量；观察口唇及四肢末梢发绀的情况、心率的频次及节律的变化。

3. 实验室及其他检查 血常规、痰培养、X线、心电图等检查。

【护理诊断/相关因素】

1. 气体交换受损 与低氧血症、CO_2潴留有关。

2. 清理呼吸道无效 与呼吸道感染、痰液过多而黏稠有关。

3. 活动无耐力 与肺、心功能不全和缺氧有关。

【护理措施】

1. 保持室内空气流通，环境安静，特别是合并心力衰竭病人绝对卧床休息。

2. 加强排痰和湿化，以保持呼吸道的通畅，指导病人有效地排痰。

3. 观察口唇及四肢末梢发绀的情况，每日4次，注意保暖。

4. 密切观察心率的频次、节律的变化以及神志及精神状态变化，发现异常时及时报告医师。

5. 遵医嘱给予合理用氧。

6. 遵医嘱按时间给予抗生素治疗，并观察有无迟发过敏反应。

7. 指导病人在床上做适当活动，协助卧床病人取舒适体位。

8. 指导病人饮食，进食易消化清淡、高纤维素饮食。

【应急措施】

如病人出现精神错乱、狂躁、嗜睡、昏迷等肺性脑病的表现及时报告，及时处置。

【告知内容】

1. 防意外告知 告知病人家属肺性脑病的表现，发现异常及时报告。

2. 吸氧告知 告知病人低流量吸氧的目的和意义。

3. 治疗目的告知 告知病人按时间应用抗生素的意义。

4. 卧床告知 告知病人卧床休息的意义。

【健康教育】

1. 入院后告诫病人戒烟、注意保暖，预防感冒。

住院期间不串病房，防止交叉感染。

2. 宜进食高热量、高蛋白易消化食物。

3. 指导病人有效的呼吸技巧——缩唇腹式呼吸。护士将双手放在病人腹部的肋弓下缘，嘱病人吸气。吸气时病人放松肩膀，通过鼻吸入气体，并将其腹部向外突出，顶着护士的双手，屏气2~3秒，以保持肺泡张开。呼气时，护士双手在病人肋弓下方轻轻施加压力，同时让病人将嘴缩成吹笛状慢慢呼出气体。

4. 指导有效排痰。嘱病人端坐位，深吸气后屏气，然后用力咳嗽，借助胸肌、腹肌收缩，使胸腔压力增高，产生瞬间爆破力将声门打开使肺脏深部的痰液咳出。

5. 鼓励病人经常变换体位，协助病人拍背，配合超声雾化吸入稀释痰液。

6. 出院告知

(1)让病人了解引起疾病的诱发因素及本病的有关知识。

(2)加强耐寒训练，气候变化时注意保暖。

(3)少去公共场所，按医嘱服药，如有不适及时就诊。

(4)外出时及时添加衣服，注意保暖，避免情绪激动。

【效果评价】

1. 了解治疗及饮食的意义。

2. 掌握有效咳嗽的方法。

3. 掌握呼吸功能锻炼的方法。

四、肺炎

【疾病概念】

肺炎是指肺实质(包括终末气道、肺泡腔和肺间质等)的炎症。

【临床特点】

发热、头痛、咽痛、喷嚏、鼻塞、流涕、咳嗽、咳痰等症状。

【评估要点】

1. 一般情况　观察病人生命体征有无异常，有无其他伴随疾病，警惕并发症。

2. 专科情况　体温异常；发热的时间与规律；咳嗽频次，痰的性质和量；听诊双肺、大气道呼吸音。

3. 实验室及其他检查　血常规、胸部 X 线检查等。

【护理诊断/相关因素】

1. 体温过高　与病毒和细菌感染有关。

2. 舒适的改变　与咽痛、喷嚏、鼻塞、流涕有关。

3. 清理呼吸道低效(无效)　与呼吸道感染痰液黏稠有关。

【护理措施】

1. 保持病室空气流通，环境安静，特别是发热期间嘱病人卧床休息。

2. 密切监测体温，38℃ 以上每日测 4 次体温，39℃ 以上及时报告医师，并给予物理降温。

3. 鼓励多饮水，出汗后及时更换内衣，并注意保暖。

4. 指导病人有效排痰。

5. 持续高热者应观察生命体征，发现异常及时报告医师，及时处置。

6. 观察应用解热镇痛药后的不良症状，并及时报告医师，及时处置。

7. 遵医嘱按时间给予抗生素治疗，并观察有无迟发过敏反应。

8. 遵医嘱给予雾化吸入。

9. 老年、高热病人备吸引器与床旁，必要时给予吸痰。

【应急措施】

发生窒息时头偏向一侧，头低脚高位，并给予吸痰等紧急处理。

【告知内容】

1. 用药告知　两组抗生素之间需间隔 6～8 小时，以充分发挥药物疗效。

2. 防液体外渗告知　减少穿刺侧肢体活动，如感觉输液部位疼痛或穿刺部位红肿，立即告知护士。

【健康教育】

1. 入院后告诫病人戒烟，预防感冒，住院期间不串病房，防止交叉感染。

2. 进食清淡、易消化、富含营养的饮食，补足热量。

3. 了解病因和诱因　指导病人家属了解肺炎的病因和诱因，避免受凉、淋雨、吸烟、酗酒，防止过度疲劳。

4. 有效排痰。慢性病、长期卧床、年老体弱者，应注意经常改变体位、翻身、拍背、咳出气道痰液，有感染征象及时就诊。

5. 生活要有规律，避免劳累，外出时戴口罩注意保暖，避免寒冷空气对气管、支气管的刺激。

6. 出院指导

(1) 病人了解引起疾病的诱发因素及本病的有关知识。

(2) 适当锻炼身体、保持生活规律、增强机体抵抗力。

(3) 注意保暖，少去公共场所，积极预防上呼吸道感染。

【效果评价】

1. 掌握排痰方法。

2. 感觉舒适，衣服清洁干燥。

3. 体温在正常范围。

五、慢性支气管炎

【疾病概念】

慢性支气管炎指气管、支气管黏膜及周围组织的慢性非特异性炎症。

【临床特点】

咳嗽、咳痰、气短、发绀、呼吸困难。

【评估要点】

1. 一般情况 观察病人生命体征有无异常，有无其他伴随疾病，警惕并发症发生。

2. 专科情况 评估呼吸的频率、节律、深度；观察口唇及四肢末梢发绀的情况；咳嗽的性质、时间和痰量。

3. 实验室及其他检查 血常规、血气分析，X 线检查、肺功能检查等。

【护理诊断/相关因素】

1. 清理呼吸道无效 与痰液黏稠支气管痉挛等有关。

2. 气体交换受损 与继发感染有关。

3. 潜在并发症 阻塞性肺气肿、呼吸衰竭、支气管扩张支、气管肺炎。

【护理措施】

1. 保持室内空气流通，环境安静，急性发作期要卧床休息。

2. 加强排痰和湿化，以保持呼吸道的通畅，指导病人有效地排痰。

3. 观察口唇及四肢末梢发绀的情况，注意保暖。

4. 密切观察呼吸的频次、深度、节律的变化，严密观察病人的神志及精神状态变化，发现异常时及时报告医师。

5. 遵医嘱给予合理用氧。

6. 遵医嘱按时间给予抗生素治疗，并观察有无迟发过敏反应。

【应急措施】

发生窒息时头偏向一侧，头低足高位，给予吸痰等紧急处理。

【告知内容】

1. 防意外告知　告知病人低流量吸氧的目的，防止出现二氧化碳麻醉。

2. 治疗目的告知　告知病人按时间应用抗生素和吸氧的意义。

3. 卧床告知　告知病人卧床休息的意义。

【健康教育】

1. 入院后告诫病人戒烟、注意保暖，预防感冒。住院期间不串病房，防止交叉感染。

2. 宜进食高热量、高蛋白、易消化食物。

3. 指导病人有效的呼吸技巧：缩唇腹式呼吸。护士将双手放在病人腹部的肋弓下缘，嘱病人吸气。吸气时病人放松肩膀，通过鼻吸入气体，并将其腹部向外突出，顶着护士的双手，屏气 2～3 秒，以保持肺泡张开。呼气时，护士双手在病人肋弓下方轻轻施加压力，同时让病人将嘴缩成吹笛状慢慢呼出气体。

4. 指导病人有效排痰。嘱端坐位，深吸气后屏气，然后用力咳嗽，借助胸肌、腹肌收缩，使胸腔压力增高，产生瞬间爆破力将声门打开使肺脏深部的痰液咳出。

5. 鼓励病人经常变换体位，协助病人拍背，配合超声雾化吸入稀释痰液。

6. 出院告知

(1)病人要坚持进行呼吸运动锻炼，提高病人自我护理能力，延缓肺功能恶化。

(2)指导病人合理安排膳食，加强营养，达到改善体质的目的。

(3)避免吸入刺激性气体，劝告吸烟病人戒烟。

(4)避免劳累、情绪激动等不良因素刺激。

(5)按医嘱服药，如有不适及时就诊。

【效果评价】

1. 保持舒适的体位。

2. 了解治疗及饮食的意义。

3. 掌握有效咳嗽的方法。

4. 掌握有效呼吸的方法。

六、原发性肺癌

【疾病概念】

原发性肺癌起源于支气管黏膜或腺体，是当前世界各地最常见的肺部原发性恶性肿瘤。

【临床特点】

阵发性干咳、咯血、呼吸困难、胸痛等。

【评估要点】

1. 一般情况 观察病人生命体征有无异常，有无其他伴随疾病，警惕并发症发生。

2. 专科情况 评估咳嗽的频次、痰的量；观察咯血量、胸痛的部位、程度和时间。

3. 实验室及其他检查 血液检查、痰脱落细胞学检查、X线检查等。

【护理诊断/相关因素】

1. 气体交换受损 与继发于肺组织破坏的气体交

换面积减少有关。

2. 营养失调 与机体过度消耗、吞咽困难、化疗致食欲下降，摄入不足有关。

3. 疼痛 与癌细胞浸润、肿瘤压迫后转移有关。

4. 潜在并发症 化疗药物不良反应。

【护理措施】

1. 保持室内空气流通，环境安静，每日通风 2 次，做好晚间基础护理。

2. 加强排痰和湿化，遵医嘱雾化吸入，指导病人有效地排痰。

3. 发热者密切观察体温变化，每日 >4 次。

4. 鼓励多饮水，出汗多时应及时擦身，勤换内衣裤，注意保暖。

5. 用药护理

(1)观察应用解热镇痛药后的不良反应，并及时报告医师。

(2)按医嘱用药，根据病人疼痛再发时间，提前按时用药。

(3)遵医嘱按时间给予抗生素和化疗药物治疗，并观察有无迟发过敏反应。

(4)注意保护和合理使用静脉血管。

(5)输入化疗药物时，确保药物输入血管内，以防外渗，损伤皮肤。

(6)观察化疗药物的不良反应。

6. 预防并发症

(1)长期卧床者，使用防压疮气垫，交接班检查病人皮肤情况，防止压疮发生。

(2)保持呼吸道通畅，协助病人或指导家人叩背排痰，床旁备吸引器。

(3)呼吸困难者，给予低流量吸氧。

7. 咯血者备吸引器与床旁，必要时给予吸痰。

8. 做好口腔护理，嘱病人勿进食硬食物，常用盐水漱口。

【应急措施】

发生咯血时头偏向一侧，头低足高位，给予吸痰等紧急处理。

【告知内容】

1. 气管镜检查告知 告知病人检查的意义，检查当天晨起禁食、水，检查完毕 2 小时后进食、水。

2. 胸腔穿刺告知 告知病人穿刺术的目的，完毕后尽量避免用力咳嗽。

3. 防压疮告知 长期卧床者，在病情允许的情况下至少 2 小时改变体位 1 次，保持床单位清洁、干燥、无折痕。说明使用气垫床的重要性，使其接受。

4. 防药物外渗告知 告知病人减少穿刺侧肢活动，如感觉输液部位疼痛或穿刺部位红肿，立即告知护士。

【健康教育】

1. 提倡不吸烟或戒烟，并注意避免被动吸烟。

2. 改善工作和生活环境，防止空气污染。

3. 对肺癌高危人群要定期进行体检，早期发现肿瘤，早期治疗。

4. 给予病人及家属心理上的支持，使之正确认识肺癌，增强治疗信心，维持生命质量。

5. 督促病人坚持化疗或放射性治疗，告诉病人出现呼吸困难、疼痛等症状加重或不缓解时应及时到医院诊治。

6. 指导病人加强营养支持，合理安排休息，适当活动，保持良好的精神状态，避免呼吸道感染以调整机体免疫力，增强抗病能力。

7. 对晚期癌肿转移病人，要指导家属对病人临终前的护理，告知病人及家属对症处理的措施，使病人平静地走完人生最后旅途。

8. 出院教育

(1)戒烟，并注意避免被动吸烟。

(2)改善工作和生活环境，防止空气污染。

(3)出现呼吸困难、疼痛等症状加重或不缓解时应及时到医院诊治。

(4)加强营养支持，合理安排休息，适当活动，保持良好的精神状态，避免呼吸道感染以调整机体免疫力，增强抗病能力。

【效果评价】

1. 化疗病人血管保护完好，无静脉炎及药物外渗发生。

2. 长期卧床病人皮肤完好。

3. 病人情绪稳定，积极接受治疗。

七、支气管扩张

【疾病概念】

支气管扩张是支气管慢性异常扩张的疾病。

【临床特点】

1. 慢性咳嗽、大量脓痰　晨起咳痰量增加。痰液静置于玻璃瓶内有分层特征，上层为泡沫，中层为混浊黏液，底层为坏死组织沉淀物。

2. 反复咯血　50%～70%的病人有程度不等的咯血，部分病人以反复咯血为唯一的症状，临床上称为"干性支气管扩张"。

3. 反复肺部感染　由于扩张的支气管清除分泌物的功能丧失，引流差导致同一肺段反复发生感染。

4. 体征　轻症体征可不明显。典型者可于下胸部、背部的病变部位闻及粗湿啰音，呼吸音减低，严重者伴哮鸣音。

【评估要点】

1. 一般情况　观察生命体征有无异常，询问病人过敏史、家族史，有无发热、消瘦、贫血等。了解对疾病的认识。

2. 专科情况

（1）痰的量、颜色、性质、气味和有无肉眼可见的异常物质。

（2）观察有无气促和发绀。

（3）咳嗽病程的长短、发生的时间、与体位的关系。

（4）咯血的性质，咯血临床分为：痰中带血；少量咯血，<100ml/d；中等量咯血，100～500ml/d；大量咯血，>500ml/d 或一次 300～500ml。

3. 实验室及其他检查 近期胸部 X 线检查、动脉血气分析，是否治疗。

【护理诊断/相关因素】

1. 清理呼吸道无效 与痰液黏稠、量多、无效咳嗽引起痰液不易排出有关。

2. 有窒息的危险 与痰多、黏稠、大咯血而不能及时排出有关。

3. 营养失调，低于机体需要量 与慢性感染导致机体消耗增多、咯血有关。

4. 焦虑 与病情迁延、反复咯血有关。

5. 气体交换受损 与大量脓痰阻塞呼吸道导致肺部换气障碍有关。

【护理措施】

1. 环境 保持室内空气流通，消除室内异味，每日通风 1～2 次。

2. 饮食 提供高热量、高蛋白、易消化饮食，避免冷热等刺激食物诱发咳嗽。

鼓励病人每天饮水 1500ml 以上，充足的水分可稀释痰液，有利于排痰。

3. 病情观察

（1）加强巡视，早期发现咯血先兆症状，如喉痒、喉部作响、胸闷时，做好咯血应急抢救准备。

（2）密切监测生命体征，观察有无胸闷、气短、面色苍白、口唇发绀、大汗淋漓等窒息前症状，及时报告医师。

（3）观察咯血量、痰量及其性质，并记录。

（4）咯血达中等量（100ml）以上时，应严格卧床休息，及时安慰病人，防止屏气，避免声门痉挛，指导病人轻轻咳出积在气管内的痰液和血液。遵医嘱给氧，必要时吸痰。吸痰前后适当提高吸氧浓度 3~4L/min，以防吸痰引起低氧血症。

4. 体位引流　指导病人依据病变部位的不同采取体位引流，间歇做深呼吸后用力咳痰，同时辅助轻拍病人背部，借助重力作用使痰液排出。

【应急措施】

1. 出现大咯血征象时

（1）使头偏向一侧，尽量将血咯出。

（2）迅速建立静脉通道，遵医嘱静脉滴注止血药，并注意调整滴数。

（3）密切观察 BP、P、R、T 等生命体征。

2. 出现窒息时

（1）如大咯血时或咯血骤然停止时，应考虑有窒息的可能。

（2）立即置病人头低脚高俯卧位，轻拍背部有利于血块排出。无效时应直接用吸痰管迅速吸出口、咽喉、鼻部血块。

（3）必要时行气管插管或气管切开，解除呼吸道阻塞。

【告知内容】

1. 压疮危险因素告知　长期卧床者在病情允许的情况下至少2小时改变体位1次。保持床单位清洁干燥无折痕，必要时使用气垫床。

2. 防液体外渗告知　告知病人减少穿刺侧肢体活动，如感觉输液部位疼痛或穿刺部位红肿，立即告知护士。

【健康教育】

1. 让病人充分认识支气管扩张为不可逆病变。

2. 入院后告诫病人戒烟，不要到空气污染和有烟雾的场所，避免接触呼吸道感染病人。注意保暖，预防感冒。

3. 指导病人每日充分饮水，至少 1500ml 以上，以便稀释痰液，利于排痰。少食多餐，进食高热量、高蛋白饮食，如鸡蛋、牛羊肉等，避免冰冷食物刺激诱发咳嗽。

4. 指导病人掌握有效咳嗽、雾化吸入、体位引流的方法。引流时间为每次 5～10 分钟，每日2～3次，嘱病人间歇做深呼吸后用力咳痰，同时用手轻拍背部以提高引流效果。

5. 指导病人在咳痰后、进食前用清水含漱，保持口腔清洁。

6. 教会家属有效协助叩背排痰方法。

7. 出院指导

（1）戒烟，不要到空气污染和有烟雾的场所，避免接触呼吸道感染病人。注意保暖，预防感冒。

（2）每日充分饮水，至少 1500ml 以上。

（3）少食多餐，进食高热量、高蛋白饮食，避免冰冷食物刺激诱发咳嗽。

（4）家属有效协助叩背排痰。

（5）指导病人遵医嘱按时服药，防止自行停药或减量，定期随访，如有不适及时就诊。

【效果评价】

1. 有学习能力的病人掌握有效排痰方法。

2. 了解治疗饮食的意义。

八、支气管哮喘

【疾病概念】

支气管哮喘是一种由嗜酸性粒细胞、肥大细胞和T淋巴细胞等多种炎症细胞参与的气道慢性炎症。

【临床特点】

1. 咳嗽、喘息、胸闷、咳痰、发作性伴有哮鸣音的呼气性呼吸困难。

2. 哮喘持续状态的临床特点：大汗淋漓，极度呼吸困难，端坐张口呼吸，呈明显的呼气性呼吸困难，呼气时间长而费力，明显发绀。发音困难，严重者出现精神症状，精神紧张、焦虑、谵语、四肢厥冷、全身衰竭。

【评估要点】

1. **一般情况** 观察病人生命体征有无异常，有无其他伴随疾病，警惕并发症。

2. **专科情况** 发作期胸廓膨隆，叩诊呈过清音，多数有广泛的呼气相为主的哮鸣音，呼气延长。严重哮喘发作时常有呼吸费力、大汗淋漓、发绀、胸腹反常运动、心率增快、奇脉等体征。听诊双肺、大气道喘鸣音。

3. **实验室及其他检查** 血常规、血气分析、肺功能检查，特异性过敏原的检测。

【护理诊断/相关因素】

1. **低效性呼吸型态** 与气道梗阻有关。

2. **清理呼吸道无效** 与气道平滑肌收缩、痰液黏稠、无效咳嗽有关。

3. **知识缺乏** 与哮喘反复发作有关。

4. **潜在并发症** 可并发气胸、长期反复发作和感染、肺气肿、肺源性心脏病。

【护理措施】

1. 保持病室空气流通，环境安静，禁放花、草、皮毛等易诱发疾病物质。

2. 遵医嘱做好氧疗。

3. 观察病人神志、面容、出汗、发绀等情况，每日 >4 次，做到及时报告，及时处置。

4. 鼓励病人每日饮水 2500 ~ 3000ml。

5. 可遵医嘱给予雾化吸入及祛痰药物，并指导病人有效排痰。

6. 哮喘持续状态者应由医护人员守护床旁，做好心理疏导。

7. 观察应用支气管扩张药后的不良症状。

8. 遵医嘱按时间给予抗生素治疗，并观察有无迟发过敏反应。

9. 向病人做好疾病的宣教，让病人了解该病的治疗康复过程。

【应急措施】

发生哮喘持续状态时取坐位或端坐位；痰液黏稠，导致痰栓过多，可给予吸痰等紧急处理。

【告知内容】

1. 防坠床告知　告知病人哮喘持续状态时，做好安全防护，防止坠床。

2. 治疗目的告知　告知病人按时间应用抗生素的意义。

3. 卧床告知　告知病人卧床休息的意义。

【健康教育】

1. 入院后告诫病人忌食刺激性的食物和烟酒。减少活动，指导床上大小便。

2. 住院期间不串病房，防止交叉感染。

3. 指导正确用药，教会病人正确使用气雾剂，一般先使用支气管扩张剂，后用抗炎气雾剂，用后注意漱口。

4. 保持室内空气清新，室内禁止放鲜花，禁养猫、犬。

5. 识别哮喘发作的先兆征象，如鼻、咽痒，干咳，胸闷胀，呼吸不畅等，应及时告知医护人员，及时采取预防措施。

6. 指导病人熟悉哮喘常见促发因素，并避免接触这类因素，如烟雾、灰尘、油烟、香水、花粉等。

7. 避免精神紧张和剧烈运动，缓解期加强体育锻炼，提高机体免疫力。

8. 指导呼吸锻炼

（1）用腹式呼吸和噘嘴呼吸运动，可减少体能及氧的消耗、减慢呼吸速度、改善呼吸深度，能有效地防止呼吸道阻塞。

（2）保持有利的换气姿势，坐姿时向前倾伏于桌上，半坐位时放置枕头、靠背架等，以减少疲劳，使病人感到呼吸舒畅。

9. 出院告知

（1）病人了解引起疾病的诱发因素及本病的有关知识。应避免接触过敏原，如改变居住环境、地毯、家具、皮毛等。避免进食某些食物和服用某些药物，如鱼、虾等。

（2）避免接触污染空气，如在房内吸烟、花粉、冷空气刺激等，少去公共场所。

（3）避免过度劳累和情绪激动，增强自身体质，提高机体免疫力，注意保暖。

（4）指导病人遵医嘱按时服药，防止自行停药或减量，定期随访，如有不适及时就诊。

【效果评价】

1. 了解引起疾病的诱发因素。

2. 了解治疗饮食的意义。

3. 病人喘息、呼吸困难减轻，能平卧。

九、自发性气胸

【疾病概念】

自发性气胸是气体进入胸膜腔造成积气的状态。

【临床特点】

胸痛、气急、憋气，可有咳嗽，但痰少。

【评估要点】

1. 一般情况 观察病人生命体征有无异常，有无其他伴随疾病，警惕并发症。

2. 专科情况 疼痛和咳嗽的性质、时间。

3. 实验室及其他检查 X线检查等。

【护理诊断/相关因素】

1. 睡眠型态紊乱 与疼痛有关。

2. 疼痛 与气胸刺激胸壁有关。

3. 气体交换受损 与气胸压迫气道、阻塞呼吸有关。

【护理措施】

1. 保持室内空气流通，环境安静，注意休息。

2. 观察病人疼痛的性质和时间，遵医嘱使用止痛药。

3. 遵医嘱给予吸氧。

4. 遵医嘱按时间给予抗生素治疗，并观察有无迟发过敏反应。

【应急措施】

发生胸腔闭式引流管脱管时，采取闭合穿刺部位和反折引流管等紧急措施。

【告知内容】

1. 指导病人深呼吸、有效咳嗽或变换体位的方法。

2. 告知病人及陪护人员更换体位时动作幅度要小，防止将引流管牵拉、滑脱。保持引流瓶的密闭状态，防止打破引流瓶。发生胸腔闭式引流管脱管时，采取闭合穿刺部位和反折引流管等紧急措施。

3. 指导病人下床活动时，同侧手提引流瓶固定绳子，引流瓶要低于胸部，不能倾斜。

4. 拔管前，教会病人配合方法。

5. 治疗目的告知　告知病人按时间应用抗生素和吸氧的意义。

【健康教育】

1. 入院后告知病人引起气胸的诱因，并避免诱发。

2. 住院期间不串病房，防止交叉感染。

3. 宜多进食含纤维素丰富的食物，如蔬菜(芹菜、菠菜、白菜等)以防便秘，保持排便通畅，避免用力屏气，2 日以上未排便应采取有效措施。

4. 出院指导

(1)病人了解引起疾病的诱发因素及与本病有关的知识。

(2)宜多进食含膳食纤维素丰富的食物，如蔬菜(芹菜、菠菜、白菜等)以防便秘，保持排便通畅，避免用力屏气，2 日以上未排便应采取有效措施。

(3)气胸痊愈后，1 个月内避免剧烈运动，避免抬、举重物，避免屏气，防止复发。

(4)生活要有规律，避免劳累，外出时及时添加衣服，注意保暖。

(5)一旦出现胸痛、呼吸困难，立即到医院救治。

【效果评价】

1. 了解治疗及饮食的意义。

2. 掌握不慎脱管后的急救措施。

十、阻塞性肺气肿

【疾病概念】

阻塞性肺气肿指终末细支气管远端(呼吸细支气管、肺泡管、肺泡囊和肺泡)的气道弹性减退,过度膨胀、充气和肺容量增大,并伴有气道壁的破坏。

【临床特点】

进行性加重的呼吸困难,活动后加剧。

【评估要点】

1. 一般情况 观察病人生命体征有无异常,有无其他伴随疾病,警惕并发症。

2. 专科情况

(1)口唇及四肢末梢发绀的情况。

(2)有无右心衰竭的体征,颈静脉怒张、水肿等。

(3)听诊呼吸音减弱。

3. 实验室及其他检查 X 线、血常规、血气分析、肺功能检查。

【护理诊断/相关因素】

1. 气体交换受损 与呼吸道阻塞、通气换气功能障碍有关。

2. 清理呼吸道无效(低效) 与呼吸道炎症、阻塞,痰液过多有关。

3. 营养失调,低于机体需要量 与呼吸困难引起的食欲下降有关。

4. 潜在并发症 心力衰竭、肾衰竭。

【护理措施】

1. 保持室内空气流通,环境安静,特别是合并心力衰竭病人应绝对卧床休息。

2. 遵医嘱给予持续低流量氧气吸入。

3. 遵医嘱给予呼吸机辅助呼吸,并记录呼吸机参数。

4. 加强排痰和湿化，遵医嘱给予雾化吸入，每日2次，以保持呼吸道的通畅，指导病人有效地排痰。

5. 观察口唇及四肢末梢发绀发展，注意保暖。每班 >1 次。

6. 保持口腔清洁，摄入易消化的食物，少食多餐，避免油炸、豆类等产气食物。

7. 每日 >4 次观察心率的频次及节律的变化，严密观察病人的神志及精神状态变化，发现异常时及时报告医师。

8. 遵医嘱按时间给予抗生素治疗，并观察有无迟发过敏反应。

【应急措施】

发生窒息时头偏向一侧，头低足高位，给予吸痰等紧急处理。

【告知内容】

1. 防摔伤告知　告知卧床病人加床挡，以防摔伤。

2. 吸氧告知　告知病人低流量吸氧的目的和意义，防止意外发生。

3. 治疗目的告知　告知病人按时间应用抗生素和吸氧的意义。

4. 卧床告知　告知病人卧床休息的意义。

【健康教育】

1. 入院后告诫病人戒烟，注意保暖，预防感冒。

2. 指导病人做呼吸训练，如缩唇呼吸(仰卧位，一手放在胸部，一手放在腹部，经鼻缓慢吸气，使腹部鼓起，屏气 2~3 秒，缩唇缓慢呼气并收腹)。

3. 指导有效咳嗽。身体前倾，采用缩唇式呼吸方法做几次深呼吸，最后一次深吸气后，张开嘴呼气期间用力咳嗽，同时顶住腹部肌肉。

4. 指导氧疗的方法及注意事项。

5. 指导病人进食高热量、高蛋白、易消化食物，合并有心力衰竭者应控制钠的摄入量。

6. 外出时及时添加衣服，注意保暖，避免情绪激动。

7. 识别并发症，如有不适及时呼叫护士。

8. 出院告知

(1) 坚持康复锻炼　指导病人和家属了解、适应慢性病，熟悉疾病及其治疗知识，正确对待疾病，坚持康复治疗。在病人力所能及的范围内，鼓励病人自我护理。

(2) 避免诱发因素　避免吸烟和粉尘、刺激性气体的吸入；注意保暖，改变不良的生活方式，少去公共场所，避免劳累。

(3) 营养支持　提供合理饮食，改善病人营养状况。

(4) 康复锻炼　指导病人和家属了解康复治疗(生活方式、营养支持、戒烟、体育锻炼、呼吸肌锻炼、长期氧疗)的重要性，鼓励自我护理。

(5) 预防感冒与慢性支气管炎急性发作。

【效果评价】

1. 无焦虑、感觉舒适。

2. 感觉呼吸道通畅。

3. 掌握呼吸功能锻炼的方法。

4. 掌握有效咳嗽的方法。

十一、呼吸衰竭

【疾病概念】

呼吸衰竭(简称呼衰)是指各种原因引起的肺通气和(或)换气功能严重障碍，以致在静息状态下亦不能维持足够的气体交换，导致低氧血症伴(或不伴)高碳酸血症，从而引起一系列生理功能和代谢紊乱的临床综合征。动脉血气分析可作为诊断的依据。在海平面静息状态呼吸空气条件下，动脉血氧分压（PaO_2）低于60mmHg，伴或不伴有二氧化碳分压（$PaCO_2$）高于50mmHg，即为呼吸衰竭。

【临床特点】

1. 呼吸困难 是呼吸衰竭最早出现的症状。多数病人有明显的呼吸困难，表现为呼吸频率、节律和幅度的改变。

2. 发绀 是缺氧的典型表现。当动脉血氧饱和度低于90%或氧分压<6.67kPa（50mmHg）时，可在血流量较大的部位如口唇、指甲、舌等处出现发绀。

3. 精神、神经症状

（1）急性呼吸衰竭，可迅速出现精神紊乱、狂躁、昏迷、抽搐等症状。

（2）慢性呼吸衰竭伴 CO_2 潴留时，开始表现出兴奋症状，如多汗、烦躁不安、夜间失眠而白天嗜睡，甚至谵妄等现象。

（3）随着 CO_2 潴留的加重，引起呼吸中枢受抑制，发生肺性脑病，表现为表情淡漠、肌肉震颤：间歇抽搐、嗜睡甚至昏迷等。

（4）血液循环系统 早期心率增快、血压升高；因脑血管扩张，产生搏动性头痛；严重缺氧、酸中毒时，可引起血压下降、心律失常，甚至心脏骤停。CO_2 潴留使体表静脉充盈、皮肤潮红、温暖多汗。

（5）动脉血气分析 PaO_2 低于60mmHg，伴或不伴 $PaCO_2$ 高于50mmHg。

【评估要点】

1. 一般情况 既往有无慢性肺疾病或与肺疾病相关的病史。病人的心理状况，是否有焦虑或恐惧情绪，病人对疾病的认知程度。

2. 专科情况 评估呼吸困难程度，是否发绀，有无精神、神经症状，是否有心动过速、心律失常、消化道出血等。

3. 实验室及其他检查

(1)动脉血气分析 低氧血症,伴或不伴二氧化碳升高。当二氧化碳升高,pH≥3.5 为代偿性呼吸性酸中毒,pH<3.5 为失代偿性呼吸性酸中毒。

(2)血液及尿液检查 低或高血钾、低血钠、低血氯。尿中可见红细胞、蛋白及管型,尿素氮升高。

【护理诊断/相关因素】

1. 气体交换受损 与通气不足、肺内分流增加、通气/血流失调弥散障碍有关。

2. 清理呼吸道无效 与分泌物过多或黏稠、意识障碍、咳嗽无力、呼吸肌疲劳有关。

3. 营养失调,低于机体需要量 与食欲缺乏、呼吸困难、人工气道及机体的消耗增加有关。

4. 潜在并发症 肺性脑病。

【护理措施】

1. 病情观察

(1)监测生命体征,观察病人呼吸的频率、节律和深度。呼吸困难的程度及意识状况。

(2)密切观察药物疗效、不良反应、静脉滴注速度及配伍禁忌。有 CO_2 潴留病人禁用呼吸抑制剂及镇静剂。

(3)合理氧疗,缺氧不伴 CO_2 潴留可吸高浓度氧(>35%),缺氧伴 CO_2 潴留给予持续、低浓度(<35%)吸氧。保持吸入氧气湿化,以免干燥的氧气刺激呼吸道黏膜及气道黏液栓形成。

(4)监测机械通气病人的意识状况、生命体征、呼吸机的参数,准确记录出入量等;及时分析并解除呼吸机报警的原因;加强气道管理。

2. 休息与饮食

(1)有明显低氧血症时,应限制活动量,协助病人取舒适体位；呼吸困难明显时，应绝对卧床休息。防止长期卧床和营养不良病人的皮肤损伤。

（2）给予高蛋白、高脂肪、低糖类、适量维生素和微量元素的流质饮食，必要时给予鼻饲、静脉高营养。少食多餐，进餐时维持氧疗，防止气短和进餐时血氧降低。

3. 保持呼吸道通畅

（1）指导并协助病人进行有效的咳嗽、咳痰。1～2小时翻身1次，并给予拍背，协助痰液排出。

（2）口服或雾化吸入祛痰药以湿化痰液，便于咳出或吸出痰液。观察痰的颜色、性质、量、味及痰液的实验室检查结果。

（3）痰液较多吸痰无效时则须立即行气管切开或气道插管吸出分泌物，解除气道痰阻。

【应急措施】

当病人出现嗜睡、谵妄、间歇抽搐、表情淡漠、神志改变等肺性脑病症状时，可采取以下措施。

（1）立即取仰卧位，头后仰，托起下颌打开口腔。

（2）及时清除气道内分泌物及异物，给予氧气吸入及呼吸兴奋剂。

（3）若病人有呼吸道痉挛，需静脉给予支气管扩张药物。

（4）必要时建立人工气道，行机械通气，增加通气量，减少 CO_2 潴留。

【告知内容】

（1）治疗目的告知　告知病人氧疗或机械通气的意义。

（2）防坠床告知　意识不清者告知家属防止坠床的方法及约束带使用意义。

（3）压疮危险因素告知　长期卧床者在病情允许情况下至少2小时改变体位。保持床单位清洁，必要时使用气垫床。

(4) 防止意外拔管告知。

【健康教育】

1. 改善工作和生活环境，防止空气污染。

2. 给予病人及家属心理上的支持，使之正确认识疾病，增强治疗信心。

3. 指导病人定期复查胸片和肝功能、肾功能，以了解病情变化，及时调整治疗方案。

4. 指导病人加强营养支持，合理安排休息，适当活动，保持良好的精神状态，避免呼吸道感染，以调整机体免疫力，增强抗病能力。

5. 多与病人交流，评估病人的焦虑程度；鼓励病人说出或写出引起或加剧焦虑的因素，教会病人自我放松等各种缓解焦虑的方法。

【效果评价】

1. 呼吸困难、发绀等缺氧症状得到明显的改善。

2. 能自主有效排痰，保持呼吸道的通畅。

3. 营养状况明显好转，发生感染的危险性减小。

4. 焦虑减轻，配合医、护人员工作。病人能够进行有效的呼吸肌锻炼。

十二、急性呼吸窘迫综合征

【疾病概念】

急性呼吸窘迫综合征（ARDS）是指原心肺功能正常，由于严重休克、创伤、感染等肺外或肺内严重疾病袭击后，引起广泛肺毛细血管炎症性损伤，通透性增强，继发急性高通透性肺水肿和进行性缺氧型呼吸衰竭。临床特点为急性呼吸窘迫和难治性低氧血症。其病死率高达 50% ~70%。

【临床特点】

突然出现呼吸窘迫、气促、发绀，通常的吸氧疗法不能改善症状，常伴有咳嗽、烦躁、焦虑、出汗，随病程进展症状加重。听诊早期无阳性体征；中期可闻及干啰音及湿啰音；后期出现实变，呼吸音减低，并可闻及明显湿啰音。X线胸片早期可无异常；继之出现斑片状、逐渐融合成大片状浸润阴影（称之为"白肺"）。动脉血气分析，典型的改变可以为：$PaO_2 < 8.0kPa(60mmHg)$，$PCO_2 > 4.6kPa(35mmHg)$。

【评估要点】

1. 一般情况 有无肺内及肺外的严重疾病；是否起病急骤；有无焦虑和烦躁；对疾病的认知程度。

2. 专科情况 评估呼吸困难及缺氧的程度，给氧后缺氧的状况是否改善，伴随的症状；有无异常呼吸音，评估病人血气分析结果、血电解质检查结果等。

3. 实验室及其他检查 X线胸片早期出现斑片状、逐渐融合成大片状浸润阴影，后期出现肺间质纤维化改变；氧分压、二氧化碳分压、氧合指数（PaO_2/FiO_2）降低；肺功能监测肺活量、肺容量减少。

【护理诊断/相关因素】

参见第二章第二节"呼吸衰竭"护理指导书。

【护理措施】

1. 纠正缺氧

（1）给予高浓度氧气吸入（>50%），尽快提高PaO_2，使$PaO_2 \geq 8.0kPa(60mmHg)$或$SaO_2 \geq 90\%$，轻症者可使用面罩给氧，重症者需使用机械通气。

（2）宜尽早使用机械通气辅助呼吸。急性肺损伤阶段的早期轻症病人，可试用无创正压通气；无效或病情加重时应尽快行气管插管或气管切开行有创机械通气。

（3）避免长时间吸入高浓度氧，浓度以不超过40%为宜，防止发生氧中毒，而出现顽固性低氧血症，吸氧后呼吸困难，发绀不但不改善，反而进行性加重，严重者可出现惊厥以至昏迷。

2. 液体管理

（1）在保证足够血容量、血压稳定的前提下，要求出入液量呈轻度负平衡（-500ml）。每日液体入量应限制在1500～2000ml。

（2）ARDS早期不宜输胶体液，以免加重肺水肿。适当使用利尿剂，加速水肿液排出，改善心肺功能。治疗过程中应随时纠正电解质紊乱。

3. 营养支持 ARDS处于高代谢状态，能量消耗增多，可通过鼻饲或全胃肠外营养予以补充，一般成年人蛋白质≥1g/（kg·d）；脂肪20%～30%。

4. 呼吸道管理

（1）清醒病人鼓励咳嗽排痰；无力咳嗽的病人，定时翻身、叩背、变换体位。防止痰液淤积。

（2）防止肺部感染，保持环境清洁，定期空气、地面消毒；对气管插管或切开的病人，口腔护理，每日2次；定期做痰培养，以便合理应用抗生素。

【应急措施】

1. 氧疗 迅速纠正缺氧是抢救ARDS最重要的措施。一般高浓度（>50%）给氧，使 $PaO_2 > 8.0kPa$（60mmHg）或 $SaO_2 > 90\%$。

2. 机械通气 目的是维持适当的气体交换而避免严重并发症。

【告知内容】

（1）治疗目的告知 告知病人氧疗或机械通气的意义。

（2）防坠床告知 意识不清者告知家属防止坠床的方法及约束带使用意义。

（3）压疮危险因素 长期卧床者在病情允许情况下至少2小时改变体位。保持床单位清洁，必要时使用气垫床。

（4）防止意外拔管告知。

【健康教育】

1. 对有诱发 ARDS 因素的病人，积极治疗可能诱发本病的基础疾病，控制 ARDS 的发生。

2. 遵医嘱用药，既要补足血容量，又不可过多、过快。既要纠正酸碱平衡失调和电解质紊乱，又要严格限制液体入量。

3. 需要输血时，尽量少输库血，输血超 1000ml 时，对所输血液要用微滤器滤过，防止颗粒物质诱发 ARDS。

4. 遵医嘱用氧，不可随意调整氧流量。

5. 保持呼吸道通畅；保证营养物质的摄入。

【效果评价】

1. 呼吸困难、发绀等缺氧症状得到明显的改善。

2. 能自主有效排痰，保持呼吸道的通畅。

3. 营养状况明显好转，发生感染的危险性减小。

4. 焦虑减轻，配合医护人员工作。病人能够进行有效的呼吸肌锻炼。

第三节　肾脏病科疾病护理指导书

建立专科护理指导书的目的是为肾脏病科及其相关专业的临床疾病护理提供指导依据。适用于肾脏病科及其相关专业的护理人员。

一、急性肾衰竭

【疾病概念】

急性肾衰竭指各种原因引起的肾功能在短时间内（几小时至几周）突然下降而出现的氮质废物滞留和尿量减少综合征。

【临床特点】

少尿或无尿、进行性氮质血症、高钾血症、代谢性酸中毒。

【评估要点】

1. 一般情况 观察病人生命体征有无异常，有无其他伴随疾病，警惕并发症。

2. 专科情况

(1)24 小时尿色、量、性质的变化。

(2)有恶心、呕吐、消化道出血等伴随症状。

(3)有胸闷、气短、呼吸困难等伴随症状。

(4)有水潴留表现。

3. 实验室及其他检查 血液检查(肾功能、电解质)、尿液检查等。

【护理诊断/相关因素】

1. 体液过多 与急性肾衰竭所致肾小球滤过功能受损、水分控制不严等因素有关。

2. 营养失调，低于机体需要量 与病人食欲低下、限制饮食中的蛋白质、透析、原发疾病等因素有关。

3. 有感染的危险 与限制蛋白质饮食、透析、机体抵抗力降低等有关。

4. 恐惧 与肾功能急骤恶化、症状重等因素有关。

5. 潜在并发症 高血压脑病、急性左心衰竭、心律失常、高钾血症。

【护理措施】

1. 观察生命体征和神志的变化，如有心电监护，观察心率、心律的变化，T 波是否正常，如有异常，及时报告医师。

2. 休息时期视病情而定，一般少尿期、多尿期均应卧床休息，恢复期逐渐增加适当活动。

3. 饮食护理 少尿期应给予低盐低蛋白饮食，盐 $<3g/d$，蛋白质 $0.5g/(kg \cdot d)$，50% ~60% 选择富含必需氨基酸的高效价蛋白，限制钾的摄入，透析治

疗当日不需限制蛋白质入量。

4. 准确记录出入量，每日测体重以检查有无水肿加重。

5. 输液过程严密观察有无输液过多、过快引起肺水肿症状，并观察其他副作用。

6. 严格执行无菌操作，加强皮肤护理及口腔护理，定时翻身叩背。

7. 深静脉插管病人，要观察插管处皮下有无血肿，局部有无渗血，是否包扎固定好，班班交班。

8. 做好病人及家属思想工作、稳定情绪，解释病情及治疗方案，以取得合作。

【应急措施】

若出现急性左心衰竭、高钾血症及严重酸中毒时应立即进行血液透析治疗。

【告知内容】

1. 防压疮告知　告知病人勤翻身，以防压疮。

2. 防脱管告知　深静脉插管两翼缝合线固定好，告知病人插管肢体避免过度活动。

3. 饮食告知　告知病人治疗饮食、水摄入量的意义。

4. 治疗告知　告知病人血液透析治疗的意义。

【健康教育】

1. 入院后告知病人卧床休息。

2. 少尿期要高热量、高糖、高维生素、低蛋白、低液量、低电解质饮食。

3. 病人了解低钠饮食，如水果、蘑菇、饮料等。

4. 病人了解富含必需氨基酸的高效价蛋白饮食，如鸡蛋、牛奶、瘦肉、鱼肉等，供给足够的热量。

5. 学会自测体重、尿量。

6. 识别并发症，如有不适及时呼叫值班护士。

7. 保持良好心态，积极配合治疗。

8. 出院指导以书面形式告知

（1）病人了解疾病的诱发因素及本病的有关知识。

（2）注意个人清洁卫生，注意休息，少去公共场所，定期门诊随访。

（3）监测肾功能、电解质，避免使用损害肾脏的药物如氨基糖苷类。

【效果评价】

1. 自觉舒适，体重达标。

2. 了解治疗及饮食的意义。

3. 了解深静脉置管的目的、自我护理的方法。

二、急性肾小球肾炎

【疾病概念】

急性肾小球肾炎是以急性肾炎综合征为主要临床特点的一组疾病。其特点为急性发病，病人出现血尿、蛋白尿、水肿和高血压，并可伴有一过性氮质血症。多见于链球菌感染后，而其他细菌、病毒及寄生虫感染亦可引起。

【临床特点】

血尿、蛋白尿、水肿、高血压、肾功能异常。

【评估要点】

1. 一般情况 观察病人生命体征有无异常，有无其他伴随疾病，警惕并发症。

2. 专科情况

（1）上呼吸道感染。

（2）血尿、尿液颜色及尿量。

（3）高血压脑病、急性左心衰竭、急性肾衰竭等伴随症状。

3. 实验室及其他检查 尿常规、血清 C_3 及总补体、肾功能检查。

【护理诊断/相关因素】

1. 体液过多　与肾小球滤过率下降有关。

2. 活动无耐力　与疾病处于急性发作期、水肿、高血压有关。

3. 潜在并发症　左心衰竭、高血压脑病、急性肾衰竭。

【护理措施】

1. 急性期病人应绝对卧床休息，以增加肾血流量和减少肾脏负担。

2. 饮食护理

（1）当病人有水肿、高血压、心力衰竭时应严格限制盐的摄入，进盐应低于3g/d，特别严重病例应完全禁盐。

（2）急性期为减少蛋白质的分解代谢，应限制蛋白质的摄取量为0.5~0.8g/（kg·d），当血压下降、水肿消退、尿蛋白减少后，遵医嘱即可逐渐增加食盐和蛋白质的摄入量。

（3）应限制进水量，进水量应为不显性失水（约500ml）加上24小时尿量，进水量包括饮食、服药、输液等所含水分的总量。

3. 观察血压及尿量变化，血压＞140/90mmHg时、尿量＜400ml（24小时）应及时报告医师，及时给予处置。

4. 血压持续偏高（＞145/95mmHg）时，要观察病人意识情况；意识障碍者，要观察双侧瞳孔是否等大等圆，对光反射情况。

5. 应用利尿剂观察排尿及消肿情况，准确记录24小时尿量。

6. 应用降压药要定时、定量服用，随时注意血压变化。

【应急措施】

1. 有效利尿、降血压、预防心脑并发症。

2. 少数发生急性肾衰竭有透析指征时，及时给予透析治疗。

【告知内容】

1. 防止意外的告知　告知病人不可单独外出，安排陪护人员，如有头晕、头痛、无力等不适，要及时测量血压并卧床休息。

2. 治疗目的告知　告知病人按时应用抗生素、利尿剂、降压药的意义。

3. 卧床告知　告知病人卧床休息意义。

【健康教育】

1. 入院后注意休息和保暖，限制活动量。

2. 病人了解进食清淡、易消化、富含营养的饮食，补足热量。

3. 病人了解应用降压药及利尿剂的目的及意义。

4. 如有头晕、头痛等不适，及时呼叫值班护士。

5. 病人了解引起疾病的诱发因素及本病的相关知识，按照病情调整作息制度，避免劳累，平时注意加强锻炼，增强体质；注意个人卫生防止化脓性皮肤感染，有上呼吸道感染或皮肤感染时，应及时治疗，指导病人及家属掌握本病的基本知识和观察护理方法。

【效果评价】

1. 了解治疗饮食的意义。

2. 了解应用降压药及利尿剂的目的及意义。

3. 了解监测血压的方法。

三、急性肾盂肾炎

【疾病概念】

急性肾盂肾炎指各种病原微生物在尿路中生长、繁殖而引起的尿路感染性疾病，通常起病较急，发生在输尿管以上的感染称为急性肾盂肾炎。

【临床特点】

高热、寒战、尿频尿急尿痛、下腹部疼痛、腰痛、血尿、乏力、食欲减退。

【评估要点】

1. 一般情况 观察病人生命体征有无异常，有无其他伴随疾病，警惕并发症。

2. 专科情况

（1）高热持续不退，排尿频次、尿色、尿量有无异常。

（2）有无腰痛或肾区不适。

（3）有无血尿、脓尿。

3. 实验室及其他检查 血常规、尿常规、X线检查、B超检查、细菌学检查等。

【护理诊断/相关因素】

1. 舒适的改变 与尿频尿痛、恶心呕吐有关。

2. 体温过高 与感染有关。

3. 排尿异常 与尿频、尿急、尿痛有关。

4. 睡眠型态紊乱 与尿频、尿痛、全身不适有关。

【护理措施】

1. 为病人提供安静、舒适的休息环境，急性期嘱病人卧床休息。

2. 密切监测体温，38℃以上每日测 4 次体温，39℃以上及时报告医师，给予物理降温。

3. 进食清淡，富于营养的饮食，指导病人多饮水，每日摄入量应在 2000ml 以上，鼓励病人勤排尿，勿憋尿。

4. 发热出汗后及时更换衣物，注意保暖。

5. 观察应用解热镇痛药、抗生素后的不良反应，并及时报告医师。

6. 遵医嘱给予抗生素治疗并观察有无迟发过敏反应，向病人解释有关药物的作用、用法、疗程和注意事项。

7. 消化道症状明显者可给予静脉补液，做好高热病人口腔护理，必要时遵医嘱给予止吐药物。

【应急措施】

高热持续不退或体温进一步升高，且出现腰痛加剧，密切观察生命体征，发现异常及时报告医师，按时、足量给予抗感染补液治疗。

【告知内容】

1. 告知病人按时应用抗生素、退热药物的意义。

2. 告知病人尿细菌学检查的意义和方法，并协助病人正确留取标本。

3. 告知病人多饮水和卧床休息的意义。

【健康教育】

1. 注意个人清洁卫生，尤其会阴部及肛周皮肤的清洁，特别是女性月经期、妊娠期、产褥期。女婴应特别注意尿布及会阴部卫生。

2. 起居有规律，避免劳累，坚持体育运动，增强机体的抵抗力。

3. 多饮水、勤排尿是最简便而有效的预防尿路感染的措施。

4. 如果炎症的反复发作与性生活有关，应注意性生活后即排尿，并口服抗菌药物加以预防。

5. 定期门诊随访，了解尿液检查的内容、方法和注意事项。

【效果评价】

1. 保持舒适，衣服清洁干燥。

2. 了解治疗及饮水、休息的意义。

四、慢性肾衰竭

【疾病概念】

慢性肾衰竭是指慢性肾脏病引起的肾小球滤过下

降及其此相关的代谢紊乱和临床症状组成的综合征。

【临床特点】

1. 胃肠道表现 食欲不振、恶心、呕吐、腹胀、腹泻。

2. 心血管和肺症状 心力衰竭、高血压、心包炎、尿毒症肺炎。

3. 血液系统表现 贫血、出血倾向(皮下出血、鼻出血)、月经量过多。

4. 神经－肌肉系统表现 疲乏、失眠、抑郁、肢短袜套样分布的感觉丧失。

5. 皮肤瘙痒。

6. 感染 以肺部和尿路感染常见。

7. 水、电解质和酸碱平衡失调 水肿或脱水、高钠或低钠血症、高钾或低钾血症、代谢性酸中毒。

8. 肾性骨营养不良症。

9. 内分泌失调。

【评估要点】

1. 一般情况 观察病人生命体征、精神意识状态，有无其他伴随疾病，警惕并发症。

2. 专科情况

(1)有无出现厌食、恶心呕吐、口臭等消化道症状。

(2)有无头晕、胸闷、气促等缺血的表现。

(3)有无出现皮肤瘙痒，鼻、牙龈、皮下等部位出血等症状。

(4)有无兴奋、淡漠、嗜睡等精神症状。

(5)皮肤水肿的部位、程度、特点；有无贫血面容、尿毒症面容。

(6)皮肤有无出血点、瘀斑、尿毒霜的沉积等。

(7)肾区有无叩击痛。

3. 实验室及其他检查 血常规、电解质、尿液检查及 B 超等。

【护理诊断/相关因素】

1. 营养失调，低于机体需要量　与长期限制蛋白质摄入，消化功能紊乱，水、电解质紊乱，贫血有关。

2. 体液过多　与肾小球滤过功能降低导致水钠潴留、多饮水或补液不当有关。

3. 活动无耐力　与心脏病变，贫血，水、电解质和酸碱平衡紊乱有关。

4. 有感染的危险　与白细胞功能降低、透析有关。

5. 潜在并发症　消化道出血、心力衰竭、尿毒症脑病、尿毒症肺炎。

【护理措施】

1. 饮食护理

(1)限制蛋白质的摄入[0.4 ~ 0.6g/(kg·d)]，其中 50% ~ 60% 以上的蛋白质是富含必需氨基酸的高效价蛋白，如鸡蛋、鱼、牛奶、瘦肉等。

(2)限制摄入植物蛋白，如花生、豆类及制品，因其含非必需氨基酸多。

(3)限制摄入含钾高的食物，如白菜、萝卜、梨、桃、橘子、西瓜、香蕉。

(4)严格限制入液量，每日入液量 = 前一日的尿量 + 500ml 为宜。

2. 病情观察

(1)严密观察意识状态、体温、脉搏(速率、节律)、呼吸、血压的变化，如有异常，及时报告医师。

(2)每日定时测量体重，准确记录出入水量。注意观察有无体液量过多的症状和体征，如短期内体重迅速增加、血压升高、意识变化、心率加快等。

(3)观察有无感染的征象，如体温升高、寒战、疲乏无力、咳嗽、咳脓性痰，尿路刺激征。

（4）防感染　皮肤瘙痒明显者，每日用温水清洗后涂抹止痒软膏，剪短指趾甲，注意勿用力搔抓；做好口腔护理，督促病人早晚刷牙，饭后漱口。

（5）当病人发生抽搐时，立即将病人头偏向一侧，用开口器或汤勺置于上、下齿间，并通知医师。

3. 用药护理　用红细胞生成素纠正病人贫血时，注意观察用药后副作用，如头痛、高血压、癫痫发作等；用洋地黄类、降压药物，用药前要观察心率和血压情况。

4. 深静脉插管病人的观察　要观察插管处皮下有无血肿，局部有无渗血，是否包扎固定好，班班交接。

5. 动静脉内瘘病人的观察　要每班听诊内瘘处血管杂音情况，发现异常及时报告医师。

【应急措施】

1. 窒息和咬伤　当病情发生变化，出现抽搐时，应立即将病人头偏向一侧，防止口中分泌物进入气道引起窒息，并立即用开口器或汤勺塞入两齿之间，避免咬伤口舌。

2. 防脱管　将深静脉插管两翼缝合线固定好，告知插管肢体避免过度活动，躁动病人要用约束带固定肢体。

【告知内容】

1. 防意外的告知　告知病人住院期间要有家人陪护，不得单独外出，如有头晕、头痛等不适要立即卧床休息，并呼叫护士。

2. 治疗目的告知　告知病人按医嘱应用降压药和规律行血液透析的意义。

3. 防脱管的告知　深静脉插管两翼缝合线固定好，告知病人插管肢体勿过度活动。

4. 防内瘘堵塞的告知　告知病人着袖口宽松内衣，内瘘侧肢体避免负重，测血压、注射等。

【健康教育】

1. 严格遵从饮食治疗的原则，注意水、钠、钾的限制和蛋白质的合理摄入。

2. 识别并发症，如有不适及时呼叫护士。

3. 按时行血液透析治疗、服用降压药等。

4. 动静脉内瘘的自我护理。

5. 病人要生活起居有规律，避免过度劳累。

6. 出院指导以书面形式告知　病人了解本病的有关知识，定期复查，如有不适及时就诊。

【效果评价】

1. 贫血状况有所好转，体力增加。

2. 情绪稳定，体重控制理想，定时服药或透析。

3. 动静脉内瘘通畅。

五、慢性肾炎

【疾病概念】

慢性肾炎是指蛋白尿、血尿、高血压、水肿为基本临床特点，起病方式各有不同，病情迁延，病变缓慢进展，可有不同程度的肾功能减退，最终将发展为慢性肾衰竭的一组肾小球病。

【临床特点】

蛋白尿、血尿、水肿、高血压、肾功能损害。

【评估要点】

1. 一般情况　观察病人的生命体征，有无伴随其他疾病。

2. 专科情况　蛋白尿、血尿、水肿的程度，有无高血压，肾功能的损害程度。

3. 实验室及其他检查　血液检查、尿液检查、B超检查、肾活组织检查等。

【护理诊断/相关因素】

1. 营养失调，低于机体需要量　与限制蛋白饮食、低蛋白血症等有关。

2. 有感染的危险 与皮肤水肿、营养失调有关。

3. 焦虑 与疾病的反复发作、预后不良有关。

4. 潜在并发症 慢性肾衰竭。

【护理措施】

1. 病情观察 密切观察血压的变化，注意观察病人的尿量、水肿的程度。

2. 休息 慢性肾炎病人若尿蛋白不多、水肿不明显、无严重高血压及肾功能损害时，可以从事轻体力工作，避免劳累、受凉、防止感染，避免使用对肾脏有损害的药物。

3. 饮食护理 低盐优质蛋白饮食，如盐 <3g/d，蛋白质 $0.6 \sim 1.0g/(kg \cdot d)$，50% ~ 60% 选择富含必需氨基酸的高效价蛋白，如鸡蛋、牛奶、瘦肉、鱼肉等，供给足够的热量。

4. 用药护理 遵医嘱应用利尿剂、降压药，观察效果及副作用，及时报告医师。

5. 经皮肾穿刺前护理

(1)讲解此操作的方法和意义。

(2)练习憋气和床上排尿。

6. 经皮肾穿刺后护理

(1)去枕平卧 6 小时，卧床休息 24 小时。

(2)协助病人多饮水，饮水 2000 ~ 3000ml 为宜。

(3)观察尿液的颜色、性质和量，异常时及时报告医师，并做好记录。

(4)术后每 15 ~ 30 分钟测量一次脉搏、血压，异常时及时报告医师，并做好记录。

(5)观察肾穿刺点敷料是否包扎固定好，皮下有无血肿。

7. 良好沟通 积极与病人沟通，做好病人的疏导工作，避免不良心态，使病人以积极的态度正确面对现实。

【应急措施】

积极控制高血压，力求将血压控制在理想水平。

【告知内容】

1. 防烫伤告知　告知病人及家属勿使用热水袋，以防烫伤。

2. 防摔伤告知　告知病人下床、上厕所行走时要小心，穿防滑鞋，以防摔伤。

3. 防压疮告知　告知病人勤翻身，以防压疮。

4. 防液体外渗告知　告知病人输液时，输液侧肢体活动要小心，穿刺部位疼痛时及时告诉护士，以防液体外渗。

5. 治疗目的告知　告知病人治疗饮食、水摄入量和预防感染的意义。

6. 用药的告知　告知病人应用利尿剂、降压药等各种药物的意义及注意事项。

【健康教育】

1. 入院后告知病人注意个人卫生，预防感染，如有感染，及时治疗。

2. 指导病人严格按照饮食计划进餐，注意休息，避免剧烈运动，能够劳逸结合。

3. 识别并发症，如有不适及时呼叫值班护士。

4. 需做肾活组织检查者，做好解释和术前准备工作。

5. 教会病人与疾病有关的家庭护理知识，如何控制饮水量，自我监测血压和尿量。

6. 出院指导以书面形式告知　病人了解疾病的诱发因素及本病的有关知识；注意个人清洁卫生，预防感染；定期门诊随访。

【效果评价】

1. 了解治疗饮食、水摄入量和预防感染的意义。

2. 了解应用利尿剂、降压药等各种药物的意义及注意事项。

3. 了解自我监测血压和尿量的方法。

六、肾病综合征

【疾病概念】

肾病综合征指一组临床综合征，其诊断标准是：①尿蛋白大于 3.5g/d；②血浆白蛋白低于 30g/L；③水肿；④血脂升高。其中①②两项为诊断所必需。

【临床特点】

原发性肾病综合征有前驱感染者起病较急，部分可隐匿起病，典型临床特点有：大量蛋白尿和低蛋白血症；水肿往往是肾病综合征病人最明显的体征；伴高脂血症。

【评估要点】

1. 一般情况 病人的精神状态、生命体征、体重。

2. 专科情况

（1）水肿为肾病综合征病人最常见和突出的表现，应询问病人出现水肿之前有无明显的诱因，如上呼吸道感染；起病的方式、缓急。

（2）水肿部位、程度、特点及消长情况。有无肉眼血尿、高血压、尿量减少等；有无腰痛、下肢疼痛等肾静脉血栓、下肢静脉血栓的表现。

（3）既往健康状况，做过哪些检查及用药情况，应询问激素的剂量、用法、减药情况、疗程、治疗效果，有无副作用。

（4）有无用过细胞毒药及其他免疫抑制剂，其用法、剂量及疗效等。

3. 实验室及其他检查 尿常规检查、血常规检查、肾功能检查、肾或组织病理检查、肾 B 超检查。

【护理诊断/相关因素】

1. 体液过多 与低蛋白血症致血浆胶体渗透压下降等有关。

2. 营养失调，低于机体需要量 与大量蛋白质的丢失、胃肠黏膜水肿致蛋白质吸收障碍等因素有关。

3. 有感染的危险 与皮肤水肿，大量蛋白尿致机体营养不良，激素、细胞毒药物的应用致机体免疫功能低下有关。

4. 焦虑 与疾病造成的形象改变及病情复杂、易反复发作有关。

5. 潜在并发症 感染、血栓形成、急性肾衰竭。

【护理措施】

1. 保持病室空气流通，环境安静。

2. 感染发热者，监测生命体征。

3. 全身严重水肿、出现呼吸困难者应绝对卧床休息，双下肢水肿明显者，平卧位时，将双下肢垫高30°以促进静脉回流。

4. 遵医嘱测量血压，并记录，异常时要及时报告医师。

5. 按照护理级别要求巡视病房，倾听病人主诉。

6. 水肿消退、血压正常后，可逐步增加活动量。

7. 监督病人正确、按时服用激素类药物，每日1次，早餐后顿服，不得随意更改剂量或停服，观察应用细胞毒药物后有无不良反应，并及时报告医师。

8. 应用大剂量利尿剂时，注意观察病人有无恶心、直立性眩晕、口干、心悸等。

9. 给予低盐优质蛋白饮食：盐的摄入量每日<3g，优质蛋白是指富含必需氨基酸的动物蛋白，即1g/（kg·d）；水肿和血压高病人应限制水的摄入量，每日进水量＝昨日尿量＋500ml为宜。

【应急措施】

发生急性肾衰竭时，嘱病人绝对卧床休息，并积极给予血液净化治疗。

【告知内容】

1. 防压疮告知 告知病人 1～2 小时要更换 1 次体位的意义，着宽松柔软的棉质内衣，并勤更换。

2. 治疗目的告知 告知病人按时应用激素、抗生素、抗凝、退热药物的意义。

3. 卧床告知 告知病人卧床休息和平卧位时抬高双下肢的意义。

【健康教育】

1. 入院后告知病人预防感染的重要性，住院期间不串病房，防止交叉感染。

2. 病人了解应戒烟、戒酒，忌辛辣及豆类食物。进食清淡、易消化、富含营养的饮食，补足热量。

3. 病人了解控制出入量及低盐优质蛋白饮食的意义。

4. 外出时戴口罩，减少到公共场合活动，注意保暖，预防呼吸道感染。

5. 识别并发症，如有不适及时呼叫值班护士。

6. 生活要有规律，避免劳累。

7. 监测体重、腹围及教会病人记录出入量方法。

8. 出院指导书以书面形式告知 病人了解引起疾病的诱发因素及本病有关知识；加强营养，增强体质，提高机体免疫力，气候变化时，注意保暖，少去公共场所，如有不适及时就诊。

【效果评价】

1. 水肿程度有所减轻并逐渐消退、营养状况有所改善。

2. 焦虑程度减轻。

3. 了解治疗饮食的意义。

第四节　神经内科疾病护理指导书

建立专科护理指导书的目的是为神经内科及其相关专业的临床疾病护理提供指导依据。适用于神经内科及其相关专业的护理人员。

一、癫痫

【疾病概念】

癫痫是一组反复发作的神经元异常放电所致的暂时性中枢神经系统功能障碍的临床综合征。

【临床特点】

1. 简单的部分性发作　以发作性一侧肢体、局部肌肉的感觉障碍或节律性抽搐为特征，或出现简单的幻觉，无意识障碍。

2. 复杂的部分性发作　病人表现为吸吮、咀嚼、舔唇、流涎、摸索等动作的重复；伴有意识障碍。

3. 精神运动性兴奋　表现为无理取闹、唱歌、脱衣裸体等，事后不能回忆。

4. 单纯失神发作　表现为突然发生和突然停止的意识障碍。持续时间短，发作后仍继续原有的动作。

5. 强直阵挛性发作　以意识丧失和全身抽搐为特征。先有瞬间麻木、疲乏、恐惧或无意识的动作为先兆，随后出现意识丧失，发出叫声倒在地上，所有骨骼肌强直收缩、头后仰、眼球上翻、上肢屈肘、下肢伸直、喉部痉挛、牙关紧闭、呼吸暂停、口唇发紫、瞳孔散大、对光反射消失，持续 10 ~ 20 秒，随即全身肌肉阵挛，约 1 分钟抽搐突然停止，口吐白沫，然后呈昏睡状态，伴有大小便失禁，约 10 分钟至 2 ~ 4 小时后病人逐渐苏醒。对发作不能回忆。若发作间歇期仍有意识障碍称为癫痫持续状态。

【评估要点】

1. 一般情况 观察生命体征有无异常，询问病人过敏史、家族史，有无发热、消瘦、贫血等。了解对疾病的认识。

2. 专科情况

（1）脑神经损害 有无头痛、抽搐、瘫痪、麻木、复视、眩晕等。

（2）有无意识、神经、言语等障碍。

（3）有无睡眠异常、营养失调及括约肌功能障碍等。

3. 实验室及其他检查 近期脑电图检查。

【护理诊断/相关因素】

1. 有窒息的危险 与癫痫发作时意识丧失、喉头痉挛、口腔和支气管分泌物增多有关。

2. 有受伤的危险 与癫痫发作时突然意识丧失或精神失常、判断障碍有关。

【护理措施】

1. 保持呼吸道通畅，遵医嘱吸氧，必要时吸痰。

2. 意识观察

（1）每日晨交班时观察瞳孔、意识(夜班、责任)。

（2）监测生命体征。

（3）备好压舌板、吸痰器在病人床旁。

3. 遵医嘱给予镇静药。

4. 加床挡，专人陪护，必要时使用约束带。

【应急措施】

1. 癫痫前驱症状发作时立即平卧。

2. 惊厥时切勿用力按压病人的肢体，防止骨折、脱臼；将压舌板或筷子、纱布、手绢、小布卷等置于病人口腔一侧上、下白齿之间，防止舌、口唇和颊部咬伤。

3. 发生癫痫持续状态时，在给予吸氧、防护的同时，取头低侧卧或平卧头侧位，下颌稍向前，解开领扣、领带和腰带，取下活动性义齿，防止舌后坠阻塞呼吸道，及时清除口鼻分泌物等，以利呼吸道通畅。应专人守护，床加护栏，极度躁动的病人必要时给予约束；对于发作时易受擦伤的关节部位，应用棉垫或软垫加以保护，防止擦伤。

4. 遵医嘱给药的同时必须保持呼吸道通畅，经常吸除痰液，必要时行气管切开。

【告知内容】

1. 脑电图检查告知　脑电图检查前一日告知病人需停用安眠药和抗癫痫药，检查前后均应洗头。

2. 惊厥急救告知　告知病人及家属了解发生惊厥时的急救方法。

3. 防意外告知　告知病人家属专人陪护，癫痫发作时的急救方法。

【健康教育】

1. 生活有规律，适当参加体力与脑力劳动，避免过劳、便秘、睡眠不足和情感冲动。

2. 合理饮食，给予清淡、无刺激性、富于营养的饮食，避免饥饿或过饱，戒除烟酒。

3. 按医嘱坚持长期有规律服药，避免突然停药、减药、漏服药及自行换药；定期复查，每月做血常规和每季做肝肾功能检查。

4. 避免淋雨、过度换气、过度饮水、声光刺激等，预防感冒。

5. 禁止从事攀高、游泳、驾驶等工作以及在炉火旁、高压电机旁作业，以免发作时危及生命。

6. 随身携带示有姓名、住址、联系电话及病史的个人资料。以备发作时及时联系与处理。

7. 癫痫的诱因有疲劳、饥饿、缺乏睡眠、便秘、经期、饮酒、感情冲动、一过性代谢紊乱和过敏反应。

有些反射性癫痫还应避免如声光刺激、惊吓、心酸、阅读、书写、下棋、玩牌、刷牙、起步、外耳道刺激等特定因素。癫痫持续状态的诱因常为突然停药、减药、漏服药及换药不当；其次为发热、感冒、劳累、饮酒、妊娠与分娩；使用异烟肼、利多卡因、氨茶碱或抗抑郁药也可诱发。

【效果评价】

1. 掌握发作前驱症状时立即平卧。
2. 能坚持长期服药，掌握服药注意事项。
3. 情绪较前平稳。

二、脑出血

【疾病概念】

脑出血是指原发性脑实质出血，占全部脑卒中的 10% ～30%。

【临床特点】

1. 起病突然 脑出血可发生在严冬或气候骤变时，发病前情绪激动、精神紧张、过度饮酒、劳累等，表现为突发剧烈的头痛、恶心及呕吐。

2. 意识障碍 约半数以上病人意识有不同程度的障碍，迅速进入昏迷。表现为面色苍白或潮红、大汗、呼吸深而不规则、血压持续升高、口角流涎、四肢松弛性瘫痪、对刺激无反应、大小便失禁和高热。

3. 局灶性症状 如颅内动脉瘤压迫邻近血管、神经，可有一侧动眼神经麻痹的表现；高血压性脑出血可有偏瘫、失语、同侧性偏盲等。

4. 颅内压进行性增高及脑疝症状 约半数病人有颈项强直，克氏征、布氏征阳性等脑膜刺激征。

【评估要点】

1. 一般情况 评估病人意识，询问过敏史、家族史、高血压病史，有无突发的剧烈头痛、呕吐及脑膜刺激征等。了解对疾病的认识。

2. 专科情况

（1）观察头痛的性质、次数、持续时间。

（2）意识状况，评估病人的意识障碍程度。

（3）观察瞳孔情况，是否有脑疝发生。

（4）肢体功能状况，观察有无肢体偏瘫症状，病理征阳性。

3. 实验室及其他检查

（1）腰椎穿刺术 必要时谨慎行腰椎穿刺，检查颅内压力及脑脊液，取得均匀一致的血性脑脊液是确定诊断最简便可靠的方法。

（2）CT 在危重与急性期应首选。能早期显示颅脑出血的部位、范围、出血量等。

【护理诊断/相关因素】

1. 意识障碍 与脑出血部位、程度、出血量有关。

2. 潜在并发症 有脑疝的危险，与颅内压增高有关。

3. 便秘 与中枢神经紊乱、活动量减少、摄入量不足有关。

4. 躯体移动障碍 与肢体偏瘫有关。

【护理措施】

1. 意识障碍观察

（1）观察病人意识、瞳孔，每班 1 次，必要时随时观察，报告并遵医嘱进行记录。

（2）病床有床挡，必要时使用约束带。

（3）意识障碍者做好口腔护理及会阴护理，有义齿应取下，防止窒息。

（4）床单位保持清洁、干燥，保持皮肤清洁，预防压疮的发生。

2. 脑疝护理

（1）监测体温、脉搏、血压及呼吸的变化，如出现血压高、呼吸慢、脉搏慢要及时报告进行处理。

（2）早期发现脑疝症状，应及时报告医师，遵医嘱使用脱水剂。

（3）甘露醇输入时，滴速 >130 滴/分。

（4）注意保持呼吸道通畅，头偏向一侧，有痰者，及时吸痰。

（5）病人绝对卧床休息 4～6 周。3～4 周后可行颅脑 CT，视出血量吸收的情况告知病人活动程度。

（6）保持皮肤及会阴部清洁；观察尿液的颜色、量。

（7）必要时遵医嘱记录出入量，每日擦洗会阴部 2 次，口腔护理 2 次（责任班护士完成）。

3. 饮食护理

（1）采取低热量、低脂、低盐饮食，但要摄入足够的优质蛋白，切勿过饱。

（2）有消化道出血者应禁食，待无咖啡色物质排出后再进食。

（3）进食含膳食纤维多的食物，如芹菜、韭菜、红薯等食物。必要时遵医嘱给予缓泻剂，以防大便干燥，病人勿用力排便，以免诱发再次出血。

4. 肢体护理

（1）急性期肢体良肢位的摆放，检查 > 每班 2 次。

（2）待生命体征平稳后可进行肢体的康复训练。

（3）2 小时翻身 1 次，避免使用易损伤皮肤的便器，防止压疮的发生。

【应急措施】

1. 出现脑疝时，应快速输入 20% 甘露醇注射，滴速 >130 滴/分，快速静脉输注。

2. 密切观察病人意识、瞳孔、呼吸、脉搏情况，及时观察，及时记录，发现异常，立即通知医师。

3. 保持呼吸道通畅，及时给氧，及时吸痰，床旁备好气管插管用具及呼吸机。

4. 密切观察体温、脉搏、呼吸、血压，对呼吸功能障碍者，尽早行气管切开术或气管内插管辅助人工呼吸。

【告知内容】

1. 腰椎穿刺告知 告知病人或病人家属落实医嘱措施意义、配合腰椎穿刺相关内容，必要时与经治医师共同解答病人或家属提出的疑虑。

2. 机械通气告知 告知病人机械通气的意义与配合事项。

3. 气管插管告知 告知病人气管插管的意义及注意事项。

4. 防烫伤告知 告知病人及家属勿使用热水袋，以防烫伤。

5. 防压疮告知 告知病人勤翻身，以防压疮。

6. 防液体外渗告知 告知病人输液时，输液侧肢体活动要小心，穿刺部位疼痛时及时告诉护士，以防液体外渗。

7. 防坠床告知 告知家属陪护要求。

【健康教育】

1. 入院后告知病人避免情绪激动，不要生气，维持心理平衡，指导病人和家属绝对卧床休息的意义及要求。

2. 多食用膳食纤维及水果蔬菜，保持大便通畅，避免引起再次出血。补充足够营养、充分饮水、增强机体抵抗力，了解进食要求，配合治疗饮食。

3. 注意口腔、会阴清洁，勤漱口、刷牙。

4. 指导病人和家属了解疾病发生发展与治疗护理过程，病人及家属了解康复的意义及注意事项。

5. 指导病人应特别关注血压变化，按时服药，将血压控制在适当的水平，以免再次出血。

6. 指导病人在床上进行大小便，防止便秘。

7. 告知病人预防脑出血方法、疾病发作时如何及时与医院联系的方法。

【效果评价】

1. 了解绝对卧床休息的意义及要求。

2. 了解饮食的意义及注意事项。

3. 了解康复的意义及注意事项。

三、脑梗死

【疾病概念】

脑梗死又称缺血性脑卒中，是指各种原因所致脑部血液供应障碍，导致脑组织缺血、缺氧性坏死，出现相应神经功能缺损。

【临床特点】

1. 头痛、眩晕、耳鸣、半身不遂，可以是单个肢体或一侧肢体，可以是上肢比下肢重或下肢比上肢重，并出现吞咽困难，说话不清，恶心、呕吐等多种情况，严重者很快昏迷不醒。

2. 起病突然，常于安静休息或睡眠时发病。起病在数小时或 1~2 日内达到高峰。

3. 有一种称为"腔隙性脑梗死"的疾病，病人可以无症状或症状轻微，因其他病而行脑 CT 检查发现此病，有的已属于陈旧性病灶。这种情况以老年人多见，病人常伴有高血压病、动脉硬化、高脂血症、冠心病、糖尿病等慢性疾病。腔隙性脑梗死可以反复发作，有的病人最终发展为有症状的脑梗死，有的病人病情稳定，多年不变。故对老年人"无症状性脑卒中"应引起重视，在预防上持积极态度。

4. 每个病人可具有以上临床特点中的几种。

【评估要点】

1. 一般情况 评估病人有无意识状态，肢体活动障碍、言语沟通障碍，询问家族史，有无高血压、糖尿病等。了解对疾病的认识。

2. 专科情况

（1）观察病人头痛、头晕的性质、程度及持续时间，是否伴有恶心、呕吐、呕吐方式及颅内压增高症状。

（2）观察肢体活动障碍是单个肢体或一侧肢体，肌力几级，是否伴有吞咽困难及大小便失禁。

（3）言语障碍是运动性失语还是感觉性失语或汇合性失语，观察失语的情况。

（4）意识不清病人观察意识及瞳孔变化。

3. 实验室及其他检查　头颅 CT、磁共振、脑血管造影、TCD 及腰穿等检查。

【护理诊断/相关因素】

1. 潜在并发症——脑疝　与梗死的位置、面积等有关。

2. 肢体活动障碍　与肢体无力偏瘫有关。

3. 言语沟通障碍　与语言障碍失语有关。

4. 潜在并发症——压疮　与肢体无力、偏瘫、被动体位有关。

5. 有误吸的危险　与吞咽障碍有关。

【护理措施】

1. 脑疝的观察

（1）监测体温、脉搏、血压及呼吸的变化，如出现血压高、呼吸慢、脉搏慢要及时报告进行处理。

（2）早期发现脑疝症状，应及时报告医师，遵医嘱使用脱水剂。

（3）甘露醇输入时，滴速 >130 滴/分。

（4）注意保持呼吸道通畅，头偏向一侧，及时吸痰。

（5）保持皮肤及会阴部清洁。观察尿液的颜色、量。

（6）必要时遵医嘱记录出入量，每日擦洗会阴部 2 次，口腔护理 2 次（责任班护士完成）。

2. 肢体护理

（1）急性期肢体良肢位的摆放，检查 > 每班 2 次。

（2）待生命体征平稳后可进行肢体的康复训练。

（3）2 小时翻身 1 次，避免使用易损伤皮肤的便器，防止压疮的发生。

3. 语言康复训练　从简单的词和音节开始，每日渐进语言康复。

4. 预防压疮　保持床单位清洁干燥、无碎屑。每 2 小时给予翻身、叩背。

5. 预防误吸

（1）指导病人正确进食以及正确的进食体位。

（2）鼻饲饮食前，要先确定胃管位置。

（3）鼻饲前注意摇高床头 30°，鼻饲后 30 分钟后放平。

（4）鼻饲温度 38～41℃。鼻饲量遵医嘱，分次注入，鼻饲后彻底清洗鼻饲用具。

（5）彻底翻身、叩背，翻身后加床挡，24 小时有人陪护，意识清醒的病人指导其有效咳嗽，必要时吸痰，保持呼吸道通畅。

【应急措施】

1. 出现瞳孔不等大脑疝征兆时，立即使病人仰卧或侧卧头偏向一侧，应避免搬动病人或谨慎搬动病人，建立静脉通道，快速输入 20% 甘露醇 250ml，20～30 分钟内滴完，滴速 >130 滴/分。

2. 保持呼吸道通畅，及时给氧，及时吸痰，床旁备好气管插管用具及呼吸机。

3. 遵医嘱给予心电血压、脉搏氧监护。

4. 严密观察瞳孔、意识，呼吸、心率、血氧饱和度的变化，及时观察，及时记录，发现异常，立即通知医师。

【告知内容】

1. 头颅 CT 及磁共振检查告知　告知病人及家属相关检查配合内容，必要时与经治医师解答病人提出的疑问。

2. 脑血管造影术告知　是将含碘显影剂注入脑血管，根据脑血管有无移位和闭塞确定有无颅内占位病变和血管性病变。

3. 留置尿管、胃管的告知及注意事项。

4. 气管插管及机械通气的告知　告知病人家属机械通气的意义及必要性。

5. 心电监护告知及配合　要求病人指甲不能过长，不能有任何染色物、污垢或是灰指甲。

6. 防意外的相关教育内容

（1）防坠床　与病人意识障碍有关。告知病人预防措施。

（2）防压疮　与病人肢体偏瘫、低蛋白血症、意识不清、大小便失禁有关。告知病人预防措施及注意事项。

（3）防误吸　与病人意识不清、吞咽障碍有关。告知病人预防措施及注意事项。

7. 腰穿的告知　告知病人及家属腰穿的意义及配合事项、术后注意事项等。

【健康教育】

1. 入院告知控制高血压，减慢动脉硬化的发展，按要求服药，使血压维持正常，吸烟的病人应戒烟，患有糖尿病的病人，血糖应控制在正常范围。

2. 指导病人和家属了解疾病发生发展与治疗的过程。

3. 指导病人补足营养，了解进食要求，配合治疗饮食。脑梗死病人如患大面积的梗死，应先食用流质或半流质饮食，病情稳定后可食用普通饮食，普通饮食中应少食动物脂肪食品，适量地食用植物脂肪食品，限制盐的摄入量，每日食盐应控制在2g以下，少吃或不吃咸菜、咸肉、酱菜等，可减少血栓形成，降低脑梗死的发生率。在食用蔬菜时，可经常吃些蒜类食物，如蒜苗、青蒜，也可食洋葱、木耳、香菇等，它们有减少血小板聚集的功能。

4. 指导病人进行活动与锻炼并告知目的及方法。

(1)脑梗死在急性期如有瘫痪肢体，患肢要按功能位进行护理。

(2)康复治疗，早期进行被动运动，避免出现关节挛缩、肌肉萎缩和骨质疏松。

(3)鼓励病人多交流、多读书、多读报，语言康复锻炼要先易后难，结合实际生活循序渐进恢复言语功能。

5. 向病人讲解药物治疗的意义及注意事项，并使病人明白用药目的。

6. 出院指导　以书面形式告知病人坚持肢体功能锻炼、运动时间与量、复诊时间、联系方式等。

【效果评价】

1. 掌握肢体功能锻炼、语言康复、预防误吸、预防压疮的方法及注意事项。

2. 掌握再发脑梗死的症状并及时就诊。

3. 了解饮食对疾病的意义。

四、脑供血不足

【疾病概念】

脑供血不足是指入脑某一局部的血液供应不足而引起的脑功能障碍。

【临床特点】

1. 眩晕　是最常见的症状，眩晕的性质可为旋转性、摇摆性、浮动性,可伴站立不稳、下肢发软、地面移动或倾斜等感觉。

2. 运动障碍 表现为躯体位置及步态的平衡失调。吞咽困难、讲话含糊不清、饮水呛咳等。可发生偏瘫、单瘫或四肢瘫,其程度多为轻瘫,完全瘫痪少见。

3. 感觉障碍 一侧上下肢或四肢可有麻木或感觉减退,疼痛减少。

4. 视觉障碍 复视比较多见,病人突然出现偏盲或全盲,持续数分钟渐恢复。此外可有闪光、暗点甚至幻视等。

5. 头痛 性质多为跳痛、胀痛。

6. 自主神经功能紊乱 表现为恶心、呕吐、上腹部不适、出汗。

7. 精神症状 烦躁、激动,定向障碍或记忆障碍。

8. 意识障碍 表现为短暂意识障碍乃至昏迷,发作性意识障碍有时可见于头颈部转动时。

【评估要点】

1. 一般情况 观察生命体征有无异常,询问病人有无脑血管病家族史、高血压病史、高血脂病史、心脏病史、吸烟和饮酒史及糖尿病。了解病人对疾病的认识。

2. 专科情况

(1)观察生命体征、瞳孔、意识的变化。

(2)观察有无平衡障碍及共济失调、延髓麻痹症及肢体瘫痪等的程度。

(3)头晕头痛的性质、持续时间及伴随症状等与体位的关系。

【护理诊断/相关因素】

1. 潜在并发症——脑梗死 与大脑长时间供血不足引起脑部病变有关。

2. 潜在并发症——受伤 与眩晕可引起猝倒发生有关。

【护理措施】

1. 监测意识及瞳孔的变化，每班 > 2 次。

2. 监测体温、脉搏、血压、自主呼吸，> 每日 4 次，有异常及时报告。

3. 密切观察病人有无运动障碍、吞咽困难、讲话含糊不清、饮水呛咳等，有无感觉障碍、视觉障碍、精神症状、复视、偏盲等，及时报告医师进行处理。

4. 防病人受伤，24 小时陪护，卧床的病人及意识障碍的病人翻身时加床挡，能自理的病人告知摔倒的注意事项。

5. 病人恶心、呕吐时，应使病人头偏一侧，避免误吸。

【应急措施】

1. 有意识障碍时，严密观察体温、脉搏、血压、呼吸、意识、瞳孔等生命体征变化。

2. 预防意外发生，对平衡障碍及共济失调者要加床挡，24 小时家人陪护。

3. 病人恶心、呕吐时，应使头偏一侧，及时将呕吐物吸出，避免误吸。

4. 呕吐停止后，鼓励病人进食及饮水。

【告知内容】

1. 血常规及生化检查告知 告知病人血检验检查配合的相关内容，必要时与经治医师共同解答病人提出的疑虑。

2. 彩色多普勒脑血流检查告知 告知病人落实医嘱措施的意义、配合 TCD 相关内容，必要时与经治医师共同解答病人提出的疑虑。

3. 告知病人急性期发作时卧床休息，陪护 24 小时陪护，不得离开病人，如厕时防止摔倒。

4. 意识障碍病人及翻身病人需加床挡，以防坠床。

【健康教育】

1. 饮食告知 告知病人低盐低脂饮食，忌浓茶、咖啡、烟、酒及刺激性食物。养成定时排便的习惯。

2. 活动告知 告知病人活动的方法、时间，避免劳累、激动，保持心情舒畅。

3. 疾病告知 指导病人和家属了解疾病发生发展与治疗护理过程。

4. 用药告知 使病人了解常用药的服用方法、剂量、时间、目的及副作用。

5. 注意事项告知 向病人介绍有关疾病、治疗、预后的知识及日常活动的注意事项。病人健康的生活方式。

(1)高血压病人 应服用降压药，使血压维持在正常范围，减轻体重，多活动，积极锻炼身体。

(2)禁止吸烟 吸烟能增加高血压病人血液中的纤维蛋白原浓度，增加血小板聚集率、增加红细胞比容，使血黏度增高。

(3)合理饮食。病人饮食以食用豆类、豆制品、植物油、粗粮、蔬菜、水果为主，适量进食瘦肉、牛奶。平时多吃新鲜蔬菜，如洋葱、西红柿等，水果、鱼、黑木耳、少量醋、干红葡萄酒等可以起抗氧化作用，延缓脑动脉硬化的发生。

(4)适当的户外活动。如快走、慢跑、散步等，每次30～40分钟，每周至少5次，或者打太极拳、垂钓、登山等。

(5)保持良好的心态和健康用脑。平时看看电视、报纸；做些手工劳作或家务事；也可以参加一些文体活动，如唱歌、跳健身舞、书法、打球等，陶冶性情，增强脑的思维活动；避免情绪激动和过度疲劳；多活动身体，加强体育锻炼。

【效果评价】

1. 了解治疗及饮食的意义。

2. 急性期自我护理的内容。

3. 掌握健康教育的内容。

五、脑囊虫病

【疾病概念】

脑囊虫病是猪带绦虫（囊尾蚴）寄生脑组织形成包囊所致。50%～70%的囊虫病累及脑。

【临床特点】

1. 皮肌型囊虫病 皮下发现囊虫结节，病理活检查出囊尾蚴。

2. 脑实质型和癫痫型囊虫病 有癫痫样发作，头晕、头痛、恶心、呕吐等症状；脑 CT 检查提示脑囊虫病。

3. 混合型囊虫病 具有上述两型症状、体征和 ELISA 检查结果检测血清囊虫抗体阳性。

【评估要点】

1. 一般情况 观察生命体征有无异常，询问病人既往史、家族史，有无头晕、头痛、恶心等。了解对疾病的认识。

2. 专科情况

（1）观察头痛性质，呕吐物性质、量。

（2）观察皮下囊虫结节大小、性质、活动程度、粘连程度等。

（3）观察吡喹酮的不良反应。

①常见的副作用有头晕、头痛、恶心、腹痛、腹泻、乏力、四肢酸痛等。

②少数病例出现心悸、胸闷等症状，心电图显示 T 波改变和期前收缩，偶见室上性心动过速、心房

颤动。

③少数病例可出现一过性氨基转移酶升高。

④偶可诱发精神失常或出现消化道出血。

3. 实验室及其他检查 脑 CT 检查、病理活检。

【护理诊断/相关因素】

1. 有窒息的危险 与呕吐物量多、误吸有关。

2. 有受伤的危险 与疾病有关。

3. 头痛 与疾病有关。

【护理措施】

1. 保持呼吸道通畅，头偏向一侧，避免误吸引起窒息，必要时吸痰。

2. 24 小时专人陪护，卧床休息，床加床挡，以免坠床、摔伤。

3. 巡视时观察头痛的性质及程度，及时报告，及时处置。

4. 必要时床旁备开口器、牙垫、吸痰器，病人急性发作时使用。

【应急措施】

1. 癫痫样发作时，迅速给病人放上牙垫，保持呼吸道通畅，解开衣领和腰带，将头偏向一侧，及时吸出口腔内分泌物。

2. 避免外伤，注意保护头部、四肢及腰椎，切勿强力按压，遵医嘱给予镇静剂等。

3. 头痛时将病人头部抬高 30°，以减轻脑水肿，头偏向一侧。

【告知内容】

1. 心电监护告知 告知病人血压、血氧饱和度的正常值范围，监护仪报警时通知护士。

2. 常规安全预防告知

（1）防摔伤 告知病人下床、上厕所行走时小心，穿防滑鞋。

（2）防液体外渗　告知病人输液时，输液侧肢体活动要小心，穿刺部位疼痛时及时告诉护士。

3. 药物不良反应告知　告知病人和家属药物治疗的副作用及不良反应。

【健康教育】

1. 一般病人给予普通饮食，要求禁酒，忌食辛辣刺激食物，饮食宜富于营养、清淡可口。

2. 指导病人和家属了解疾病发生发展与治疗护理过程。

3. 帮助病人正确认识和对待疾病、安定情绪、解除恐惧心理，使其面对现实；主动关心、安慰病人，与病人进行感情交流，及时做好心理导向，争取他们配合治疗；消除其思想顾虑，减少各种牵挂，增强治疗和康复的信心。

4. 出院指导以书面形式告知。

（1）病人防止突发癫痫时出现意外伤害。

（2）切忌突然停药或漏服。

（3）注意饮食卫生，不食生肉和未煮熟的猪肉，不食生菜和不洁食物，以防重复感染。

【效果评价】

1. 了解饮食的注意事项及药物的不良反应。

2. 情绪平稳。

3. 未发生意外。

六、颈动脉支架置入术的观察

【疾病概念】

颈动脉支架置入术已成为治疗颈动脉狭窄的一种有效的新方法，该法具有创伤小、痛苦小、见效快、并发症少等特点，是一种与颈动脉内膜切除术价值相当而又具有明显微创优势的治疗方法，可有效地预防脑缺血发作及因动脉硬化斑块脱落引起的脑梗死。

【临床特点】

头痛、恶心、呕吐、惊厥、血压升高，甚至颅内出血。

【评估要点】

1. 一般情况 了解病人既往病史，如糖尿病、神经功能缺损及生活能否自理等，询问有无对肝素、抗血小板凝集药和含碘等药物的过敏史，了解出凝血时间、肝肾功能及血糖的情况。

2. 专科情况 根据数字减影血管造影（DSA）和颈动脉超声检查了解颈动脉狭窄的程度，显示颈动脉狭窄范围为50%～95%。特别是了解病人有无发生灌注突破综合征（HS）的高危因素，如高度动脉狭窄、单侧动脉高度狭窄伴对侧闭塞、侧支循环不良，狭窄血管供血区低灌注和灌注储备降低等。

3. 实验室及其他检查 数字减影血管造影（DSA）、颈动脉超声检查。

【护理诊断/相关因素】

1. 舒适的改变 与肢体制动、盐袋压迫、强迫体位有关。

2. 躯体移动障碍 与术后肢体制动有关。

3. 潜在并发症——穿刺部位出血 与使用抗凝药、造影剂有关。

4. 潜在并发症——头痛 与支架撑开狭窄的血管、血流速度加快、高灌注综合征有关。

5. 潜在并发症——异位栓塞 与支架置入有关。

【护理措施】

1. 给予制动的肢体局部减压按摩受压皮肤。

2. 提供必要的生活护理，保持皮肤清洁干燥，床单平整。

3. 术后需长期服用抗凝药物，以防止支架处血栓形成，在用药时密切观察是否有出凝血倾向，协助病人多饮水，以促进造影剂及时从体内排出。

4. 巡视时观察头痛的性质及持续的时间，及时报告医师并给予处理。

5. 巡视时观察足背动脉搏动及四肢末梢循环是否良好，观察意识情况及肢体活动情况，如有异常，及时报告医师，及时处置。

【应急措施】

1. 出现剧烈头痛、头胀、恶心、呕吐、癫痫、意识障碍，立即通知医师并给予处理。

2. 术后 24～48 小时给予心电血压、脉搏氧监护，密切观察神志、瞳孔、对光反射、生命体征、四肢肌力、血压、心率，记录动态变化。

3. 出现穿刺侧肢体远端疼痛、动脉搏动消失、皮温减低、皮肤颜色苍白等现象及时通知医师并给予处理。

4. 迅速建立静脉通道，遵医嘱静脉给药。

【告知内容】

1. 治疗告知

（1）告知病人术前禁食、禁水 6 小时的意义。

（2）告知病人右下肢制动 6 小时，禁止弯曲，沙袋压迫动脉穿刺处 6 小时。

（3）术后平卧位 24 小时，下床活动时应观察穿刺处有无出血、血肿等，如有不适及时呼叫值班护士。

2. 心电监护告知 告知病人数值正常范围，报警时通知护士。

3. 常规安全预防告知

（1）防烫伤告知 告知病人及家属勿使用热水袋。

（2）防摔伤告知 告知病人下床、上厕所行走时小心，穿防滑鞋。

（3）防压疮告知 告知病人勤翻身。

（4）防液体外渗告知 告知病人输液时，输液侧肢体活动要小心，穿刺部位疼痛时及时通知护士。

【健康教育】

1. 指导病人头部勿使劲转动，应缓慢扭转。

2. 指导病人注意休息，避免重体力劳动，饮食宜清淡、易消化，保持大便通畅，避免情绪激动，劝其戒烟戒酒、按时服用肠溶阿司匹林或氯吡格雷等抗血小板凝集药物，按医嘱服药，监测血压、血糖、血脂的变化，使其稳定，告知病人来院复查的必要性及时间，每 3 个月做 1 次颈动脉 B 超，了解支架内有无再狭窄。

【效果评价】

1. 血压平稳。

2. 自诉头晕症状较前减轻，肢体麻木症状消失。

3. 了解治疗饮食的意义。

七、蛛网膜下隙出血

【疾病概念】

蛛网膜下隙出血通常为脑底部或脑表面的病变血管破裂，血液直接流入蛛网膜下隙引起的一种临床综合征。

【临床特点】

1. 头痛与呕吐 突发剧烈头痛、呕吐，颜面苍白，全身冷汗。如头痛局限某处有定位意义，如前头痛提示小脑幕上和大脑半球（单侧痛）、后头痛表示后颅凹病变。

2. 意识障碍和精神症状 有烦躁不安，危重者可有谵妄，不同程度的意识不清及昏迷，少数可出现癫痫发作和精神症状。

3. 脑膜刺激征 青壮年病人多见且明显，伴有颈背部痛。老年病人、出血早期或深昏迷者可无脑膜刺激征。

4. 其他临床症状 如低热、腰背腿痛等。亦可见轻偏瘫、视力障碍、视网膜片状出血和视(神经)盘水肿等。此外还可并发上消化道出血和呼吸道感染等。

5. 常见并发症 再出血、脑血管痉挛、脑实质内的出血、脑积水。

【评估要点】

1. 一般情况 评估病人生命体征，了解头痛、血压、意识、瞳孔等情况，有无过敏史，有无发热，胃管、尿管及皮肤、躁动的情况。

2. 专科情况

(1)头痛是否剧烈，有无恶心、呕吐、面色苍白。

(2)低热为吸收热，高热为感染现象。

(3)观察皮肤温度、全身冷汗、皮肤完整性的情况。

(4)观察有无烦躁不安、意识模糊、昏迷及瞳孔的情况，意识分为清楚、嗜睡、模糊、昏迷。

(5)观察自理状况，肢体功能障碍，瘫痪程度，肢体肌力的分级。

(6)观察有无高血压的情况。

3. 实验室及其他检查 腰椎穿刺检查、CT 检查，脑血管造影、数字减影全脑血管造影、脑脊液检查、TCD(经颅多普勒检查)、螺旋 CT 血管显像、磁共振血管显像等。

【护理诊断/相关因素】

1. 潜在并发症——再出血 与动脉瘤破裂、情绪激动、颅内压增高及用力有关。

2. 潜在并发症——便秘 与长期卧床、活动量减少、肠蠕动减慢有关。

3. 有误吸的危险 与病人呕吐有关。

4. 有压疮的可能 与长期卧床、肢体活动障碍有关。

【护理措施】

1. 注意观察 密切观察意识、瞳孔、呼吸、体温及脉搏的变化并随时记录，及时报告医师及时处理。

2. 绝对卧床休息

(1)绝对卧床 4~6 周。

(2)避免不必要的搬动和检查，翻身时注意避免头部震动。

(3)翻身后要加床挡，躁动的病人使用约束带。

(4)避免用力咳嗽、喷嚏造成颅内压增高而复发蛛网膜下隙出血。

3. 预防肺部感染

(1)按时翻身拍背，注意勿受凉。

(2)保持口腔清洁，口腔护理，每日 2 次(责任班)。

(3)及时清除口鼻、气管分泌物和呕吐物。

(4)保持呼吸道通畅，防止坠积性肺炎。

4. 便秘的护理 进食含膳食纤维多的食物，必要时遵医嘱给予缓泻剂，以防排便诱发再次出血。

5. 预防误吸

(1)指导病人正确进食以及正确的进食体位。

(2)鼻饲饮食前，要先确定胃管位置。

(3)鼻饲前注意摇高床头 30°，鼻饲后 30 分钟后放平。

(4)保持口腔清洁，鼻饲温度 38~41℃。鼻饲量遵医嘱，分次注入，鼻饲后彻底清洗鼻饲用具。

6. 预防压疮发生 保持床单位清洁干燥、无碎屑。每 2 小时给予翻身、叩背一次。必要时使用气垫床。

【应急措施】

1. 出现脑疝时及时建立静脉通道，遵医嘱使用脱水剂，快速静脉滴注。

2. 呕吐时头偏向一侧，及时清理呼吸道分泌物，保持呼吸道通畅。

3. 密切观察生命体征、意识及瞳孔变化，出现异常及时报告。如出现呼吸功能障碍者，尽早备好气管插管、气管切开及简易呼吸气囊等用具。

【告知内容】

1. 腰椎穿刺告知　告知病人腰椎穿刺完毕要去枕平卧6小时，期间可以翻身但头不可以离开床，6小时以后可以下地活动。

2. 防坠床告知　与病人烦躁有关，告知家属陪护24小时不能离开病人，翻身时使用床挡。

3. 输入甘露醇的告知　要以＞130滴/分快速输入，告知病人注意观察穿刺处有无液体外渗。

4. 脑血管造影告知　术前备皮，告知病人禁食、禁水，术后的相关内容。

【健康教育】

1. 保持稳定良好的情绪，使病人明白保持情绪稳定的重要性和必要性，指导病人学会自我调节，培养自我控制情绪的能力。

2. 卧床休息包括床上使用便器，不得下床大小便，指导病人床上使用便盆的方法，最终养成床上排便的习惯。

3. 避免不必要的搬动及剧烈活动，必须送检查时，要轻移轻放，务必有医护人员陪同。

4. 密切观察病情以防突变。让病人家属掌握翻身的技巧，以防再发出血。

5. 保持大便通畅。合理饮食，多吃清淡、低脂、高蛋白及丰富维生素的食物，养成良好的排便习惯，饮食中可适当增加软化大便的食物，如蔬菜、水果等。必要时可用缓泻剂或润肠药，如开塞露等。

6. 昏迷病人应留置导尿管，病室应安静、舒适、光线柔和，应用足量的止痛、安定和镇静剂，保证病人休息，有抽搐发作者应及时给予抗痉药物。

7. 出院指导　告知病人出院后生活起居要有规律，保证充足睡眠，避免剧烈活动和重体力劳动，如跑步、打球、持重物等，可根据病情选择做健身操、快步行走等运动。

【效果评价】

1. 了解情绪稳定的重要性。

2. 掌握床上大小便的技巧。

3. 了解饮食及治疗的意义。

4. 掌握翻身的意义及注意事项。

第五节　消化内科疾病护理指导书

建立专科护理指导书的目的是为消化内科及其相关专业的临床疾病护理提供指导依据。适用于消化内科及其相关专业的护理人员。

一、胆总管结石

【疾病概念】

原发于胆总管的结石以胆色素结石为主，常为多发，圆柱状或泥沙样，多因胆道梗阻、寄生虫或胆道感染所致。

【临床特点】

1. 部分病人持续性上腹部隐痛，放射至背部、右上腹或左上腹，消化不良、腹胀嗳气、厌油腻食物，恶心呕吐，但一般在临床上与胆囊结石稍有不同，恶心多于呕吐。

2. 出现急性炎症或梗阻时，最典型的症状为突发性胆绞痛，疼痛剧烈，持续时间长。

3. 出现黄疸，胆总管完全梗阻 24 小时之后，多数病人先出现胆绞痛，后出现黄疸，黄疸可由于结石的上下活动而变深变浅。

4. 出现寒战、发热，可达 40～41℃，数小时后消退，常伴有全身疼痛、恶心呕吐、消化不良等。其症状出现在黄疸之后。

【评估要点】

1. 一般情况 观察生命体征，询问病史。

2. 专科情况

（1）观察有无黄疸。

（2）评估疼痛的部位。

（3）有无发热、寒战、恶心、呕吐。

3. 实验室及其他检查 血常规、生化、放射性核素扫描、ERCP 等。

【护理诊断/相关因素】

1. 疼痛 与结石嵌顿、胆道感染有关。

2. 体温升高 与胆道感染和有创操作有关。

3. 知识缺乏 与对检查目的和操作步骤不了解有关。

4. 营养失调，低于机体需要 与术后禁食、食欲下降有关。

5. 入厕自理缺陷 与检查后排便习惯改变有关。

【护理措施】

1. 评估并记录疼痛的部位和性质 协助病人取低坐卧位（将床头抬高 30°～45°），遵医嘱给予止痛药，禁止使用吗啡类药物，并观察止痛效果。

2. 术前准备和术后护理

（1）术前 6 小时禁食、禁水，术前 30 分钟肌内注射抑制肠蠕动药物。

（2）术后观察病人的体温和腹痛、腹胀等腹部情况，如有急腹症表现，及时报告医师给予处理。

（3）术后卧位，观察病情 严格观察病人生命体征、面色及有无腹痛，观察病人皮肤巩膜有无黄染。

（4）预防性使用抗生素，并 2 小时根据医嘱监测血清淀粉酶。

（5）造影后 2～4 日观察有无腹痛、恶心、呕吐等症状，及时报告医师给予处理，并遵医嘱进食无油脂食物。

3. 饮食护理

（1）评估病人营养失调的程度。

（2）禁食、禁水，给予静脉高营养；漱口，每日 2 次。

（3）能进食后给予低脂、低胆固醇饮食，禁止高动物脂肪和高胆固醇、刺激性食物、煎炸食品；给予适量动物、植物蛋白质。

4. 排便护理　备坐便椅和床边排泄工具。

【应急措施】

1. 治疗后病人腹痛、腹胀加重，体温升高等急腹症表现时，及时报告医师，迅速建立静脉通道，遵医嘱静脉滴注止血药。

2. 密切观察 BP、P、R、T 等生命体征。

【告知内容】

1. 胆总管结石有创操作告知　告知病人落实医嘱措施的意义、配合相关内容，同经治医师共同解答病人提出的疑虑。

2. 防摔伤告知　告知病人下床、上厕所行走时应小心，穿防滑鞋，以防摔伤。

3. 防液体外渗告知　告知病人输液时，输液侧肢体活动要小心，穿刺部位疼痛时及时告诉护士，以防液体外渗。

【健康教育】

1. 病人指导　确定病人文化程度，确定并指导病人胆总管有创操作的配合事项，并解释检查的目的、方法、如何配合及可能出现的不适，使病人消除紧张情绪，主动配合检查。

2. 出院指导

（1）定期门诊复查时间。

（2）避免重体力劳累，避免剧烈活动。

（3）让病人了解进食低脂、低胆固醇、高维生素食物，少量多餐，避免暴饮暴食，多饮水的意义。

【效果评价】

1. 能复述引发疾病的病因治疗目的。

2. 能叙述检查、治疗术后注意事项。

3. 能回答定期门诊复查时间。

二、急性胰腺炎

【疾病概念】

急性胰腺炎是多种病因导致胰酶在胰腺内被激活后引起胰腺组织自身消化、水肿、出血甚至坏死的炎症反应。临床以急性上腹痛、恶心、呕吐、发热和血淀粉酶增高等为特点。病变程度轻重不等，轻者以胰腺水肿为主，临床多见，病情常呈自限性，预后良好，又称轻症急性胰腺炎（MAP）；严重者胰腺可出血坏死，常继发感染、腹膜炎休克等多种并发症，病死率高，称为重症急性胰腺炎（SAP）。

【临床特点】

1. 腹痛 病人都有不同程度的腹痛，多数为急性腹痛。

2. 恶心、呕吐、腹胀 剧烈呕吐者可吐出胆汁或咖啡样液体，呕吐后腹痛并不减轻。

3. 发热 多为持续 3～5 日中度发热，出血坏死型发热、胰腺或腹腔有继发感染时，常呈弛张高热。

4. 休克 仅见于出血坏死型病人。

5. 水、电解质及酸碱平衡失调 呕吐频繁者可有代谢性碱中毒。出血坏死型者常有脱水和代谢性酸中毒，并有血钾、血镁降低。低钙血症引起手足抽搐，常是重症与预后不良的征兆。

6. 并发症 部分病人于病后 1～2 日出现一过性的黄疸。出血坏死型胰腺炎病人还可出现呼吸衰竭、弥漫性腹膜炎等。

【评估要点】

1. 一般情况 观察生命体征有无异常，询问病人过敏史、家族史，有无发热、腹痛、恶心、呕吐等。了解对疾病的认识。

2. 专科情况

（1）腹痛 腹痛的位置、持续的时间、何时发作。

（2）恶心、呕吐、腹胀 进食后是否恶心、呕吐，呕吐物的颜色、性质，是否伴有腹胀。

（3）发热 有无发热及发热持续的时间。

3. 实验室及其他检查

（1）周围血象 血白细胞计数升高，中性粒细胞明显增高。

（2）淀粉酶测定 急性胰腺炎时，血清和尿淀粉酶常明显升高。

（3）其他检查 血糖、腹部平片、B超、CT。

【护理诊断/相关因素】

1. 疼痛 与胰腺及其周围组织炎症有关。

2. 体温过高 与急性胰腺炎组织坏死或感染有关。

3. 生活自理能力缺陷 与病人禁食、禁水，发热或腹痛等导致的体质虚弱有关。

4. 潜在并发症——休克 与胰腺炎胃肠穿孔有关。

5. 潜在并发症——水、电解质紊乱 与禁食、禁水及恶心、呕吐或胃肠减压有关。

【护理措施】

1. 疼痛护理

（1）绝对卧床休息 取弯腰、屈膝侧卧位。评估腹痛的性质、程度和放射的部位。

（2）禁食　完全禁食 1~3 日，目的在于减少胃液和食物刺激胰液分泌，以减轻腹痛和腹胀。禁食期间可含漱口或湿润口唇。

（3）胃肠减压护理　并观察胃管是否通畅、扭曲、受压、折叠、堵塞，准确记录引流量、观察引流液的颜色、性质，有无不适。

（4）解痉止痛　遵医嘱给予止痛药，禁用吗啡。

（5）给予心理支持。

2. 密切观察体温变化，每日测 4 次体温，并记录，体温 >38℃ 报告医师，遵医嘱给予抗生素治疗。

3. 禁食期协助病人生活护理，每日 2 次口腔护理，卧床休息，避免下床活动引起虚脱。

4. 病人取平卧位，注意保暖，给予氧气吸入，密切观察生命体征的变化，每日 2 次观察腹部情况，了解有无腹肌紧张、压痛程度和范围等。

5. 维持水、电解质平衡　建立有效的静脉液路输入液体及电解质，以维持有效的血循环量。观察有无低钾和低钙的表现，防治低钙血症可给予静脉缓慢注射 10% 葡萄糖酸钙溶液。

【应急措施】

出血坏死型胰腺炎的抢救配合如下。

1. 物品储备　准备抢救用物。静脉切开包、血浆、输液用物、氧气、人工呼吸器、气管切开包等。

2. 尽快建立静脉通路　快速静脉输液、输血或血浆以纠正血容量。

3. 休克病人　取休克位、注意保暖、密切观察生命体征变化。

4. 协助药物治疗　出血坏死型胰腺炎早期应用抗胰酶疗法，常用药物有抑肽酶、生长抑素等，通过静脉泵给药。

【告知内容】

1. 胃肠减压告知 告知病人胃肠减压的意义和注意事项。

2. 控制饮食告知 告知病人控制饮食的意义和注意事项。

3. 体位告知 告知病人半卧位的意义。

4. 防坠床告知 病人取半卧位时应注意加床挡，防止坠床。

5. 防液体外渗告知 告知病人输液时，输液侧肢体活动要小心，穿刺部位疼痛时及时告诉护士，以防液体外渗。

6. 防脱管告知 病人翻身注意胃管的固定，以防脱管。

【健康教育】

1. 讲解急性胰腺炎诱发因素，胆道疾病是主要病因，大量饮酒、饱餐、情绪波动常为诱发因素。

2. 急性发作禁食 1～3 日，说明禁食的重要性，避免因食物刺激胰液分泌增多，可静脉补充营养。

3. 出院指导

（1）进食后，可给予低脂肪半流质饮食，要坚持少食多餐原则，每日 5～6 餐。

（2）强调戒酒、避免暴饮暴食和饱食、忌食刺激性食物对预防疾病发生及复发的重要性，一般至预后 2～3 个月。

（3）出院初期应注意避免过于劳累及情绪激动。

【效果评价】

1. 自诉有关疾病的诱发因素、症状、并发症等基本知识。

2. 能讲述缓解疼痛的有效方法、卧位。

3. 能讲述血、尿淀粉酶的正常值。

4. 能讲述控制饮食的意义。

三、消化道恶性肿瘤

【疾病概念】

1. 胃癌　约占胃恶性肿瘤的95%以上，早期多无症状，或者仅有一些非特异性消化道症状，进展期在上腹部可扪及肿块，有压痛。

2. 原发性肝癌　是指由肝细胞或肝内胆管上皮细胞发生的恶性肿瘤。

3. 胰腺癌　主要指胰外分泌腺的恶性肿瘤，发病率近年明显上升，恶性程度高、发展快、预后差。临床上主要为腹痛、食欲不振、消瘦和黄疸等。发病年龄以45～55岁多见，男女之比为5.8∶1。

4. 直肠癌　是常见的消化道恶性肿瘤。主要表现为大便次数增多，粪便变细，带黏液和血，伴有里急后重或排便不净感。

【临床特点】

腹痛、食欲减退、咽下困难、食欲下降、黄疸等。

【评估要点】

1. 一般情况　观察病人生命体征有无异常，有无其他伴随疾病，警惕并发症。

2. 专科情况　疼痛的时间与规律，有无出血、黄疸等伴随症状。

3. 实验室及其他检查　病理学及CT检查，B超、放射性核素扫描、内镜检查等。

【护理诊断/相关因素】

1. 疼痛　与晚期癌症转移有关。

2. 活动无耐力　与长期卧床体弱有关。

3. 营养失调，低于机体需要量　与慢性消耗性疾病有关。

4. 有感染的危险　与机体抵抗力低有关。

5. 焦虑　与环境改变、病情有关。

6. 潜在并发症——消化道出血 与化疗、放疗致血小板减少有关。

【护理措施】

1. 观察病人疼痛的性质、部位、程度，观察疼痛时生命体征的变化，遵医嘱给予止痛药。

2. 保证足够睡眠，减少体力消耗，给予必要的生活护理。适当运动，如散步，避免劳累。

3. 鼓励进食，进食易消化、富有营养的食物，少食多餐，选择多样化饮食，不宜摄入油腻、辛辣、坚硬食物。

4. 增强自身免疫力，减少人员探视，以免发生感染，遵医嘱给予抗感染治疗。

5. 向病人家属应说明病情，取得家属的配合，建立良好的治疗气氛，配合实行保护性医疗措施，针对性给予心理疏导，消除病人的负面情绪，保持病房的安静。

6. 密切观察生命体征及神志变化，采取预防出血措施，观察大便、呕吐物的颜色、性质、量。

【应急措施】

1. 出现呕血征象时，应使头偏向一侧，尽量将血吐出，以防窒息。

2. 迅速建立静脉通道，遵医嘱静脉滴注止血药。

3. 密切观察 BP、P、R、T 等生命体征的变化。

【告知内容】

1. 防坠床的告知 病人取自主体位时应注意加床挡，防止坠床。

2. 防液体外渗的告知 告知病人输液时，输液侧肢体活动要小心，穿刺部位疼痛时及时告诉护士，以防液体外渗。

3. 防压疮的告知 保持床单位整洁，卧床病人加气垫床或定时翻身。

4. 饮食的告知　告知病人饮食的种类及注意事项。

【健康教育】

1. 病人合理饮食，并能列出适合病情的饮食种类。

2. 指导病人通过分散注意力、放松、按摩等方式来缓解疼痛。

3. 适时进行心理疏导，保持良好的心态。

4. 教会病人实施预防恶心、呕吐的措施。

5. 保持室内洁净，注意通风，减少人员探视，防止感染。

【效果评价】

1. 能合理饮食，并了解饮食的要求及注意事项。

2. 能叙述放松的方法。

3. 心态良好，能积极配合治疗。

四、消化系统常见疾病

【疾病概念】

1. 胃炎　指的是任何病因引起的胃黏膜炎症，常伴有上皮损伤和细胞再生。

2. 消化性溃疡　主要指发生在胃和十二指肠溃疡，即胃溃疡和十二指肠溃疡，因溃疡形成与胃酸、胃蛋白酶的消化作用有关而得名。溃疡的黏膜缺损超过肌层，不同于糜烂。

3. 胃食管反流病　是指胃、十二指肠内容物反流入食管引起胃灼热(烧心)等症状，可引起反流性食管炎以及咽喉、气道等食管邻近的组织损害。

4. 溃疡性结肠炎　是一种病因尚不十分清楚的直肠和结肠慢性非特异性炎症疾病。病变主要限于大肠黏膜与黏膜下层。临床特点为腹泻、黏液脓血便、腹痛。病情轻重不等，多呈反复发作的慢性病程。

【临床特点】

腹痛、腹胀、腹泻、恶心、呕吐、发热等。

【评估要点】

1. 一般情况 观察病人生命体征有无异常，有无其他伴随疾病，警惕并发症。

2. 专科情况

（1）腹痛 腹痛的位置、持续的时间、何时发作。

（2）恶心、呕吐、腹胀 进食后是否恶心、呕吐，呕吐物的颜色、性质，是否伴有腹胀。

（3）发热 有无发热及发热持续的时间。

（4）便血 观察排泄物的颜色、性质、量。

3. 实验室及其他检查 血常规、生化、内镜检查，粪便检查等。

【护理诊断/相关因素】

1. 舒适的改变 与腹痛、不适有关。

2. 有体液不足的危险 与饮酒、饮食不当、情绪激动、过度疲劳等有关。

3. 营养失调，低于机体需要量 与消化吸收障碍、摄入减少、丢失过多等有关。

4. 排便异常——便秘或腹泻 与暴饮暴食、细菌感染、精神刺激、肿瘤压迫、肠道运动障碍、肛门疾病有关。

5. 知识缺乏 缺乏对疾病的认识，缺乏正确饮食的知识。

6. 潜在并发症 出血、幽门梗阻。

7. 活动无耐力 与上消化道出血有关。

【护理措施】

1. 密切观察腹痛的部位、时间、性质、范围和进食、排便的关系，注意有无全身症状和伴随症状。保持病人情绪稳定，消除不安心理，避免情绪激动。注意病人的体位，帮助病人取舒适卧位。

2. 观察皮肤弹性，有无口干。遵医嘱根据脱水程度补充液体和电解质。

3. 病人饮食宜清淡、易消化，避免暴饮暴食，以面食或软食为主，少量多餐，避免辛辣刺激性食物，戒烟酒，不饮浓茶和咖啡。

4. 排便护理

(1)密切观察大便颜色、量。

(2)便秘病人养成定时排便习惯。

(3)在床上排便的，为其创造易排便环境，避免病人情绪波动。

(4)腹泻的病人严密观察腹泻的性质、量、伴随症状，及时留标本送检。

(5)注意保持舒适体位，腹部及四肢给予保暖。保持肛周皮肤清洁干燥。

5. 向病人及家属讲解疾病的病因及诱因，指导掌握饮食卫生知识，养成规律进食习惯。

6. 出血时密切观察病人生命体征及呕吐物的颜色、性质，有无呕血，大便的颜色、性质，有无黑便及柏油样便。幽门梗阻观察是否恶心、呕吐，呕吐物的性质、量，观察腹部情况，及时留取标本送检。

7. 病人活动时出现心慌、头晕、出汗等症状，立即卧床休息。外出或如厕时由护士及家属陪同。

【应急措施】

消化道大出血的病人应急措施如下。

(1)迅速建立静脉通道，增加输液速度，及时取血查血型、配血。

(2)监测生命体征，评估出血量。

(3)遵医嘱按时给予止血药物和及时进行止血抢救。

【告知内容】

1. 防液体外渗的告知　告知病人输液时，输液侧肢体活动要小心，穿刺部位疼痛时及时告知护士，以防液体外渗。

2. 治疗目的的告知 告知病人应用抗生素、胃镜检查的意义及注意事项。

3. 饮食的告知 告知病人饮食的种类及注意事项。

【健康教育】

1. 指导病人生活要有规律，劳逸结合，保持乐观情绪，注意饮食卫生，食清淡、易消化的饮食。勿食生、冷、腐败、不洁食物。戒烟酒，不饮浓茶咖啡，不暴饮暴食。

2. 病人能按时服药，方法、剂量正确。

3. 定期复查内镜。

4. 出现疼痛、不适、恶心、呕吐、黑便等，立即到医院就诊。

5. 出院指导以书面形式告知。

【效果评价】

1. 饮食规律，配餐饮食合理。

2. 能按时服药。

3. 心理状态良好。

4. 了解内镜检查的目的和检查前后注意事项。

五、酒精性肝病

【疾病概念】

酒精性肝病是因长期大量饮酒所导致的肝脏损害。主要表现为三种形式：酒精性脂肪肝、酒精性肝炎和酒精性肝硬化，这三种形式可单独或混合存在。本病在欧美等国多见，近年我国患病率也有上升趋势。

【临床特点】

1. 酒精性脂肪肝常无症状或症状轻微，可有乏力、食欲不振、右上腹隐痛或不适症状。肝脏多有肿大，但压痛常见。病人有长期饮酒史。

2. 酒精性肝炎常发生在近期(数周至数月)大量饮酒后，出现食欲减退、恶心呕吐、乏力、肝区疼痛等症状。可有发热，常有黄疸、肝大并有触痛。严重者可并发急性肝衰竭。

3. 酒精性肝硬化发生于长期大量饮酒者，其临床特点与其他原因引起的肝硬化相似。可伴有慢性酒精中毒的其他表现。

【评估要点】

1. 一般情况 病人性别、年龄、生命体征，生活习惯、营养状况、大小便情况，对疾病的认识程度。

2. 专科情况

(1)详细询问嗜酒史，包括饮酒种类、量、时间和方式。

(2)有无食欲减退、乏力、低热等。

(3)营养状况如何，是否消瘦及其程度，有无水肿。

(4)皮肤、黏膜有无黄染、出血点、蜘蛛痣、肝掌、腹壁静脉显露。

(5)肝、脾触诊应注意其大小、质地、表面情况，有无压痛。

3. 实验室及其他检查 酒精性肝病可有 AST 和 ALT 异常，肝脏超声或 CT 检查常能协助早期诊断。

【护理诊断/相关因素】

1. 焦虑 与急性肝衰竭、肝硬化有关。

2. 知识缺乏 缺乏有关疾病的防治知识。

3. 营养失调，低于机体需要量 与氨基酸、脂肪及糖类代谢异常有关。

【护理措施】

1. 由于缺乏对疾病的了解，病人产生各种不良情绪反应，护士应做好心理疏导工作。

2. 向家属或病人说明疾病的基本知识，必须阐明防治肝炎的重要性，教会病人及家属一般肝硬化的知识，树立战胜疾病的信心。

3. 应进食高蛋白、高热量、低脂食物，并补充多种维生素。

4. 遵医嘱用药，注意使用糖皮质激素的指征及不良反应。

5. 休息可减少病人体能的消耗，减轻肝脏负担、增加肝脏血流量，有助于肝细胞修复和改善腹腔积液、水肿。

【应急措施】

1. 肝功能失代偿期病人应卧床休息。

2. 对于酒精依赖所出现的戒断现象，做好应急防护，必要时加床挡或使用保护带。

3. 随时备好抢救物品，如双囊三腔管、止血药、升压药等。

【告知内容】

1. 告知加强营养，给予高蛋白、高热量、高维生素的饮食，有助于疾病恢复。

2. 禁酒后 1 周，肿大的肝脏明显减小，4 周后基本恢复正常。

【健康教育】

1. 指导病人戒酒，对病人进行戒酒教育，告知戒酒是治疗酒精性肝病的根本方法。

2. 避免用对肝脏有损害的药物，在医师指导下进行用药，并定期进行复查。

3. 合理安排休息时间，注意劳逸结合。

4. 病情稳定，临床无症状者应 2 个月左右复查 1 次肝功能，肝、脾 B 超。

【效果评价】

1. 肝大恢复。

2. GGT 水平明显下降。

3. 临床症状好转或消失。

六、肝硬化

【疾病概念】

肝硬化是一种以肝组织弥漫性纤维化、假小叶和再生结节形成特征的慢性肝病。临床上有多系统受累，以肝功能损害和门静脉高压为主要表现，晚期常出现消化道出血、肝性脑病、继发感染等严重并发症。肝硬化是我国常见疾病和主要死亡病因之一。

【临床特点】

1. 代偿期 症状较轻，缺乏特异性。以乏力和食欲减退出现较早，且较突出，可伴有腹胀不适、恶心、上腹隐痛、轻微腹泻等。病人营养状态一般，肝轻度肿大，质地结实或偏硬，无或有轻度压痛，脾轻至中度大。肝功能检查结果正常或轻度异常。

2. 失代偿期

（1）肝功能减退的临床特点

①全身症状：一般情况与营养状况较差，消瘦乏力，精神不振，严重者衰弱而卧床不起。皮肤干枯，面色黝黯无光泽（肝病面容），可有不规则低热、夜盲及水肿等。

②消化道症状：食欲不振，甚至厌食，进食后常感上腹饱胀不适、恶心和呕吐，稍进油腻肉食，易引起腹泻。

③出血倾向和贫血：常有鼻出血、牙龈出血、皮肤紫癜和胃肠道出血等倾向。

④内分泌紊乱：主要表现为雌激素增多，雄激素减少，有时糖皮质激素亦减少。

（2）门静脉高压 门静脉系统阻力增加和门静脉血流量增多，是门静脉高压的发生机制。脾大、侧支循环的建立和开放、腹腔积液是门静脉高压的三大临床特点。

【评估要点】

1. 一般情况 评估病人性别、年龄、食欲、营养状况、对疾病的认识情况。详细询问疾病的有关病因，如有无肝炎或输血史，有无心力衰竭、胆道疾病史；有无长期化学毒物的接触史；有无长期服用损害肝脏药物或酗酒史；是否曾有血吸虫流行区的生活史等。

2. 专科情况

(1)准确记录出入量，监测电解质血清蛋白水平。

(2)评估大量腹腔积液引起的反应，如活动受限、饮食下降、自理缺陷等。

(3)注意观察血压和心率，有无呕血、黑便的发生，注意利尿剂的效果和作用。

(4)注意血氨水平，评估有无感知改变。

(5)评估病人经济能力、饮食结构和饮食种类。

3. 实验室及其他检查

(1)血常规 在代偿期多正常，失代偿期有轻重不等的贫血。

(2)尿常规 代偿期一般无变化，有黄疸时可出现胆红素，并有尿胆原增加。

(3)肝功能 代偿期肝功能大多正常或有轻度异常，失代偿期病人多有较全面的损害，重症者血清胆红素有不同程度的增高。

(4)腹腔积液检查 一般为漏出液。

(5)内镜检查 可直接看见静脉曲张。

(6)肝穿刺活组织检查 若见有假小叶形成，可确诊为肝硬化。

【护理诊断/相关因素】

1. 营养失调，低于机体需要量 与肝功能减退、门静脉高压引起食欲减退、消化和吸收障碍有关。

2. 体液过多 与肝功能减退、门静脉高压引起水钠潴留有关。

3. 潜在并发症 上消化道出血、肝性脑病。

4. 有感染的危险 与机体抵抗力低下有关。

【护理措施】

1. 饮食治疗原则 高热量、高蛋白、高维生素、易消化饮食，并根据病情变化及时调整。蛋白质来源以豆制品、鸡蛋、牛奶、鱼、鸡肉、瘦猪肉为主。新鲜蔬菜和水果含有丰富的维生素，例如西红柿、柑橘等。

（1）限制水、钠 有腹腔积液者应低盐或无盐饮食，钠限制在每日 500~800mg，进水量限制在每日1000ml 左右。

（2）避免损伤曲张静脉 食管胃底静脉曲张者应食菜泥、肉末、软食，进餐时细嚼慢咽，咽下的食团宜小且外表光滑。

2. 用药护理 使用利尿剂时应特别注意维持水、电解质和酸碱平衡。

3. 病情监测 观察腹腔积液和下肢水肿的消长，准确记录出入量。应用利尿剂，放腹腔积液后更应密切观察。监测血清电解质和酸碱度的变化，防止肝性脑病、功能性肾衰竭的发生。

4. 腹腔穿刺放腹腔积液的护理 术前说明注意事项；术中及术后监测生命体征；术毕用无菌敷料覆盖穿刺部位，缚紧腹带；记录抽出腹腔积液的量、性质和颜色，标本及时送检。

5. 休息与活动 卧床时尽量取平卧位，并抬高下肢，阴囊水肿者可用托带托起阴囊，大量腹腔积液者卧床时可取半卧位，减轻呼吸困难和心悸。

6. 皮肤护理 除常规的皮肤护理、预防压疮措施外，应注意沐浴时避免水温过高，或使用有刺激性的皂类和沐浴液，沐浴后可使用性质柔和的润肤品，以减轻皮肤干燥和瘙痒的症状。

【应急措施】

1. 绝对卧床休息。

2. 躁动不安者需加床挡,必要时应用保护带,以免坠床。

3. 随时备好抢救物品,如双囊三腔管、止血药、升压药等。

【告知内容】

1. 防液体外渗的告知 有意识行为改变的病人,告知病人及家属防液体外渗的意义及相关注意事项。

2. 防误吸的告知 昏迷病人头偏向一侧以防止舌后坠阻塞呼吸道,保持呼吸道通畅。

3. 防压疮的告知 消瘦、卧床病人,告知防压疮的意义及相关注意事项。

4. 防坠床及跌倒的告知 年龄较大、神志不清的病人,给予床挡保护,并留陪护人员,告知防坠床及跌倒的相关注意事项。

5. 治疗目的告知 告知病人心电监护、吸氧、用药、B超等检查的意义及注意事项。

【健康教育】

1. 创造安静舒适的休养环境,关心、帮助病人,使其保持良好的精神状态。

2. 向病人家属交代肝硬化的发生与病毒性肝炎密切相关,讲解疾病的基本知识,阐明防治肝炎的重要性,教会一般肝硬化知识,使病人学会自我护理,如测腹围、记出入量等。

3. 避免应用对肝脏有损害的药物,切忌盲目使用护肝药物。

4. 指导病人遵循正确合理的饮食原则,严格控制烟、酒等刺激,避免诱发胃食管静脉破裂的因素,如粗糙食物、剧烈咳嗽、用力排便等,应保持大便通畅。

5. 合理安排休息时间,代偿期注意劳逸结合,失代偿期以卧床休息为主，保证充足睡眠。

6. 病情稳定：临床无症状者应 2 个月左右复查 1 次肝功能，肝、脾 B 超。

7. 当突然出现大量呕血、黑便或出现性格怪异、行为异常、讲话逻辑不清、扑翼样震颤时应立即就医。有感染、肾衰竭、电解质及酸碱平衡失调时应及时诊治。

【效果评价】

1. 能自己选择符合饮食治疗计划的食物，保证每日所需热量、蛋白质、维生素等营养成分的摄入。

2. 能陈述减轻水肿、潴留的有关措施，正确测量和记录出入量、腹围、体重，腹腔积液和皮下水肿及其引起的身体不适有所减轻。

3. 能按计划进行活动和休息，活动未致疲乏感加重，活动耐力增加。

4. 皮肤无破损和感染，瘙痒感减轻或消失。

5. 本病的诱发因素去除，病人神志清醒，生命体征平稳，未发生受伤、误吸等事件。

6. 照顾者能明确自身价值，主动参与制定和实施计划，使病人得到切实有效的照顾。

七、肝性脑病

【疾病概念】

肝性脑病（HE）过去称肝性昏迷，是由严重肝病引起的、以代谢紊乱为基础、中枢神经系统功能失调的综合征，其主要临床特点是意识障碍、行为失常和昏迷。

【临床特点】

肝性脑病的临床特点往往因原有肝病的性质、肝细胞损害的轻重缓急以及诱因的不同而很不一致。根据意识障碍程度、神经系统表现和脑电图改变，将肝性脑病自轻微的精神改变到深昏迷分为4期。

（1）1期（前驱期）　轻度性格改变和行为失常。应答尚准确，但吐词不清且较缓慢。可有扑翼（击）样震颤。脑电图多数正常。此期历时数日或数周。

（2）2期（昏迷前期）　以意识错乱、睡眠障碍、行为失常为主，定向力和理解力均减退，言语不清、书写障碍、举止反常也很常见。多有睡眠时间倒错，昼睡夜醒，甚至有幻觉、恐惧、狂躁。此期病人有明显神经体征，如腱反射亢进、肌张力增高、踝阵挛及Babinski征阳性等。此期扑翼样震颤存在，脑电图有特征性异常。病人可出现不随意运动及运动失调。

（3）3期（昏睡期）　以昏睡和精神错乱为主，各种神经体征持续或加重，大部分时间病人呈昏睡状态，但可以唤醒。扑翼样震颤仍可引出。肌张力增加，四肢被动运动常有抵抗力。锥体束征常呈阳性，脑电图有异常波形。

（4）4期（昏迷期）　神志完全丧失，不能唤醒。浅昏迷时，对痛刺激和不适体位尚有反应，肌反射和肌张力仍亢进；扑翼样震颤无法引出。深昏迷时，各种反射消失。肌张力降低，瞳孔常散大，可出现阵发性惊厥、踝阵挛和换气过度。脑电图明显异常。

【评估要点】

1. 一般情况

（1）评估病人性别、年龄、体重及全身营养状况。

（2）应注意病人的心理状态，鉴别病人是因疾病所产生的心理问题还是出现精神障碍的表现，评估病人及家属对疾病的认识程度。

2. 专科情况

（1）意识状态　注意观察病人的性格和行为表现，对时间、地点、人物的定向力和理解力是否正常，有无幻觉及意识障碍。评估时注意病人的语言和非语言行为，向其提出有助于评估的具体问题。

（2）了解有关诱发因素，如有无上消化道出血、感染、使用镇静药物等；有无恶心、呕吐、腹泻或便秘；有无低血糖；近期有无大量应用利尿剂和放腹腔积液；是否进行过外科手术。

（3）皮肤和黏膜　有无黄染、出血点、蜘蛛痣、肝掌、腹壁静脉曲张等。

（4）腹部体征　有无腹部膨隆，腹式呼吸减弱；有无腹壁紧张度增加，肝脾大小、质地、表面情况，有无压痛；有无移动性浊音等。

（5）神经系统检查　有无扑翼样震颤，有无肌张力及腱反射的改变，锥体束征是否阳性。

3. 实验室及其他检查

（1）血氨　以空腹动脉血氨较可靠，慢性肝性脑病、PSE 病人多伴有血氨增高。

（2）脑电图表现为节律变慢。

（3）影像学检查　急性肝性脑病病人进行头部 CT 或 MRI 检查时可发现脑水肿。慢性肝性脑病病人则可发现有不同程度的脑萎缩。

【护理诊断/相关因素】

1. 感知改变　与肠道内的氨不经肝脏而直接进入体循环，透过血－脑屏障有关。

2. 营养失调，低于机体需要量　与氨基酸、脂肪及糖类代谢异常有关。

3. 知识缺乏　与缺乏有关肝性脑病诱发因素的知识有关。

【护理措施】

肝性脑病病人的护理目的，主要是帮助病人恢复意识和维持生活自理。

1. 休息　病人应绝对卧床休息，清醒后逐渐开始在床上活动。

2. 饮食护理

（1）开始数日内禁食蛋白质，以糖类为主要食物，每日供给热量 5.0～6.0kJ。昏迷者用鼻饲流质饮食或静脉滴注 25% 葡萄糖溶液。

（2）神志清楚后可逐渐增加蛋白质饮食，每日 20g 以后每隔 3～5 日增加 10g，短期内不超过 60g/d。最好以植物蛋白质为宜。

（3）低钠饮食，显著腹腔积液者一日钠量限制在 250mg，无滞留水者一日钠量 3～5g，水入量一日不超过 2000ml。

（4）饮食中应有丰富维生素，尤其是维生素 C、B 族维生素、维生素 E、维生素 K 等。

（5）脂肪尽量少用，因脂肪可延缓胃的排空。

3. 避免各种诱发因素

（1）有出血倾向者要注意观察血压和大便颜色，及时发现出血情况。对上消化道出血者，应协助医师及时处理，输血要用新鲜血。

（2）注意观察利尿剂的作用与不良反应，避免快速利尿和大量放腹腔积液。记录 24 小时出入量，注意水、电解质和酸碱平衡。

（3）防治感染，必须及时采取预防和治疗措施，加强皮肤、口腔护理。注意保暖，定时翻身，防止皮肤、呼吸系统、泌尿系统感染。

（4）禁用止痛、麻醉、安眠和镇静等类药物，以免药物掩盖病情，同时减少药物对肝脏的损害。

（5）保持大便通畅，导泻或灌肠有利于清除肠内含氮物。可用 0.9% 氯化钠溶液或弱酸性溶液灌肠，口服或鼻饲硫酸镁导泻。忌用肥皂水灌肠，同时加强肛周皮肤护理。

4. 加强昏迷病人的护理

（1）病人取仰卧位，头偏向一侧，防止舌后坠阻塞呼吸道。用床挡保护病人，防止坠床。

（2）保持呼吸道通畅，必要时吸氧。

（3）做好口腔、皮肤、呼吸道、泌尿道等护理，以免发生压疮、吸入性肺炎和其他感染。

（4）必要时用冰帽，减少脑细胞消耗，保护脑细胞功能。

5. 加强病情观察 肝性脑病的早期发现是治疗成功的关键，护理过程中应严密观察和记录病人的意识、性格、智能等方面的细微变化。

6. 准确及时配合医师的药物治疗 注意观察药物的作用与不良反应，与医师加强联系，保证有效的治疗。

【应急措施】

1. 绝对卧床，专人守护，加床挡或使用保护带防坠床。

2. 有抽搐时，应用牙垫垫于牙齿咬合面，防舌咬伤。

3. 保持呼吸道通畅，及时去除呼吸道分泌物，防堵塞；有舌后坠者，及时用舌钳拉出防窒息。

4. 随时备好抢救物品，如双囊三腔管、止血药、升压药、降血氨药、强心药等。

【告知内容】

1. 防液体外渗的告知 有意识行为改变的病人，告知病人及家属防液体外渗的意义及相关注意事项。

2. 防误吸的告知 昏迷病人头偏向一侧以防止舌后坠阻塞呼吸道，保持呼吸道通畅。

3. 防压疮的告知 消瘦、卧床病人，告知防压疮的意义及相关注意事项。

4. 防坠床及跌倒的告知 年龄较大、神志不清病人，给予床挡保护，并留陪护人员，告知防坠床及跌倒的相关注意事项。

5. 治疗目的的告知 告知病人心电监护、吸氧、用药、B 超等检查的意义及注意事项。

【健康教育】

1. 向病人和家属介绍肝脏疾病和肝性脑病的有关知识，防止和减少肝性脑病的发生率。

2. 指导病人和家属认识肝性脑病的各种诱发因素，要求病人自觉避免诱发因素，如限制蛋白质的摄入，不滥用对肝有损害的药物，保持大便通畅，避免各种感染，戒烟酒等。

3. 告诉病人家属肝性脑病发生时的早期征象，便于及时发现，及时就诊。

4. 使病人及家属认识疾病的严重性，嘱病人加强自我保健意识，树立战胜疾病的信心。家属要给予病人精神支持和生活照顾。

5. 指导病人按医嘱规定的剂量、用法服药，了解药物的主要不良反应，定期复诊。

【效果评价】

1. 意识恢复，能按照治疗计划进食，保证每日所需热量、蛋白质、维生素等营养成分的摄入。

2. 能陈述减轻水肿、潴留的有关措施，正确测量和记录出入量、腹围、体重，腹腔积液和皮下水肿及其引起的身体不适有所减轻。

3. 能按计划进行活动和休息，活动未致疲乏感加重，活动耐力增加。

4. 皮肤无破损和感染，瘙痒感减轻或消失。

5. 本病的诱发因素去除，病人神志清醒，生命体征平稳，未发生受伤、误吸等事件。

八、上消化道出血

【疾病概念】

上消化道出血，包括食管、胃及十二指肠或胰、胆道等病变引起的出血，以及胃空肠吻合术后的空肠病变的出血。上消化道大量出血一般指在数小时内失血量超过1000ml或循环血容量的20%，是临床常见急症，病情严重者可危及生命。

【临床特点】

上消化道出血的临床特点主要取决于出血量及出血速度。

1. 呕血与黑便 是上消化道出血的特征性表现。上消化道大量出血之后，均有黑便。

2. 失血性周围循环衰竭 急性大量失血由于循环血容量迅速减少而导致周围循环衰竭。严重者呈休克状态。

3. 贫血和血象变化 急性大量出血后均有失血性贫血，贫血程度除取决于失血量外，还与出血前有无贫血、出血后液体平衡状况等因素有关。

4. 其他 上消化道大量出血后，还可有发热、氮质血症等表现。

【评估要点】

1. 一般情况 生命体征，精神和意识状态有无出现精神疲倦、烦躁不安、嗜睡、表情淡漠、意识不清甚至昏迷。对疾病的认识程度。

2. 专科情况

(1)观察血压和脉搏，观察发生呕血、黑便的时间、颜色、性质，准确记录出入量。

(2)注意脱水的程度、尿量、尿色、电解质水平。

(3)注意病人的耐受力，观察病人有无出血性改变。

(4)观察病人的精神状况。

3. 实验室及其他检查

(1)血常规 白细胞及血小板减少有助于诊断。

(2)胃镜检查 是目前诊断上消化道出血病因的首选诊断方法。

（3）X 线钡餐检查　对经胃镜检查出血原因未明，疑病变在十二指肠降段以下小肠段，则有特殊诊断价值。

【护理诊断/相关因素】

1. 体液不足　与上消化道大量出血有关。

2. 恐惧　与出血有关。

3. 活动无耐力　与血容量减少有关。

4. 有受伤的危险　创伤、窒息、误吸与食管胃底黏膜长时间受压、双囊三腔管阻塞气道、血液或分泌物反流入气管有关。

【护理措施】

1. 大出血时病人应绝对卧床休息　取平卧位并将下肢略抬高；呕吐时头偏向一侧，防止窒息或误吸；及时清除气道内的分泌物、血液或呕吐物，保持呼吸道通畅。

2. 立即建立静脉通道　配合医师迅速、准确地实施各种治疗。

3. 饮食管理　急性大出血伴有恶心、呕吐者应禁食。少量出血无呕吐者，可进食温凉、清淡流质。出血停止后改为营养丰富、易消化、无刺激性半流质软食，少量多餐，逐步过渡到正常饮食。

4. 休息　安静休息有利于止血，关心、安慰病人。经常巡视，及时清除血迹、污物，解释各项检查、治疗措施的目的和意义。

5. 病情观察　严密监测病人的心率、血压、呼吸和神志变化，必要时进行心电监测。准确记录出入量。观察有无活动性出血或再次出血。

6. 基础护理　保持室内空气新鲜，做好口腔、皮肤护理。卧床者预防压疮。

7. 食管胃底静脉曲张破裂出血的护理

（1）血管升压素可引起腹痛、血压升高、心律失常、心肌缺血，甚至发生心肌梗死，故滴注速度应准确，并严密观察不良反应。患有冠心病的病人忌用血管升压素。

（2）放置双囊三腔管　一般以 3～4 日为限，继续出血者可适当延长。

（3）防压伤、窒息、误吸。

①防压伤：气囊充气加压 12～24 小时应放松牵引，放气 15～30 分钟，以免食管胃底黏膜受压而致糜烂、坏死。

②防窒息：当胃囊充气不足或破裂时，易阻塞于喉部而引起窒息，一旦发生应立即抽出食管囊内气体，拔出管道。

③防误吸：及时清除鼻腔、口腔分泌物，以防误吸引起吸入性肺炎。

【应急措施】

1. 立即卧床休息，给予休克卧位。

2. 非食管胃底曲张静脉出血，给予 6～8℃生理氯化钠溶液 500ml 灌胃，反复冲洗 4～6 次；食管胃底静脉曲张出血，给予放置双囊三腔管压迫止血。

3. 紧急胃镜检查，必要时内镜下止血。

4. 止血效果不明显或反复出血者可考虑手术治疗。

【告知内容】

1. 防液体外渗的告知　消化道大量出血病人需要维持液路，告知病人及家属防液体外渗的意义及相关注意事项。

2. 防误吸的告知　对于呕血病人嘱陪护人员不得离开病人，呕血时头偏向一侧，备负压吸引装置。

3. 防脱管的告知　留置双囊三腔管病人嘱陪护人员不得离开病人，告知防脱管的意义及相关注意事项。

4. 防压疮的告知　消瘦、卧床病人，告知防压疮的意义及相关注意事项。

5. 防坠床及跌倒的告知 年龄较大、神志不清病人,给予床挡保护,并留陪护人员,告知防坠床及跌倒的相关注意事项。

6. 治疗目的的告知 告知饮食的意义、用药的意义、心电监护、吸氧、卧位目的及留置双囊三腔管病人的意义、胃镜、消化道造影、B 超等检查的意义及注意事项。

【健康教育】

1. 指导病人和家属掌握有关疾病的预防和护理知识,以减少再度出血的危险。

2. 合理饮食,进营养丰富、易消化的食物,避免过饥或暴饮暴食,避免粗糙、刺激性食物或过冷、过热、产气多的食物、饮料等。

3. 应戒烟、戒酒,劳逸结合,保持乐观情绪。

4. 病人及家属应学会早期识别出血征象及应急措施。出现头晕、心悸或呕血、黑便时,立即卧床休息,保持安静;呕吐时取侧卧位以免误吸;立即送医院治疗。

5. 定期门诊复查。

【效果评价】

1. 出血停止,生命体征恢复正常。

2. 休息和睡眠充足,活动耐力增加或恢复至出血前的水平。

3. 活动时无晕厥、跌倒等意外发生。

4. 无窒息和误吸,食管胃底黏膜无糜烂、坏死。

第六节   内分泌科疾病护理指导书

建立专科护理指导书的目的是为内分泌科及其相关专业的临床疾病护理提供指导依据。适用于内分泌科及其相关专业的护理人员。

一、低血糖症

【疾病概念】

低血糖症是指血浆葡萄糖浓度低于 3.0mmol/L 而导致脑细胞缺糖的临床综合征。

【临床特点】

临床特点可因不同病因、血糖下降速度、个体反应性及耐受性不同而表现多样化。

1. 自主(交感)神经过度兴奋症状 多表现为出汗、颤抖、心悸、心率加快、紧张、焦虑、软弱无力、饥饿、面色苍白、流涎、肢凉震颤、收缩压轻度升高等。

2. 神经缺糖症状 葡萄糖为脑细胞活动的主要能源，但脑细胞糖储量有限。每克脑组织约 $5 \sim 3 \mu mol$，仅能维持脑细胞活动数分钟，因此发生低血糖即可有脑功能障碍，表现为精神不振、头晕、思维迟钝、视物不清、步态不稳，可出现幻觉、躁动、行为怪癖、舞蹈样动作、肌张力增高性痉挛、昏迷，甚至成为"植物人"。

【评估要点】

1. 一般情况 评估生命体征有无异常，询问过敏史，有无糖尿病、胰岛素瘤等家族史，了解对疾病的认识程度。

2. 专科情况

(1)评估病人有无低血糖的表现 如心慌、出汗、饥饿、面色苍白、流涎、肢凉震颤等。

(2)评估病人应用降糖药的规范性、低血糖出现的时间及血糖值。

(3)昏迷病人观察生命体征、神志、瞳孔大小及对光反射的情况。

3. 实验室及其他检查 血浆胰岛素测定、48 ~ 72

小时饥饿测试、胰升糖素兴奋试验。

【护理诊断/相关因素】

1. 有受伤的危险 与躁动有关。

2. 知识缺乏 与缺乏糖尿病自我护理知识有关。

3. 意识障碍 与低血糖导致脑细胞缺氧有关。

【护理措施】

1. 意识障碍的护理

(1)观察病人神志及生命体征变化，＞每日4次。

(2)躁动病人及时给予加床挡。

(3)低血糖纠正后，意识的观察。

2. 定时巡视 每小时巡视1次，早期发现低血糖先兆症状，遵医嘱予对症处理。

3. 饮食管理

(1)协助医师制定针对性病人饮食方案。

(2)戒烟、戒酒。

4. 按时进餐 选择适宜胰岛素注射部位，督促病人按时用餐。

5. 血糖监测

（1）血糖≤3.89mmol/L或异常增高及时报告医师。

（2）高龄糖尿病病人血糖控制标准：空腹血糖≤8.11mmol/L，餐后血糖≤11.1mmol/L即可。

（3）血糖监测遵医嘱，并按操作规程执行。

6. 心理干预 病人发生低血糖时及时给予必要的心理安抚，减轻恐惧与焦虑。

7. 环境 保持室内环境安静、空气流通，每日通风2次(晨、晚)。

【应急措施】

1. 出现低血糖，应立即给予糖分补充，轻症神志清醒者，可给予约含15g糖的糖水、含糖饮料或饼干、面包等，15分钟后监测血糖，如仍低于8.11mmol/L，继续补充以上食物1份，如低血糖症状仍不改善遵医嘱进一步处理。

2. 神志不清者，头偏向一侧、防止窒息。迅速建立静脉通道，遵医嘱静脉滴注 50% 葡萄糖40～60ml 或静脉滴入 10% 葡萄糖液。病人清醒后改进食米、面等碳水化合物食物。

【告知内容】

1. 血糖检查告知 告知病人血糖检查的重要性。

2. 用药告知 告知病人及家属不能随意增减降糖药物，且注射胰岛素或口服降糖药后要及时进餐。

3. 其他相关告知

(1)**防液体外渗告知** 告知病人输液时，输液侧肢体活动要小心，穿刺部位疼痛时及时告诉护士，以防液体外渗。

(2)**防摔伤告知** 告知病人下床、如厕、行走时要小心，穿防滑鞋，以防摔伤。

(3)**防压疮告知** 告知病人勤翻身，以防压疮。

(4)**防烫伤告知** 告知病人及家属勿使用热水袋，以防烫伤。

(5)**防窒息告知** 告知病人家属协助病人进餐时体位、进食速度、食物种类的选择等，以防窒息。

(6)**意外告知** 告知病人家属加强陪护，注意病人情绪、行为变化，告知陪护相关注意事项。

【健康教育】

1. 指导病人了解糖尿病教育"五驾马车"：饮食、运动、药物、血糖监测及糖尿病知识的获得。

2. 指导病人适度运动(如散步、打太极拳等)，运动量增加时要遵医嘱减少胰岛素的用量并必要时加餐，运动前胰岛素注射在腹部(四肢皮下注射胰岛素运动时导致吸收加快易引起低血糖发生)。

3. 指导病人了解出现肌肉震颤、心悸、出汗、饥饿感、软弱无力、焦虑、性格改变、认知障碍等低血糖症状。嘱病人及家属自备含糖饮料、饼干等并携带糖尿病识别卡，以防低血糖的发生。

4. 出院指导　告知病人诱发因素、复诊时间、联系方式等。

【效果评价】

1. 提高了糖尿病自我管理能力，减少了低血糖发生。

2. 低血糖昏迷病人无压疮、坠床等意外。

二、甲状腺功能减退症

【疾病概念】

甲状腺功能减退症是由各种原因导致的低甲状腺激素血症或甲状腺激素抵抗而引起的全身性低代谢综合征，其病理特征是黏多糖在组织和皮肤堆积，表现为黏液性水肿。

【临床特点】

1. 一般表现　易疲劳、怕冷、体重增加、记忆力减退、反应迟钝、嗜睡、精神抑郁、便秘、月经不调、肌肉痉挛等。体检可见表情淡漠，面色苍白，皮肤干燥发凉、粗糙脱屑，颜面水肿，声音嘶哑，毛发稀疏，眉毛外1/3脱落，手脚皮肤呈姜黄色。

2. 肌肉与关节　肌肉乏力、暂时性肌强直、痉挛、疼痛，嚼肌、胸锁乳突肌、股四头肌和手部肌肉可有进行性肌萎缩。

3. 心血管系统　心动过缓、心排血量下降，冠心病在本病中高发。

4. 血液系统　不同程度的贫血。

5. 消化系统　厌食、腹胀、便秘等，严重者出现麻痹性肠梗阻或黏液水肿性巨结肠。

6. 内分泌系统　女性常有月经过多或闭经，部分病人发生溢乳。

7. 黏液性水肿昏迷　见于病情严重者，多在冬季寒冷时发病。其诱发因素有寒冷、感染、手术、中断 TH 替代治疗和使用麻醉、镇静剂等。临床特点为嗜睡、低体温（<35℃）、呼吸减慢、心动过缓、血压下降、四肢肌肉松弛、反射减弱或消失，甚至昏迷、休克、心肾功能不全而危及生命。

【评估要点】

1. 一般情况　评估病人生命体征及神志变化。

2. 专科情况　评估病人有无怕冷、少言懒动、乏力、厌食、便秘、表情淡漠、反应迟钝、嗜睡、声音嘶哑、皮肤干燥发凉、粗糙脱屑、颜面水肿和毛发稀疏等。

3. 实验室及其他检查　血清甲状腺激素和 TSH、血常规、血生化、甲状腺自身抗体、X 线检查、TRH 兴奋试验等。

【护理诊断/相关因素】

1. 便秘　与代谢率降低及体力活动减少引起的肠蠕动减慢有关。

2. 体温过低　与机体基础代谢率降低有关。

3. 活动无耐力　与甲状腺激素合成分泌不足有关。

4. 营养失调，高于机体需要量　与代谢率降低致摄入大于需求量有关。

【护理措施】

1. 观察生命体征　体温、心率、血压低于正常时及时报告。

2. 为病人创造良好的排便环境。观察病人大便次数、性质、量，必要时遵医嘱给予缓泻剂。

3. 饮食护理　少量多餐、适当增加膳食纤维食物摄入，每日饮水 1500～2000ml。

4. 药物护理　协助病人按时服药，服药过程中注意观察，如出现心律失常、多汗、兴奋及体重明显减轻等提示药物剂量过大，应及时报告医师处理。

5. 卧床休息，加强保暖，避免受凉。

【应急措施】

一旦出现黏液水肿性昏迷应：

(1)迅速建立静脉通道，遵医嘱给予抢救用药。

(2)头偏向一侧，保持呼吸道通畅、遵医嘱吸氧，必要时配合气管切开、气管插管等。

(3)观察病人神志、生命体征和动脉血气的变化，遵医嘱记录 24 小时出入量。

【告知内容】

1. 用药告知　告知病人不可随意停药和增减药量。慎用安眠、镇静、止痛、麻醉药以避免诱因。告知自我监测甲状腺激素服用过量的症状。

2. 相关告知

(1)防摔伤告知　告知病人下床、如厕、行走时要小心，穿防滑鞋，以防摔伤。

(2)防压疮告知　告知病人勤翻身，以防压疮。

(3)防液体外渗告知　告知病人输液时，输液侧肢体活动要小心，穿刺部位疼痛时及时告诉护士，以防液体外渗。

(4)防烫伤告知　告知病人及家属勿使用热水袋，以防烫伤。

(5)防意外告知　告知病人家属加强陪护，注意病人情绪、行为变化。

【健康教育】

1. 指导病人养成规律排便习惯　教会病人促进排便的技巧，如适当按摩腹部，适量运动以促进肠蠕动。帮助病人制定高蛋白、高维生素、低钠、低脂肪饮食。

2. 终身服药病人教育　对需终身替代治疗者，向其解释终身服药的重要性和必要性。

3. 病人了解激素服用过量症状　如出现多食、消瘦、脉搏 > 100 次/分、心律失常、体重减轻、发热、大汗、情绪激动等情况时及时报告医师。

4. 自我监测 给病人讲解黏液性水肿昏迷发生的原因及表现,使其学会自我观察。若出现嗜睡、体温 < 35℃、呼吸徐缓、心动过缓、血压下降等及时就医。

5. 出院指导 告知病人正确服药、避免感染和创伤,如有不适及时就诊。

【效果评价】

1. 提高疾病自我观察及管理能力。

2. 养成规律排便习惯。

3. 遵医行为良好。

三、甲状腺功能亢进症

【疾病概念】

甲状腺功能亢进症是指甲状腺腺体本身产生甲状腺激素过多而引起的甲状腺毒症,其病因包括弥漫性毒性甲状腺肿、结节性毒性甲状腺肿和甲状腺自主高功能腺瘤。

【临床特点】

1. 甲状腺毒症表现 疲乏无力、怕热多汗、多食善饥、消瘦;多言多动、焦躁易怒、失眠不安、手和眼睑震颤;心悸气短、心动过速;排便次数增加,肝功能异常;甲状腺功能亢进性周期性瘫痪;白细胞减低;女性可有月经减少或闭经,男性阳痿。

2. 甲状腺肿 多数病人有不同程度的甲状腺肿大,为弥漫性、对称性,质地不等,无压痛。甲状腺上下极可触及震颤,闻及血管杂音。

3. 眼征 可分为单纯性突眼和浸润性突眼。单纯性突眼表现:

(1)轻度突眼 突眼度不超过 18mm。

(2)Stellwag 征 瞬目减少、炯炯发亮。

（3）上睑挛缩，睑裂增宽。

（4）vonGraefe 征　双眼下看出现白色巩膜。

（5）Joffroy 征　眼球向上看时，前额皮肤不能皱起。

（6）Mobius 征　双眼看近物时，眼球辐辏不良。

浸润性突眼表现：突眼度超过 18mm，可有眼睑肿胀、结膜充血，自诉眼部异物感、胀痛、畏光、流泪、视力下降、复视、斜视等，重者眼球固定、眼睑闭合不全、角膜溃疡甚至失明。

【评估要点】

1. 一般情况　评估生命体征及情绪有无异常。

2. 专科情况

（1）询问病人有无手指震颤、皮肤潮湿、怕热多汗、多言好动、消瘦、疲乏无力、焦躁易怒、心律失常和大便次数增多等甲状腺毒症表现。

（2）评估甲状腺大小、质地，做颈围测量。

（3）评估眼球突出的程度（必要时用突眼仪测量）及症状表现。

3. 实验室及其他检查　甲状腺激素测定（血清 TSH、TT_4、TT_3、FT_4、FT_3 和反 T_3）、甲状腺自身抗体测定和甲状腺影像检查（^{131}I 摄取率、甲状腺放射性核素扫描）。

【护理诊断/相关因素】

1. 营养失调，低于机体需要量　与代谢率增高导致代谢需求大于摄入量有关。

2. 活动无耐力　与蛋白质分解增加、甲状腺功能亢进性心脏病、肌无力等有关。

3. 焦虑　与代谢率增高、性格及情绪改变有关。

4. 潜在并发症——眼组织损伤　与甲状腺功能亢进症有关。

5. 潜在并发症——甲状腺危象　与甲状腺激素分泌亢进有关。

【护理措施】

1. 甲状腺危象护理

(1)观察病人生命体征及神志变化,每小时1次。

(2)对于躁动者加床挡。

(3)对于大量出汗的病人,随时更换床单、衣服,防止受凉。

2. 饮食护理

(1)协助医师为病人制定高热量、高蛋白、高维生素及矿物质丰富的饮食。

(2)每周测量体重1~2次,评估病人体重变化。

3. 用药护理 按时协助病人服药,密切观察药物的不良反应,及时遵医嘱处理。

4. 心理护理 鼓励病人表达内心感受,给予安抚,帮助其减少激动、易怒的情绪,必要时遵医嘱给予镇静剂。

5. 眼部护理

(1)限制钠盐摄入,遵医嘱使用利尿剂时,观察利尿效果。

(2)睡眠或休息时抬高头部。

(3)眼睑不能闭合者,无菌纱布覆盖双眼。

6. 其他 卧床休息,避免劳累,保持室内安静、空气流通,每日通风2次。

【应急措施】

1. 出现甲状腺危象时,应绝对卧床休息,呼吸困难时取半卧位,立即给氧,迅速建立静脉通路。

2. 遵医嘱按时给药,准备好抢救用物。

3. 密切观察病人神志及生命体征,准确记录24小时出入量。

4. 对症处理 体温过高者遵医嘱给予物理降温;躁动者使用床挡以防坠床;昏迷者加强皮肤、口腔护理,定时翻身,防止压疮、肺炎发生。

【告知内容】

1. 用药告知　告知病人不要随意增减药物及停药,以免诱发甲状腺危象。

2. 相关告知

(1)防液体外渗告知　告知病人输液时,输液侧肢体活动要小心,穿刺部位疼痛时及时告诉护士,以防液体外渗。

(2)防烫伤告知　告知病人及家属勿使用热水袋,以防烫伤。

(3)防摔伤告知　告知病人下床、如厕、行走时要小心,穿防滑鞋,以防摔伤。

(4)防压疮告知　告知病人勤翻身,以防压疮。

(5)防意外告知　告知病人家属加强陪护,注意病人情绪、行为变化。

【健康教育】

1. 指导病人避免摄入刺激性的食物,如浓茶、咖啡、辣椒等,减少膳食纤维食物的摄入,禁食含碘食物。

2. 采取有效措施保护眼睛。对于突眼者:嘱病人勿揉眼,外出戴深色眼镜,减少光线、灰尘和异物对眼睛的侵害。

3. 对有生育需求的女性病人,宜治愈后再妊娠。对妊娠甲状腺功能亢进病人指导其遵医嘱应用抗甲状腺药物治疗,产后如需继续服药,则不宜哺乳。

4. 避免感染及应激、精神刺激、过度劳累等诱发甲状腺危象因素。

5. 出院指导

(1)指导病人坚持遵医嘱服药。服用抗甲状腺药物开始3个月,每周查血常规1次,每隔1~2个月做甲状腺功能测定,每日清晨卧床时自测脉搏,定期测量体重。

（2）若出现高热、恶心、呕吐、不明原因的腹泻、突眼加重等应及时就医。

（3）告知病人复诊时间、联系方式等。

【效果评价】

1. 提高疾病的自我管理能力。

2. 能遵医嘱规律用药。

四、糖尿病

【疾病概念】

糖尿病是一组以慢性血浆葡萄糖水平增高为特征的代谢疾病群。高血糖是由于胰岛素分泌缺陷和(或)胰岛素作用缺陷而引起。

【临床特点】

1. "三多一少" 多尿、多饮、多食和体重减轻。

2. 部分病人无任何表现，因各种并发症或其他疾病体检、手术时发现血糖升高。

【评估要点】

1. 一般情况 观察生命体征有无异常，询问病人家族史及饮食习惯，有无感染、药物治疗情况。了解对疾病的认识程度。

2. 专科情况

（1）观察病人有无"三多一少"、乏力、双眼视物模糊等常见症状。

（2）糖尿病并发症 急性并发症为糖尿病酮症酸中毒、高渗性非酮症糖尿病昏迷。慢性并发症为视网膜、肾脏、足底、心血管、神经病变。

3. 实验室及其他检查 血糖检测、葡萄糖耐量试验、糖化血红蛋白检测，尿常规、尿微量蛋白检查等。

【护理诊断/相关因素】

1. 营养失调，低于机体需要量 与胰岛素分泌绝对或相对不足所致物质代谢紊乱有关。

2. 有感染的危险　与糖尿病所致血糖增高、营养不良和微循环障碍有关。

3. 知识缺乏　缺乏相关糖尿病知识。

4. 排便异常　与自主神经病变所致便秘、腹泻交替出现有关。

【护理措施】

1. 饮食护理

（1）向病人及家属讲解饮食治疗的目的，维持理想体重、纠正代谢紊乱，使血糖、血脂达到或接近正常水平。每周测量体重 1 次。

（2）定时定量，饮食搭配均匀。主食提倡用粗制米、面和适量杂粮，每日摄取的蛋白质中动物蛋白质应占总量的 1/3，肥胖者给予低脂饮食。

（3）控制总热量，忌吃油炸、油煎食物，少食含胆固醇高的食物，严格限制各种甜食。

（4）保持排便通畅，多食含膳食纤维高的食物，延缓食物的消化吸收，降低餐后血糖高峰，可防止便秘。

（5）腹泻病人，进温软易消化饮食并观察大便颜色、性质、量，遵医嘱处理。

（6）呕吐病人遵医嘱进食并观察呕吐物颜色、性质、量。

2. 合理运动

（1）坚持规律运动，方式包括散步、慢跑、骑自行车、健身操、游泳及家务劳动等有氧运动，以餐后 1 小时为宜，每次不少于 20～30 分钟，可逐渐延长，但以不超过 1 小时为宜。

（2）运动中和运动后，出现呼吸费力、胸闷、头晕、面色苍白等要即刻停止运动。

（3）运动前胰岛素最好注射在腹部，其比四肢皮下注射的胰岛素吸收要慢，可减少低血糖发生。运动中随身携带糖尿病卡。

3. 降糖药物应用护理

（1）口服降糖药　要定时服用，及时定量进餐，观察药物不良反应。应用胰岛素治疗的病人学会预防和处理胰岛素不良反应。

（2）低血糖　告知病人出现大汗、颤抖、心悸、饥饿感、头晕等症状时，及时检测血糖，可进食含糖食物，如糖果、饼干、含糖饮料等，严重者及时呼叫医护人员。

（3）胰岛素过敏　观察注射局部有无瘙痒及荨麻疹，发生者必须去医院就诊。

（4）脂肪营养不良　多部位皮下轮流注射可有效防止注射局部脂肪营养不良。注射部位可选择，手臂的上部和外部、大腿外侧、腹部、臀部，避免2周内在同一注射点注射2次。

（5）督促病人按时服用降糖药，密切观察药物不良反应。

4. 血糖监测

（1）遵医嘱定时监测，并按操作规程执行。

（2）教会病人血糖仪的使用方法，测试时间：晨空腹、三餐前及三餐后2小时、睡前及凌晨3:00。

（3）合理选择胰岛素注射部位，准确注射。

5. 指导自我护理

（1）皮肤护理　预防外伤，鼓励勤洗澡、勤更换内衣裤，选择质地柔软、宽松的内衣，避免穿有松紧带的衣服和使用约束带。

（2）泌尿道护理　保持外阴部清洁，女病人每次排尿后要用温水冲洗外阴。

（3）足部护理　预防外伤及感染。

①每日观察足部皮肤颜色、温度，足背动脉波动，有无破溃等。

②每日清洗、检查双足一次，以及早发现外伤、水泡等异常情况。

③修剪指甲避免太短，应与脚趾平齐。

6. 环境 保持室内空气流通、环境安静。

7. 心理护理 根据病人实际情况做好心理疏导。

【应急措施】

1. 低血糖 意识清醒者给予口服含糖食物或糖水（约含 15g 糖），意识不清者遵医嘱给予静脉补糖。

2. 糖尿病昏迷 应使头偏向一侧，防止误吸，立即给予检测快速血糖、观察神志、生命体征变化。

【告知内容】

1. 防烫伤告知 告知病人及家属勿使用热水袋，以防烫伤。

2. 防摔伤告知 告知病人下床、如厕、行走时要小心，穿防滑鞋，以防摔伤。

3. 防压疮告知 告知病人勤翻身，以防压疮。

4. 防液体外渗告知 告知病人输液时，输液侧肢体活动要小心，穿刺部位疼痛时及时告诉护士，以防液体外渗。

5. 防意外告知 告知病人家属加强陪护，注意病人情绪、行为变化。外出时随时携带糖尿病识别卡及糖果等，以防低血糖的发生。

【健康教育】

1. 告知病人必须遵医嘱，终身持之以恒治疗。指导正确服药。

2. 指导病人了解饮食治疗的重要作用，掌握饮食治疗的具体措施和要求。

（1）根据病人年龄和身高算出理想体重［理想体重（kg）= 身高（cm）－105］，计算出每日所需总热量。

（2）其中碳水化合物约占总热量的 50% ~ 60%；蛋白质含量一般不超过总热量的 15%；脂肪约占总热

量的30%。

3. 指导病人合理运动，告知具体方法及注意事项。

(1) 根据病人年龄、病情，指导病人宜用的运动方式，包括散步、慢跑、骑自行车、健身操、游泳及家务劳动等有氧运动。

(2) 运动时间掌握在以餐后1小时为宜，每次不少于20~30分钟。

(3) 运动中和运动后，出现呼吸费力、胸闷、头晕、面色苍白等要即刻停止运动并监测血糖及生命体征变化。

4. 指导病人掌握血糖自我监测的方法。

(1) 告知病人胰岛素注射方式方法、口服降糖药物注意事项。

(2) 告知病人注意自我监测血糖，每年定期复查，每2~3个月复查糖化血红蛋白，4~6个月查一次尿微量蛋白以了解病情控制情况。

(3) 嘱病人外出时，随时携带糖尿病识别卡及糖果等，以便发生低血糖时得以及时处理。

5. 注意个人卫生，嘱病人坚持饮食控制、戒烟、戒酒，注意保暖、预防感冒。勤洗澡、勤更换内衣内裤，特别是做好足部护理，预防并发症发生。

6. 出院指导 告知病人诱发因素、复诊时间、联系方式等。

【效果评价】

1. 提高了病人治疗的依从性。

2. 提高了病人糖尿病自我管理能力。

3. 血糖控制在理想范围内。

五、糖尿病急性并发症

【适用病种】

糖尿病酮症酸中毒、高渗性非酮症糖尿病昏迷、糖尿病乳酸性酸中毒。

【临床特点】

1. 初期 病人可有极度口渴、多饮、多尿。

2. 饮食状况 食欲减退、恶心、呕吐、呼吸深快。酮症酸中毒病人呼吸中有烂苹果气味。

3. 脱水表现 皮肤干燥、缺乏弹性，眼球下陷、血压下降甚至少尿。

4. 神态表现 病情加重时出现不同程度的精神 - 神经症状，如嗜睡、烦躁、幻觉、定性障碍、抽搐甚至昏迷。

【评估要点】

1. 一般情况 评估病人生命体征有无异常，精神状态，询问过敏史、家族史，有无感染、应激等诱发因素，对疾病的了解程度等。

2. 专科情况

(1)呼吸节律及频率变化，呼吸气味(酮症病人出现烂苹果味)。

(2)昏迷病人神志、瞳孔大小及对光反射情况。

(3)皮肤、黏膜情况 皮肤温湿度、弹性，有无损伤、压疮等。

(4)出入量是否平衡。

3. 实验室及其他检查 血、尿、便常规，血气分析、血生化，血糖监测，葡萄糖耐量试验、血浆胰岛素和 C 肽测定、糖化血红蛋白检测、尿微量蛋白及其他相关并发症检测。

【护理诊断/相关因素】

1. 营养失调，低于或高于机体需要量 与胰岛素分泌不足或作用缺陷引起糖、蛋白质、脂肪代谢紊乱有关。

2. 舒适的改变——恶心、呕吐 与高糖毒性、酮症酸中毒有关。

3. 意识障碍 与严重缺水、循环障碍、渗透压升高、脑细胞缺氧等综合因素有关。

4. 电解质紊乱 与高血糖引起高渗透性利尿使各种离子大量丢失有关。

5. 潜在并发症 低血糖。

6. 焦虑 与担心疾病预后或影响生活质量有关。

7. 排尿型态改变 与昏迷、尿失禁有关。

【护理措施】

1. 意识障碍护理

(1)观察病人神志及生命体征变化,每日 >4 次。

(2)躁动病人及时给予加床挡。

2. 血糖监测

(1)血糖≤3.89mmol/L 或异常增高及时报告医师。

(2)血糖监测遵医嘱,并按操作规程执行。

3. 饮食、运动管理

(1)协助医师为病人制订饮食方案。

(2)协助医师为病人制订运动方案。

(3)督促病人实施饮食、运动计划。

(4)呕吐病人遵医嘱进食,并观察呕吐物颜色、性质、量。

4. 出入量管理 遵医嘱补液、保持液路通畅,记 24 小时出入量。

5. 降糖药物观察

(1)督促病人按时服用降糖药。

(2)合理选择胰岛素注射部位,准确注射。

(3)密切观察药物不良反应。

6. 尿袋更换 定时更换尿袋及尿管,会阴护理,每日 1 次。

7. 心理干预 给予心理安抚,帮助病人缓解心理压力。

8. 环境 保持室内空气流通、环境安静,每日通风2次。

【应急措施】

1. 病人出现意识障碍时，使头偏向一侧，避免误吸，立即给予检测快速血糖。

2. 迅速建立2条静脉液路，确保胰岛素及液体顺利输入，备好抢救物品。

3. 如出现低血糖，意识清醒的给予口服含糖食物或糖水（约含15g糖），意识不清者遵医嘱给予静脉补糖。

【告知内容】

1. 治疗告知 告知病人治疗目的及意义。

2. 相关告知

（1）防液体外渗告知 告知病人输液时，输液侧肢体活动要小心，穿刺部位疼痛时及时告诉护士，以防液体外渗。

（2）防压疮告知 告知病人勤翻身，以防压疮。

（3）防摔伤告知 告知病人下床、如厕、行走时要小心，穿防滑鞋，以防摔伤。

（4）防烫伤告知 告知病人及家属勿使用热水袋，以防烫伤。

（5）防意外告知 告知病人家属加强陪护，注意病人情绪、行为变化。

（6）防窒息告知 告知病人家属协助病人进餐时的体位、进食速度、食物种类的选择等，以防窒息。

（7）防脱管告知 告知病人家属病人各种管道的相关注意事项。

【健康教育】

1. 指导病人及家属了解急性并发症的诱因及预防措施。

2. 指导病人了解运动方案及运动的注意事项。

3. 指导病人了解饮食方案，根据病人年龄和身高算出理想体重，计算出每日所需总热量并量化到各餐。

4. 告知病人糖尿病是终身性疾病，必须终身持之以恒治疗。

5. 指导病人自我监测血糖的方法，胰岛素注射方式方法、口服降糖药物注意事项。教导病人外出时随时携带糖尿病识别卡及糖果等，以便发生低血糖时得以及时处理。

6. 进行心理疏导，解除病人及家属的思想负担，增强病人战胜疾病的信心。

7. 出院指导　告知病人定期复查的意义、联系方式等。

【效果评价】

1. 提高了病人治疗的依从性。

2. 提高了病人糖尿病自我管理能力。

六、痛风

【疾病概念】

痛风为嘌呤代谢紊乱和（或）尿酸排泄障碍所致血尿酸增高的一组异质性疾病。

【临床特点】

1. 无症状期　仅有血尿酸增高，时间可长达数10年或有些人可终身不出现。但随着年龄增长，痛风比率增加，其症状出现与高尿酸血症的水平和持续时间有关。

2. 急性关节炎期　为痛风的首发症状。表现为突发的单个，偶尔双侧或多关节红肿热痛、功能障碍，可有关节腔积液，伴发热、白细胞增多等全身反应。夜间因疼痛而惊醒，受累关节依次为趾、踝、膝、腕、指、肘关节，初次发作常呈自限性，一般经1～2日或数周自然缓解。

3. 痛风石及慢性关节炎　痛风石是痛风的一种特

167

征性损害。可存在于任何关节、肌腱和关节周围软组织，常多关节受累，且多见于关节远端，受累关节表现为关节肿胀、僵硬及畸形，无一定形状且不对称。痛风石以关节内及关节附近与耳轮常见，呈黄白色大小不一隆起，小如芝麻、大如鸡蛋。

4. 肾病变 痛风性肾病是痛风特征性的病理变化之一。尿酸盐结晶沉积引起慢性间质性肾炎，进一步累及肾小球血管床，可出现蛋白尿、夜尿增多、血尿和等渗尿，进而发生高血压、氮质血症等肾功能不全的表现。

5. 高尿酸血症与代谢综合征 高尿酸血症常伴有肥胖、原发性高血压、高脂血症、2 型糖尿病、高凝血症、高胰岛素血症为特征的代谢综合征。

【评估要点】

1. 一般情况 评估病人生命体征，询问病人疾病家族史、过敏史、饮食习惯等。了解对疾病的认识程度。

2. 专科情况

（1）评估病人受累关节有无红、肿、热、痛、功能障碍，关节疼痛的部位、性质、间隔时间，有无夜间因剧痛而惊醒等。

（2）有无关节受伤、寒冷、感染、酗酒、摄入高蛋白、高嘌呤食物等诱发因素。

（3）有无痛风石、部位及大小。

3. 实验室及其他检查 血尿酸、尿尿酸测定，滑囊液或痛风石内容物检查，X 线、CT、MRI 检查，关节镜检查。

【护理诊断/相关因素】

1. 疼痛——关节痛 与尿酸盐结晶、沉积在关节引起炎症反应有关。

2. 躯体活动障碍 与关节受累、关节畸形有关。

3. 焦虑　与疾病反复发作导致关节畸形和肾功能损害而思想负担重有关。

4. 知识缺乏　缺乏与痛风有关的饮食知识。

【护理措施】

1. 饮食　避免进食高嘌呤食物，进食清淡、易消化食物，每天饮水＞2000ml。

2. 观察疼痛的性质、部位，受累关节有无红、肿、热、痛、功能障碍，痛风石的部位。

3. 急性关节炎期　绝对卧床休息，抬高患肢，协助必要的生活护理。

4. 给予心理安抚，做好心理护理。

5. 药物指导　观察药物不良反应，及时报告医师处置。

6. 保持室内空气流通、环境安静，每日通风2次。

【应急措施】

1. 急性关节炎期　绝对卧床休息，抬高患肢，避免受累关节负重。也可在病床上安放支架支托盖被，减少患部受压。待关节痛缓解72小时后，方可恢复活动。

2. 秋水仙碱静脉给药过程中，切勿外漏，以免造成组织坏死。严密观察病人病情变化，一旦发现不良反应，应立即停药，遵医嘱给予对症处理。

【告知内容】

1. 治疗告知　告知病人口服药的不良反应及注意事项。

2. 相关告知

（1）防摔伤告知　告知病人下床、如厕、行走时要小心，穿防滑鞋，以防摔伤。

（2）防液体外渗告知　告知病人输液时，输液侧肢体活动要小心，穿刺部位疼痛时及时告诉护士，以防液体外渗。

（3）防压疮告知　告知病人勤翻身，以防压疮。

（4）防烫伤告知　告知病人及家属勿使用热水袋，以防烫伤。

（5）防意外告知　告知病人家属加强陪护，注意病人情绪、行为变化。

【健康教育】

1. 急性关节炎期告知　告知病人卧床、抬高患肢、制动，适度运动及保护关节的意义。

2. 嘱病人保持心情愉快，避免过度紧张，生活要有规律；肥胖者应减轻体重；防止受凉、劳累、感染、外伤等。

3. 饮食指导　告知病人忌酒，避免进食高蛋白、高嘌呤食物，每日至少饮水 2000ml，应用排酸药时更应多饮水，有助于尿酸随尿液排出。

4. 适度活动　告知病人不要长时间持续进行重的体力工作，保护关节，经常改变姿势，保持受累关节舒适，若有局部温热和肿胀，尽可能避免其活动。

5. 出院指导　告知病人自我观察病情，平时用手触摸耳廓及手足关节处，检查是否产生痛风石。定期复查，门诊随访。

【效果评价】

1. 了解治疗及饮食的意义。

2. 能够正确面对疾病，提高其疾病自我管理能力。

七、皮质醇增多症

【疾病概念】

皮质醇增多症又称 Cushing 综合征，是由多种原因引起的肾上腺分泌过多的糖皮质激素所致的疾病的总称。主要表现为满月脸、向心性肥胖、皮肤紫纹、痤疮、糖尿病倾向、高血压和骨质疏松。多见于女性，男女之比为1：2～1：3，以20～40岁居多。

【临床特点】

1. 体貌改变 满月脸、向心性肥胖、多血质，病人面圆呈暗红色，颈、胸、背、腹部脂肪增厚，四肢显得相对瘦小。

2. 全身及神经、精神表现 肌无力，下蹲后起立困难。情绪不稳，烦躁失眠，严重者可出现精神失常。

3. 皮肤表现 皮肤薄，微血管脆性增加，轻微外伤即可引起瘀斑。腹下侧、大腿外侧等出现紫纹。

4. 心血管表现 高血压多见，可发生左室肥大、心力衰竭。

5. 抵抗力下降 容易感染某些化脓性细菌、真菌和病毒性疾病。

6. 性功能异常 女性病人出现月经减少或停经，男性病人出现性欲减退、阴茎缩小、睾丸变软等。

7. 代谢障碍 血糖升高，葡萄糖耐量减低，部分病人出现类固醇性糖尿病。

【评估要点】

1. 一般情况 观察生命体征变化，询问有无家族史、过敏史，起病时间及发病经过及治疗检查情况、睡眠状况。

2. 专科情况

（1）有无身体外观改变和皮肤色素沉着。

（2）有无水肿、低钾症状及体征，注意体重变化及有无恶心、呕吐、腹胀、乏力、心律失常等情况。

（3）有无细菌性或真菌性感染，注意体温变化。

（4）有无关节痛或腰背痛，活动能力是否受限。

（5）有无高血压、心力衰竭等表现，注意心律、心率及血压的变化。

3. 实验室及其检查

（1）血浆皮质醇是否增高，昼夜节律是否消失，24

小时尿 17 - 羟皮质类固醇、尿游离皮质醇是否升高。

（2）小剂量地塞米松抑制试验尿 17 - 羟皮质类固醇不能被抑制到对照值的 50% 以下；大剂量地塞米松试验能被抑制到对照值的 50% 以下者病变大多为垂体性，不能被抑制者可能为原发性肾上腺皮质肿瘤或异位 ACTH 综合征。

（3）垂体性 Cushing 病　蝶鞍 X 线片检查小部分病人蝶鞍扩大，蝶鞍区断层摄片均增大。肾上腺皮质腺瘤：蝶鞍 X 线片检查病人蝶鞍不扩大；肾上腺扫描、B 超检查瘤侧显像增大，CT、MRI 检查显示肿瘤。

【护理诊断/相关因素】

1. 自我形象紊乱　与 Cushing 综合征引起身体外观改变有关。

2. 体液过多　与糖皮质激素过多引起的水、钠潴留有关。

3. 有感染的危险　与蛋白质分解作用增强和高血糖引起的白细胞吞噬功能降低有关。

4. 有受伤的危险　与代谢异常引起钙吸收障碍，导致骨质疏松有关。

【护理措施】

1. 合理休息　尽量平卧，抬高双下肢，有利于静脉回流。

2. 观察病人水肿情况　每天测量体重，记录 24 小时液体出入量。

3. 病情观察

（1）观察血压、心律、心率变化，一旦发现有左心衰竭表现，应立即取半卧位，氧气吸入，按医嘱进行抗心力衰竭处理。

（2）观察有无低钾症状，如出现恶心、呕吐、腹胀、乏力、心律失常等情况应及时测血钾并描记心电图，与医师联系配合处理。

（3）注意体温变化，观察有无感染征象。

（4）观察病人水肿情况，每天测量体重，记录 24 小时液体出入量。

4. 感染的预防和护理 病人由于抵抗力下降，易发生各种感染。应保持病室环境及床单位整洁，温湿度适宜。保持皮肤、口腔及会阴部清洁，避免皮肤损伤。尽量减少去往公共场所。

5. 活动指导 避免剧烈运动，防止碰撞或跌倒而引起骨折，变换体位时动作要轻，必要时卧硬板床。

6. 用药观察 应用糖皮质激素合成阻滞药治疗时，应注意观察疗效和不良反应。此类药物的主要不良反应是引起食欲不振、恶心、呕吐、嗜睡、乏力等，部分药物肝损害较大，应定期检查肝功能。

7. 心理护理 鼓励和协助病人表达自己的感受，给病人提供有关疾病的资料和已治疗成功的病例，帮助病人树立自信心，指导病人穿合体衣服，恰当修饰可增加心理舒适感和美感。

【应急措施】

1. 水肿严重时 平卧时抬高双下肢，利于静脉回流。给予利尿剂，观察水肿消退情况及不良反应。记录 24 小时液体出入量。

2. 发生心力衰竭时 给予持续低流量吸氧、半卧位，控制液体滴数。给予心电监护。

【告知内容】

1. 防外伤告知 避免剧烈运动，防止碰撞或跌倒引起骨折，变换体位时动作要轻。

2. 防感染告知 保持皮肤、口腔及会阴部清洁，避免皮肤损伤。尽量减少去往公共场所。

3. 用药告知 不可随意停药。

【健康教育】

1. 告知病人有关疾病过程及治疗方法，指导病人正确用药并学会观察药物疗效和不良反应，使用皮质激素替代治疗者让其了解有关注意事项。

2. 教会病人自我护理措施，适当从事力所能及的活动，增强其自信心和自尊感。指导家属为其提供有效的心理、情感支持。

3. 饮食指导　进低钠、高钾、高蛋白、低碳水化合物、低热量的食物，预防和控制水肿。多食柑橘、香蕉、南瓜等含钾高的食物。

【效果评价】

1. 水肿减轻，皮肤完整。

2. 能从事正常的生活。

3. 了解饮食、用药对疾病的意义及影响。

第七节　血液病科疾病护理指导书

建立血液病专科护理指导书的目的是为血液病科及其相关专业的临床疾病护理提供指导依据。适用于血液病科及其相关专业的护理人员。

一、过敏性紫癜

【疾病概念】

过敏性紫癜是一种常见的血管变态反应性、出血性疾病。

【临床特点】

1. 皮肤型　皮肤出现瘀点、紫癜，多见于四肢皮肤。

2. 腹型　腹痛、恶心、呕吐、便血。

3. 关节型　关节肿胀、疼痛。

4. 肾型　尿血或伴有蛋白尿。

【评估要点】

1. 一般情况　观察病人生命体征有无异常。

2. 专科情况 观察瘀点或紫癜的分布、数量及颜色的变化；有无腹痛、腹泻、恶心、呕吐及便血症状；有无关节肿胀、疼痛，发作部位、疼痛性质；紫癜1周左右有无尿血。

3. 实验室及其他检查 血、尿常规，血凝四项等。

【护理诊断/相关因素】

1. 有损伤的危险——出血 与血管壁的通透性和脆性增加有关。

2. 舒适的改变——疼痛 与局部过敏性血管炎性病变有关。

3. 知识缺乏 与缺乏有关病因预防的知识有关。

【护理措施】

1. 病人卧床休息，减少过早或过多的行走性活动，协助必要的生活护理。

2. 饮食护理

(1)病人了解过敏性食物的摄取。

(2)发作期可根据病情选择清淡、少刺激、易消化饮食。

(3)有消化道出血者，必要时可禁食。

3. 密切观察皮肤瘀点或紫癜的分布有无增多或减退。

4. 腹痛病人，评估疼痛的部位、性质、严重程度及其持续时间，有无伴随症状。

5. 关节肿痛的病人，局部关节的制动与保暖，必要时遵医嘱给予止痛剂，观察用药后反应。

6. 便血病人观察排便的性质、颜色。

7. 观察有无水肿以及尿量、尿色的变化。

【应急措施】

消化道出血：给予禁食，观察排便的性质、颜色，建立静脉通道，遵医嘱静脉补液。出血严重者，做好配血与输血的各项护理。

【告知内容】

1. 防摔伤告知 病人下床、如厕，行走时有人陪护，以防摔伤。

2. 防压疮告知 告知病人勤翻身，以防压疮。

3. 防液体外渗告知 告知病人输液时，输液侧肢体活动要小心，穿刺部位疼痛时及时告诉护士，以防液体外渗。

4. 用药告知 告知病人用药的意义及注意事项。

5. 卧床告知 告知病人休息的意义。

【健康教育】

1. 疾病知识的教育 向病人及家属解释引发本疾病的有关因素及避免再次接触的重要性。

2. 预防过敏性紫癜的发生与复发 避免接触与发病有关的药物或食物(根据过敏原筛查结果)，注意休息，增强体质，预防上呼吸道感染。

3. 自我监测病情 教会病人对出血情况及其伴随症状或体征的自我监测。发生病情有变化，立即就医。

【效果评价】

1. 了解饮食的注意事项。

2. 了解出血情况及其伴随症状或体征。

3. 了解卧床休息的意义。

二、血液系统出血

【适用病种】

白血病、特发性血小板减少性紫癜、再生障碍性贫血、淋巴瘤、多发性骨髓瘤。

【临床特点】

皮肤、牙龈及鼻腔出血多见，也可有眼底出血，内脏出血多为重症。

【评估要点】

1. 一般情况 观察病人生命体征有无异常，有无

其他伴随疾病，警惕并发症。

2. 专科情况 皮肤及黏膜瘀点、瘀斑的数目及分布，鼻黏膜及牙龈出血，头痛病人观察意识状态。

3. 实验室及其他检查 血常规、血凝四项。

【护理诊断/相关因素】

1. 口腔黏膜的改变——血疱、牙龈渗血 与血小板质与量有关。

2. 潜在并发症——颅内出血、便血、皮肤及黏膜瘀点、瘀斑 与血小板质与量有关。

【护理措施】

1. 口腔黏膜出血 遵医嘱口腔护理或漱口液，每日 5 次含漱。

2. 鼻出血 少量出血，可局部压迫止血或云南白药棉球填塞；出血较多，报告医师，给予局部处置。

3. 出血的观察

(1)监测生命体征。

(2)观察尿液性质、量，遵医嘱记出入量。

(3)有消化道出血症状时，观察皮肤色泽、肢端温度等失血性休克的早期征象，及时通知医师并配合抢救处置。

(4)遵医嘱禁食、禁水，观察并记录排便及呕吐物的颜色和性质。呕血时注意使病人头偏向一侧，防止呕吐物呛入气管引起窒息。

4. 颅内出血 观察意识变化，发生意识障碍时每班观察瞳孔 >2 次。

5. 皮肤观察 观察皮肤瘀点、瘀斑的数量与分布变化，注射或穿刺部位拔针后按压时间大于 5 分钟。

6. 血小板计数 血小板计数 $< 20 \times 10^9/L$，必须绝对卧床休息。

【应急措施】

出血性休克：建立静脉液路，密切监测生命体征，遵医嘱用药，观察用药后反应并记录。

【告知内容】

1. 防摔倒告知 告知病人下床、如厕、行走时有人陪护，以防摔伤。

2. 防压疮告知 告知病人勤翻身，以防压疮。

3. 防液体外渗告知 告知病人输液时，输液侧肢体活动要小心，穿刺部位疼痛时及时告诉护士，以防液体外渗。

4. 绝对卧床告知 告知病人血小板低于 $20 \times 10^9/L$ 时绝对卧床休息的意义。

5. 预防出血告知 告知病人预防出血的方法。

【健康教育】

1. 疾病知识教育 使病人及家属了解出血的临床特点及治疗方法。

2. 避免诱发或加重出血

(1)注意避免肢体的碰撞或外伤。

(2)沐浴时避免用力擦洗皮肤，勤剪指甲，以免抓伤皮肤。

(3)指导病人用软毛牙刷刷牙或漱口，避免食用带刺、含骨头以及坚果类食物。

(4)指导病人进食高蛋白、高维生素、易消化的软食或半流质饮食，保持大便通畅，排便时不可过于用力。

3. 保持充足的睡眠 避免情绪激动、剧烈咳嗽。

4. 用药指导 出院后不私自乱服药物，注意避免应用可能引起血小板减少或抑制其功能的药物(如阿司匹林、吲哚美辛栓、磺胺类等)。

【效果评价】

1. 了解预防出血的措施。

2. 了解卧床的意义。

三、血液系统感染

【适用病种】

白血病、白细胞减少症、淋巴瘤、多发性骨髓瘤、再生障碍性贫血。

【临床特点】

发热、咽痛、口腔黏膜炎、鼻塞、咳嗽、咳痰、憋喘。

【评估要点】

1. 一般情况 观察病人生命体征有无异常，有无其他伴随疾病，警惕并发症。

2. 专科情况 体温异常，发热时间与规律；口腔内有无溃疡；咽部充血程度，咳嗽、咳痰频次，痰液性质及量；有无憋喘、心慌、气短等伴随症状。

3. 实验室及其他检查 血常规、X线检查、病原学检查等。

【护理诊断/相关因素】

1. 舒适的改变 与鼻塞、头痛、咽痛、憋喘有关。

2. 体温过高 与感染和（或）肿瘤细胞代谢亢进有关。

3. 清理呼吸道无效 与呼吸道感染、痰液黏稠有关。

4. 气体交换受损 与感染有关。

5. 口腔黏膜完整性受损 与感染、化疗反应有关。

【护理措施】

1. 发热期间，嘱病人卧床休息，多饮水出汗后及时更换内衣，并注意保暖。

2. 保持病房环境安静空气流通，开窗通风30分钟，每日2次，紫外线病室消毒30分钟，每日1次。

3. 监测体温变化，>38℃时每日测4次体温，39℃报告医师，遵医嘱处置，观察用药后反应及症状，给予物理降温。

4. 持续高热者，密切观察生命体征变化，发现异常，及时报告医师处置。

5. 遵医嘱按时间给予抗生素静脉输入，并观察有无迟发性过敏反应。

6. 指导病人有效排痰，遵医嘱给予雾化吸入，无力咳痰者，及时给予吸痰。

7. 肺部感染病人出现憋喘等伴随症状，应给予半坐卧位，予氧气吸入，必要时给予气管插管，呼吸机辅助呼吸。

8. 晨、晚间及每次进食后督促病人刷牙或漱口，出现口腔溃疡病人，遵医嘱配置漱口液。

9. 督促病人晚睡前及大便后清洗肛周，出现肛周感染者，遵医嘱使用抗菌药物外用。

【应急措施】

发生感染性休克：建立静脉液路，密切监测生命体征，遵医嘱给予用药，观察用药后反应并记录。

【告知内容】

1. 防摔伤告知　告知病人下床、如厕、行走时有人陪护，以防摔伤。

2. 防压疮告知　告知病人勤翻身，以防压疮。

3. 防化疗药外渗告知　告知病人输液时，输液侧肢体活动要小心，穿刺部位疼痛时及时告诉护士，以防液体外渗。

4. 治疗用药告知　告知病人应用化疗药物、抗生素、退热药物的意义。

5. 口腔清洁告知　告知病人口腔清洁的方法及意义。

6. 肛周清洁告知　告知病人注意肛周清洁的方法及意义。

【健康教育】

1. 住院期间不串病房，防止交叉感染，注意保暖及个人卫生。

2. 指导病人进食高热量、高维生素、营养丰富、清淡、易消化的半流质或软食，可少量多餐，成人每日饮水至少 2000ml。

3. 病人了解发热及痰液黏稠时多饮水的目的、意义。

4. 指导病人识别并发症，如有不适及时呼叫值班护士。

5. 告知病人生活要有规律，避免劳累、受凉感冒。

6. 出院指导　病人了解本病的相关知识，增强体质，提高机体免疫力，少去公共场所，如有不适及时就诊。

【效果评价】

了解预防感染的措施。

四、贫血

【疾病概念】

贫血是指单位容积周围血液中血红蛋白浓度、红细胞计数和(或)血细胞比容低于相同年龄、性别和地区正常值低限的一种常见的临床症状。贫血不是一种独立的疾病，各系统疾病均可引起贫血。缺铁性贫血、巨幼细胞贫血、再生障碍性贫血。

【临床特点】

皮肤、黏膜苍白，周身乏力、心慌、气短、头晕、头痛、耳鸣、眼花、记忆力减退、注意力不集中、困倦同时常有食欲减退、腹胀、恶心。

【评估要点】

1. 一般情况　观察病人生命体征有无异常，有无

其他伴随疾病，警惕并发症。

2. 专科情况 周身乏力、心慌、气短及其他伴随疾病。

3. 实验室及其他检查 血常规、心电图等。

【护理诊断/相关因素】

1. 活动无耐力 与贫血导致机体组织缺氧有关。

2. 营养失调，低于机体需要量 与各种原因导致造血物质摄入不足、消耗增加或丢失过多有关。

【护理措施】

1. 生活护理 病情危重者绝对卧床休息，有专人陪护，避免活动时突然变换体位造成直立性低血压头晕而摔伤。

（1）轻度贫血者，注意休息，避免疲劳。

（2）中度贫血者，增加卧床休息时间，若病情允许，鼓励其生活自理，活动量以不加重症状为度。

（3）重度贫血者，应卧床休息，遵医嘱给予吸氧。

2. 饮食护理

（1）缺铁性贫血病人多食含铁丰富的食物，如动物肉类、肝脏、血、蛋黄、海带、黑木耳，但不与浓茶、咖啡同服，可多食富含维生素 C 的食物。

（2）巨幼细胞贫血病人增加叶酸及维生素 B_{12} 摄入，多食绿叶蔬菜、水果、谷类、肉类、肝脏、禽蛋和海产品。

【应急措施】

晕厥：及时给予病人平卧位，测量生命体征，建立静脉液路。

【告知内容】

1. 相关内容告知 告知病人防摔倒、防烫伤。

2. 用药告知 告知病人用药的意义及注意事项。

3. 卧床告知 告知病人血红蛋白低于 60g/L 时绝对卧床休息的意义。

4. 饮食告知　告知病人饮食注意事项。

【健康教育】

1. 向病人及家属讲解贫血相关知识，使其积极主动参与疾病治疗与康复。

2. 饮食均衡，荤素搭配，以保证足够热量、蛋白质、维生素及相关营养素（铁、叶酸、维生素 B_{12}）的摄入。摄入高蛋白、高维生素、富含铁剂的食物。做到不偏食，忌辛辣、油腻食物。

3. 建议家庭用铁锅烹调，烹调时温度不宜过高，时间不宜过长。

4. 生活规律，睡眠充足，休养环境安静、舒适。

【效果评价】

1. 了解预防外伤的措施。

2. 了解卧床的意义。

3. 了解饮食的摄入方法。

五、血液系统疼痛

【适用病种】

白血病、多发性骨髓瘤、各种晚期血液肿瘤。

【临床特点】

不同部位的骨骼疼痛，胸骨、腰背部及双下肢关节疼痛常见。

【评估要点】

1. 一般情况　观察病人生命体征有无异常，有无其他伴随疾病，警惕并发症。

2. 专科情况　观察疼痛的部位、性质及原因。有无其他伴随症状。

3. 实验室及其他检查　血常规、骨髓象等。

【护理诊断/相关因素】

1. 舒适的改变——疼痛　与白血病细胞或骨髓瘤

细胞浸润组织和(或)病理性骨折有关。

2. 焦虑 与疼痛有关。

【护理措施】

1. 评估病人状况，包括疼痛的性质、部位、规律以及激发和缓解疼痛的因素，伴随症状、体征及心理反应。

2. 疼痛较轻时帮助病人转移注意力，实施松弛疗法。

3. 遵医嘱运用冷敷、热敷、止痛膏等皮肤刺激疗法，亦可采用舒筋活络方法，如针灸、推拿(骨折病人禁止)、拔火罐等。

4. 持续疼痛病人，遵医嘱使用止痛剂，评估止痛效果。

5. 止痛剂起作用的最佳时间内(一般肌内注射30分钟后，口服1小时后)，安排所需的活动，有人搀扶下治疗、翻身、进食、咳嗽、下床走动等。

6. 给予心理护理，鼓励说出感受。

7. 减少对病人的打扰，尽可能去除其他不良刺激。

8. 摄取含膳食纤维多的食物，保持大便通畅，预防便秘。

【应急措施】

1. 颅内出血

(1)去枕平卧，头偏向一侧。

(2)及时吸出呕吐物，保持呼吸道通畅；吸氧。

(3)迅速建立两条液路，保证脱水剂的快速输入。

(4)观察生命体征、意识、瞳孔、尿量的变化。

2. 鼻出血 少量时，用棉球或 0.1% 肾上腺素棉球填塞，局部冷敷。严重时，行凡士林油纱条后鼻腔填塞术。

【告知内容】

1. 防摔倒告知 告知病人下床、如厕、行走时有人陪护，以防摔伤。

2. 防压疮告知　告知病人勤翻身，以防压疮。

3. 防液体外渗告知　告知病人输液时，输液侧肢体活动要小心，穿刺部位疼痛时及时告诉护士，以防液体外渗。

4. 特殊治疗用药告知　告知病人治疗的意义。

【健康教育】

1. 指导家属观察病人情绪变化，及时疏导，以免不良心态引起疼痛加重。

2. 注意倾听病人对疼痛的诉说，解释疼痛原因，给予心理安慰。

3. 睡硬板床，铺棉垫(不睡弹性床)，保持体位舒适，不能自行翻身者家属协助其2小时翻身1次(动作轻柔)。

4. 指导家属为病人创造一个安全、安静、舒适和愉悦宽松的环境。

【效果评价】

1. 疼痛减轻或缓解。

2. 能安静入睡。

3. 情绪较稳定，有信心战胜疾病。

六、血友病

【疾病概念】

血友病是因遗传性凝血因子缺乏而引起的一组出血性疾病。

【临床特点】

肌肉及关节腔内出血是血友病的特征。

【评估要点】

1. 一般情况　观察病人生命体征有无异常，有无其他伴随疾病，警惕并发症。

2. 专科情况

（1）肌肉、关节腔内出血。

（2）血肿形成造成周围神经受压，可出现局部肿痛、麻木及肌肉萎缩。

（3）颈部、咽喉部软组织出血及血肿形成，压迫或阻塞气道，可引起呼吸困难甚至窒息。

（4）关节腔内积血吸收不完全而机化或刺激骨膜增生，会导致关节纤维化，表现为关节强直、僵硬、畸形而致残。

3. 实验室及其他检查 凝血四项。

【护理诊断/相关因素】

1. 口腔黏膜的改变——血疱、牙龈渗血 与血凝异常及缺少凝血因子有关。

2. 潜在并发症——出血 与凝血异常及缺少凝血因子有关。

3. 潜在并发症——自理能力缺陷 与关节腔内出血有关。

4. 舒适的改变——疼痛 与深部组织血肿或关节腔出血有关。

【护理措施】

1. 口腔黏膜出血 遵医嘱口腔护理或使用漱口液，每日 5 次含漱。

2. 鼻出血 少量出血，可局部压迫止血；出血较多，报告医师，给予局部填塞。

3. 消化道出血

（1）禁食、禁水，严密观察并记录排便及呕吐物的颜色和性状，呕血时迅速将病人头偏向一侧，防止呕吐物呛入气管引起窒息。

（2）监测生命体征，同时注意观察病人尿量、皮肤色泽、肢端温度变化等失血性休克的早期征象，及时通知医师并配合抢救处置。

4. 颅内出血病人 严密观察意识变化，异常时及时报告医师并注意监测血压、脉搏、呼吸、体温、瞳孔的变化。

5. 关节腔内出血 抬高患肢制动，保持功能位，给予必要的生活护理。

6. 穿刺出血 避免或减少不必要的穿刺，必要时拔针后局部按压 5 分钟以上，直至出血停止。

【应急措施】

出血性休克：建立静脉液路，密切监测生命体征，遵医嘱用药，观察用药后反应并记录。

【告知内容】

1. 防摔倒告知 告知病人下床、如厕、行走时有人陪护，以防摔伤。

2. 防压疮告知 告知病人勤翻身，以防压疮。

3. 防意外告知 与家属沟通关注病人情况变化，清除危险物品。

4. 特殊治疗用药告知 告知病人治疗的意义。

5. 绝对卧床告知 告知关节腔出血病人绝对卧床休息的意义。

6. 预防出血告知 告知预防出血的方法。

【健康教育】

1. 向病人讲解有效的预防是避免出血或病情恶化的重要手段。

2. 出院后自我监测，如碰撞后出现关节腔出血、外伤后伤口渗血的情况，自行处理常常效果不好，应立即就医。

3. 病人外出应携带写明血友病的病历卡，以备发生意外时得到及时救护。

4. 对于有血友病家族史的病人，婚前应重视遗传咨询，以减少血友病发病率。

5. 保持床单位平整，被褥衣裤轻软，注意避免肢体的碰撞或外伤。沐浴或清洗时避免水温过高和过于用力擦洗皮肤，勤剪指甲，以免抓伤皮肤。

【效果评价】

1. 了解预防出血措施。

2. 了解卧床的意义。

3. 了解关节腔出血功能位的意义。

第八节　精神科心理疾病护理指导书

建立专科护理指导书的目的是为精神科及其相关专业的临床疾病护理提供指导依据。适用于精神科及其相关专业的护理人员。

一、精神分裂症

【疾病概念】

精神分裂症是一组病因未明的精神疾病，多起病于青壮年，临床上可表现出感知、思维、情感、行为等多方面障碍，以精神活动和环境不协调为特征。

【临床特点】

1. 前驱期症状　以情绪波动、易激惹、注意力减退、动力和动机下降、睡眠障碍、社交退缩和精神病性症状为主要表现。

2. 显症期症状

（1）阳性症状　幻觉、妄想、言语及行为紊乱。

（2）阴性症状　意志减退、快感缺乏、情感迟钝、社交退缩及言语贫乏。

3. 其他　焦虑、抑郁症状，冲动行为及缺乏自知力等。

【评估要点】

1. 一般情况　评估生命体征及自理能力，有无皮肤受损、肢体畸形等情况，了解是否存在精神病性家族史，询问饮食、睡眠、排泄情况。

2. 专科情况

（1）精神心理方面 观察有无幻觉、妄想症状，是否存在情绪低落、情感倒错、无故哭泣、自笑等表现，意志行为有无改变，是否存在自知力缺乏。

（2）社会方面 评估社会支持水平、人际交往能力、社会功能受损程度及压力创伤事件。

3. 实验室及其他检查 血常规、血生化、心电图、脑电图、简明精神状况量表（MMSE）、阳性与阴性症状量表（PANSS）等。

【护理诊断/相关因素】

1. 感知觉改变 与感知觉障碍（幻觉、错觉）等有关。

2. 思维过程改变 与思维内容障碍（妄想）、思维逻辑障碍、思维联想障碍等有关。

3. 有受伤的危险 与命令性幻听、被害妄想、精神运动性兴奋、缺乏自知力等有关。

4. 营养失调，低于机体需要量 与受幻觉、妄想支配而拒食，极度兴奋消耗过大有关。

5. 睡眠型态紊乱 与幻觉、妄想、兴奋、环境陌生、睡眠规律紊乱等有关。

6. 部分生活自理缺陷 与意志减退、精神衰退等有关。

7. 社交障碍 与行为退缩、怪异行为等有关。

【护理措施】

1. 安全及基础护理

（1）严格执行病区安全管理与检查制度，病房内禁放危险物品，为患者提供安全舒适的住院环境。

（2）密切观察病人情况，加强巡视，重症病人（冲动、自杀自伤、出走、木僵及伴有严重躯体疾病者）

实行24小时专人护理。

（3）做好生活护理，包括个人卫生、饮食、睡眠、排泄、活动等。评估进食及营养情况，防噎食、拒食，每周称体重一次。

2. 心理及症状护理

（1）建立良好的护患关系，正确运用沟通技巧。

（2）幻觉和妄想的护理　交谈时忌贸然否定患者幻觉或妄想内容，避免在患者面前窃窃私语。

（3）冲动行为的护理　耐心劝导，努力稳定患者情绪，对伤人毁物者联合其他医护人员遵医嘱对其做好保护性约束。

（4）木僵的护理　做好生活护理，保证营养和液体的摄入，必要时进行鼻饲，关注排泄情况，避免压疮、吸入性肺炎等并发症。

（5）拒食的护理　针对有被害妄想的患者，因认为饭菜有毒而拒食时，可集体进食并让患者自主挑选食物，或让患者先观察他人进食以消除顾虑。

3. 用药护理

（1）严格执行操作规程，做好三查八对，防藏药。

（2）观察药物副作用，如嗜睡、体位性低血压、锥体外系不良反应等，发现异常及时对症处理。

【应急措施】

噎食：立即清除病人口咽部食物，若症状无缓解，应用海姆立克急救法进行快速急救，若重复五、六次无效，立即用大号针头在环甲软骨上沿正中部位插进气管，并通知医师进行气管插管。

【告知内容】

1. 用药告知　告知病人不要随意增减药物或停药以免发生戒断反应。

2. 防跌倒告知　告知病人不可突然站立或坐起，防止体位性低血压；头晕时，立即扶墙或卧床。

3. 防坠床告知　神志不清、躁动兴奋者适当给予保护性约束，告知陪护人员相关注意事项。

4. 防压疮告知　木僵或极度被动病人，留陪护人员并告知家属防压疮的意义及相关注意事项。

5. 防消极告知　对于抑郁或命令性幻听病人，嘱陪护人员不得离开病人，不得携带危险物品，关注病人情绪及异常行为。

6. 防冲动告知　告知陪护人员勿激惹患者，注意病人情绪及行为变化。

7. 防出走告知　告知陪护人员不得离开病人，陪护者不得持有病房钥匙，需由工作人员代为开关门。

8. 防藏药告知　告知病人及家属服药后检查的必要性及相关注意事项。

【健康教育】

1. 帮助病人及家属认识到按时吃药、配合治疗、定期复查的重要性，正确面对疾病，消除病耻感。

2. 教会病人及家属识别疾病复发的先兆症状及应对危机(如自杀、冲动)的方法。

3. 帮助病人建立自理模式。

4. 鼓励病人参与集体活动，保持良好的生活习惯，避免精神刺激。

5. 指导家属给予积极的社会支持。

【效果评价】

1. 服药依从性增强。

2. 情绪基本稳定。

3. 自理能力提高。

二、抑郁障碍

【疾病概念】

抑郁障碍是指由多种原因引起的以显著而持久的抑郁症状群为主要临床特征的一类心境障碍。

【临床特点】

1. 核心症状 心境低落、兴趣减退、快感缺失。

2. 心理症状群 包括思维迟缓、注意力下降、负性认知模式、自罪自责、自杀观念和行为、活动减少、焦虑等。

3. 躯体症状群 入睡困难、早醒、食欲下降、头晕、心慌、精力下降、性功能障碍等。

【评估要点】

1. 一般情况 评估病人生命体征、睡眠、营养、皮肤完整性(有无外伤、瘢痕)及排泄情况等。

2. 专科情况

(1)精神心理方面 评估病人是否存在负性认知模式(绝对化、糟糕至极、以偏概全),情绪低落、生活懒散、自罪自责。

(2)社会方面 评估社会支持水平,评估病人人际交往能力、压力创伤事件及社会功能受损程度。

3. 实验室及其他检查 血常规、血生化、心电图、脑电图、症状自评量表(SCL-90)、抑郁自评量表(SDS)、焦虑自评量表(SAS)等。

【护理诊断/相关因素】

1. 有自伤、自杀的危险 与自罪、自责、自我评价低有关。

2. 营养失调,低于机体需要量 与情感障碍食欲缺乏、自罪妄想有关。

3. 睡眠型态紊乱 与严重抑郁有关。

4. 自我认同紊乱 与感到无用、无助、无价值有关。

5. 部分生活自理缺陷 与意志减退、精神衰退等有关。

6. 社交障碍 与精神活动下降、思维过程改变有关。

【护理措施】

1. 安全及基础护理

(1)提供安全舒适的住院环境，严格执行病区安全管理与检查制度。

(2)检查病人及家属入院用物，严禁危险品带入病室(如利器、绳索、火种)等。

(3)做好生活护理，协助病人完成个人卫生，督促营养摄入及排泄、保证睡眠等。

2. 心理及症状护理

(1)尊重病人、重视病人感受，建立良好的护患关系。

(2)鼓励病人合理宣泄并学会控制负性情绪。

(3)帮助病人改变负性认知，建立正确的认知模式及应对方式。

(4)评估病人自杀、自伤风险，早期辨认自杀意图，重点关注恢复期异常情绪行为；对有自杀意念或行为者应遵医嘱执行保护性约束，Ⅰ级病房24小时专人护理。

(5)鼓励病人参与集体活动，对病人的进步及时给予赞扬，帮助其提高自信与自尊。

【应急措施】

自缢是精神科常见的自杀手段，一旦发生自缢应：

(1)即刻将病人身体上托，松解或割断绳索，就地平卧，判断有无呼吸、心跳。呼叫另一当班者通知医生，如呼吸、心跳停止，立刻行心肺复苏术。

(2)给氧并建立静脉通道，给予中枢兴奋药物。

(3)若喉部骨折或颈部软组织损伤、出血致气管阻塞影响呼吸恢复，做气管切开。

(4)自缢病人多数伴有不同程度的脑水肿，应酌情给予脱水治疗。

(5)如病人呼吸、心跳恢复，但仍昏迷，按昏迷护理常规护理；如病人意识模糊躁动不安，应适当保护性约束，防止坠床。

（6）病人清醒后，应劝导安慰病人，使之情绪稳定，同时严密观察，严防再度自杀。

【告知内容】

1. 用药告知　告知病人不要随意增减药物或停药以免发生戒断反应。

2. 防压疮告知　极度被动病人，留陪护人员并告知防压疮的意义及相关注意事项。

3. 防消极告知　对于抑郁或命令性幻听病人，嘱陪护人员不得离开病人，不得携带危险物品，时刻关注病人情绪及异常行为。

4. 防出走告知　告知陪护人员不得离开病人，陪护者不得持有病房钥匙，需由工作人员代为开关门。

5. 防藏药告知　告知病人及家属服药后检查的必要性及相关注意事项。

【健康教育】

1. 告知病人应坚持服药，严禁擅自增减药量或停药。

2. 告知家属社会支持的重要性，为病人提供良好的家庭支持。

3. 教会病人及家属识别复发前期或早期的症状，有异常及早复查。

4. 指导病人合理宣泄不良情绪。

5. 鼓励病人参与集体活动，保持规律的生活习惯。

【效果评价】

1. 了解疾病相关知识，正确面对疾病。

2. 合理宣泄负面情绪，保持情绪稳定性。

3. 极度消极时，能够主动求助。

三、双相情感障碍

【疾病概念】

双相情感障碍指既有躁狂或轻躁狂发作，又有抑郁发作的一类心境障碍。临床上，把仅有躁狂发作或者可能是由于服用抗抑郁剂诱发的躁狂发作也归于此类。

【临床特点】

1. 抑郁发作　概括为情绪低落、思维迟缓、意志活动减退"三低"症状，发作至少持续 2 周且存在社会功能受损。

2. 躁狂发作　概括为情感高涨、思维奔逸、活动增多"三高"症状，可伴有夸大观念或妄想、冲动行为、睡眠需求减少等，发作至少持续 1 周并存在社会功能受损。

3. 混合发作　躁狂症状和抑郁症状可在一次发作中同时出现，或在短时间内快速转换。

【评估要点】

1. 一般情况　评估病人生命体征、睡眠、饮食、皮肤完整性及排泄情况等。

2. 专科情况

（1）精神心理方面　评估病人有无幻觉、妄想、兴奋冲动、食欲亢进或减退、情绪高涨或低落等。

（2）社会方面　评估社会支持水平，评估病人人际交往能力、压力创伤事件及社会功能受损程度。

3. 实验室及其他检查　血常规、血生化、心电图、脑电图、抑郁自评量表（SDS）、贝克－拉范森躁狂量表（BRMS）、锂盐血药浓度监测等。

【护理诊断/相关因素】

1. 有对他人施行暴力的危险　与躁狂发作时情绪易激惹有关。

2. 有自伤、自杀的危险 与抑郁发作时自罪、自责、自我评价低有关。

3. 营养失调，低于机体需要量 与消耗增多、摄入减少、饮食无规律有关。

4. 睡眠型态紊乱 与情感高涨导致睡眠需要减少或抑郁发作有关。

5. 思维过程紊乱 与情感高涨或心境低落有关。

【护理措施】

1. 安全及基础护理

(1)提供安全舒适的住院环境，严格执行病区安全管理与检查制度。

(2)按时巡视病房，对冲动、有过激行为及自伤、自杀倾向者实行 24 小时专人看护，防冲动、防自杀，必要时遵医嘱执行保护性约束。

(3)做好生活护理，协助病人做好个人卫生，保证足够的营养和液体摄入，合理安排活动时间，保证睡眠，记录排泄情况。

2. 症状及心理护理

(1)建立良好的护患关系，鼓励病人表达内心想法。

(2)帮助病人正确认识疾病，学会应对不良情绪的方法。

(3)严密观察病人的情绪、行为变化，评估自杀、暴力行为风险，按照防范措施进行处理。

(4)指导病人参与各类康复活动，转移过剩精力或消极情绪。

【应急措施】

碳酸锂中毒：立即停用锂盐，给予生理氯化钠溶液大量补液，促进锂盐排泄，碱化尿液，纠正酸碱平衡，必要时遵医嘱应用高渗钠盐加速锂的排泄或进行血液透析。

【告知内容】

1. 防坠床告知　神志不清、躁动兴奋者适当给予保护性约束，告知陪护人员相关注意事项。

2. 防消极告知　对于抑郁或命令性幻听患者，嘱陪护人员不得离开病人，不得携带危险物品，关注病人情绪及异常行为。

3. 防冲动告知　告知陪护人员勿激惹病人，注意病人情绪及行为变化。

4. 防出走告知　告知陪护人员不得离开病人，陪护者不得持有病房钥匙，需由工作人员代为开关门。

5. 防藏药告知　告知病人及家属服药后检查的必要性及相关注意事项。

【健康教育】

1. 宣传坚持服药、定期复查的重要意义。

2. 指导病人正确发泄情绪，合理控制情绪，恰当的与他人沟通。

3. 指导家属提供良好的家庭支持，早期识别异常，做好危机应对。

【效果评价】

1. 情绪平稳，消除暴力或消极行为的风险。

2. 学会正确宣泄情绪的方法，学会自我控制。

3. 自觉坚持服药，定期复查。

四、分离障碍

【疾病概念】

分离障碍旧称"癔症"，是由于明显的心理因素导致个体非自主地、间断地丧失部分或全部心理－生理功能的整合能力，在感知觉、记忆、情感、行为、自我及环境意识等方面存在失整合的一组病症。

【临床特点】

1. 多急性起病，症状复杂多样，主要表现为感觉、运动障碍或意识状态改变。

2. 与心理社会因素明显相关，可由刺激、压力、暗示、回忆、联想等诱发。

3. 症状具有夸大、做作或带有感情色彩等特点，部分病人具有表演型人格特征。

4. 缺乏自知力。

【评估要点】

1. 一般情况 评估病人生命体征，了解有无躯体器质性病变、外伤史、发热史、过去是否发作及具体情形，询问饮食、睡眠、排泄情况。

2. 专科情况

（1）精神心理方面 评估病人是否具有暗示性、情绪化、表演性等人格特征，情绪是否稳定、有无情感暴发，有无感知觉异常，有无躯体化症状。

（2）社会方面 了解家庭教养方式、有无幼年创伤、应激性事件，受教育程度及成年行为模式，有无宗教信仰，既往发病有无获益等。

3. 实验室及其他检查 评估血常规、血生化、心电图、脑电图等。

【护理诊断/相关因素】

1. 躯体移动障碍 与疾病导致的躯体运动缺失有关。

2. 语言沟通障碍 与疾病导致的失声症发作有关。

3. 吞咽障碍 与咽喉部异物感、梗阻感、痉挛感有关。

4. 感知觉紊乱 与本体感知觉异常有关。

5. 有受伤的风险 与兴奋、冲动、神游行为有关。

6. 社交障碍 与怪异行为有关。

【护理措施】

1. 安全及基础护理

（1）提供安全的住院环境，按时巡视病房，病房内禁放危险物品。

(2)协助木僵或躯体移动障碍的病人做好生活护理。

2. 症状及心理护理

(1)正确运用沟通技巧,与病人接触时避免言语刺激或过分关注。

(2)病人症状发作时,保证周围环境安全、安静,减少围观,以减轻病人发作程度及治疗护理的顺利进行。

(3)对极度兴奋、躁动、有强烈情绪反应的病人严密监护。

(4)对躯体移动障碍者,帮助其肢体活动,防止肌肉萎缩;长期卧床病人,定时翻身、擦洗、按摩,促进局部组织的血液循环,预防感染;提供高膳食纤维饮食,保证大便通畅。

(5)对有神游症行为的病人专人看护,做好防范措施,防止意外伤害的发生。

【应急措施】

肩部约束不当可导致臂丛神经麻痹:解除约束,控制精神症状,采用治疗性卧位,增强肌力训练,做向心性按摩,促进患肢主、被动活动,局部热敷及理疗。

【告知内容】

1. 防压疮告知 躯体移动障碍者,留陪护人员陪护并告知防压疮的意义及相关注意事项。

2. 防坠床告知 神志不清、躁动兴奋者适当给予保护性约束,告知陪护人员相关注意事项。

3. 防冲动告知 有强烈情绪反应的病人,告知陪护人员勿激惹或过度关注病人,注意其情绪及行为变化。

4. 防出走告知 告知陪护人员不得离开病人,对有神游症行为病人专人看护，及时做好防范措施，防止意外伤害的发生。

【健康教育】

1. 帮助病人正确认识疾病，避免过度紧张。

2. 指导病人在生活与工作中有意识地调整心理状态，掌握正确的应对方式，加强对意志品质的训练。

3. 指导病人有意识地转移注意力，改变特定环境下的不良心境，以防发作。

4. 告知亲属当病人病情发作时，在保证安全的前提下，避免过分的关注和紧张。

【效果评价】

1. 正确认识疾病，掌握有效的应对方式。

2. 学会使用恰当的心理防御机制及应对技巧。

3. 社会功能基本恢复。

五、创伤后应激障碍

【疾病概念】

创伤后应激障碍是由于受到异乎寻常的威胁性、灾难性心理创伤，导致延迟出现（一般在数天至半年内发病）和长期持续（病程至少持续 1 个月）的精神障碍。

【临床特点】

1. 侵入性症状群　反复重现创伤性体验；与创伤性事件明确关联的梦魇；类似事件可诱发痛苦反应。

2. 持续性回避　回避与创伤有关的人、事、物。

3. 认知和心境的负性改变　选择性遗忘、认知歪曲、持续性负性情绪等。

4. 警觉性增高　睡眠障碍、注意力下降、易激惹等。

【评估要点】

1. 一般情况　评估病人生命体征、睡眠、营养、文化程度、宗教信仰等。

2. 专科情况

（1）心理精神方面　评估病人是否存在自杀风险、是否存在精神症状、是否有性格改变、了解威胁性情景等。

（2）社会方面　家属对疾病的态度与认识、评估病人社会功能受损程度。

3. 实验室及其他检查　评估血常规、血生化、心电图、脑电图等。

【护理诊断/相关因素】

1. 创伤后反应　与遭遇严重的创伤事件有关。

2. 有对他人、自己施行暴力的危险　与精神严重创伤无助、愤怒、悲伤等有关。

3. 睡眠型态紊乱　与悲伤、恐惧、兴奋、激动、愤怒有关。

4. 社交障碍　与自卑、意志、性格改变等有关。

5. 生活自理缺陷　与抑郁、躯体不适、木僵有关。

【护理措施】

1. 安全及基础护理

（1）提供安全、安静、舒适的环境，减少外界刺激，避免病人接触危险物品。

（2）帮助病人尽快摆脱创伤环境，避免再次刺激。

（3）评估病人自伤、自杀及冲动风险。

（4）帮助病人做好各项生活护理。

2. 心理及症状护理

（1）尊重并保护患者隐私，鼓励其表达不良情绪。

（2）行为紊乱和兴奋躁动者给予适当限制，保证安全；抑郁倾向者，关注其情绪状态及异常行为，必要时专人陪护；有出走意向者，专人监护并做心理疏导。

（3）给予支持性心理护理，帮助病人纠正负性认知，指导病人有效的管理情绪(如呼吸、肌肉放松法，正性思维，思维阻断法等)并掌握应对技巧(如选择性忽视、转移注意力等)。

【应急措施】

出走：立即电话告知门卫关闭大门，报告护士长及负责医师及时院内寻找。若判断已离院，报告上级部门，组织工作人员在市内有关车站处寻找并通知家属协助。若24小时无病人信息，报警找寻；若有病人信息，派车接回。

【告知内容】

1. 防消极告知 对持续负面情绪严重的病人，嘱陪护人员不得离开病人，不得携带危险物品，关注病人情绪及异常行为。

2. 防冲动告知 告知陪护人员勿激惹病人，注意病人情绪及行为变化。

3. 防出走告知 告知陪护人员不得离开病人，陪护者不得持有病房钥匙，需由工作人员代为开关门。

【健康教育】

1. 指导病人和家属学习疾病的相关知识，消除模糊观念引起的焦虑、抑郁，以及担心疾病会演变成重性精神病的误解。

2. 疾病稳定期，教会病人合理宣泄并控制情绪，正确应对创伤性体验。

3. 帮助病人制订切实可行的生活目标，合理安排工作、学习和生活，以恢复社会功能。

4. 指导家属正确理解病人的痛苦和困境，做到既关心、尊重，又不过分迁就或强制。

【效果评价】

1. 正确认识和应对应激事件。

2. 掌握调整和控制情绪的方法。

3. 社会功能基本正常。

第三章　外科疾病护理指导流程

第一节　普通外科疾病围手术期
护理指导书

建立普通外科专科护理指导书的目的是为普通外科及其相关专业的临床疾病护理提供指导依据。适用于普通外科及其相关专业的护理人员。

一、肠梗阻

【疾病概念】

肠内容物不能正常运行、顺利通过肠道，称为肠梗阻。

【临床特点】

腹痛、呕吐、腹胀，停止排气、排便。

【评估要点】

1. 一般情况　询问病人饮食习惯，是否有腹部手术史、是否有大肠肿瘤家族史。

2. 专科情况

(1)病人腹痛、腹胀等症状出现的时间及动态变化；是否有排气排便；最后一次排便的时间；呕吐的时间、频率，呕吐物的量、颜色和性质。

(2)观察病人有无水、电解质及酸碱失调的症状、体征。

(3)腹部检查是否有肠型、蠕动波。腹胀是否对称。

3. 实验室及其他检查　血常规、电解质、肝功能及 X 线检查等。

【护理诊断/相关因素】

1. 疼痛 与肠道局部缺血或肠道肌层强烈收缩有关。

2. 腹胀 与肠梗阻肠腔积液积气有关。

3. 体液不足 与呕吐及肠腔积液造成的体液丢失有关。

4. 焦虑 与身体严重不适、疲倦，对检查及治疗不了解有关。

5. 潜在的并发症 感染、休克，与肠梗阻有关。

【护理措施】

1. 一般护理

(1)保持室内环境安静，遵医嘱给予安定或其他帮助睡眠的药物，慎用止痛药。

(2)密切观察病人病情变化，及时发现较窄性肠梗阻等并发症。

(3)遵医嘱应用抗生素，补充水、电解质、维生素及其他营养物质。

(4)做好基础护理，给予漱口液漱口，行动困难者给予口腔护理，每日 2 次，保持口腔清洁。

(5)肠蠕动恢复后鼓励病人进食，告知病人进食方法。

2. 手术后护理

(1)按全身麻醉术后或硬膜外麻醉术后常规护理，详细了解手术方式和麻醉情况，给予心电监测，每小时观察并记录生命体征，观察神志、瞳孔，有无剧烈头痛及呕吐。

(2)保持室内空气流通，开窗通风，每日 2 次(清晨、下午各 1 次)，减少探视，保持环境安静，术后病人情况许可时可时尽量保持半卧位。

(3)按等级护理要求巡视病房，妥善固定各引流管，观察引流管放置的部位及引流液的性质及量。

(4)密切观察病情，及时发现肠梗阻或肠瘘等并发症。

(5)指导病人及早床上活动及有效咳嗽排痰，预防肺部并发症。

【应急措施】

1. 密切观察生命体征、胃液的性状，如血压下降、胃液呈血性，遵医嘱用止血药。

2. 出现绞窄性肠梗阻的表现时，做好术前及抢救准备。

3. 应用静脉留置针，液体持续匀速输入，以备休克的急救。

【告知内容】

1. 防意外相关告知内容

(1)防坠床及跌倒的告知　年龄较大病人，给予床挡保护，并留陪护人员，告知陪护的责任和义务及防止坠床及跌倒的相关注意事项。

(2)防压疮的告知　消瘦、活动障碍病人，告知防压疮的意义及相关注意事项。

(3)防脱管的告知　全身麻醉未清醒、精神异常病人，告知防脱管意义及相关注意事项。

2. 治疗目的告知　术前及术后给予抗生素、带引流管、半卧位及早期床上活动的意义、雾化吸入、X线检查等治疗的意义及注意事项。

【健康教育】

1. 入院后告知　告知科室环境、制度、经治医师、护士、科主任及护士长，禁食、禁水，带胃管，持续胃肠减压、半卧位、静脉输液及应用抗生素的意义。

2. 术前宣教　备皮，术前禁食、禁水，灌肠的注意事项及意义。指导有效咳嗽、咳痰的方法。

3. 术后指导

（1）术后早期下地活动的方法。

（2）饮食要求　恢复期禁烟酒及刺激性食物，肠蠕动恢复后由流质、半流质饮食逐渐过渡到普食，选择含丰富维生素、蛋白质的饮食（新鲜水果、蔬菜、鱼及瘦肉），注意保持大便通畅，增强抵抗力促进疾病恢复。

4. 出院指导　以口头形式（必要时以书面形式）由责任护士告知。

（1）了解本病的诱发因素，增强体质，提高免疫力。

（2）腹部避免受凉、饮食规律、避免暴饮暴食，有腹痛、腹胀等不适症状及时就医。

（3）遵医嘱复诊。

【效果评价】

1. 床单衣物无血迹，无疼痛烦躁，睡眠好。

2. 了解各种治疗的意义及饮食卧位的目的和意义。

3. 掌握有效的咳嗽及咳痰方法。

4. 能叙述肠梗阻预防相关知识。

5. 熟知告知内容及术前、术后、出院后的注意事项及复查时间。

二、腹外疝

【疾病概念】

1. 疝　体内某个脏器或组织离开其正常解剖部位，通过先天或后天形成的薄弱点、缺损或孔隙进入另一部位，称为疝。

2. 腹股沟斜疝　疝囊经过腹壁下动脉外侧的腹股沟管内环突出，向内、向下、向前斜行经过腹股沟管，再穿过腹股沟管皮下环，并可进入阴囊，称为腹股沟斜疝。

3. 腹股沟直疝　疝囊经腹壁下动脉内侧的直疝三

角区直接由后向前突出，不经过内环，也不进入阴囊，称为腹股沟直疝。

4. 股疝 疝囊通过股疝、经股管向卵圆窝突出的疝，称为股疝。

5. 脐疝 疝囊通过脐环突出的疝，称为脐疝。

6. 切口疝 发生于腹壁手术切口处的疝，称为切口疝。

【临床特点】

1. 腹股沟斜疝 好发于儿童及青壮年。表现为腹股沟区出现肿块。偶感胀痛，降至阴囊可自行回纳（易复性）。胀痛稍重，疝块不能完全回纳（难复性）。疝块突然增大，明显胀痛、触痛，不能还纳（嵌顿性）。全身症状重，有毒血症表现（绞窄性）。

2. 腹股沟直疝 主要临床特点是当病人直立时，在腹股沟内侧端，耻骨结节外上方出现一半球形肿块，不降入阴囊。

3. 股疝 常在腹股沟韧带下方卵圆窝处表现为一半球形的突起。股疝易发生嵌顿，且易发展成绞窄性疝。

4. 脐疝 有小儿脐疝和成人脐疝之分。小儿脐疝多属易复性，临床上表现为啼哭时肿块脱出，安静时肿块消失。病人脐疝为后天性疝，表现为脐部可见半球形肿块，按压能回纳，因疝环较小，易发生嵌顿。

5. 切口疝 发生于腹部手术切口处的疝。其主要症状为腹壁切口处逐渐膨隆，有肿块出现。站立或用力时明显，平卧时缩小或消失。常伴有腹部不适及消化不良。疝内容物可与腹壁组织粘连而成为难复性疝。

【评估要点】

1. 一般情况

（1）一般资料 年龄、性别、职业及饮食习惯，了解病人发病过程、治疗及用药情况等。

（2）健康史　评估病人有无慢性咳嗽、便秘、排尿困难、妊娠等腹内压增高的诱发因素，有无手术、外伤、切口感染等病史。了解病人营养发育及平时身体素质情况。

2. 专科情况　评估病人疝发生的部位，肿块的大小、质地，有无增大，是否伴有疼痛及能否回纳入腹腔。对于能回纳的疝块，了解疝块突出与体位、用力动作等的关系，了解有无腹部绞痛、恶心、呕吐等肠梗阻症状，有无压痛、反跳痛、腹肌紧张等腹膜刺激征及腹腔感染的征象。

3. 实验室及其他检查　血常规、腹部 X 线检查、B 超检查等。

【护理诊断/相关因素】

1. 舒适的改变　肿块突出或疼痛有关。

2. 潜在并发症　发生局部血肿、切口感染。

3. 知识缺乏　缺乏预防疝复发的知识。

【护理措施】

1. 术前护理

（1）心理护理　向病人讲解腹外疝的预防和治疗及手术的必要性，减轻病人对手术的恐惧心理。

（2）消除致腹内压增高的因素　除紧急手术外，凡术前有便秘、咳嗽、排尿困难等腹压升高因素者，均给予对症处理。

（3）活动与休息　疝块较大者较少活动，多卧床休息，离床活动时使用疝带压住疝环口，避免腹腔内容物脱出造成嵌顿疝。

（4）病情观察　观察腹部情况，若出现明显腹痛，伴疝块突然增大，紧张发硬且触痛明显，不能回纳腹腔，应高度警惕嵌顿疝发生的可能。

2. 术后护理

（1）按硬膜外麻醉或骶麻常规护理，密切监测生命体征变化，观察伤口渗血情况，及时更换浸湿的敷料。

（2）体位　取平卧位，膝下垫一软枕，使髋关节微屈，松弛腹股沟切口张力和减少腹腔内压力，利于切口愈合和减少疼痛。

（3）饮食　术后 6 ~ 12 小时若无恶心、呕吐可进水及少量流质饮食，次日可进半流质饮食及软食或普食。

（4）活动　采用无张力修补术病人可以早期离床活动，年老体弱，复发性疝、绞窄性疝、巨大疝病人可适当延迟下床活动时间。

（5）防止腹内压增高　防止剧烈咳嗽及用力大小便等。

（6）预防阴囊水肿　术后用丁字带将阴囊托起，并密切观察阴囊肿胀情况。

（7）预防切口感染　保持敷料清洁、干燥，避免大小便污染，观察体温和脉搏及切口有无红肿疼痛。

3. 尿潴留的护理　术后尿潴留者遵医嘱给予留置尿管。

【应急措施】

1. 如病人入院已为嵌顿疝或绞窄疝应立即配合医师行术前准备工作，尽快手术。

2. 留置置管针要保证液体通道顺畅。

【告知内容】

1. 防意外相关告知内容

（1）防坠床及跌倒的告知　年龄较大病人，给予床挡保护，并留陪护人员，告知陪护的责任和义务及防止坠床及跌倒的相关注意事项。

（2）防压疮的告知　消瘦、活动障碍病人，告知防压疮的意义及相关注意事项。

2. 治疗目的告知　平卧位及床上活动的注意事

项、早期排便、刀口处压迫沙袋、尽早排尿的意义及注意事项、防止疝复发的相关因素。

【健康教育】

1. 入院后告知 科室环境、制度、经治医师、护士、科主任及护士长，多吃水果蔬菜，保持大便通畅。

2. 术前宣教 备皮，术前禁食、禁水的意义及注意事项。

3. 术后指导

（1）卧位要求 术后取平卧位，未用修补材料者，床上平卧3日，用修补材料者卧1日。

（2）饮食要求 恢复期禁烟酒及刺激性食物，从流质、半流质饮食逐渐过渡到普食，选择含丰富维生素、蛋白质的饮食（新鲜水果、蔬菜、鱼及瘦肉），注意保持大便通畅，增强抵抗力促进疾病恢复，预防感冒。

4. 出院指导 以口头形式（必要时以书面形式）由责任护士告知。

（1）了解本病的诱发因素，增强体质。

（2）多吃水果蔬菜，养成定时排便的习惯，防止便秘。

（3）预防感冒，咳嗽时，用手掌按压刀口部位，以免缝线撕脱。

（4）3个月内避免重体力劳动，不提重物，避免腹压增大，如有腹痛、腹胀等不适症状及时就医。

（5）遵医嘱复诊。

【效果评价】

1. 床单衣物无血迹，无疼痛烦躁，睡眠好。

2. 了解各种治疗的意义及饮食卧位的目的和意义。

3. 掌握有效的咳嗽及咳痰方法。

4. 熟知告知内容及术前、术后、出院后的注意事项及复查时间。

三、肛周疾病

【疾病概念】

1. 直肠息肉 泛指自直肠黏膜突向肠腔的隆起性病变。

2. 肛裂 是指齿状线下肛管皮肤层裂伤后形成的小溃疡。

3. 肛旁脓肿 是指直肠肛管周围软组织内或其周围间隙发生的急性化脓性感染,并形成脓肿。

4. 肛瘘 是指肛门周围的肉芽肿性管道,由内口、瘘管、外口三部分组成。

5. 痔 是指齿状线远侧皮下静脉丛的病理性扩张或血栓形成。肛瘘、痔、肛旁脓肿、肛裂、先天性直肠肛管畸形、直肠息肉适用此护理指导书。

【临床特点】

疼痛,出血,排便异常,局部红、肿,有分泌物。

【评估要点】

1. 一般情况 评估排便情况、伴随疾病。

2. 专科情况 症状与排便的关系。

3. 实验室及其他检查 血常规、便常规 + 潜血。

【护理诊断/相关因素】

1. 疼痛 与炎症、摩擦、溃疡面形成有关。

2. 舒适的改变 与疼痛、强迫卧位、排便异常、肛门填塞物有关。

【护理措施】

1. 按等级护理要求巡视,观察伤口是否渗血或出血,骶尾部敷料渗血情况、病人面色,定时测血压、脉搏。

2. 止痛 遵医嘱应用止痛药物并观察其效果。

3. 饮食及排便 术前禁食、禁水,遵医嘱给予清洁灌肠及口服甘露醇；术后 6 小时进食无渣流质或半流质饮食（必要时应用缓泻剂），术后 3 日内尽量不排便，以保证手术切口愈合。

4. 保持肛周清洁 肛门手术切口多敞开，每日换药。排便后随即以温水坐浴，坐浴后再进行换药，创口用无菌纱布覆盖。

5. 遵医嘱应用抗生素治疗，体温异常者嘱其多饮水、遵医嘱应用退热药。

【应急措施】

1. 疾病发生时取俯卧位休息，忌辛辣刺激性食物，必要时急诊手术。

2. 留置置管针要保证液体通畅。

【告知内容】

1. 防意外相关告知内容

（1）防坠床及跌倒的告知 年龄较大病人，给予床挡保护，并留陪护人员，告知陪护的责任和义务及防止坠床及跌倒的相关注意事项。

（2）对于抑郁及有其他精神障碍病人要防止意外发生。嘱陪护人员不得离开病人，发现异常现象及时告知医护人员。

2. 治疗目的告知 术前准备意义及重要性，按时间应用抗生素、保持肛周清洁的意义，无渣半流质饮食的意义，忌辛辣刺激性食物的意义。

【健康教育】

1. 入院后告知 科室环境、制度、经治医师、护士、科主任及护士长，缓解疼痛、静脉输液及应用抗生素的意义。

2. 术前准备告知 备皮、口服肠道缓泻剂，术前禁食、禁水的注意事项及意义。

3. 术后指导 鼓励病人术后早期下地活动，以促进胃肠道功能的恢复，预防下肢静脉血栓。恢复期禁烟酒及刺激性食物，肠蠕动恢复后由流质、半流质饮食逐渐过渡到普食，选择含丰富维生素、蛋白质的饮食（新鲜水果、蔬菜、鱼及瘦肉），注意保持大便通畅，增强抵抗力促进疾病恢复。

4. 出院指导 以口头形式（必要时以书面形式）由责任护士告知。病人了解引起疾病的诱发因素及本病的有关知识；进食清淡、易消化富含营养的饮食，忌辛辣刺激性食物；保持肛周清洁；如有不适及时就诊。

【效果评价】

1. 床单衣物无血迹，无疼痛烦躁，睡眠好。

2. 了解各种治疗的意义及饮食卧位的目的和意义。

3. 病人熟知告知内容及术前、术后、出院后的注意事项及复查时间。

四、急腹症

【疾病概念】

急性腹腔脏腹膜和壁腹膜的炎症，可由细菌感染、化学性或物理性损伤等引起。该指导书适应病种为腹外伤、急性腹膜炎。

【临床特点】

腹膜刺激征（压痛、反跳痛、肌紧张），恶心、呕吐，发热。

【评估要点】

1. 一般情况 评估生命体征、伴随疾病。

2. 专科情况 腹部有压痛、反跳痛、肌紧张，是腹膜炎的重要体征，了解恶心、呕吐的频次、性质和量。

3. 实验室及其他检查 血常规、腹部 X 线、B 超检查及腹腔穿刺等。

【护理诊断/相关因素】

1. 疼痛 与腹膜受炎症刺激有关、手术刀口有关。

2. 舒适的改变 与胃管刺激、手术刀口有关。

3. 体温过高 与手术刀口感染、病毒或细菌感染有关。

4. 潜在并发症 与出血、口腔黏膜的改变有关。

5. 焦虑 与疼痛及感染中毒有关。

【护理措施】

1. 一般护理

(1)保持室内环境安静，遵医嘱给予安定或其他帮助睡眠的药物，慎用止痛药。

(2)按等级护理要求巡视病房，观察病人病情变化，对于诊断不明确者，禁止使用止痛剂。

(3)遵医嘱应用抗生素，补充水、电解质、维生素及其他营养物质。

(4)积极做好手术准备，做好病人及家属的工作，解除思想顾虑，积极配合治疗。

2. 手术后护理

(1)按全身麻醉术后或硬膜外麻醉术后常规护理，详细了解手术方式、麻醉情况，给予心电监测，每小时观察记录生命体征变化。

(2)保持室内空气流通，减少探视，保持环境安静，术后病人情况许可时尽量保持半卧位。

(3)妥善固定各引流管，观察引流管放置的部位及引流液的性质及量。

(4)指导病人及早床上活动及有效咳嗽排痰，预防并发症。

(5)遵医嘱补液及电解质。

(6)做好基础护理，给予漱口液漱口，行动困难者给予口腔护理，每日2次，保持口腔清洁。

(7)观察有无腹腔残余脓肿 如病人体温持续不

退或下降后又升高，白细胞计数升高，全身有中毒症状以及腹部局部体征的变化，报告医师。

【应急措施】

1. 全身麻醉术后病人床旁备吸痰及吸氧装置，如有窒息，护士立即报告医师并为病人清理呼吸道分泌物并及时给予吸氧。

2. 中毒性休克的观察与急救。

3. 留置置留针，保证液体通道。

【告知内容】

1. 防意外相关告知内容

（1）防坠床及跌倒的告知　年龄较大病人，给予床挡保护，并留陪护人员，告知陪护的责任和义务及防止坠床及跌倒的相关注意事项。

（2）防压疮的告知　消瘦、活动障碍病人，告知防压疮的意义及相关注意事项。

（3）防脱管的告知　全身麻醉未清醒、精神异常病人，告知防脱管的意义及相关注意事项。

2. 治疗目的告知　术前及术后给予抗生素，带引流管、半卧位及早期床上活动的意义，雾化吸入、X线检查、B超检查及腹腔穿刺等治疗的意义及注意事项。

【健康教育】

1. 入院后告知　告知科室环境、制度、经治医师、护士、科主任及护士长，禁食、禁水，带胃管，持续胃肠减压、半卧位、静脉输液及应用抗生素的意义。

2. 术前宣教

（1）备皮，术前禁食、禁水的意义。

（2）指导有效咳嗽、咳痰的方法。

3. 术后指导

（1）术后早期下地活动的方法。

（2）恢复期禁烟酒及刺激性食物，肠蠕动恢复后由流质、半流质饮食逐渐过渡到普食，选择含丰富维生素、蛋白质的饮食(新鲜水果、蔬菜、鱼及瘦肉)，注意保持大便通畅，增强抵抗力促进疾病恢复。

4. 出院指导 以口头形式(必要时以书面形式)由责任护士告知。了解本病的诱发因素，增强体质，提高免疫力，腹部避免受凉、饮食规律、避免暴饮暴食，有腹痛、腹胀等不适症状及时就医。

【效果评价】

1. 床单衣物无血迹，无疼痛烦躁，睡眠好。

2. 了解各种治疗的意义及饮食卧位的目的和意义。

3. 掌握术后防止复发的相关因素。

4. 熟知告知内容及术前、术后、出院后的注意事项及复查时间。

五、乳腺癌

【疾病概念】

乳腺癌是乳腺导管上皮及腺泡上皮发生的恶性肿瘤。

【临床特点】

最多见于外上象限，其次是乳头乳晕、内上象限。

1. 早期 患侧无痛性单发的小肿块，多质硬不光滑，分界不清，活动度差，同侧腋窝可及淋巴结。

2. 进展期 肿块逐渐增大，分界不清，活动度小，可致局部皮肤隆起，可在乳房表面出现"酒窝征"、橘皮样改变、乳头溢液、乳头和乳晕异常。

3. 晚期 大片皮肤形成结节，出现"铠甲胸"，皮肤可破溃形成伴恶臭、出血溃疡；发生多脏器远处转移，同时伴随相应的症状特征；淋巴结转移。

【评估要点】

1. 一般情况 评估生命体征、情绪、伴随疾病。

2. 专科情况

(1)合并妊娠者，应劝其终止妊娠，哺乳期应立即断乳。

（2）评估肿块的部位、数目、大小、质地、活动度等，仔细观察两侧乳房是否对称，有无皮肤局限性凹陷、橘皮样改变以及乳头内陷、溢液等。

3. 实验室及其他检查　血常规、X线检查、超声波检查、细胞学穿刺检查、活体组织切取检查等。

【护理诊断/相关因素】

1. 焦虑、恐惧　与诊断、对治疗预后的担忧、对乳房缺失有关。

2. 躯体移动障碍　与手术影响手臂和肩关节的活动有关。

3. 知识缺乏　缺乏乳腺癌自我检查和乳房保健知识。

【护理措施】

1. 关心、体贴病人，尽可能满足病人的身心需求，介绍手术的必要性，以良好的心态接受手术。

2. 按全身麻醉术后或硬膜外麻醉术后常规护理，详细了解手术方式、麻醉情况、心电监护，每小时观察并记录生命体征，观察伤口敷料和病人的主诉。

3. 按等级护理要求巡视病房，妥善固定各引流管、观察引流管放置的部位及引流液的性质和量，观察术侧上肢有无肿胀及远端的血供情况，指导病人术侧上肢活动。

4. 术后病人情况许可时尽量保持半卧位。术侧手臂禁止静脉穿刺和测量血压。

5. 做好妊娠期及哺乳期护理。

6. 注意休息，给予高热量、高蛋白、高维生素、易消化饮食，并注意水分的补充。

【应急措施】

1. 引流袋内每小时超过 100ml 血液时，应迅速建立静脉液路，遵医嘱静脉滴注止血药。

2. 如病人感到胸闷、呼吸困难，应做肺部听诊、叩诊和 X 线检查，以早期发现和处理气胸。

【告知内容】

1. 防意外发生的告知 对于抑郁及有其他精神障碍病人，嘱陪护人员不得离开病人，发现异常现象及时告知医护人员。

2. 防液体外渗的告知 输化疗药物的病人签《输化疗药物知情同意书》，告知病人及家属防液体外渗的意义及注意事项。

3. 防脱管的告知 全身麻醉未清醒、精神异常者嘱陪护人员不得离开病人，告知使用各种管道的意义及防脱管的相关注意事项。

4. 治疗目的告知 术前准备意义及重要性、按时应用抗生素、心电监护、吸氧、术后取半卧位的目的及使用引流管的意义、胸带加压包扎及功能锻炼的意义及配合，自我检查的意义。

【健康教育】

1. 入院后告知内容 告知病人科室环境、经治医师护士、科主任及护士长，预防感冒、增加营养的方法，积极配合完善术前检查，为手术做好准备。

2. 术前宣教

(1)清洁腋毛及术后胸带加压包扎的意义。

(2)指导有效咳嗽的方法。

3. 术后患侧肢体活动的方法

(1)术后 24 小时，活动腕关节。

(2)术后 1～2 日，练习伸指、握拳简单动作。

(3)术后 2～3 日，练习屈肘屈腕，坐位屈肘前臂伸屈动作。

(4)术后 3～5 日，用患肢手摸同侧耳和同侧肩。

(5)术后 5～7 日，练习肩关节抬举、屈曲肩关节抬至 90°。

（6）术后 7~10 日，练习患肢上举，进行"爬墙"运动，以后逐日增加运动量。

（7）术后 10 日后，练习"吊环"运动每日数次。

4. 化疗相关知识 讲解化疗及化疗期间营养的必要性。

5. 出院指导 以口头形式（必要时以书面形式）由责任护士告知。

（1）了解本病的诱发因素，增强体质，提高免疫力，预防感冒，每月定期实施乳房自我检查，停经前的妇女在月经结束后 4~7 日进行检查为宜。术后也需要定期自查。

（2）病人出院后不宜用患肢测量血压、行静脉穿刺、避免用患侧上肢搬动、提拉过重物体。

（3）术后 5 年内避免妊娠。

（4）复诊时间、联系方式。

【效果评价】

1. 床单衣物无血迹，无疼痛烦躁，睡眠好。

2. 了解各种治疗的意义及饮食卧位的目的和意义。

3. 熟练掌握患侧肢体活动的方法。

4. 掌握有效咳嗽的方法，未发生肺部并发症。

5. 病人熟知告知内容及术前、术后、出院后的注意事项及复查时间。

六、乳腺疾病

【适用病种】

急性乳腺炎、乳腺良性肿瘤、男性乳房肥大症用此护理指导书。

【临床特点】

红、肿、热、痛、肿块及乳房外形变化。

【评估要点】

1. 一般情况 评估妊娠史、哺乳情况、高热、寒战、食欲不振、全身不适。

2. 专科情况

(1)初期乳房有无肿胀疼痛，有无压痛性肿块，局部皮肤有无红热。

(2)若病情进一步发展，症状可加重，并形成脓肿，压之有波动感和疼痛，局部皮肤表面有脱屑，穿刺可抽出脓液。

(3)腋窝淋巴结肿大、疼痛。

(4)若是肿块，常好发于乳房外上象限，在一侧或双侧内大小不等，常无自觉症状，质坚忍，无压痛。

3. 实验室及其他检查 血常规、X 线、B 超、病理检查等。

【护理诊断/相关因素】

1. 体温过高 与炎症反应有关。

2. 疼痛 与乳汁淤积、炎性肿胀有关。

3. 知识缺乏 与缺乏哺乳期乳房保健知识有关。

【护理措施】

1. 适当休息，注意个人卫生。

2. 给予高热量、高蛋白、高维生素、低脂肪、易消化饮食，并注意水分的补充。

3. 用胸罩托起肿大的乳房，以减轻疼痛，有利于血液循环，控制炎症的发展。

4. 消除乳汁淤积 可用吸乳器抽吸或用手、梳子背沿乳管方向加压按摩，使乳管通畅。

5. 局部热敷 每次 20～30 分钟，每日 3～4 次，促进血液循环，利于炎症消散。

6. 病情观察 定时测体温、脉搏、呼吸，了解白细胞计数及分类有无升高，注意用药反应，高热病人可给予物理降温。

7. 术后护理　保持伤口引流通畅，注意手术部位的清洁等。

【应急措施】

疼痛：用胸罩托起肿大的乳房，以减轻疼痛。可用吸乳器抽吸或用手、梳子背沿乳管方向加压按摩，使乳管通畅，消除乳汁淤积。

【告知内容】

1. 防意外告知　对于抑郁及有其他精神障碍病人防意外发生。嘱陪护人员不得离开病人，发现异常现象及时告知医护人员。

2. 防脱管告知　精神异常病人防脱管，嘱陪护人员不得离开病人，必要时应用约束带。

3. 预防烫伤告知　热敷时，告知预防烫伤相关注意事项。

4. 治疗目的告知　术前准备意义及重要性，按时间应用抗生素、术后取半卧位的目的及使用引流管的意义，自我检查的意义。

【健康教育】

1. 入院后告知　告知病人科室环境、经治医师护士、科主任及护士长，预防感冒，积极完善术前检查，为手术做好准备。

2. 避免乳汁淤积　养成定时哺乳、婴儿不含乳头而睡等不良习惯，每次哺乳尽量让婴儿吸净。如有淤积，应及时应用吸乳器吸出乳汁；或按摩乳房帮助乳汁排出；哺乳后应清洁乳头。

3. 防止乳头破损　妊娠后期，每日用温水擦洗乳头；用手指按摩乳头，并用75%乙醇擦拭乳头，使乳头表皮坚韧不易破损。

4. 保持乳头清洁，防止细菌侵入　妊娠期应经常用肥皂水及温水清洗两侧乳头；妊娠后期，每日清洗；哺乳前后应清洗乳头，并应注意婴儿口腔卫生；如有破损，应停止哺乳，定期排空乳汁，局部涂抹抗生素软膏，待伤口愈合后再哺乳。

5. 矫正乳头内陷　妊娠期应每日挤捏，提拉乳头，多数乳头内陷者可以纠正，哺乳时利于婴儿吸吮，防止乳汁淤积。

6. 乳房检查方法　用手指掌而不是指尖做触诊应顺序对外上、外下、内下、内上象限及中央区做全面检查。轻压乳头，观察有无溢液、有无肿块。

7. 出院指导　以口头形式(必要时以书面形式)由责任护士告知。了解本病的诱发因素，增强体质，提高免疫力，预防感冒，每月定期实施乳房自我检查，告知病人复诊时间、联系方式等。

【效果评价】

1. 衣服清洁干燥，无疼痛。

2. 了解及认识急性乳腺炎的预防，能做到乳腺自查的方法及意义。

3. 熟知告知内容及术前、术后、出院后的注意事项及复查时间。

七、胃癌

【疾病概念】

胃癌是起源于胃上皮的恶性肿瘤，是最常见的恶性肿瘤之一，占全球癌症死亡原因的第二位。主要表现为上腹疼痛、食欲减退和消瘦、呕血和黑便。

【临床特点】

上腹部不适、腹部肿块、食欲减退、嗳气、反酸、部分或完全梗阻症状、消化道出血症状、贫血、恶病质等。

【评估要点】

1. 一般情况　评估病人神志、生命体征、伴随疾病。

2. 专科情况

(1)病人腹痛出现的时间、大便的颜色等。

(2)观察病人贫血程度，身体是否消瘦。

3. 实验室及其他检查 血常规及血生化、纤维胃镜、消化道造影、B超等。

【护理诊断/相关因素】

1. 疼痛 与手术和疾病有关。

2. 营养失调，低于机体需要量 与食欲减退有关。

3. 焦虑、恐惧 与疾病预后有关。

4. 知识缺乏 与对疾病和治疗不了解有关。

5. 潜在的并发症 出血、穿孔、梗阻。

6. 活动无耐力 与营养失调有关。

【护理措施】

1. 对待病人热情，耐心解释、讲解疾病相关指识，增强病人对术后的信心使病人及家属积极配合。

2. 给予高蛋白、高热量、高维生素、易消化饮食，注意少量多餐，术前一日进流质饮食。

3. 营养状况差者术前遵医嘱静脉补充血容量或全血，改善病人对手术的耐受力。

4. 术前12小时禁食、4小时禁水，术晨留置胃管，术中留置尿管。

5. 术后护理

(1)按全身麻醉术后常规护理，心电监护，每小时监护记录生命体征。

(2)保持各引流管通畅，有效胃肠减压，记录引流液的性质及量。

(3)病人生命体征平稳取半卧位。

(4)鼓励病人深呼吸及有效咳嗽、排痰，防止肺部感染。

(5)做好基础护理：协助病人每2小时翻身，叩背，给予漱口液漱口(行动困难者给予口腔护理，每日2次，夜班及下午班执行），保持口腔清洁。

（6）术后第2日，根据病情，鼓励病人下床活动，促进肠蠕动，防止肠粘连。

（7）术后48~72小时肠蠕动恢复后可遵医嘱拔除胃管，进食后观察腹部情况，饮食应遵循流质—半流质—软食的顺序，应少量多餐，一般坚持1年左右可恢复三餐饮食。

（8）密切观察引流液的性质，及早发现术后出血和吻合口瘘。当病人体温增高，出现腹痛、腹胀等异常情况时，及时报告医师。

6. 化疗期间的护理

（1）观察血象的变化，针对白细胞过低病人应给予保护性隔离，以防止感染。

（2）化疗期间出现的胃肠道反应，脱发、口腔溃疡等应给予对症处理。

【应急措施】

1. 密切观察生命体征、引流液的性状及量，如血压下降、短时间内胃液或引流液呈鲜血，应立即通知医师，遵医嘱用药。

2. 选大静脉并应用静脉留置针，液体持续匀速输入，以备休克的急救。

【告知内容】

1. 防液体外渗的告知　输化疗药物的病人签《输化疗药物知情同意书》，告知病人及家属防液体外渗的意义及相关注意事项。

2. 防意外发生的告知　对于抑郁及有其他精神障碍病人嘱陪护人员不得离开病人，发现异常现象及时告知医护人员。

3. 防脱管的告知　全身麻醉未清醒、精神异常病人嘱陪护人员不得离开病人，告知防脱管的意义及相关注意事项。

4. 防压疮的告知 消瘦、活动障碍病人，告知防压疮的意义及相关注意事项。

5. 防坠床及跌倒的告知 年龄较大病人，给予床挡保护，并留陪护人员，告知防坠床及跌倒的相关注意事项。

6. 治疗目的告知 术前准备意义及重要性、按时应用抗生素、心电监护、吸氧、术后取半卧位的目的及使用引流管的意义、纤维胃镜、消化道造影、B超等检查的意义及注意事项。

【健康教育】

1. 入院后告知 告知病人科室环境、经治医师护士、科主任及护士长，预防感冒，进清淡、易消化流质饮食，掌握深呼吸及咳嗽的方法，积极完善术前检查，为手术做好准备。

2. 术前宣教

（1）备皮、术前禁食、禁水、灌肠的注意事项及意义。

（2）有效咳嗽的方法。

3. 术后指导

（1）术后早期下地活动的方法。

（2）饮食要求 恢复期禁烟酒及刺激性食物，肠蠕动恢复后由流质、半流质逐渐过渡到普食，选择含丰富维生素、蛋白质的饮食（新鲜水果、蔬菜、鱼及瘦肉），注意保持大便通畅，增强抵抗力促进疾病恢复。

4. 讲解化疗相关知识 向病人讲解化疗的必要性，常用化疗药及疗程，化疗期间营养的必要性，预防感冒。

5. 出院指导 以口头形式（必要时以书面形式）由责任护士告知。

（1）告知病人本病的诱发因素，增强体质，提高免疫力。

（2）注意饮食调节，忌生、冷、硬食物，易少量多餐，保持大便通畅。

（3）有腹痛、腹胀等不适症状及时就医，告知复诊时间。

【效果评价】

1. 床单衣物无血迹，面部表情放松，无疼痛烦躁，睡眠好。

2. 了解各种治疗的意义及饮食卧位的目的和意义。

3. 掌握有效咳嗽的方法，未发生肺部并发症。

4. 熟知告知内容及术前、术后、出院后的注意事项及复查时间。

八、直肠癌

【疾病概念】

直肠癌是常见的消化道恶性肿瘤。主要表现为大便次数增多，粪便变细，带黏液和血，伴有里急后重或排便不净感。

【临床特点】

病人常感排便不尽，便前肛门下坠，便意频繁，腹泻，里急后重，大便带血，排脓血便，肠管狭窄症状，大便变形、变细，严重时腹痛，大便困难。

【评估要点】

1. 一般情况 评估病人生命体征、伴随疾病等。

2. 专科情况

（1）病人腹痛出现的时间，大便的性状等。

（2）观察病人贫血程度，身体是否消瘦。

（3）是否有不完全梗阻症状。

3. 实验室及其他检查 血常规及血生化、直肠指诊、纤维直肠镜、消化道造影、B超等。

【护理诊断/相关因素】

1. 疼痛 与癌肿刺激周围神经，癌肿致肠梗阻、手术创伤有关。

2. 营养失调，低于机体需要量 与腹泻、食欲下降及癌肿慢性消耗有关。

3. 焦虑、恐惧 与患癌症有关。

4. 自我形象紊乱 与结肠造口，控制大便能力丧失，害怕有异味以及外观改变有关。

5. 知识缺乏 与缺乏造口的自我护理知识有关。

6. 潜在并发症 术后尿潴留，出血、感染，造口坏死、狭窄。

【护理措施】

1. 心理护理 耐心讲解疾病知识，增强病人对治疗的信心，使病人及家属积极配合完成手术。

2. 术前护理

(1)给予高蛋白、高热量、高维生素、易消化饮食，注意少量多餐。术前日进流质饮食。

(2)营养状况差者术前遵医嘱静脉补充血容量或全血，改善病人对手术的耐受力。

(3)术前12小时禁食、4小时禁水，术晨留置胃管，术中留置尿管。

3. 术后护理

(1)按全身麻醉术后常规护理，心电监护，每小时监护并记录生命体征。

(2)保持各引流管通畅，有效胃肠减压，记录引流液的性质及量。

(3)生命体征平稳取半卧位。

(4)鼓励病人深呼吸及有效咳嗽、排痰，防止肺部感染。

(5)做好基础护理：协助病人每2小时翻身，叩背，给予漱口液漱口。行动困难者给予口腔护理，每日 2 次，保持口腔清洁。

（6）术后 48～72 小时肠蠕动恢复后遵医嘱拔除胃管，进食后观察腹部情况，饮食应遵循流质—半流质—软食的顺序，应少量多餐，一般坚持 1 年左右可恢复三餐饮食。

（7）术后第 2 日，根据病情，鼓励病人下床活动，促进肠蠕动，防止肠粘连。

（8）密切观察引流液的性质及量，及早发现出血和吻合口瘘，报告医师。

（9）术后观察尿潴留，早期训练膀胱功能。

（10）观察造口有无异常，保护造口周围皮肤，预防并发症，指导家属使用造口袋。

4. 化疗期间护理

（1）观察血象的变化，白细胞过低病人给予保护性隔离，防止感染。

（2）针对化疗期间出现的胃肠道反应，脱发、口腔溃疡等应给予对症处理。

【应急措施】

1. 全身麻醉术后病人床旁备吸痰及吸氧装置，如有窒息，护士应立即清理呼吸道分泌物，给予吸氧，报告医师。

2. 密切观察生命体征、引流液的性状及量，如血压下降、心率加快、短时间内引流液呈鲜血，应立即通知医师，遵医嘱用药。

3. 留置置管针，保证液体通畅，以备休克的急救。

【告知内容】

1. 防液体外渗的告知　输化疗药物的病人签《输化疗药物知情同意书》，告知病人及家属防液体外渗的意义及相关注意事项。

2. 防意外发生的告知　对于抑郁及有其他精神障碍病人嘱陪护人员不得离开病人，发现异常现象及时告知医护人员。

3. 防脱管的告知 全身麻醉未清醒、精神异常病人嘱陪护人员不得离开病人，告知防脱管的意义及相关注意事项。

4. 防压疮的告知 消瘦、活动障碍病人，告知防压疮的意义及相关注意事项。

5. 防坠床及跌倒的告知 年龄较大病人，给予床挡保护，并留陪护人员，告知防坠床及跌倒的相关注意事项。

6. 治疗目的告知 术前准备意义及重要性、按时间应用抗生素、心电监护、吸氧、术后取半卧位的目的及使用引流管的意义、纤维直肠镜、消化道造影、B超等检查的意义及注意事项。

【健康教育】

1. 入院后告知 告知病人科室环境、经治医师护士、科主任及护士长，预防感冒，进流质饮食，掌握深呼吸及咳嗽的方法，积极完善术前检查。

2. 术前宣教

（1）备皮，术前禁食、禁水、灌肠、留置胃管的注意事项及意义。

（2）有效咳嗽的方法。

3. 术后指导

（1）术后早期下地活动的方法。

（2）恢复期禁烟酒及刺激性食物，肠蠕动恢复后由流质、半流饮食逐渐过渡到普食，注意保持大便通畅。

4. 讲解化疗相关知识 向病人讲解化疗的必要性，常用化疗药及疗程，化疗期间营养的必要性，预防感冒。

5. 出院指导 以口头形式（必要时以书面形式）由责任护士告知。

（1）告知病人本病的诱发因素，增强体质，提高免疫力。

（2）告知病人注意饮食调节，忌生、冷、硬、辛辣的等刺激性食物，保持大便通畅。

（3）告知病人有腹痛、腹胀等不适症状及时就医。

（4）告知病人复诊时间、人工肛门护理的方法及并发症的观察。

【效果评价】

1. 床单衣物无血迹，面部表情放松，无疼痛烦躁，睡眠好。

2. 了解各种治疗的意义及饮食卧位的目的和意义。

3. 掌握有效咳嗽的方法，未发生肺部并发症。

4. 熟知告知内容及术前、术后、出院后的注意事项及复查时间。

5. 掌握自行护理人工肛门的方法。

第二节　肝胆外科疾病围手术期护理指导书

建立肝胆外科专科护理指导书的目的是为肝胆外科及其相关专业的临床疾病护理提供指导依据。适用于肝胆外科科及其相关专业的护理人员。

一、胆石症

【疾病概念】

胆道系统发生结石而引起的疾病称为胆石症，它是胆道系统最常见的疾病。适用胆囊结石、胆囊炎、胆管结石、胆管炎适用此护理指导书。

【临床特点】

胆绞痛、寒战高热、乏力、黄疸。

【评估要点】

1. 一般情况 评估病人生命体征有无异常，有无其他伴随疾病。

2. 专科情况 黄疸程度；疼痛的部位、性质、时间及放射痛等；消化道症状：恶心、呕吐、食欲减退等。

3. 实验室及其他检查 B超、CT等。

【护理诊断/相关因素】

1. 体温高 与急性炎症、手术有关。

2. 血压高 与疼痛、手术有关。

3. 疼痛 与胆结石梗阻、急性炎症、手术有关。

4. 有感染的危险(肺部感染、胆道感染) 与麻醉、卧床、T管长期携带有关。

5. 潜在并发症 胆汁瘘。

【护理措施】

1. 非手术治疗护理

(1)急性期病人给予禁食、禁水，遵医嘱给予静脉营养液输入。重症者行胃肠减压、补液和纠正水及电解质平衡失调。

(2)取半卧位休息，协助病人更换体位，2小时1次。

(3)遵医嘱进食低脂饮食，如米粥、面条、片汤等食物。

(4)疼痛时，取屈膝右侧卧位。遵医嘱应用止疼药物，观察用药效果。

(5)体温≥38℃时，物理降温(温水擦浴、冰袋冷敷)，遵医嘱用药。

2. 术前护理 术前12小时禁食、8小时禁水、备皮、清洁灌肠、下胃管、告知病人注意保暖，预防感冒。

3. 术后护理 按全身麻醉术后常规护理，吸氧，心电监测，每小时观察生命体征。麻醉清醒后给予半卧位。保持呼吸道通畅：鼓励病人咳嗽、咳痰，保护刀口，间断叩背。每小时观察伤口有无渗出，腹带松紧适宜。

4. 专科管道护理　妥善固定 T 管、腹腔引流管、胆囊造口引流管、胃管、尿管，并保持通畅。每班挤压引流管至少 2～3 次，准确记录性质、量及颜色，如腹腔引流液 ≥50ml/2h 或褐色；T 管引流液 ≤100ml/8h，及时报告医师。引流袋每周更换一次。术后带尿管期间床上活动，拔除尿管后，床旁活动（先坐起→床旁站立→走动）。别针固定引流管于上衣下角（低于伤口位置）。

5. 遵医嘱禁食、禁水，持续胃肠减压 24～48 小时，观察胃液性质和量，观察排气情况。

6. 血压 ≥160/95mmHg，报告医师，遵医嘱用药，观察用药效果。

7. 协助病人翻身，2 小时 1 次，保持床单位整洁、干燥，防止压疮发生。

8. 拔除胃管后，嘱病人饮水少量，无不适，遵医嘱进食流质、半流质饮食。

【应急措施】

急性重症胆管炎发展迅速，抢救不及时，短时间迅速死亡。

1. 每小时观察病人神志、生命体征、腹痛等症状。

2. 即刻建立静脉液路，浅静脉置管，补足血容量，纠正休克。

3. 持续低流量氧气吸入 2L/min。

4. 必要时术前准备，密切配合医师及时解除胆道梗阻等病因。

【告知内容】

1. 防意外相关告知内容

（1）防坠床告知　告知家属陪护要求，术后给予床挡保护。

(2)防压疮告知　告知病人及家属预防压疮的意义及相关注意事项。

(3)防脱管的告知　告知病人及家属带各种管道的意义及相关注意事项。

(4)防液体外渗告知　告知病人及家属输液时，输液侧肢体活动要小心，穿刺部位疼痛时及时告诉护士，以防液体外渗。

2. 术前告知

(1)告知病人 B 超检查的要求。

(2)告知病人术前准备各项内容的意义及相关注意事项。

3. 术后告知

(1)告知病人体位、饮食、各种管道的意义及相关注意事项。

(2)告知病人心电监护及吸氧的意义及注意事项。

【健康教育】

1. 入院后宣教　科室环境、规章制度、主管医师和责任护士、标本留取方法、预防感冒，完善术前检查。非手术病人饮食要求。

2. 术前指导

(1)备皮，术前禁食、禁水的意义及要求。

(2)术前 1 日由责任护士训练病人深呼吸及有效咳嗽。

(3)术后咳嗽时保护刀口的方法，床上活动的注意事项及意义。

3. 术后指导

(1)半卧位要求及意义。

(2)排气后遵医嘱进食流质饮食，先喝少量水，无不适再进食米汤，然后过渡到米粥。

(3)咳嗽、咳痰及活动的意义和注意事项。

(4)掌握术后 T 管自我护理的方法。

4. 出院指导　以口头形式(必要时以书面形式)由责任护士告知。

(1)告知病人本病的诱发因素,低脂饮食的意义。

(2)告知病人带 T 管出院的注意事项及引流袋的更换方法。

(3)告知病人胆囊切除术后大便次数增多,是正常现象,数周、数月后逐渐减少。

(4)告知病人遵医嘱按时复诊。

【效果评价】

1. 非手术治疗病人卧位正确,饮食符合要求。

2. 手术治疗病人了解术前和术后注意事项。

3. 不发生呼吸道梗阻现象。

4. 管道护理符合要求。

5. 不发生护理并发症:脱管、压疮、坠床、液体外渗。

6. 知晓告知及健康教育的内容。

二、肝癌

【疾病概念】

肝癌是指肝细胞或肝内胆管上皮细胞发生的恶性肿瘤。肝硬化适用此护理指导书。

【临床特点】

肝区疼痛、肝大、黄疸、发热、食欲不振、乏力、进行性消瘦、腹腔积液。

【评估要点】

1. 一般情况　评估病人有无发热、有无肝炎病史。

2. 专科情况　评估疼痛的时间、部位、性质和肝大的程度;消化道症状:食欲减退、恶心、呕吐、腹胀、腹泻等。

3. 实验室及其他检查　CT 或加强 CT、肝动脉造影等。

【护理诊断/相关因素】

1. 生命体征改变的危险 与手术有关。

2. 潜在并发症 肝脏吻合口出血、胆汁瘘、膈下感染等。

3. 疼痛 与手术有关。

4. 有皮肤完整性受损的危险 与疼痛、卧床有关。

【护理措施】

1. 介入治疗护理

(1)介入术后取平卧位 24 小时，患侧肢体制动，盐袋压迫动脉穿刺处 6 小时。

(2)每班观察穿刺点敷料渗出，患侧足背动脉搏动及皮温情况。

(3)疼痛时遵医嘱用药，观察用药效果。

2. 手术护理

(1)术前护理 术前 12 小时禁食，8 小时禁水、备皮、清洁灌肠、下胃管、备血，告知病人注意保暖，预防感冒。

(2)术后常规护理 按全身麻醉术后常规护理、吸氧、心电监测，观察生命体征变化，每小时 1 次。麻醉清醒后给予半卧位。保持呼吸道通畅；鼓励病人咳嗽、咳痰，保护刀口，24 小时后间断叩背。每小时观察伤口有无渗出，腹带松紧适宜。

(3)专科管道护理 妥善固定腹腔引流管、胃管、尿管并保持通畅。每班挤压腹腔引流管至少 2～3 次，准确记录性质、量及颜色，如腹腔引流液 ≥200ml/h（总量），颜色鲜红，及时报告医师。引流袋每周更换一次。术后带尿管期间床上活动，拔除尿管后，床旁活动(先坐起→床旁站立→走动)。别针固定引流管于上衣下角(低于伤口位置)。

(4)遵医嘱禁食、禁水，持续胃肠减压 48～72 小时，观察胃液颜色、量，如胃液呈咖啡色，报告医师。观察排气情况。

（5）体温≥38℃时，物理降温（温水擦浴、冰袋冷敷），遵医嘱用药。

（6）协助病人翻身，2小时1次，保持床单位整洁、干燥，防止压疮发生。

（7）拔除胃管后，嘱病人饮水少量，无不适，遵医嘱进食流质、半流质饮食。

（8）疼痛护理　半卧位，保护伤口，腹带松紧适宜，遵医嘱应用止痛药物并观察其效果。

（9）病人呃逆时，压迫眶上神经、自体二氧化碳回吸。遵医嘱用药并观察其效果。

【应急措施】

肝脏吻合口出血是术后严重的并发症。

（1）每15～30分钟观察血压、心率（律）、意识变化。

（2）吸氧。

（3）立即输血及血浆，应用止血药。

（4）准确记录引流液性质、量及颜色，保持通畅。

（5）遵医嘱完成手术准备。

【告知内容】

1. 防意外相关告知

（1）防坠床告知　告知家属陪护要求。

（2）防压疮告知　告知病人及家属预防压疮的意义及相关注意事项。

（3）防脱管告知　告知病人及家属带各种管道的意义及相关注意事项。

（4）防液体外渗告知　告知病人及家属输液时，输液侧肢体活动要小心，穿刺部位疼痛时及时告诉护士，以防液体外渗。

（5）对有轻度性格及行为改变的病人防意外发生，

嘱陪护人员不得离开病人，发现异常现象及时告知医护人员。

2. 介入治疗告知　告知病人及陪护介入术后体位、患肢制动、局部盐袋压迫的意义及相关注意事项。

3. 术前告知　告知病人及家属术前禁食、禁水，备皮、清洁灌肠、下胃管、备血意义及相关注意事项。

4. 术后告知　告知病人体位、禁食、禁水，各种管道、腹带包扎、吸氧的意义及相关注意事项。

【健康教育】

1. 入院后宣教　告知病人科室环境、主管医师和责任护士、科主任及护士长、预防感冒。戒烟、戒酒，完善术前检查。

2. 术前宣教　术前由责任护士训练深呼吸和有效咳嗽。

3. 术后宣教　告知病人术后咳嗽时保护刀口的方法，缓解疼痛、活动的方法及相关注意事项。

4. 出院指导　以书面形式告知病人预防感冒、适量运动、遵医嘱按时复诊。

【效果评价】

1. 介入治疗病人卧位正确。

2. 手术治疗病人了解术前和术后的相关注意事项。

3. 不发生呼吸道梗阻现象。

4. 各项护理措施落实到位。

5. 不发生护理并发症，如跌倒、压疮、坠床、脱管、意外等。

6. 知晓告知及健康教育的内容。

三、壶腹周围占位性疾病

【疾病概念】

指胰头、法特壶腹(包括十二指肠)、胆总管下段的癌。壶腹、胆总管下端、胰管开口处、十二指肠乳头及其附近的十二指肠黏膜等处占位性疾病适用此护理指导书。

【临床特点】

黄疸、上腹痛、发热、食欲不振、腹胀、乏力、消化不良、腹泻、肝或(及)胆囊增大。

【评估要点】

1. 一般情况 评估生命体征，主要伴随疾病。

2. 专科情况 评估黄疸程度；腹痛的时间、性质、部位；消化道症状等。

3. 实验室及其他检查 B超、CT、MRCP。

【护理诊断/相关因素】

1. 有生命体征改变的危险 与手术有关。

2. 潜在的并发症 吻合口出血、胰瘘、膈下感染等。

3. 疼痛 与手术有关。

4. 有皮肤完整性受损的危险 与疼痛、卧床有关。

【护理措施】

1. 术前护理 术前12小时禁食，8小时禁水、备皮、清洁灌肠、下胃管、备血，告知病人注意保暖，预防感冒。

2. 术后护理

(1)按全身麻醉术后常规护理、吸氧、心电监测，观察生命体征变化，15～30分钟1次。麻醉清醒后给予半卧位。保持呼吸道通畅：鼓励病人咳嗽、咳痰，保护刀口，24小时后间断叩背。每小时观察伤口有无渗出，腹带松紧适宜。

(2)专科管道护理 妥善固定腹腔引流管、胃管、尿管并保持通畅。每班挤压腹腔引流管至少2～3次，准确记录性质、量及颜色，如腹腔引流液≥200ml/h(总量)、颜色鲜红，腹腔引流液呈乳糜样，及时报告医师。引流袋每周更换 1 次。

（3）遵医嘱禁食、禁水，持续胃肠减压 48～72 小时，观察胃液颜色、量，如胃液呈咖啡色，报告医师。观察排气情况。

（4）协助病人翻身，2 小时 1 次，保持床单位整洁、干燥，防止压疮发生。

（5）活动　术后带尿管期间床上活动，拔除尿管后，床旁活动(先坐起→床旁站立→走动)。别针固定引流管于上衣下角(低于伤口位置)。

（6）拔除胃管后，嘱病人少量饮水，无不适，遵医嘱进食流质、半流质饮食。

（7）疼痛护理　半卧位，保护伤口，腹带松紧适宜，遵医嘱应用止痛药物并观察其效果。

（8）病人呃逆时，压迫眶上神经、自体二氧化碳回吸。遵医嘱用药并观察其效果。

【应急措施】

胰瘘是术后并发症，如有发生威胁病人的生命。

（1）保持胰液引流通畅，记录性质及量，切口周围涂抹氧化锌软膏保护皮肤。

（2）禁食、禁水，遵医嘱给予静脉营养支持，并使用生长抑素等减少胰液分泌的药物和抗生素，防治感染。

【告知内容】

1. 防意外相关告知内容

（1）防坠床告知　告知家属陪护要求。

（2）防压疮告知　告知病人及家属预防压疮的意义及相关注意事项。

（3）防脱管告知　告知病人及家属带各种管道的意义及相关注意事项。

（4）防液体外渗告知　告知病人及家属输液时，输液侧肢体活动要小心，穿刺部位疼痛时及时告诉护士，以防液体外渗。

2. 相关注意事项　告知病人心电监护及吸氧的注意事项及意义，生长抑素或胰岛素治疗的意义和注意事项。

【健康教育】

1. 入院后宣教　告知病人科室环境、规章制度、主管医师和责任护士、科主任及护士长、标本留取方法、自身安全防护等。

2. 术前宣教

(1)告知病人备皮及术前禁食、禁水的意义。

(2)训练病人深呼吸及有效咳嗽，指导病人戒烟。

(3)告知病人咳嗽时保护刀口方法和意义。

(4)告知病人清洁皮肤及缓解瘙痒的方法。

3. 术后指导

(1)告知病人半坐卧位的要求及意义。

(2)告知病人饮食要求。

(3)告知病人凝血机制障碍的原因，嘱注意个人防护，避免外伤。

4. 出院指导　以书面形式告知病人。

(1)讲解情绪与健康的关系，嘱病人保持情绪稳定，适当休息与锻炼。

(2)介绍进一步治疗(放、化疗等)的意义、方法、疗效、常见不适与并发症的预防等。

(3)鼓励病人坚持治疗，定期随访，遵医嘱按时复查。

【效果评价】

1. 情绪稳定，配合治疗。

2. 掌握清洁皮肤及缓解瘙痒的方法。

3. 了解术前和术后的相关护理内容及注意事项。

4. 不发生护理并发症，如跌倒、压疮、坠床、脱管、液体外渗等。

5. 知晓告知及健康教育的内容。

四、急性胰腺炎

【疾病概念】

急性胰腺炎是指胰腺分泌的消化酶被激活后对自身器官产生消化所引起的炎症，其发生率占急腹症第三至第五位，且易发生各种严重并发症。病理形态有水肿、出血、坏死 3 种，只是程度不同。

【临床特点】

腹痛、恶心、呕吐、腹胀、发热、感染性休克。

【评估要点】

1. 一般情况　评估意识、生命体征，主要伴随疾病。

2. 专科情况　评估腹部疼痛的部位、性质、时间以及引起疼痛的原因等。胃肠减压时、评估引流液的颜色、内容物及量。评估有无脉速、出冷汗、血压下降等表现。

3. 实验室及其他检查　胰酶测定、B 超等。

【护理诊断/相关因素】

1. 疼痛　与胰腺及周围组织炎症有关。

2. 组织灌注不足　与呕吐、禁食及感染性休克有关。

3. 体温升高　与感染及坏死组织吸收有关。

4. 营养失调，低于机体需要量　与禁食、炎症渗出、机体消耗大有关。

【护理措施】

1. 保守治疗护理

（1）绝对卧床休息。取半卧位，禁食、禁水。

（2）持续胃肠减压，保持通畅。

（3）心电监护　血压 ≤90/60mmHg，脉搏 ≥100次/分和尿量 ≤1000ml/24h，报告医师。

（4）体温≥38℃时，物理降温（温水擦浴、冰袋冷敷），遵医嘱用药。

（5）观察腹痛程度、部位、性质及解痉镇痛药的效果。有无高热不退、腹肌强直、肠麻痹等重症表现。

（6）遵医嘱泵入生长抑素，静脉补液。

（7）协助病人更换体位，2小时1次。口腔护理，每日2次，会阴护理。

（8）症状缓解后遵医嘱进食，从低脂、低糖开始，逐渐恢复正常饮食，勿暴饮暴食，忌酒及生冷油腻的食物。

2. 手术病人护理 同第三章第二节"壶腹周围占位性疾病围手术期护理指导书"。

【应急措施】

急性出血坏死性胰腺炎病人出现脉细速、血压下降、四肢厥冷等休克症状。

（1）立即建立有效的静脉通路，补足血容量，纠正休克。

（2）每15～30分钟一次。观察病人意识，瞳孔变化，生命体征监测。

（3）持续低流量吸氧。

（4）完善术前准备。

【告知内容】

1. 防意外相关告知内容

（1）防坠床告知　告知家属陪护要求。

（2）防压疮告知　告知病人及家属预防压疮的意义及相关注意事项。

（3）防脱管告知　告知病人及家属持续胃肠减压的意义及相关注意事项。

（4）防液体外渗告知　告知病人及家属输液时，输液侧肢体活动要小心，穿刺部位疼痛时及时告诉护士，以防液体外渗。

2. 相关注意事项 告知病人心电监护及吸氧、应用生长抑素的意义和注意事项。

3. 体位及饮食要求告知 告知病人卧位、禁食、禁水的意义和饮食要求。

【健康教育】

1. 入院后宣教 告知病人科室环境、规章制度、主管医师和责任护士、科主任及护士长、标本留取方法。

2. 出院指导 以口头形式(必要时以书面形式)由责任护士告知。告知病人逐渐加强锻炼,劳逸结合,保持心情舒畅。禁止进食辣椒、浓茶、咖啡及高脂肪食物。如有恶心、呕吐、腹痛等不适,及时就诊。

【效果评价】

1. 卧位正确,饮食符合要求。

2. 各项护理措施落实到位。

3. 未发生护理并发症,如脱管、压疮、坠床、液体外渗等。

4. 知晓告知及健康教育的内容。

五、门静脉高压

【疾病概念】

门静脉高压是门静脉血流受阻,血液淤滞,引起门静脉系统压力增高,临床特点为脾大和脾功能亢进,食管和胃底静脉曲张,呕血、便血及腹腔积液等症状。门静脉高压、上消化道出血适用此护理指导书。

【临床特点】

脾大(贫血)、上消化道出血(呕血及便血)、腹腔积液等。

【评估要点】

1. 一般情况 评估病人的意识、生命体征、有无肝炎病史。

2. 专科情况 评估有无呕血、便血、贫血、黄疸、发热、疲倦乏力。

3. 实验室及其他检查 B超、肝脏CT、食管下段静脉曲张通过食管钡餐检查确定。

【护理诊断/相关因素】

1. 生命体征改变的危险 与手术有关。

2. 潜在的并发症 吻合口出血、膈下感染、脾热等。

3. 疼痛 与手术有关。

4. 有皮肤完整性受损的危险 与疼痛、卧床有关。

5. 有窒息的危险 与大量呕血有关。

【护理措施】

1. 一般护理

(1) 卧床休息,避免劳累,使腹压增高。

(2) 给予高碳水化合物、高维生素及低脂肪饮食,食管静脉曲张者应避免进食干硬、刺激性强或含鱼刺、骨渣的食物,温度不可过高,以免引起曲张的静脉破裂出血。

(3) 保持口腔清洁 口腔护理,每日2次。

2. 术前护理

(1) 术前12小时禁食、8小时禁水。

(2) 备皮、备血,告知病人注意保暖,预防感冒。

(3) 下胃管前口含液状石蜡油润滑食管。

(4) 备静脉测压包。

3. 术后护理

(1) 按全身麻醉术后常规护理,给予生命体征监测,每小时观察生命体征变化。麻醉清醒后给予半卧位。保持呼吸道通畅,鼓励病人咳嗽、咳痰,保护刀口,24小时后间断叩背。

(2) 每小时观察伤口有无渗出,腹带松紧适宜。

(3) 专科管道护理 妥善固定腹腔引流管、胃管、尿管并保持通畅。每班挤压腹腔引流管至少2~3次，准确记录性质、量及颜色，术后24小时内腹腔引流液≥200ml/h(总量)、颜色鲜红，及时报告医师。引流袋每周更换一次。术后使用尿管期间床上活动，拔除尿管后，床旁活动(先坐起→床旁站立→走动)。别针固定引流管于上衣下角(低于伤口位置)。

(4)协助病人翻身，2小时1次，保持床单位整洁、干燥，防止压疮发生。

(5)拔除胃管后，嘱病人饮水少量，无不适，遵医嘱进食流质、半流质饮食。

(6)疼痛护理 半卧位，保护伤口，腹带松紧适宜，遵医嘱应用止痛药物并观察其效果。

(7)病人呃逆时，压迫眶上神经、自体二氧化碳回吸。遵医嘱用药并观察其效果。

(8)脾切除后护理 每班观察腹痛、腹胀、便血情况，及时发现肠系膜静脉血栓；体温≥38℃时，物理降温(温水擦浴、冰袋冷敷)，遵医嘱用药。安抚病人发热为常见术后反应，1个月后逐渐减轻。

(9)分流术后护理 术后48小时内，取平卧位。避免过多活动，防止吻合口破裂。一般需卧床1周。轴式翻身，2小时1次。观察肝性脑病先兆，有无轻度性格及行为改变。

【应急措施】

1. 呕血时，立即头偏向一侧，清除口腔内积血，预防窒息的发生。

2. 迅速建立有效静脉通道。

3. 配合医师放置三腔二囊管。

4. 遵医嘱用药。

【告知内容】

1. 防意外告知

(1)防坠床告知 告知家属陪护要求。

（2）防压疮告知　告知病人及家属预防压疮的意义及相关注意事项。

（3）防脱管告知　告知病人及家属使用各种管道的意义及相关注意事项。

（4）防液体外渗告知　告知病人及家属输液时，输液侧肢体活动要小心，穿刺部位疼痛时及时告诉护士，以防液体外渗。

（5）防误吸告知　告知病人及家属呕血的先兆，如心烦、咽痒、恶心，应立即呼叫医护人员，呕血时头偏向一侧。

2. 饮食告知　告知病人卧床休息的意义及饮食的要求。

3. 术前告知　告知病人及家属术前禁食、禁水、备皮、清洁灌肠、下胃管、备血的意义及相关注意事项。

4. 术后告知　告知病人体位、禁食、禁水、各种管道、腹带包扎、吸氧的意义及相关注意事项。

5. 分流术后告知　告知病人及家属平卧位轴式翻身的意义及相关注意事项。

6. 讲解相关知识　告知病人使用双囊三腔管配合的意义和注意事项。

【健康教育】

1. 住院后告知　告知病人科室环境、主管医师和责任护士、科主任及护士长、预防感冒、标本留取的方法。

2. 术前宣教　告知病人卧床休息、饮食的意义及要求；由责任护士训练深呼吸和有效咳嗽。

3. 相关方法及注意事项　告知病人术后咳嗽时保护刀口的方法，缓解疼痛、活动的方法及相关注意事项。

4. 出院指导　以口头形式（必要时以书面形式）由责任护士告知。

（1）告知病人戒烟酒，劳逸结合，注意休息。

（2）告知病人避免应用对肝有损害的药物。

（3）告知病人选择易消化、营养丰富的饮食。

（4）告知病人遵医嘱定期复查、联系方式等。

【效果评价】

1. 术前饮食符合要求。

2. 了解术前和术后的相关注意事项。

3. 未发生呼吸道梗阻现象。

4. 各项护理措施落实到位。

5. 未发生护理并发症：跌倒、压疮、坠床、脱管、意外。

6. 知晓告知及健康教育的内容。

第三节　骨科疾病围手术期护理指导书

建立骨科专科护理指导书的目的是为骨科及其相关专业的临床疾病护理提供指导依据。适用于骨科及其相关专业的护理人员。

一、骨盆骨折

【疾病概念】

骨盆骨折是骨盆壁的一处或多处连续性中断。

【临床特点】

1. 疼痛　骨盆局部广泛压痛，活动下肢或坐位时加重。

2. 肿胀　会阴部、耻骨联合处可见明显肿胀。

3. 瘀斑　会阴部皮肤可见皮下瘀斑。

4. 肢体缩短　患侧肢体从脐至内踝长度患侧缩短。

5. 合并腹腔、盆腔脏器损伤时　伴有相应症状，如失血性休克、创伤性休克、膀胱后尿道损伤、直肠损伤、坐骨神经损伤等。

（1）合并腹腔脏器损伤　表现为腹部压痛、反跳痛、腹肌紧张和失血性休克。

（2）合并膀胱或尿道损伤　表现为排尿困难、尿道口有血溢出，会阴及下腹胀痛等。

（3）合并会阴部或直肠损伤　表现为腹痛及里急后重感或肛门出血。

【评估要点】

1. 一般情况　评估饮食、睡眠，有无其他伴随疾病。

2. 专科情况

（1）评估受伤情况、生命体征、疼痛程度及肢体肿胀程度。

（2）评估皮肤的完整性、温度、色泽的观察。

（3）评估是否合并其他重要脏器损伤，如肝、脾、胰、肾、胃、肠等。

3. 实验室及其他检查　凝血四项、血常规、X线、B超、CT检查等。

【护理诊断/相关因素】

1. 有组织灌注异常的危险　与创伤、休克有关。

2. 疼痛　与骨折或软组织挫伤有关。

3. 有感染的危险　与皮肤受损、开放性骨折或手术有关。

4. 躯体移动障碍　与神经－肌肉损伤、制动、骨盆悬吊牵引有关。

5. 恐惧、焦虑　与环境改变，创伤、长期卧床有关。

6. 潜在皮肤、黏膜完整性受损　与长期卧床、营养不良等因素有关。

【护理措施】

1. 合并症护理

（1）30～60分钟观察血压、脉搏、末梢的温度、湿度和颜色。

（2）配合医师进行急救处置。

（3）腹腔脏器损伤　观察病人有无腹痛、腹肌紧张等，发现异常及时报告医师处置。

（4）膀胱或尿道损伤　观察病人有无排尿困难、尿道口有血溢出，会阴及下腹胀痛等；勿强插尿管，以免加重尿道损伤；注水试验阳性时观察会阴部有无异常肿胀；观察病人有无腹痛、腹肌紧张等，发现异常及时报告医师处置。

（5）会阴部或直肠损伤　观察病人肛门有无异常出血，发现异常及时报告医师处置。保持会阴部清洁，便后用温水擦洗。

2. 牵引外固定的护理

（1）骨盆托带悬吊牵引者，托带要保持平衡，以防压疮。

（2）托带要离床面约 5cm，保证吊带宽度、长度适宜。

（3）使用便器时，不要解掉吊带，可用便器放于托带与臀部中间，大小便污染时要及时更换。

（4）下肢牵引者，一般是双下肢同时牵引，要置双下肢外展位，不能仅牵病人一侧，使骨盆倾斜，容易造成下肢内收畸形，影响走路的功能。

3. 体位　协助病人取舒适卧位，协助翻身时动作应尽量轻柔，运用放松技术，分散病人注意力。必要时遵医嘱应用止痛剂，以缓解疼痛。

4. 预防感染　观察伤口渗出情况，保持敷料清洁、干燥，敷料浸湿 > 1/3 及时报告医师给予换药。保持室内空气流通，每日早、晚各通风 1 次，每次 30 分钟。

5. 皮肤护理

（1）使用防压疮气垫床，建立皮肤翻身卡，每 2 小时协助翻身 1 次，必要时使用其他压疮防护用具

（翻身枕、减压贴）。

（2）保持床单位的清洁平整、无渣屑，大小便后要用温水擦洗。

6. 心理护理

（1）鼓励病人说出恐惧的原因，给予减轻恐惧的言语性及非言语性安慰。

（2）接诊护士向病人详细介绍病区环境及有关制度，讲解疾病相关知识，病人了解自己的主治医师和责任护士，并且取得家属配合。

7. 手术病人护理

（1）遵医嘱备血。

（2）术前准备　术前晚清洁双下肢、会阴部，21：00左右清洁灌肠，20：00后禁食，凌晨0：00后禁饮。

（3）术后护理　术后取去枕平卧位6小时，6小时后取舒适卧位。

（4）预防感染的护理　保持伤口敷料清洁干燥，观察引流液量、性质、颜色，术后1小时引流量>200ml，及时报告医师，术后48小时根据引流情况（引流液<50ml，颜色转淡）拔除引流管；每班观察伤口渗出情况，敷料浸湿面积>1/3报告医师给予换药。保持室内空气流通，每日早、晚各通风1次，每次30分钟。

（5）术后饮食护理　①禁食、禁水6小时。②术后5日内早期给予低脂、高维生素、高铁、含水分多、清淡、易消化的饮食。③术后第6日开始给予高蛋白、高糖、高维生素饮食，以利于骨折修复和机体消耗的补充。④食欲不佳者，可少量多餐，以满足机体的需要。

【应急措施】

休克的抢救及护理措施如下。

（1）快速建立2条或2条以上的静脉通道，以迅速扩充血容量。

（2）应在受伤后 30 分钟内输入平衡液 1000 ~ 2000ml，必要时输入全血。

（3）保持呼吸道通畅，给氧浓度 37% ~ 45% 为宜（流量为 4 ~ 6L）。

（4）给予一级护理，持续心电监护，观察并记录生命体征变化。

（5）留置尿管，观察尿液的颜色、性质，观察有无血尿，及时发现异常，及时处理。

（6）严密观察病人面色、皮肤、黏膜变化，如表情淡漠、烦躁、谵妄或嗜睡、昏迷，反映脑部血液循环不良；皮肤苍白、干燥，四肢冰凉说明休克情况仍存在，协助医师进一步处理。

【告知内容】

1. 防坠床告知 高龄病人，给予床挡保护并留陪护人员，陪护了解责任和义务，防坠床。

2. 防压疮告知 绝对卧床病人，告知防压疮注意事项。

3. 治疗目的告知 告知病人持续皮肤牵引或骨牵引的目的、意义和注意事项，按时间应用抗生素、止痛剂、脱水药的意义。

【健康教育】

1. 入院后告知 告知病人科室环境、经治医师、责任护士，禁烟酒及辛辣刺激食物，预防感冒，增加营养，患肢注意保暖。指导病人和家属了解疾病发生发展与治疗护理过程。识别并发症，如有不适及时呼叫值班护士。

2. 术前宣教 告知病人术前准备、饮食要求，床上排便训练。

3. 术后宣教 告知病人卧位、禁食、禁水的意义及饮食要求。

4. 功能锻炼 指导病人按计划进行功能锻炼。

（1）骨盆环保持完整的骨折 告知病人伤后 1 周练习双下肢股四头肌肌肉收缩及踝关节屈伸活动，伤后 3～4 周即可下地行走。

（2）骨盆环完整性遭破坏的骨折脱位 告知病人 3 周内完全卧床休息，1 周左右可做踝和膝关节的屈伸锻炼。6～8 周内对骨折无明显移位或轻度移位不需牵引复位者，可在床上做适当翻身活动以避免压疮；还可做抬腿及抬高骨盆的锻炼；有明显移位行骨牵引者，可在患肢牵引下，用健侧下肢及两上肢的协助，做抬高骨盆的锻炼。骨牵引已拆除，可在床上翻身、半坐及扶双拐下床活动，但患肢不负重。

5. 出院指导 以口头形式（必要时以书面形式）由责任护士告知。

（1）告知病人加强正确的功能锻炼、注意保暖、联系方式等。

（2）告知病人按要求定期复诊，以决定持拐下地时间、患肢负重时间以及下阶段功能锻炼。

（3）带石膏回家继续治疗的病人，应向病人及家属详细讲解石膏护理的知识，如石膏保护、石膏清洁、功能锻炼的方法、肢体抬高等，以及可能发生的问题。

（4）告知病人发现肢体肿胀或疼痛明显加重、骨折远端肢体感觉麻木、肢端发凉、石膏变软或松动等，应立即回医院复查。

【效果评价】

1. 保持舒适，床单衣物无血迹，疼痛可耐受，睡眠好。

2. 了解各种治疗的意义及饮食卧位的目的和意义。

3. 掌握正确的功能锻炼方法。

4. 情绪稳定，熟知术前、术后及出院后的注意事项及复查时间。

二、上肢骨折

【疾病概念】

上肢骨的连续性中断。如锁骨骨折、肱骨骨折、肘关节周围骨折、尺桡骨骨折、腕关节及周围骨折。

【临床特点】

1. 锁骨骨折 局部肿胀，皮下淤血、压痛或有畸形，畸形处可触及移位的骨折断端，如骨折移位并有重叠，肩峰与胸骨柄间距距离变短。伤侧肢体功能受限，肩部下垂，上臂贴胸不敢活动，并用健手托扶患肘。

2. 肱骨骨折 骨折局部肿胀，可有短缩、成角畸形，局部压痛剧烈，有异常活动及骨擦音，上肢活动受限。合并桡神经损伤时，出现腕下垂等症状。

3. 肘关节周围骨折 局部肿胀明显，由于肘关节内积血，使肘关节两侧肿胀、隆起、压痛比较局限。

4. 尺桡骨骨折 外伤后局部疼痛、肿胀、肢体畸形，旋转功能受限。完全骨折有骨擦音。

5. 腕关节及周围骨折 外伤后局部疼痛、肿胀，腕关节活动时疼痛加剧并受限。

【评估要点】

1. 一般情况 观察病人生命体征有无异常，了解有无其他伴随疾病，警惕并发症。

2. 专科情况 评估疼痛程度、局部肿胀情况、肢体功能障碍等，有无合并血管、神经的表现。

3. 实验室及其他检查 血液检查、X 线检查、B超检查等。

【护理诊断/相关因素】

1. 疼痛 与骨折、外伤有关。

2. 焦虑 与突然外伤、疼痛、担心肢体功能有关。

3. 部分自理能力缺陷　如厕、卫生自理障碍与骨折卧床有关。

4. 有感染的危险　与开放性骨折、内外固定物有关。

5. 便秘　与骨折卧床、活动减少有关。

【护理措施】

1. 固定　给予患肢妥善的固定，协助病人活动患肢缓解肿胀，必要时遵医嘱应用止疼药。

2. 心理护理　肱骨干骨折，特别是伴有桡神经损伤时，病人心理压力大，应向病人介绍神经损伤修复的特殊性，使病人有充分的思想准备，以预防不良情绪的产生。

3. 石膏、夹板固定护理　石膏未干前避免搬动，以免引起变形，可用烤灯或吹风机干燥。注意不要用尖锐的物品去挠石膏内的皮肤，以免引起皮肤破裂。

4. 观察处置　发现下列情况密切观察并及时报告医师处置。

（1）夹板或石膏固定者，观察伤口及患肢的血运情况，如出现患肢青紫、肿胀、剧痛等，应立即松解压迫并及时报告。

（2）如骨折后远端皮肤肤色苍白、皮温低，且摸不到动脉搏动，应考虑有肱动脉损伤的可能。

（3）伴有桡神经损伤者，应观察其感觉和运动功能恢复情况。

5. 饮食　告知病人多进食含膳食纤维的蔬菜，饭后半小时顺时针按摩腹部促进胃肠蠕动，进食不宜过饱，宜少量多餐。

6. 体位

（1）患肢固定后，前臂宜屈曲 90° 中立位悬吊于胸前，卧位时、患侧肢体以枕垫起，促进静脉回流，减轻患肢肿胀和疼痛，调整好患肢位置，保持固定位置不变。

（2）卧床病人应避免局部组织长期受压，定时翻身，正确使用石膏、绷带及夹板固定，随时观察局部状况，有异常时及时通知医师进行调整。

7. 手术病人护理

（1）术前准备　手术区域备皮，清洁皮肤，剪指甲。

（2）术前8小时禁食、禁水及术后禁食、禁水4小时(臂丛麻醉)。

（3）切口及引流管护理　在无菌操作下接负压引流袋，并观察负压引流的颜色、性质、量，引流的第一个24小时一般应少于400ml，48～72小时少于10～20ml予以拔除，引流中保持引流管通畅，且无扭曲、无压迫。

【应急措施】

1. 肱动脉血栓　常发生于术后12～72小时，表现出疼痛、肤色苍白、毛细血管充盈时间延长、远端的动脉搏动减弱或消失等症状。若早期肢体远端动脉搏动良好，而后搏动减弱或消失，应高度怀疑动脉血栓形成，及时汇报医师紧急处理。

2. 骨筋膜室综合征　如肢体持续性剧烈疼痛，且进行性加重；局部感觉异常；被动牵拉患侧手指引起剧痛等，应立即去除一切外固定物和敷料，将肢体放平，并通知医师紧急处理。

【告知内容】

1. 防坠床及跌倒告知　神志不清、精神异常、5岁以下小儿、70岁以上老年人，给予床挡或约束带保护，并留陪护人员，讲解陪护的责任及义务，防止坠床及跌倒。

2. 防烫伤告知　老年、小儿、危重病人应慎用热水袋；有感觉障碍的病人，一般情况下不使用热水袋；使用烤灯时，对意识不清、局部感觉障碍、血液循环障碍、瘢痕，照射时防止烫伤。

3. 防压疮告知 卧床病人、使用石膏、绷带及夹板固定者告知防压疮相关注意事项。

4. 防意外告知 对于抑郁及有其他精神障碍病人，告知陪护人员不得离开病人，发现异常现象及时告知医护人员，预防意外发生。

【健康教育】

1. 入院后宣教 告知病人科室环境、经治医师及责任护士、科主任及护士长，自身安全防护措施、相关规章制度，禁烟酒，预防感冒，增加营养，完善术前检查。

2. 术前准备 告知病人术前准备的意义和注意事项。

3. 饮食指导 进食高钙、富含丰富维生素饮食，禁烟酒及辛辣油炸等刺激性食物，多食新鲜蔬菜、水果。

4. 老年病人宣教 指导老年病人进行深呼吸及咳嗽训练，每次 10～15 次，每日 3～4 次。预防肺部感染。

5. 功能锻炼 告知病人适当进行患手的松握拳、肩关节的环转、肘关节的伸屈及环转(根据骨折部位不同选用)锻炼。

6. 出院指导 以书面形式告知。

(1)告知病人注意安全，避免再次骨折。

(2)告知病人多食新鲜蔬菜、水果，继续高钙饮食。

(3)告知病人戒烟酒。

(4)告知病人伤口完全愈合后方可淋浴。关节局部红肿痛及时复诊。

(5)告知病人遵医嘱复查，根据复查结果决定拆线时间、患肢负重时间。

【效果评价】

1. 保持舒适，未发生并发症，疼痛可耐受。
2. 了解治疗及饮食的意义。
3. 掌握正确的功能锻炼方法。
4. 情绪稳定、睡眠及排便正常。

三、下肢骨折

【疾病概念】

下肢骨的连续性中断。适用于髋部骨折、股骨干骨折、膝关节周围骨折、胫腓骨骨折、足部骨折。

【临床特点】

1. 髋部骨折 髋部疼痛，活动受限。

2. 股骨干骨折 伤后局部疼痛、肿胀明显，可出现短缩、成角畸形。患肢功能活动完全丧失，可触及骨擦感和异常活动。

3. 膝关节周围骨折 伤后膝关节内有积血，局部疼痛、肿胀、活动障碍、有骨擦感和异常活动。常合并半月板及膝内外侧副韧带及前后交叉韧带损伤。

4. 胫腓骨骨折 伤后局部疼痛、肿胀明显、不能站立行走。若骨折有移位，则患肢有外旋、成角、短缩畸形。可扪及骨折断端，并可触及骨擦感，异常活动明显。

5. 足部骨折 局部疼痛，肿胀明显，移位较大者足部有畸形。被动活动患足，距骨处疼痛。足背伸及内、外翻障碍。

【评估要点】

1. 一般情况 观察病人生命体征有无异常，了解有无其他伴随疾病，警惕并发症。

2. 专科情况 评估疼痛程度、局部肿胀情况、肢体功能障碍等，有无合并血管、神经的表现。

3. 实验室及其他检查 血液检查、X 线检查、B

超检查、CT 检查等。

【护理诊断/相关因素】

1. 疼痛　与骨折、外伤有关。

2. 焦虑　与突然外伤、疼痛、担心肢体功能有关。

3. 部分自理能力缺陷　如厕、卫生自理障碍与骨折卧床有关。

4. 有感染的危险　与开放性骨折、骨牵引、内外固定物有关。

5. 便秘　与骨折卧床、活动减少有关。

6. 知识缺乏　缺乏功能锻炼方面的知识。

【护理措施】

1. 石膏、夹板固定、牵引(骨牵引、皮牵引)护理

(1)石膏未干前避免搬动，以免引起变形。遵医嘱烤灯照射或应用吹风机直至干燥(高分子石膏除外)。

(2)注意不要用尖锐的物品去挠石膏内的皮肤，以免引起皮肤破裂。

(3)牵引的病人注意在牵引架上不要盖厚的棉被，保持牵引针眼处的干燥。

(4)每班观察局部状况，发现异常及时通知医师处置。

2. 手术病人护理

(1)遵医嘱备血。

(2)术前准备　手术区域备皮，清洁皮肤，剪指甲。术前晚20：00 左右灌肠。灌肠后可以饮水，但不可以进食。术前8 小时禁食、禁水。

(3)术后护理

①术后取去枕平卧位6 小时，6 小时后协助病人头部垫枕。

②患肢垫软枕，呈外展中立位。

③保持伤口敷料清洁干燥，观察引流液量、性质、

颜色，术后 1 小时引流量 >200ml，及时报告医师，术后 48 小时根据引流情况（引流液 <50ml，颜色转淡）拔除引流管。

④每班观察伤口渗出情况，敷料浸湿面积 >1/3 报告医师给予换药。

⑤遵医嘱有效应用抗生素。

3. 疼痛护理 保持患肢功能位、遵医嘱应用止痛药物并观察止痛效果，转移病人注意力。

4. 心理护理 安慰、鼓励病人，介绍相关治疗成功病例。

5. 饮食护理

（1）术后禁食、禁水 6 小时。

（2）遵医嘱进食 给予高钙、高蛋白、膳食纤维、富含维生素饮食，多食新鲜蔬菜、水果，禁食辛辣刺激性食物。

（3）养成定时排便的习惯，鼓励病人多饮水。

6. 基础护理

（1）协助病人取舒适体位，下肢垫软枕。

（2）每 2 小时协助或督促家属给予病人翻身 1 次，预防压疮。

（3）留置尿管病人，会阴护理，每日 1 次（20：00），并指导夹闭尿管、定时开放，进行膀胱训练，根据膀胱功能恢复情况、伤口疼痛情况等决定拔除尿管时机。

（4）了解排便情况，给予饮食、按摩下腹部等相应指导，必要时遵医嘱应用缓泻剂。

（5）指导病人家属协助病人早、晚清洁口腔，三餐后漱口。

【应急措施】

1. 肺栓塞 病人呼吸急促、口唇发绀、脉搏细速、意识模糊，继而颈、胸部有散在出血点，立即报告医师同时给予高浓度氧 5～6L/min，急查血气分析，行溶栓治疗，配合医师急救处置。

2. 骨筋膜室综合征 注意观察早期有无肢体持续性灼痛，并进行性加重；观察局部有无感觉异常，过敏或迟钝，患侧足趾呈屈曲状，被动牵拉引起剧痛。如有上述症状，立即松开所有的外固定物，将肢体放平同时报告医师紧急处理。

【告知内容】

1. 防止坠床及跌倒告知 神志不清、精神异常、5 岁以下小儿、70 岁以上老年人，给予床挡或约束带保护，并留陪护人员，讲解陪护的责任及义务。

2. 防止烫伤告知 老年、小儿、危重病人应慎用热水袋；有感觉障碍的病人，一般情况下不使用热水袋；使用烤灯时，意识不清、局部感觉障碍、血液循环障碍、瘢痕，照射时应加大灯距。

3. 防压疮告知 卧床病人使用石膏、绷带及夹板固定时告知防压疮的注意事项。

4. 防意外告知 对于抑郁及有其他精神障碍病人，告知病人陪护人员不得离开病人，发现异常现象及时告知医护人员。

5. 牵引告知 告知病人石膏、夹板固定、牵引（骨牵引、皮牵引）的意义及注意事项。

6. 术前告知 告知病人术前准备的意义及注意事项，禁烟、禁酒，预防感冒。

【健康教育】

1. 床上排便的练习 术前床上垫便器练习床上大小便，避免术后排便困难。

2. 双上肢的扩胸运动 每次 10 ~ 15 次，每日 3 ~ 4 次，预防肺部感染的发生。指导病人进行深呼吸及咳嗽训练，每次 10 ~ 15 次，每日 3 ~ 4 次。

3. 功能锻炼

（1）股四头肌的等长收缩练习，每次收缩 10 ~ 15

秒，放松 5 秒。每次 15~20 次，每日 3~4 次。

（2）踝关节及足趾的屈伸练习，每次屈伸各 3 秒，每次 15~20 次，每日 3~4 次。

（3）臀肌的收缩练习。

（4）肢体各关节的活动及股四头肌、腓肠肌等收缩练习。

（5）抬臀练习，每次 5~10 次，每次 3~5 秒，1~2 小时 1 次，预防压疮的发生。

（6）老年病人及偏瘫的病人，不能主动锻炼时指导家属协助病人进行被动练习。

4. 出院宣教 告知病人注意安全，避免再次骨折。多食新鲜蔬菜、水果，继续高钙饮食。指导病人正确扶拐。告知病人严格遵照出院医嘱定期复查，根据复查结果决定石膏拆除时间、患肢负重时间、弃拐时间。继续戒烟酒。关节局部红、肿、痛及时复诊。伤口完全愈合后方可淋浴。

【效果评价】

1. 保持舒适，未发生并发症，疼痛可耐受。

2. 了解治疗及饮食的意义。

3. 掌握正确的功能锻炼方法。

4. 情绪稳定、睡眠及排便正常。

四、腰椎疾病

【疾病概念】

1. 腰椎间盘突出症 主要是指腰椎，尤其是 $L_{4~5}$、$L_5~S_1$、$L_{3~4}$ 的纤维环破裂和髓核组织突出压迫和刺激相应水平的一侧和双侧坐骨神经所引起的一系列症状和体征。

2. 腰椎管狭窄症 指椎管和(或)神经根管的骨与韧带等组织不正常狭窄，引起硬膜囊与(或)神经要受压，出现马尾与神经根受压症状的疾病。

3. 腰椎滑脱 腰椎双侧椎弓崩裂，发生患椎向前滑移，称为腰椎滑脱或又称真性滑脱。

【临床特点】

1. 腰椎间盘突出 腰部持续钝痛，平卧位减轻，站立位加剧；下肢放射痛、麻木、冷感及间歇性跛行；马尾神经症状：出现会阴部麻木、刺痛，大小便功能障碍；严重者出现大小便失禁及双下肢不全性瘫痪。

2. 腰椎管狭窄症 间歇性跛行是最突出症状。严重中央型狭窄可出现大小便失禁。

3. 腰椎滑脱 可有腰骶部疼痛，酸胀感可向大腿后方或整个大腿放散。有时出现间歇性跛行。伴椎间盘突出时，神经牵引征阳性。峡部崩裂性滑脱多见于50岁以下可有腰背痛和下肢痛，腰部过伸时可加重或诱发疼痛。合并椎间盘突出时可出现根性痛。

【评估要点】

1. 一般情况 观察病人有无生命体征异常，有无其他伴随疾病、病史及发作情况。

2. 专科情况

（1）评估疼痛的部位及性质，诱发及加重的因素，缓解疼痛的措施及效果。本次病人疼痛发作后治疗的情况，如是否使用镇痛剂等药物。

（2）下肢的感觉、运动和反射情况，有无马尾神经受压征象。评估时应对比两侧肢体情况。

3. 实验室及其他检查 血液检查、X 线检查、CT检查、磁共振检查、超声检查等。

【护理诊断/相关因素问题】

1. 疼痛 与椎间盘突出、肌肉痉挛有关。

2. 焦虑 与反复疼痛、担心手术预后有关。

3. 躯体移动障碍 与疼痛、肌肉痉挛有关。

4. 潜在并发症 下肢深静脉血栓。

5. 排尿型态改变 与马尾神经受压有关。

6. 排便型态改变 与马尾神经受压有关。

【护理措施】

1. 术前护理

（1）术前训练床上大小便，以适应术后长时间卧床。

（2）急性期绝对卧床休息，卧床 3 周后可带腰围下床活动，但应避免负重。平时强调卧床休息，以解除机械性压迫。

（3）加强心理护理，做好解释工作，及时解除心理障碍使病人积极配合治疗，保持最佳精神状态，以利疾病的恢复。

（4）术前晚清洁背部、会阴部，20：00 清洁灌肠，20：00 后禁食，凌晨 0：00 后禁饮。

2. 术后护理

（1）术后体位及饮食 术后回房取去枕平卧位 6 小时，禁食、禁水 6 小时，6 小时后取平卧位。术后 5 日内给予低脂、高维生素、高铁、含水分多、清淡、易消化的饮食。术后第 6 日后给予高蛋白、高糖、高维生素饮食，以利于骨折修复和机体消耗的补充。食欲不佳者，少量多餐。

（2）观察病人生命体征、面色、肢体活动度等情况。

（3）每班观察并准确记录引流液的色、质、量。保持引流通畅，防治扭曲、受压、滑出。

（4）每班观察伤口敷料有无渗血及脱落或移位、伤口有无红肿及缝线周围情况等。

（5）术后 24 小时以平卧为主，观察病人有无腹胀，术后拔除尿管后鼓励病人自行排尿，鼓励病人做腹部肌肉的自主收缩促进排尿。

3. 预防感染的护理 保持伤口敷料清洁干燥，观察引流液量、性质、颜色，术后 1 小时引流量 >200ml，及时报告医师，术后 48 小时根据引流情况（引流液 <50ml，颜色转淡）拔除引流管；每班观察伤口渗出情况，敷料浸湿面积 >1/3 报告医师给予换药。保持室内空气流通，每日早、晚各通风 1 次（分别由夜班和下午班负责），每次 30 分钟。

4. 疼痛护理 协助病人取舒适卧位，协助翻身时动作尽量轻柔；分散病人注意力；必要时遵医嘱应用止痛剂，以缓解疼痛。

5. 尿管的护理 会阴护理每日 1 次（19：00），鼓励病人大量饮水，夹闭尿管、定期开放，锻炼膀胱功能，根据膀胱功能恢复情况、伤口疼痛情况、疾病自身情况决定拔除尿管时机。

6. 排便护理 告知陪护人员给予病人高纤维素饮食，饭后 30 分钟后顺时针按摩腹部，以促进肠蠕动。无法自行排便的病人，给予缓泻剂辅助，必要时给予清洁灌肠。

7. 基础护理 保持床单位平整、干燥，每 2 小时协助或督促家属给予病人翻身 1 次，预防压疮；指导病人家属协助病人早、晚清洁口腔，三餐后漱口。

【应急措施】

1. 脑脊液漏 若引流液量超过 500ml/24h、淡黄色透明且出现恶心、呕吐、头痛等症状，应警惕脑脊液漏，迅速让病人平卧，并通知医师处置。

2. 血肿加重 出现头痛、恶心、呕吐加重时，要考虑是否为术中渗血，血肿压迫硬膜囊所致，通知医师，必要时急诊手术探查。

【告知内容】

1. 防坠床及跌倒告知 神志不清、精神异常、老年病人，给予床挡或约束带保护，并留陪护人员，讲解陪护的责任及义务。

2. 防误吸告知 病人术后 6 小时内去枕平卧位，

头偏向一侧。

3. 防压疮告知　病人术后 7 日内绝对卧床，使用防压疮气垫床（直充式）或软枕，协助或督促家属给予病人 2 小时翻身 1 次。

4. 治疗目的告知　告知病人及家属按时间应用抗生素、止痛剂、脱水药的意义。

5. 术前准备告知　告知术前准备的意义及注意事项。

【健康教育】

1. 入院后告知病人　病人科室环境、经治医师、责任护士，禁烟酒及辛辣刺激食物，预防感冒，增加营养，患肢注意保暖。

2. 告知病人术前训练床上排便。

3. 告知病人术后的体位、饮食要求。

4. 指导病人按计划进行功能锻炼。

（1）术后全身麻醉清醒后即可开始踝部跖曲、背伸及环转练习以及股四头肌的收缩练习，每日 3 次，每次 15～20 下。

（2）术后第一日开始，可行双下肢直腿抬高训练，每日 3 次，每次 15～20 下。

（3）第一次下地要在医师许可及指导下进行，并佩戴腰围。指导病人及家属采用正确的坐、卧、立、行的姿势，首先预备活动，避免直立性低血压，活动时避免腰背部过伸或做一些引起腰痛的活动，应循序渐进。

5. 出院指导以口头形式（必要时以书面形式）由责任护士告知。告知病人加强正确的功能锻炼、注意保暖、拆线时间、复诊时间、联系方式等。腰围需佩戴 6 个月，3 个月以内避免弯腰，6 个月以内避免剧烈活动及腰部负重，应注意运动前的准备活动和运动中的保护措施。告知病人适当体育锻炼，尤其是注意腰背肌的功能锻炼，以增加脊柱的稳定性，同时加强营养，减缓机体组织和器官的退行性改变。

【效果评价】

1. 保持舒适，床单衣物无血迹，疼痛可耐受，睡眠好。

2. 了解各种治疗的意义及饮食卧位的目的和意义。

3. 掌握正确的功能锻炼方法。

4. 情绪稳定，熟知术前、术后及出院后的注意事项及复查时间。

第四节　心胸外科疾病围手术期护理指导书

建立心胸外科专科护理指导书的目的是为心胸外科及其相关专业的临床疾病护理提供指导依据。适用于心胸外科及其相关专业的护理人员。

一、肺癌

【疾病概念】

肺癌多数起源于支气管黏膜上皮，因此也称支气管肺癌。

【临床特点】

1. 刺激性咳嗽　为肺癌的首发症状，早期为干咳，病情发展可有少量白痰。继发肺部感染时，可有脓痰，痰量增多。

2. 血性痰　通常为痰中带血点、血丝或间断的少量咯血。

3. 部分肺癌病人由于肿瘤造成较大支气管不同程度的阻塞，可出现胸闷、气促、呼吸困难、胸痛、发热等症状。

【评估要点】

1. 一般情况 评估病人的年龄、吸烟史、呼吸功能、心血管功能。

2. 专科情况

(1)评估有无发热、咳嗽、咳痰，痰液性状和量，有无咯血，咯血的量和次数。

(2)术后评估生命体征、疼痛、伤口敷料、胸腔闭式引流情况、气管是否居中，有无皮下气肿。

3. 实验室及其他检查 支气管镜检查等。

【护理诊断/相关因素】

1. 焦虑 与对手术安全性和疾病预后担心有关。

2. 气体交换受损 与误吸或呼吸道分泌物增多、咳痰无力有关。

3. 有肺水肿的危险 与术后肺容积减少和输液过多过快有关。

4. 不适 与手术损伤有关。

5. 潜在并发症 活动性出血、心律失常、肺不张、支气管胸膜瘘。

【护理措施】

1. 做好解释与安慰工作 说明手术的必要性和重要性及手术前后的注意事项，减轻病人的恐惧心理。

2. 呼吸道管理

(1)吸烟的病人劝其戒烟。

(2)指导病人进行深呼吸训练和有效咳嗽排痰。

(3)合并呼吸道感染的病人给予雾化吸入。

3. 加强营养 指导病人进食高蛋白、高热量、高维生素、易消化的饮食。

4. 术后护理

(1)按全身麻醉术后常规护理。

(2)持续心电、脉搏氧监护，每小时观察生命体征变化。

（3）全身麻醉未清醒前病人取去枕平卧位，头偏向一侧，预防窒息或吸入性肺炎。

（4）清醒后生命体征平稳改为半卧位。

（5）呼吸道管理　给予吸氧、雾化吸入，鼓励并协助病人深呼吸及咳嗽排痰。必要时给予吸痰，保持呼吸道通畅。

（6）保持胸腔闭式引流管通畅，密切观察引流液的颜色、性质、量，防止引流管打折、扭曲、脱出，发现异常及时报告医师。全肺切除术后胸腔闭式引流管一般呈钳闭状态。严密观察有无皮下气肿、气管移位，如患侧胸腔内有大量积液、积气，压力增高，气管、纵隔偏向健侧，应报告医师给予开放引流管，放出适量渗出液或气体，恢复纵隔的正常位置。

（7）严格掌握静脉输液的量和速度，准确记录出入量。

（8）疼痛护理　术后充分镇痛，协助病人取舒适卧位，避免牵拉引流管，以减少疼痛刺激。病人咳痰时护士双手张开、手指并拢固定胸部伤口，以减轻胸廓震动引起的疼痛。

（9）活动　全身麻醉清醒后，生命体征平稳即可进行肢体的被动活动。术后第一日协助病人坐起，鼓励其进行床上主动活动；术后 2～3 日可协助病人床旁站立或少量活动，以后逐渐增加活动量和范围，活动量以不引起疼痛和疲劳为度。

（10）并发症的护理　术后若病人表现为发热、突然刺激性咳嗽、咳陈旧性血痰、呼吸困难、胸腔引流管内持续排出大量气体或张力性气胸，则疑为支气管胸膜瘘。

【应急措施】

1. 肺癌病人术后突然出现呼吸困难、发绀、烦躁不安、大汗淋漓、面色苍白、皮肤湿冷、咳嗽、咳出大量粉红色泡沫样痰等表现，提示急性肺水肿的可能。

2. 立即减慢输液速度，通知医师。协助病人取头高足低位或半卧位，面罩吸氧 6 ~ 8L/min，湿化瓶内加 20% ~ 30% 乙醇湿化氧气，乙醇湿化吸氧时间不宜过长，一般应间歇应用。

3. 遵医嘱给予镇静、强心、利尿剂等，准确记录出入量，严格控制输液速度及输液量，维持水、电解质平衡。

4. 必要时用止血带或血压计袖带进行四肢轮扎，加压以阻断静脉血流，但以动脉血仍可通过为度，每 5 ~ 10 分钟轮流放松一个止血带或袖带。

【告知内容】

1. 告知病人气管镜检查的注意事项。

2. 告知病人及陪护液体滴速不宜过快，防止液体外渗的注意事项。

3. 告知病人及陪护人员使用胸腔闭式引流管的意义及注意事项。

4. 告知陪护人员不得离开病人，发现病人有精神异常现象及时报告护士及医师。

【健康教育】

1. 使病人了解吸烟的危害，鼓励其坚持戒烟。

2. 训练咳嗽排痰、深呼吸。

3. 了解术后早期活动的意义，有利于肺复张，减少肺部并发症；促进胃肠蠕动恢复，减轻腹胀，增进食欲；促进血液循环，防止静脉血栓。

4. 出院指导　注意防寒保暖，避免出入公共场所及接近上呼吸道感染者，预防呼吸道感染。加强营养，遵医嘱定期复查，继续治疗。

【效果评价】

1. 保持病人卧位舒适，"三短""六洁"，无压疮。

2. 疼痛能有效缓解，睡眠好。

3. 了解治疗、饮食、卧位的意义和注意事项。

4. 能够主动配合有效咳痰和深呼吸锻炼。

5. 熟知术前、术后及出院后的注意事项及复查时间。

二、食管癌、贲门癌

【疾病概念】

1. 食管癌 是常见的消化道癌肿。95% 以上为鳞状上皮癌。

2. 贲门癌 贲门部腺癌可向上延伸累及食管下端。

【临床特点】

1. 早期 在吞咽粗硬食物时可有不同程度的哽咽感，胸骨后烧灼样、针刺样或牵拉摩擦样疼痛。食物通过缓慢，并有停滞感或异物感。

2. 中晚期 主要是进行性吞咽困难。随着肿瘤的发展，出现相应的晚期症状。

【评估要点】

1. 一般情况 评估生命体征、主要伴随疾病、过敏史、皮肤、液路。

2. 专科情况 评估意识、通气情况、引流液、尿量、CVP、特殊用药、伤口敷料。评估气管插管及各种管道。

3. 实验室及其他检查 血气分析、ECG 等。

【护理诊断/相关因素】

1. 焦虑 与对疾病预后担心、对癌症及手术恐惧有关。

2. 营养失调，低于机体需要量 与吞咽困难、癌症消耗增加、术后禁食有关。

3. 气体交换受损 与手术破坏了胸廓完整性及术中对肺的机械性压迫有关。

4. 有肺部感染的危险 与误吸或呼吸道分泌物增多、咳痰无力有关。

5. 不适 与手术损伤有关。

6. 潜在并发症 活动性出血、吻合口瘘、乳糜胸。

【护理措施】

1. 心理护理 帮助其了解手术的必要性及可行性，解除心理负担，使病人以稳定的心理状态接受手术。

2. 营养支持 指导病人进食高蛋白、高热量、高维生素、易消化的流质或半流质饮食。不能进食的病人给予胃肠外营养支持，改善机体营养状况。

3. 呼吸道准备 手术前1周戒烟；指导病人练习腹式呼吸和有效咳嗽排痰，预防肺部并发症。

4. 术后护理

(1)全身麻醉未清醒前病人取去枕平卧位，头偏向一侧，预防窒息或吸入性肺炎。清醒后生命体征平稳改为半卧位。

(2)持续心电、脉搏氧监护，每小时观察生命体征变化。

(3)呼吸道管理 术后给予吸氧、雾化吸入，鼓励并协助病人深呼吸及咳嗽排痰，必要时给予吸痰，保持呼吸道通畅。

(4)术后充分镇痛 协助病人取舒适卧位，避免牵拉引流管，以减少疼痛刺激。病人咳痰时护士双手张开、手指并拢固定胸部伤口，以减轻胸廓震动引起的疼痛。

(5)活动 生命体征平稳、全身麻醉清醒后即可进行肢体的被动活动，术后第1日协助病人坐起，鼓励其进行床上主动活动，术后2~3日可协助病人床旁站立或少量活动，以后逐渐增加活动量和范围，活动量以不引起疼痛和疲劳为度。

（6）胃肠减压的护理　妥善固定胃管，防止脱出。保持胃管通畅，密切观察并记录引流量、颜色、性状，发现异常及时报告医师。

（7）胸腔闭式引流护理　保持胸腔闭式引流管通畅，密切观察引流液的颜色、性质、量，防止引流管打折、扭曲、脱出，发现异常及时报告医师。

（8）静脉营养护理　给予深静脉置管，保持液路通畅，预防脱管、液体渗出、静脉炎的发生。

（9）并发症的护理

①胸内吻合口瘘：临床特点为胸闷、气短、心率快、发热等胸腔积液表现和全身中毒症状，胸腔引流液浑浊，性状似胃液或混有食物残渣。发生胸内吻合口瘘的病人，应密切观察生命体征变化，禁食、禁水，保持胃肠减压持续有效，保持胸腔引流管通畅，观察并记录引流情况，积极抗感染治疗及营养支持。

②乳糜胸：临床特点为胸闷、气短、心悸、胸腔引流液量多且由清亮转为淡黄色或乳白色浑浊液。一旦确诊，应进低脂或无脂饮食，必要时禁食、禁水，静脉营养支持，维持水、电解质、酸碱平衡。行胸腔闭式引流，及时引出乳糜液，促使肺膨胀。需行胸导管结扎术者，做好术前准备。

【应急措施】

术后胸腔闭式引流管内血性引流液在 4~6 小时内超过 150~200ml/h，或出现进行性低血容量的表现，则提示胸腔内有活动性出血，应立即通知医师，做好开胸探查的术前准备。

【告知内容】

1. 告知 X 线钡餐检查、食管镜检查的意义和注意事项。

2. 告知病人及陪护深静脉置管的维护意义及注意事项。

3. 告知病人及陪护人员使用各种引流管的意义及防止脱管的注意事项。

4. 告知陪护人员不得离开病人，发现病人有精神异常现象及时报告护士及医师。

【健康教育】

1. 改变不良的饮食生活习惯，如吸烟饮酒，饮食过热、过快、过硬，口腔不洁，食用较多的霉变食物，营养素缺乏等。

2. 宣教禁食、禁水的意义　术前禁食、禁水防止麻醉或术中呕吐引起吸入性肺炎或窒息；术后早期禁食、禁水防止胃扩张和吻合口瘘的发生。

3. 指导病人术后合理饮食，掌握少量多餐、由稀到干、由少到多的原则，避免进食生、冷、硬、辣食物。

4. 训练术后咳嗽排痰、深呼吸。

5. 遵医嘱定期复查。

【效果评价】

1. 卧位舒适，"三短""六洁"，无压疮。

2. 疼痛能有效缓解，睡眠好。

3. 了解治疗、饮食、卧位的意义和注意事项。

4. 能够主动配合有效咳痰和深呼吸锻炼。

5. 熟知告知内容及术前、术后及出院后的注意事项。

三、冠心病冠状动脉搭桥

【疾病概念】

冠心病指由于冠状动脉壁粥样硬化使管腔狭窄以致心肌供血不足。

【临床特点】

1. 心绞痛　典型症状为心前区巨痛，并向左肩及左上肢放散，疼痛持续时间可数分钟或数小时，病人出冷汗，在用硝酸甘油等扩冠药物后可得到缓解。

2. 心律失常　可出现各种心律失常。

【评估要点】

1. 一般情况　评估心率、心律、血压、呼吸，询问过敏史、高血压病史。

2. 专科情况　评估心绞痛发作的过程，找出诱发因素。评估疼痛的部位、性质、程度、持续时间和用药后的止痛效果。

3. 实验室及其他检查　心脏彩超、冠状动脉造影检查。

【护理诊断/相关因素】

1. 不适　与心绞痛发作有关。

2. 心排血量减少　与心脏功能受损有关。

3. 恐惧　与手术有关。

4. 有呼吸功能受损的危险　与麻醉、手术有关。

【护理措施】

1. 术前护理

(1)戒烟3周以上，给予呼吸道准备。

(2)降低心绞痛诱发因素，控制心绞痛发作频次，充分止痛，缓解病人恐惧心理。

(3)合并糖尿病者术前通过饮食或药物控制血糖水平。

(4)合并高血压者应用降压药物控制血压。

2. 术后护理

(1)术后入 ICU 监护，脱呼吸机、病情稳定后转普通病房。

(2)继续行心电、脉搏氧监护，每小时观察生命体征变化，给予吸氧、雾化吸入，鼓励并协助病人深呼吸及咳嗽排痰，必要时给予吸痰，保持呼吸道通畅。

(3)应用血管活性药物时需单独深静脉液路，剂量准确，及时监测生命体征，遵医嘱及时调整用药剂量，防止液体外渗及静脉炎的发生。

（4）取大隐静脉肢体的护理　局部用弹力绷带加压包扎，抬高取血管肢体 30°，注意观察末梢血供情况。

（5）早期活动　术后 2～3 日生命体征平稳，拔除心包内、外引流管后，鼓励病人下床活动，先行床旁站立，再适量行走，以后逐渐增加活动量和范围，活动量以不引起疼痛和疲劳为度。

（6）抗凝　为提高搭桥术后移植血管的通畅率，术后需抗凝治疗 3～6 个月。

【应急措施】

1. 心绞痛发作时，立即卧床休息，给硝酸甘油含服，并监测生命体征变化，直到胸痛缓解。

2. 心绞痛严重时遵医嘱肌内注射哌替啶。

3. 疼痛持续不缓解，心电图有动态变化，应考虑心肌梗死的发生，遵医嘱给予镇静、止痛、吸氧，抗休克或预防休克治疗，及时处理心律失常。

【告知内容】

1. 告知病人心绞痛发作时立即卧床，先口含硝酸甘油，再呼叫医师、护士，保证安全，防烫伤、防坠床、放跌倒。

2. 告知病人及陪护人员深静脉置管的维护及注意事项，告知液体滴速不宜过快，防止液体外渗的注意事项。

3. 告知病人使用心包内外引流管、胃管的意义，防止管道打折、扭曲、脱出，心包内外引流瓶位置不能超过引流管出口位置。

4. 告知陪护人员不得离开病人，预防意外发生。

【健康教育】

1. 入院后宣教　告知病人戒烟、降低心绞痛诱发因素及控制并发症的意义。注意保暖，预防感冒，增加营养，为手术做好准备，积极配合术前检查。

2. 手术前宣教 告知病人卧位、饮食要求，训练有效咳痰、深呼吸、床上排泄。

3. 术后宣教 告知病人各种治疗护理的意义、要求及配合。

4. 出院前指导

(1)控制冠心病的危险因素，养成良好的生活习惯，做到：保证充足睡眠，劳逸结合，戒烟、酒，保持大便通畅。

(2)吃低盐、低脂肪、低热量、富含维生素的食物。

(3)加强锻炼，预防感冒。

(4)遵医嘱服药，定期复查。

【效果评价】

1. 卧位舒适，"三短""六洁"，无压疮。

2. 疼痛能有效缓解，睡眠好。

3. 了解治疗、饮食、卧位的意义和注意事项。

4. 能够主动配合有效咳痰和深呼吸锻炼。

5. 熟知术前、术后及出院后的注意事项及复查时间。

四、先天性心脏病

【疾病概念】

先天性心脏病是胎儿心脏及大血管在母体内发育异常所造成的先天畸形，是小儿最常见的心脏病。

【临床特点】

1. 部分患儿生长迟缓和运动耐受力降低。

2. 呼吸道继发性感染。

3. 呼吸困难。

4. 缺氧症状。

5. 蹲或蹲坐呼吸。

6. 杵状指。

7. 口唇发绀。

【评估要点】

1. 一般情况　评估是否有体格发育落后等。

2. 专科情况　评估是否有皮肤发绀、眼结膜充血、杵状指(趾)。有无脉搏增快、呼吸急促、鼻翼扇动和三凹征。

3. 实验室及其他检查　心脏导管或造影检查等。

【护理诊断/相关因素】

1. 活动无耐力　与氧的供需失调有关。

2. 有感染的危险　与机体免疫力低下有关。

3. 营养失调　低于机体需要量。

4. 有呼吸功能受损的危险　与缺氧发作有关。

5. 恐惧　与疾病的威胁及陌生环境有关。

【护理措施】

1. 术前护理

(1)帮助病人适应病区环境,介绍 ICU 环境、相关仪器,降低恐惧和焦虑情绪。

(2)以高蛋白、高纤维素、易消化的饮食为主。

(3)预防缺氧发作。缺氧发作主要表现为烦躁不安、呼吸困难、发绀加重、哭声微弱、晕厥、肌张力低下,偶有意识丧失,甚至猝死。哭闹、排便、感染、贫血、寒冷及创伤等均可诱发,应有效控制诱因,降低缺氧发作概率。

(4)预防便秘,多吃含膳食纤维较多的食物、水果、蔬菜,如粗粮、梨、香蕉、芹菜、韭菜、萝卜、喝蜂蜜水等。发生便秘时,不要用力大便,屏气,立即与医师护士联系,采取措施。

2. 术后护理

(1)术后入 ICU 监护,脱呼吸机、病情稳定后转普通病房。

(2)继续行心电、脉搏氧监护，每小时观察生命体征变化，给予吸氧、雾化吸入，鼓励并协助病人深呼吸及咳嗽排痰，必要时给予吸痰，保持呼吸道通畅。

(3)保持心包内外引流管通畅。防止引流管扭曲、受压及滑脱，翻身和下床活动时防止引流瓶倾倒，引流瓶不得超过引流平面，以免引起逆行感染。

(4)保持尿管固定通畅，准确记录单位时间内尿量、颜色、性质。

(5)应用血管活性药物时需单独深静脉液路，剂量准确，及时监测生命体征，遵医嘱及时调整用药剂量。

(6)早期活动　术后2～3日生命体征平稳，拔除心包内、外引流管后，鼓励病人下床活动，先行床旁站立，再适量行走，以后逐渐增加活动量和范围，活动量以不引起疼痛和疲劳为度。

【应急措施】

1. 缺氧发作　常发生在重度发绀性先无性心脏病患儿，表现为焦虑、呼吸急促或呼吸困难、发绀突然加重、心率增快或减慢、心脏杂音减轻或消失，如不及时控制，可危及生命。

2. 应急措施　取膝胸位，立即高流量吸氧，镇静，应用β受体阻断剂以降低心交感神经张力，减少心肌收缩力，并通过减慢心率增加心室容量；解除右室流出道痉挛。

【告知内容】

1. 告知患儿家长心脏导管或造影检查的注意事项。

2. 告知患儿家长确保患儿安全，防烫伤、防坠床、防跌倒。

3. 告知患儿家长患儿饮食时必须取坐位，防误吸。

4. 告知患儿家长深静脉置管的维护及注意事项，液体滴速不宜过快，防止液体外渗的注意事项。

5. 告知患儿家长带心包内、外引流管，胃管的意义，防止管道打折、扭曲、自行拔出，心包内、外引流瓶位置不能超过引流管皮肤出口位置。

6. 告知陪护人员不得离开患儿，防意外。

【健康教育】

1. 入院后宣教 告知患儿及家属注意保暖，预防感冒，增加营养，为手术做好准备，积极配合术前检查。

2. 手术前宣教 告知患儿及家属卧位、饮食的要求，训练有效咳痰、深呼吸、床上排泄。

3. 术后宣教 告知患儿及家属活动的意义，各种治疗护理意义、要求及配合。

4. 出院前指导

（1）注意休息，适量活动，循序渐进增加活动量，若运动中出现心率明显加快，心前区不适，应立即停止活动，需药物处理，及时与医院联系。

（2）注意保暖，预防感冒，及时发现和控制感染。

（3）家长应鼓励患儿走路时姿势要端正，以免造成驼背。

（4）出院后严格遵医嘱服药。

（5）合理膳食，多食高蛋白、高维生素、营养价值高的食物，如瘦肉、鸡蛋、鱼类等食物，以增加机体营养、提高机体抵抗力，不要暴饮暴食。

（6）预防便秘。

（7）遵医嘱定时复查。

【效果评价】

1. 患儿不出现安全问题。

2. 患儿家长掌握手术配合的相关措施并能配合治疗、护理。

五、心脏瓣膜置换

【疾病概念】

慢性风湿性心脏病是指急性风湿热累及心脏时引起急性风湿性心脏病后所遗留下来的心脏病变，心肌、心包、心内膜及瓣膜均受侵犯，以心脏瓣膜病变最为显著，即风湿性心脏病（风心病）。

【临床特点】

1. 胸痛或胸部紧迫感、心悸、心绞痛。

2. 失眠、疲劳，晕厥、头晕眼花，不能进行日常活动。

3. 右心力衰竭，肝大伴压痛、腹腔积液和下肢水肿。

4. 呼吸改变，气促、端坐呼吸、阵发性夜间呼吸困难。

5. 咯血。

6. 二尖瓣面容，面颊部呈紫红色，有色素沉着。

【评估要点】

1. 一般情况　观察生命体征有无异常，询问病人过敏史、风湿热病史。

2. 专科情况

（1）评估心率、心律、血压、脉搏、呼吸变化。

（2）评估神志及末梢循环情况，如意识状态、面色、唇色、甲床颜色等。

（3）评估尿量、体重、水肿。

（4）评估心力衰竭体征变化，如水肿轻重、颈静脉怒张程度。

（5）应用洋地黄药物时，评估洋地黄的中毒表现。

3. 实验室及其他检查　心脏导管或造影检查等。

【护理诊断/相关因素】

1. 心排血量减少　与心脏前、后负荷增加，心肌收缩乏力有关。

2. 体液过多（水肿） 与心力衰竭导致肾功能不全、低蛋白血症有关。

3. 有呼吸功能受损的危险 与心力衰竭引起的肺淤血、肺水肿及肺部感染有关。

4. 活动无耐力 与心排血量减少导致组织缺氧、活动后心律失常、呼吸困难、心肌缺血有关。

5. 恐惧 与住院治疗手术等有关。

【护理措施】

1. 术前护理

（1）戒烟3周以上，给予呼吸道准备。

（2）准确记录液体出入量，维持体液平衡，限制盐和水的摄入量，必要时每日称体重。

（3）遵医嘱给予利尿、强心、抗心律失常、扩血管药物，同时观察药物的疗效及副作用。

（4）术前常规输入极化液，输入时应缓慢滴入，如胸闷、气促、心率加快应报告医师，遵医嘱停用或调慢滴速。

2. 术后护理

（1）术后入ICU监护，脱呼吸机、病情稳定后转普通病房。

（2）继续行心电、脉搏氧监护，密切观察生命体征变化，给予吸氧、雾化吸入，鼓励并协助病人深呼吸及咳嗽排痰，必要时给予吸痰，保持呼吸道通畅。

（3）保持心包内、外引流管通畅。防止引流管扭曲、受压及滑脱，翻身和下床活动时防止引流瓶倾倒，引流瓶不得超过引流平面，以免引起逆行感染。

（4）保持尿管固定通畅，准确记录单位时间内尿量、颜色、性质。

（5）应用血管活性药物时需单独深静脉液路，剂量准确，及时监测生命体征，遵医嘱及时调整用药剂量。

(6)抗凝　换瓣病人需终身服用抗凝药物，严格遵医嘱定时、定量服用，严密监测凝血酶原时间，密切观察有无出血倾向。

(7)早期活动　术后 2～3 日脱呼吸机、生命体征平稳，拔除心包内、外引流管后，鼓励病人下床活动，先行进行床旁站立，再适量行走，以后逐渐增加活动量和范围，活动量以不引起疼痛和疲劳为度。

【应急措施】

1. 备好临时心脏起搏器、利多卡因等，以备出现心律失常时紧急应用。

2. 心脏压塞，表现为血压低、心动过速、奇脉、心音遥远、窦性心动过速、颈静脉怒张。立即遵医嘱用药，准备急诊手术。

【告知内容】

1. 告知病人及陪护人员深静脉置管的维护及注意事项，液体滴速不宜过快，防止液体外渗的注意事项。

2. 告知病人及陪护使用心包内外引流管、胃管的意义，防止管道打折、扭曲、脱出，心包内、外引流瓶位置不能超过引流管出口位置。

3. 告知病人及陪护人员服用抗凝药的意义及注意事项。

4. 告知陪护人员不得离开病人，防止意外发生。

5. 告知病人及陪护人员预防压疮的具体措施。

【健康教育】

1. 入院后宣教　戒烟、准确记录出日量及各种治疗护理的意义，注意保暖，预防感冒，增加营养，为手术做好准备，积极配合术前检查。

2. 手术前宣教　告知卧位、饮食的要求，训练有效咳痰、深呼吸、床上排泄。

3. 术后宣教　告知各种治疗护理的意义、要求及配合。

4. 出院前指导

（1）遵医嘱服用抗凝药，定期复查凝血酶原时间。

（2）出现下列现象应及时复诊。

①牙周出血、皮下出血斑、柏油样便等出血现象。

②头痛、肢体痛、腹痛、发冷及剧痛等栓塞现象。

③高热或持续低热、乏力等感染症状。

④尿色异常。

⑤水肿明显等心力衰竭表现加重。

（3）一般术后 6~8 个月根据病人心功能考虑恢复工作。

①心功能 I 级：可恢复工作，包括轻度至中度体力劳动。

② I ~ II 级：一般轻度工作，体力劳动避免。

③ II 级：做好一般家务劳动或恢复轻度工作。

④ II 级以上：不参加工作。

【效果评价】

1. 卧位舒适，"三短""六洁"，无压疮。

2. 疼痛能有效缓解，睡眠好。

3. 了解治疗、饮食、卧位的意义和注意事项。

4. 能够主动配合有效咳痰和深呼吸锻炼。

5. 熟知术前、术后及出院后的注意事项及复查时间。

6. 掌握抗凝治疗的意义及注意事项。

第五节　神经外科疾病围手术期护理指导书

建立神经外科专科护理指导书的目的是为神经外科及其相关专业的临床疾病护理提供指导依据。适用于神经外科及其相关专业的护理人员。

一、脑出血

【疾病概念】

原发性脑实质内血管破裂所致的出血，常发生于50~70岁中老年人。

【临床特点】

1. 起病突然，突发剧烈的头痛、恶心及呕吐。

2. 意识障碍。

3. 高血压性脑出血可有偏瘫、失语、同侧性偏盲等。

4. 颅内压进行性增高及脑疝症状，如颈项强直，克氏征、布氏征阳性等脑膜刺激征。

【评估要点】

1. 一般情况 评估病人意识、瞳孔、生命体征等。

2. 专科情况 了解病人高血压病史，失语、肢体瘫痪情况。

3. 实验室及其他检查 了解辅助检查结果：CT结果等。

【护理诊断/相关因素】

1. 意识障碍 与原发疾病有关。

2. 潜在并发症——颅内压增高 与血压升高、脑组织水肿、术后脑组织肿胀有关。

3. 体温过高 与体温调节中枢异常有关。

4. 清理呼吸道无效 与意识障碍、气管切开、气管插管、痰量多有关。

5. 有误吸的危险 与意识障碍、气管切开、气管插管、呕吐、放置胃管有关。

6. 躯体移动障碍 与偏瘫有关。

【护理措施】

1. 意识障碍的观察和护理

(1)观察病人意识、瞳孔，每小时1次，发现异常报告医师，遵医嘱进行记录。

（2）加床挡，必要时使用约束带。

（3）有义齿应取下，防止窒息。

2. 颅内压增高的观察和护理

（1）观察脉搏、血压及呼吸的变化，每小时1次，如出现血压高、呼吸慢、脉搏慢及时报告医师进行处理。

（2）早期发现脑疝症状，立即报告医师，遵医嘱快速静脉滴注20%甘露醇250ml，30分钟内滴完。观察尿量，保持尿管通畅，会阴护理，每日1次。

（3）床头抬高15°～30°。

（4）泵入降压药物时，保持液路通畅，观察降压效果。

（5）脑室引流管护理要点

①妥善固定引流管于床头，引流管的最高处距侧脑室的距离（一般以发际做参照）为10～20cm。

②保持引流通畅，引流管不可受压、扭曲、成角、折叠。

③观察引流液性状及引流量：正常脑脊液无色透明，无沉淀，术后1～2日可略带血性，以后转为橙黄色，引流量以不超过500ml/d为宜。出现下列情况及时通知医师并协助处理：大量鲜血或血性脑脊液逐渐加深提示有脑室内出血；出现脑脊液浑浊，呈毛玻璃状或有絮状物，提示颅内感染；如引流速度过快（其早期>20ml/h）或引流量过大（>500ml/24h）时，应及时通知医师。

3. 发热的护理

（1）观察体温，每日4次，做好记录。

（2）根据病人病情选择合适的降温方法，在颈部、腋窝、腹股沟及腘窝等处放置冰袋，保护病人皮肤。

（3）遵医嘱应用降温毯，观察降温效果，做好记录，保护病人皮肤。

（4）及时更换潮湿的被服，保持床单位干燥、清洁。

（5）口腔护理，每日2次，观察口腔黏膜是否完好。

4. 使用呼吸机期间的护理

（1）每班检查气管插管刻度，气囊充气情况。

（2）导管固定牢固，更换固定带及胶布，每日1次。

（3）牙垫位置正确，口腔护理，每日1次。

（4）气管切开护理，每日2次。

（5）保持呼吸道通畅，及时有效吸痰，痰液黏稠时，吸痰前给予气管内滴药或雾化吸入。每班听诊肺部呼吸音。

（6）翻身叩背2小时1次。

（7）每班观察呼吸机设置参数。

（8）清洗呼吸机滤过网，每日1次。

5. 防止误吸发生

（1）病人呕吐时头偏向一侧。

（2）气管切开、气管插管时及时清除口鼻分泌物。

（3）鼻饲饮食者，鼻饲前检查胃管的位置。

6. 肢体及皮肤护理

（1）急性期肢体摆放良肢位，检查＞每班2次。

（2）避免局部组织长期受压　一般2小时翻身1次，高危病人30分钟翻身1次。

（3）使用气垫床、软垫、R型垫、手脚圈、减压贴、透明贴等。

（4）绝对卧床，头部可轻轻向左、向右转动，避免过度搬动或抬高头部，四肢可在床上进行小幅度翻动，每2小时1次。

【应急措施】

1. 躁动时可给予镇静药物，如安定10mg肌内注射。

2. 出现脑疝时，快速输入20%甘露醇，滴速大于130滴/分。

【告知内容】

1. 防坠床告知 告知家属陪护要求。

2. 防烫伤告知 告知病人及家属勿使用热水袋，以防烫伤。

3. 防压疮告知 告知病人及家属预防压疮的意义及相关注意事项。

4. 防脱管告知 告知病人及家属使用各种管道的意义及相关注意事项。

5. 防液体外渗告知 告知病人及家属输液时，输液侧肢体活动要小心，穿刺部位疼痛时及时告诉护士，以防液体外渗。

6. 腰椎穿刺告知 告知病人或病人家属配合腰椎穿刺相关内容，腰椎穿刺卧位要求。

【健康教育】

1. 入院后告知 告知病人科室环境、经治医师护士、科主任及护士长，禁烟酒及辛辣刺激食物，预防感冒，增加营养，积极完善术前检查，为手术做好准备。

2. 术前指导 告知病人手术时间、备皮的意义、术前12小时禁食、8小时禁水。

3. 术后指导

（1）术后体位 麻醉未醒要去枕仰卧位，头偏向一侧以防误吸；清醒后抬高头部15°～30°以防加重脑水肿。

（2）教会病人及家属正确翻身方法，肢体良肢位的摆放位置。

（3）饮食指导。

4. 出院指导

（1）避免各种颅内压增高的诱因，如保持大便通畅，禁止短期内大量饮水。

（2）避免过度劳累、忌烟酒，避免情绪激动。

（3）按时按量遵医嘱服药，不要自行换药更改剂量。

（4）遵医嘱门诊复查，感觉不适及时就诊。

【效果评价】

1. 护理措施到位，减少肺部感染及压疮发生的可能。

2. 知晓告知内容、术前、术后及出院健康指导内容。

3. 无坠床、脱管等发生。

二、脑挫裂伤

【疾病概念】

脑挫裂伤是脑挫伤和脑裂伤的统称，是由于脑组织在颅腔内的滑动及碰撞所引起的。

【临床特点】

1. 意识障碍 多数昏迷。

2. 生命体征改变 一般早期都有血压下降、脉搏细弱及呼吸浅快。轻度体温升高，一般约38℃，若持续高热则多伴有丘脑下部损伤。

3. 颅内压增高征 病人出现两慢一高（脉搏、呼吸慢，血压高）。头痛、呕吐、视（神经）盘水肿为颅内压增高"三主征"。如病人出现剧烈头痛、烦躁不安，有脑疝的可能。

4. 脑脊液鼻漏或耳漏。

【评估要点】

1. 评估病人意识障碍程度及生命体征改变。

2. 评估头面部及全身是否有损伤及严重程度。

3. 评估有无高血压病、糖尿病。

【护理诊断/相关因素】

1. 意识障碍 与脑损伤、颅内压增高有关。

2. 清理呼吸道无效 与脑损伤后意识不清有关。

3. 潜在并发症 感染、癫痫发作、应激性溃疡。

【护理措施】

1. 病情观察 观察病人意识、瞳孔，每小时 1 次，发现异常报告医师，遵医嘱进行记录。每小时观察生命体征 1 次，出现"两慢一高"，即：脉搏 <60 次/分，呼吸 <14 次/分，血压 >140mmHg，立即报告医师。丘脑下部损伤时，当体温 >38℃时及时做降温处理。

2. 解除呼吸道梗阻，防止误吸 保持呼吸道通畅，出现舌后坠、脉搏氧 <85% 放置口咽通气管，及时吸出呼吸道分泌物。

3. 保持伤口清洁 头部垫中单，保持伤口清洁、干燥。

4. 脑脊液鼻漏或耳漏护理 鼻漏取平卧位，耳漏取患侧卧位，不用棉球和纱布紧塞，及时擦干鼻腔漏出的脑脊液。

5. 颅内压增高的护理

（1）床头抬高 15°～30°。

（2）避免引起颅内压增高的因素：呼吸道梗阻、剧烈咳嗽、便秘等。

（3）输入甘露醇观察尿量及肾功能，避免液体外渗。

（4）躁动不安者不能强加约束，捆绑四肢，以免病人挣扎使颅内压进一步增高，若使用约束带不宜过紧。

（5）加床挡，专人守护。

6. 癫痫护理

（1）遵医嘱给予苯巴比妥 0.1mg 肌内注射或安定 10mg 肌内注射。

（2）头偏向一侧，清除呼吸道分泌物。

（3）用压舌板放上下牙齿之间，防舌咬伤，避免舌后坠影响呼吸。

7. 高热的护理

（1）观察体温，每日4次，做好记录。

（2）根据病人病情选择合适的降温方法，在颈部、腋窝、腹股沟及腘窝等处放置冰袋，冰袋用毛巾包裹，保护病人皮肤。

（3）遵医嘱应用降温毯，观察降温效果，做好记录，保护病人皮肤。

（4）及时更换潮湿的被服，保持床单位干燥、清洁。

（5）口腔护理，每日2次，观察口腔黏膜是否完好。

8. 术后护理

（1）去枕仰卧位，床头抬高15°～30°。

（2）各种管道妥善固定，保持通畅。

（3）应激性溃疡观察和护理

①鼻饲前抽吸胃液，如为咖啡色，立即报告医师。

②遵医嘱禁食、禁水，必要时行胃肠减压。

9. 护理并发症的预防

（1）预防压疮，2小时翻身1次，使用气垫床、软垫、R型垫、手脚圈、减压贴、透明贴等。

（2）会阴护理，每日1次。

（3）气管插管护理，每日1次，或气管切开护理，每日2次。

【应急措施】

1. 外伤并立即昏迷者床头抬高15°～30°，头偏向一侧，防止口腔分泌物吸入气管内引起呛咳或窒息。

2. 保持呼吸道通畅，及时吸引口、鼻腔内的痰液及呕吐物等。做好气管切开的准备。

3. 观察病人的呼吸、脉搏、血压和体温，密切观察瞳孔和意识的变化。

4. 病人出现脑疝症状时立即快速静脉滴注20%甘

露醇 250ml，30 分钟内滴完。

【告知内容】

1. 防意外告知　告知病人家属，病人需专人守护，有情况时使用床头呼叫器，不得离开病人。

2. 防咬伤及坠床告知　告知家属陪护要求。病人有癫痫发作先兆时，立即告知护士或医师，防止病人咬伤及坠床。

3. 防压疮告知　告知病人及家属预防压疮的意义及相关注意事项。

4. 防脱管的告知　告知病人及家属使用各种管道的意义及相关注意事项。

5. 防液体外渗告知　告知病人及家属输液时，输液侧肢体活动要小心，穿刺部位疼痛时及时告诉护士，以防液体外渗。

【健康教育】

1. 入院后告知　告知病人科室环境、经治医师护士、科主任及护士长，预防感冒，增加营养，积极完善术前检查，为手术做好准备。

2. 术前指导　告知手术的时间、卧位、备皮、术前留置尿管和术前 12 小时禁食、8 小时禁水的意义和要求。

3. 术后指导

（1）术后体位的意义，脑脊液漏病人禁止健侧卧位防止颅内感染。

（2）头部引流管避免受压、扭曲、打折的意义及相关注意事项。

（3）绝对卧床。

4. 出院指导

（1）颅骨缺损病人半年后行颅骨修补术。

（2）癫痫病人严格遵医嘱服药。

（3）病人遵医嘱复查。

【效果评价】

1. 保持舒适，衣服及床单位清洁干燥。

2. 各项护理措施到位，住院期间无压疮、坠床等护理并发症的发生。

3. 知晓告知及术前、术后及出院健康指导内容。

三、脑膜瘤

【疾病概念】

脑膜瘤是起源于脑膜及脑膜间隙的衍生物，属于良性肿瘤。

【临床特点】

局灶性症状：头痛和癫痫为首发症状，依肿瘤部位不同，可以出现视力、视野、嗅觉或听觉障碍及肢体运动障碍等。老年病人以癫痫为首发症状者多见。

【评估要点】

评估病人是否头痛、呕吐、视力减退、癫痫等。

【护理诊断/相关因素】

1. 有受伤的危险 与肿瘤压迫有关。

2. 潜在并发症 癫痫。

【护理措施】

1. 术前护理

(1)进食高蛋白、高热量、易消化、清淡饮食。

(2)术前 2 周戒烟。

(3)术前 12 小时禁食、8 小时禁水。

(4)肿瘤位于矢状窦旁、中部、额顶部者，专人陪护，防止病人跌倒受伤。

(5)大脑凸面脑膜瘤受压明显时可有精神异常，专人陪伴，防止走失。

2. 术后护理

(1)全身麻醉未清醒时，头偏向一侧，清醒后血压平稳，床头抬高 15°~30°。较大脑膜瘤术后禁止患侧卧位。

(2)管道护理

①气管插管护理，每日 1 次(上午班完成)，保持通畅，及时吸引口鼻及气管插管内分泌物。

②留置尿管者，会阴护理，每日 1 次。

③术野引流管引流袋口低于引流管出口位置，保持引流管通畅，观察引流液性状、颜色及量，观察伤口敷料有无渗出，发现异常及时报告医师。

【应急措施】

1. 颅内压增高时，病人头痛呕吐时头偏向一侧，防止误吸。快速静脉滴注 20% 甘露醇 250ml，30 分钟内滴完，避免液体外渗。

2. 癫痫护理

(1)遵医嘱给予苯巴比妥 0.1mg 肌内注射或安定 10mg 肌内注射。

(2)头偏向一侧，清除呼吸道分泌物。

(3)用压舌板放上下牙齿之间，防舌咬伤，避免舌后坠影响呼吸。

3. 建立静脉通道，密切观察 BP、P、R、T 等生命体征。

【告知内容】

1. 防意外告知　告知病人家属，病人需专人守护，有情况时使用床头呼叫器，不得离开病人。

2. 防咬伤及坠床告知　告知家属陪护要求。病人有癫痫发作先兆时，立即告知护士或医师，防止病人咬伤及坠床。

3. 防压疮告知　告知病人及家属预防压疮的意义及相关注意事项。

4. 防脱管告知　告知病人及家属使用各种管道的意义及相关注意事项。

5. 防液体外渗告知　告知病人及家属输液时，输液侧肢体活动要小心，穿刺部位疼痛时及时告诉护士，以防液体外渗。

【健康教育】

1. 入院后告知　告知病人及家属科室环境、经治医师护士、科主任及护士长，预防感冒，增加营养，积极完善术前检查，为手术做好准备。

2. 术前指导　告知病人及家属手术的时间、卧位、备皮、术前留置尿管和术前 12 小时禁食、8 小时禁水的意义和要求。

3. 术后指导

(1)告知病人及家属术后体位的意义及要求。

(2)告知病人及家属头部引流管避免受压、扭曲、打折的意义及相关注意事项。

(3)饮食指导。

(4)告知病人绝对卧床休息。

4. 出院指导

(1)癫痫病人严格遵医嘱服药。

(2)病人遵医嘱复查。

【效果评价】

1. 保持舒适，衣服及床单位清洁干燥。

2. 各项护理措施到位，住院期间无压疮、脱管等护理并发症的发生。

3. 知晓告知及术前、术后及出院健康指导内容。

四、椎管内肿瘤

【疾病概念】

椎管内肿瘤也称为脊髓肿瘤，包括发生于椎管内各种组织，如神经根、硬脊膜、血管、脊髓及脂肪组织的原发性和继发性肿瘤。

【临床特点】

1. 疼痛　常为首发和定位表现。疼痛为自发性，常剧烈；初期为阵发性，可有夜间加重或平卧痛；可因咳嗽、喷嚏或用力大便等加重。

2. 感觉障碍　如麻木感、蚁走感、灼热感、束带感等。

3. 运动障碍　主要表现为病变水平以下肢体的力量减弱，动作不准确，站立不稳，可伴有或不伴有肌肉萎缩。

4. 大小便功能障碍　多见于髓内病变，如室管膜瘤、星形细胞瘤以及马尾肿瘤。依病变水平可表现为排便困难、小便潴留、大便困难；或表现为大小便失禁。

【评估要点】

1. 一般情况　评估病人过敏史、生命体征及全身状况。

2. 专科情况　评估是否有运动障碍；评估是否有感觉功能障碍等。

3. 实验室及其他检查　X 线片、CT 等。

【护理诊断/相关因素】

1. 疼痛　与肿瘤压迫脊髓、神经有关。

2. 尿潴留　与肿瘤压迫有关。

3. 尿失禁　与肿瘤压迫有关。

4. 大便失禁　与肿瘤压迫有关。

【护理措施】

1. 术前护理

(1)给予高营养、易消化食物。

(2)术前 2 周戒烟。

(3)术前一日备皮，以病变部位为中心向周围延伸 15cm、配血。注意检查术区皮肤有无感染及破溃。

(4)术前 12 小时禁食、8 小时禁水。

2. 术后护理

（1）术后平卧位 6 小时，不得使用气垫床。

（2）病情观察

①高位颈髓肿瘤病人观察呼吸，每 30 分钟 1 次。保持呼吸道通畅，防止肺部感染。

②每小时观察病情变化，麻醉清醒后如病人出现背部及四肢疼痛难忍，感觉障碍平面上升，四肢肌力下降等，提示有可能出现术后血肿及水肿，应及时报告主管医师。

（3）预防并发症

①每 2 小时翻身 1 次，采用轴式翻身法（翻身时头、颈、脊柱呈一条直线），保持床单位清洁、干燥、平整。

②大小便失禁的病人及时清洗会阴部，保持局部干燥、清洁。

③皮肤感觉障碍的病人，正确使用冰袋，防止发生冻伤。

④颈部术后遵医嘱佩戴颈托固定。每班检查颈托固定情况。

⑤保持尿管通畅，会阴护理，每日 1 次。

【应急措施】

99% 以上病人可出现颅内压增高症状和体征。

（1）术后密切观察生命体征、意识、瞳孔、肢体功能和颅内压的变化。

（2）给予甘露醇和地塞米松等，以降低颅内压。

【告知内容】

1. 防意外告知 告知病人家属病人需专人守护，有情况时使用床头呼叫器，不得离开病人。不要随意打开床挡及病人约束带。

2. 防压疮告知 告知病人及家属预防压疮的意义及相关注意事项。

3. 防脱管告知 告知病人及家属使用各种管道的

意义及相关注意事项。

4. 排泄物处理告知 告知家属及时清理大小便，保持肛周及会阴清洁干燥。

5. 防烫伤告知 告知家属不得使用热水袋，防病人烫伤。

【健康教育】

1. 入院后告知 告知病人及家属科室环境、经治医师护士、科主任及护士长，禁烟酒及辛辣刺激食物，预防感冒，增加营养，积极完善术前检查，为手术做好准备。

2. 术前指导

（1）告知病人手术时间，备皮、术前 12 小时禁食、8 小时禁水的意义。

（2）术前 1 日责任护士指导深呼吸训练，指导病人床上练习使用大小便器。

3. 术后指导 告知病人术后体位、轴式翻身的意义。

4. 出院指导 告知病人半年内不负重，避免过度劳累，忌烟酒。

5. 复查 告知病人遵医嘱复查。

【效果评价】

1. 术后无大小便污染伤口致刀口感染。

2. 保持舒适，衣服及床单位清洁干燥。

3. 各项护理措施到位，住院期间无压疮、无烫伤、冻伤发生等护理并发症的发生。

4. 知晓告知及术前、术后及出院健康指导内容。

第六节　泌尿外科疾病围手术期
护理指导书

建立泌尿外科专科护理指导书的目的是为泌尿外

科及其相关专业的临床疾病护理提供指导依据。适用于泌尿科及其相关专业的护理人员。

一、膀胱癌

【疾病概念】

膀胱肿瘤为常见的肿瘤之一。占泌尿系统全部恶性肿瘤的3%~5%。分为上皮细胞性及非上皮细胞性两类。

【临床特点】

间歇性无痛性肉眼血尿。

【评估要点】

1. 一般情况　观察病人有无生命体征异常，有无其他伴随疾病。

2. 专科情况　无痛性肉眼血尿时间、频次，有无尿频、尿急、尿痛及尿潴留。

3. 实验室及其他检查　膀胱镜检查、尿常规等。

【护理诊断/相关因素】

1. 疼痛　与手术后切口有关。

2. 排尿型态的改变　尿流改道，留置尿管有关。

3. 潜在并发症　术后出血、感染。

【护理措施】

1. 术后麻醉护理

（1）了解病人术中及麻醉情况，硬膜外麻醉病人术后回房去枕平卧6小时。

（2）全身麻醉术后观察

①全身麻醉未清醒的病人取去枕仰卧位，头偏向一侧。

②保持呼吸道通畅，及时清除呼吸道内的分泌物，防止舌根下坠或呕吐物堵塞呼吸道。

③对麻醉未完全清醒或躁动的病人，加床挡，必要时使用约束带，以免坠床。

④带气管插管病人拔管后遵医嘱给予半卧位，鼓励病人深呼吸、有效咳嗽和排痰，协助其翻身、叩背。

⑤遵医嘱给予持续心电、血压、呼吸、脉搏氧监护，持续低流量吸氧2L/min，每1小时记录1次。

2. 引流管道护理

（1）膀胱部分切除　进行间断或持续的膀胱冲洗，保持导尿管引流通畅，防止血块堵塞。

（2）留置尿管期间会阴护理，每日2次。

（3）膀胱全切肠代膀胱　每班观察并记录左、右输尿管支架管及肠代膀胱引流管的尿液颜色、量及性质。每日尿量少于1000ml时，通知医师。观察腹膜后引流管引流液的颜色、性质及量，并做好记录。

3. 肠代膀胱冲洗护理　手术后第3日根据医嘱行低压膀胱冲洗，以低流量（30～40滴/分）、低压（距床平面40～50cm）0.9%氯化钠溶液500ml，每日2次低压膀胱冲洗。

4. 饮食护理　手术后禁食，肛门排气后，给予易消化食物。排气后当日避免食用牛奶、甜食、鸡蛋等在肠道易产酸胀气的食物。

5. 输尿管皮肤造口护理　膀胱全切输尿管皮肤造口术后，应每班观察成形皮肤乳头的血运情况，如出现回缩、颜色变紫等血运障碍表现，立即报告医师处理。

6. 疼痛护理　遵医嘱及时正确使用镇痛药物。

7. 基础护理

（1）保持室内空气流通，消除室内异味，每日通风2次。

（2）保持口腔清洁卫生，给予口腔护理，每日2次（夜班和下午班完成）。

（3）全身麻醉的病人遵医嘱给予雾化吸入，防止肺部感染。

（4）指导病人陪护按摩双下肢，以预防下肢深静脉血栓形成。

（5）保持病人床单位整洁、干净、无渣屑。

【应急措施】

尿漏：嘱病人取半坐卧位，保持引流管通畅，盆腔引流管可做低负压吸引，使用抗生素。

【告知内容】

1. 膀胱镜检查告知　检查前排空尿液。

2. 引流管治疗告知　引流管及尿管的注意事项，防止管道脱出的方法。

3. 防止坠床告知　高龄、行动不便病人，留陪床，嘱陪护人员不离开病人，防止病人坠床。

4. 防意外告知　晚期癌症病人、经济负担重病人防意外发生。嘱陪护人员不离开病人，有精神异常现象时，及时报告护士及医师。

【健康教育】

1. 入院后告知　告知病人科室环境、经治医师护士、科主任及护士长，禁烟酒及辛辣刺激食物，预防感冒，增加营养，积极完善术前检查，为手术做好准备。

2. 术前准备告知　告知膀胱全切直肠或回肠代膀胱术的病人术前3日进流质饮食，行肠道准备手术前一天进行手术区备皮，各种过敏试验，手术前晚和手术前灌肠。

3. 手术后　妥善固定引流管以防用力牵拉，防止引流管折叠、扭曲、受压，保持引流通畅，活动时可用别针将尿袋固定在腰部以下的适宜高度，活动前排空引流袋。指导病人多饮水，每日 2000～3000ml。

4. 尿流改道的病人教育　指导病人正确进行造瘘口自我护理及正确使用造口袋，教会其护理的方法。

5. 出院指导　以口头形式（必要时以书面形式）由

责任护士告知病人注意休息、预防感冒。遵医嘱定期复查、治疗。

【效果评价】

1. 麻醉回房后，麻醉顺利恢复，无并发症。
2. 管道护理符合要求。
3. 了解术前、术后主要注意事项。
4. 口腔无异味，清洁，床单位整洁。
5. 掌握咳嗽、排痰的方法。

二、泌尿系统结石

【疾病概念】

1. 肾结石　是发生于肾盏、肾盂内的晶体和有机质石状物，也可嵌顿于输尿管中或通过输尿管到达膀胱内。

2. 输尿管结石　90% 以上是在肾内形成而降入输尿管，原发于输尿管的结石，除非有输尿管梗阻病变，否则是很少见的。

3. 尿道结石　较少见，大部分尿道结石是肾、膀胱结石排经尿道或嵌于尿道所致。也有少数发生于尿道狭窄、尿道异物或开口于尿道的憩室中的原发性尿道结石。

4. 膀胱结石　一般被分为原发性和继发性 2 种。在上尿路形成而下降至膀胱的结石是继发性的，而原发于膀胱内为原发性结石。

【临床特点】

疼痛、血尿、尿路梗阻和感染。

【评估要点】

1. 一般情况　观察病人有无生命体征异常，有无其他伴随疾病。

2. 专科情况　观察阵发或持续性绞痛、肉眼血尿、排尿困难等表现及特点。

3. 实验室及其他检查 X 线、B 超、腹部平片等检查。

【护理诊断/相关因素】

1. 疼痛 与结石嵌顿、合并感染、手术有关。

2. 排尿型态改变 与留置尿管有关。

3. 潜在并发症 感染。

【护理措施】

1. 体外冲击波碎石后护理

（1）碎石术后应指导病人多饮水，每日饮水大于 2500ml 有利于结石的排出。

（2）遵医嘱给予抗生素和止血药物治疗。

（3）碎石术后遵医嘱 2～3 日后逐渐增加活动量，根据病人年龄决定锻炼的强度和方式。如在床上做左、右转，仰卧起坐、单腿跳跃和跳绳等。

2. 气压弹道碎石治疗后护理

（1）体位 硬膜外麻醉去枕平卧 6 小时给予舒适体位，全身麻醉清醒后生命体征平稳，给予舒适体位。

（2）留置尿管 保持尿管引流通畅，观察引流尿液性质及量，留置尿管期间会阴护理，每日 2 次（夜班和下午班完成）。留置内支架管遵医嘱记录 24 小时尿量。

（3）鼓励病人多饮水 3000～4000ml，达到自然冲洗尿路的目的。

3. 切开取石手术后护理

（1）了解病人术中及麻醉情况，硬膜外麻醉病人术后回房去枕平卧 6 小时。

（2）遵医嘱给予持续心电、血压、呼吸、脉搏氧监护，持续低流量吸氧 2L/min，每 1 小时记录 1 次。

（3）观察切口渗出情况，及时通知医师处理。咳嗽时双手挤压切口，保护伤口。

（4）妥善固定引流管，防止引流管折叠、扭曲、受压，保持引流通畅，观察引流液的性质及量。

（5）留置尿管期间会阴护理，每日 2 次；观察尿液颜色、性质、量。

（6）手术后常规禁食，肛门排气后，给予易消化食物。排气后当日避免牛奶、甜食、鸡蛋等在肠道易产酸胀气的食物。每日饮水大于 2500ml，达到自然冲洗尿路的目的。

（7）肾或输尿管结石病人，术后常规放置双"J"管，告知病人不做四肢及腰部同时伸展动作，不做突然的下蹲动作及重体力劳动，防止双"J"管滑脱或上下移动。

（8）保持室内空气流通，消除室内异味，每日通风 2 次，保持口腔清洁卫生，给予口腔护理，每日 2 次。全身麻醉的病人遵医嘱给予雾化吸入，防止肺部感染。保持病人床单位整洁、干净、无渣屑。

【应急措施】

1. 内镜碎石术后大出血　安慰病人，嘱其卧床休息，及时报告。可夹闭造瘘管 1～3 小时，使肾盂内压增高，达到压迫止血的目的。

2. 手术后疼痛　肾绞痛给予解痉止痛处理。

【告知内容】

1. 检查告知　告知病人行膀胱 B 超检查前憋尿。

2. 引流管告知　告知病人切口引流管及尿管的注意事项，防止管道脱出的方法。

3. 防坠床告知　高龄、行动不便病人，应留陪护人员，嘱陪护人员不得离开病人，防止病人坠床。

【健康教育】

1. 入院后告知　告知病人科室环境、经治医师护士、科主任及护士长，禁烟酒及辛辣刺激食物，预防感冒，增加营养，积极完善术前检查，为手术做好准备。

2. 术前准备与指导 劝导戒烟、酒；术野备皮，术前晚灌肠；术前禁食 12 小时、禁水 4 小时；术前 30 分钟肌内注射术前针。

3. 饮水目的告知 告知术后恢复期病人每日饮水大于 2500ml，达到自然冲洗尿路的目的；同时，大量饮水配合利尿解痉药物，可促进小的结石排出。

4. 支架管的护理指导 上尿路切开取石术放置内支架管一般均在术后 1~2 个月取出，指导病人不做剧烈活动，每日保持适度的体育锻炼，如散步、打太极拳等。

5. 出院指导 以口头形式（必要时以书面形式）由责任护士告知。多饮水、少吃肉类、动物内脏及菠菜等食物；术后遵医嘱定期复查、留联系电话方式等。

【效果评价】

1. 麻醉回房后，麻醉顺利恢复，无并发症。
2. 管道护理符合要求。
3. 了解术前、术后主要注意事项。
4. 口腔无异味，清洁，床单位整洁。

三、前列腺增生

【疾病概念】

前列腺增生是老年男性的常见病。正常功能的睾丸和不断增长的年龄是前列腺增生发病的必备条件。前列腺增生本身对人体并无多大危害，但是由于前列腺的解剖位置特殊，增生的腺体增大可引起膀胱颈部梗阻，并继发感染、结石等，最终引起上尿路病理变化，使肾功能受损，因而对病人的健康和生命带来严重危害。

【临床特点】

进行性排尿困难、尿频、尿急、夜尿增多是前列腺增生病人的最初症状，尿潴留严重的梗阻可出现充盈性尿失禁或尿潴留。

【评估要点】

1. 一般情况 评估高血压、糖尿病。

2. 专科情况 评估病人的排尿情况，有无尿潴留。

3. 实验室及其他检查 尿流动力学等。

【护理诊断/相关因素】

1. 疼痛 与术后切口、膀胱痉挛有关。

2. 排尿型态改变 与留置尿管有关。

3. 潜在并发症 手术后出血、感染、尿道狭窄。

【护理措施】

1. 术前护理

（1）术野备皮，清洁灌肠。

（2）病人了解膀胱痉挛的临床特点及应对措施。

（3）盆底肌功能锻炼：仰位、坐位、站立均可，提起臀部，收缩肛门和会阴部肌肉（仿排尿突然中断的感觉），每次 5 ~ 10 分钟，然后放松 10 分钟，重复 10 次，每日 200 ~ 300 次。

2. 术后护理

（1）了解病人术中及麻醉情况，硬膜外麻醉病人术后回房去枕平卧 6 小时。

（2）全身麻醉术后护理

①全身麻醉未清醒的病人取去枕仰卧位，头偏向一侧。

②保持呼吸道通畅，及时清除呼吸道内的分泌物，防止舌根下坠或呕吐物堵塞呼吸道。

③对麻醉未完全清醒或躁动的病人，加床挡，必要时使用约束带，以免坠床，发生跌伤。

④使用气管插管拔管后遵医嘱给予半卧位，鼓励病人深呼吸、有效咳嗽和排痰，协助其翻身、叩背、必要时给予雾化吸入。

（3）遵医嘱给予持续心电、血压、呼吸、脉搏氧监护，持续低流量吸氧 2L/min，每小时记录 1 次。

(4)切口及引流管护理

①观察切口，有渗出时，及时通知医师处理。

②咳嗽时双手挤压切口，保护伤口。

③妥善固定引流管，防止引流管折叠、扭曲、受压，保持引流通畅，观察引流液的性质及量。

④留置尿管期间会阴护理，每日 2 次。

(5)持续膀胱冲洗者，根据冲洗液的颜色、性质，调节冲洗速度，预防术后继发出血、血凝块堵塞尿管。

(6)饮食护理　手术后常规禁食，肛门排气后，给予易消化食物。排气后当日避免牛奶、甜食、鸡蛋等在肠道易产酸胀气的食物。

(7)膀胱痉挛观察　阵发性下腹部憋胀疼痛，几分钟后可自行缓解，伴有尿道口溢尿。处理方法：挤压尿管，排除血块，加快冲洗速度；遵医嘱给予抗痉挛药物。

(8)拔导尿管后尿失禁病人指导盆底肌功能锻炼。

(9)加强基础护理。保持室内空气流通，消除室内异味，每日通风 2 次。保持口腔清洁卫生，给予口腔护理，每日 2 次。保持病人床单位整洁、干净、无渣屑。

【应急措施】

术后出血：指导病人术后逐渐离床活动，保持排便通畅，预防大便干结及用力排便时腹内压增高引起出血。术后早期禁止灌肠或肛管排气，以免造成前列腺窝出血。

【告知内容】

1. 尿流动力学告知　告知病人检查前憋尿，使膀胱充盈。

2. 术后护理告知　告知病人留置切口引流管及尿管的注意事项，防止管道脱出的方法。

3. 防坠床告知　高龄、行动不便病人，应留陪护人员，嘱陪护人员不得离开病人，防止病人坠床。

4. 治疗目的的告知　告知病人术后应用抗生素预防感染的意义及注意事项。

【健康教育】

1. 入院后告知　告知病人科室环境、经治医师护士、科主任及护士长，禁烟酒及辛辣刺激食物，预防感冒，增加营养，积极完善术前检查，为手术做好准备。

2. 手术后指导　肛门排气后进食仍应为易消化、优质蛋白质，含纤维素多的食物；留置尿管期间，应该每日饮水大于2500ml，形成"内冲洗尿路"，保持尿液淡黄色；保持大便通畅，避免腹压增高引起继发性出血。

3. 出院指导　以口头形式（必要时以书面形式）由责任护士告知。术后2～3周凝固坏死组织脱落，部分病人的尿液呈淡红色，若排尿通畅，属正常现象，大量饮水后可自行消失；术后6周禁止性生活、提重物、用力排便及走远路；避免憋尿，预防泌尿系感染；异常及时就诊等。

【效果评价】

1. 保持舒适，床单衣物无血迹，无疼痛烦躁，睡眠好。

2. 了解各种治疗的意义及饮食卧位的目的和意义。

3. 掌握盆底肌功能锻炼方法。

4. 身心舒畅，熟知术前、术后及出院后的注意事项及复查时间。

四、肾损伤保守治疗

【疾病概念】

虽然肾脏深居腹后，具有一定的活动度，且部分为胸廓所保护，受直接外力损伤较其他腹部器官为少，但因肾实质仅为一级薄的纤维膜所包被，且具有相当的张力，受外伤时很易破碎。

【临床特点】

休克、血尿、疼痛、肿块等。

【评估要点】

1. 一般情况 评估生命体征有无异常，询问病人的过敏史。

2. 专科情况 了解有无休克征象，受伤的时间、受伤时的体位、入院时的体位、出血情况。

3. 实验室及其他检查 血、尿、便常规，超声等检查。

【护理诊断/相关因素】

1. 排尿型态改变 与创伤有关。

2. 疼痛 与肾周围血肿、尿外渗刺激、血块堵塞输尿管等因素有关。

3. 出血 与创伤有关。

【护理措施】

1. 卧床休息 绝对卧床休息 2～4 周，翻身时动作幅度要小，速度宜缓，取健侧卧位。待病情稳定、镜下血尿消失 1 周后方可允许下床活动，3 个月内禁做任何重体力劳动及剧烈活动，防止再次损伤组织。

2. 尿管护理 观察尿色的变化，如血尿颜色逐渐加重，及时报告医师。遵医嘱准确记录 24 小时尿量及颜色的变化。留置尿管期间会阴护理，每日 2 次。

3. 饮食护理 嘱其进食易消化食物，多食水果和含膳食纤维多的食物，保持大便通畅，防止因大便干燥腹部用力而引起再次血尿。

4. 镇静止痛 遵医嘱使用镇静、止痛剂。

【应急措施】

1. 迅速配合医师进行止血、纠正休克等抢救措施。建立 2 条以上的静脉通道，确保输血、输液、用药的通畅，紧急补充血容量，维持水、电解质平衡。

2. 密切观察血压、脉搏、呼吸、体温、神态、面色，腰部肿胀程度，每小时测量、记录 1 次。给予持续低流量吸氧 2L/min。

3. 动态观察血尿变化，观察尿的颜色、量，有无凝血块。如在 24～48 小时内出现血尿加重并迅速凝成血块者应警惕有大出血，及时报告医师，快速做好剖腹探查术的各项准备工作。

【告知内容】

1. 卧床告知　告知病人绝对卧床休息的意义及注意事项。

2. 留置尿管告知　告知病人留置尿管的注意事项，防止管道脱出的方法。

3. 治疗目的告知　告知病人术后应用抗生素预防感染。

【健康教育】

1. 入院后告知　告知病人科室环境、经治医师护士、科主任及护士长。

2. 卧床意义　告诉病人绝对卧床休息的必要性和重要性，过早活动易发生再次出血。

3. 饮食　应选择高蛋白、高热量、富含维生素的食物，保持大便通畅；留置尿管期间多饮水，保持足够尿量(每日 2500ml 左右)。

4. 出院指导　以口头形式(必要时以书面形式)由责任护士告知。出院后 3 个月内不宜参加体力劳动，可做适量活动，遵医嘱定期复查，以便早发现和处理并发症。

【效果评价】

1. 了解绝对卧床的意义。

2. 了解饮食的意义及保持大便通畅。

3. 身心舒畅,熟知出院后的注意事项及复查时间。

五、肾脏手术

【疾病概念】

1. 肾癌 是泌尿外科常见肿瘤之一,但在全身肿瘤发病率方面不占重要地位。肾肿瘤绝大多数为恶性,多年来认为"任何肾肿瘤在组织学检查以前都应该认为是恶性的"。

2. 肾积水 是指在尿路梗阻的情况下,肾脏产生的尿液不能顺利排出肾脏而积聚在肾盂及肾盏内导致肾内压力升高;肾盂及肾盏扩张、肾实质变薄及萎缩、肾功能逐渐丧失并发生一系列变化。

3. 肾结核 肾结核多发生于 20~40 岁的青壮年,男、女比例为 2∶1,约 90% 为单侧性,左、右肾发病率相等,10% 为双侧性病变。

4. 多囊肾 是肾囊性疾病中最常见的一种,它属遗传性疾病。根据遗传学研究,多囊肾分为常染色体显性遗传性多囊肾和常染色体隐性遗传性多囊肾两类。

5. 单纯性肾囊肿 最常见的肾囊性疾病。它通常为单侧和单发,但也有多发和双侧发生。任何年龄均可发病,从婴幼儿到老年,18 岁以下发病率较稳定,平均发病率为 0.22%,成年人随年龄增大而上升。

6. 肾上腺肿瘤 分为功能性肿瘤和无功能性肿瘤。

【适用病种】

肾癌、肾积水、肾结核、肾损伤、多囊肾、肾囊肿、肾上腺肿瘤适用此护理指导书。

【评估要点】

1. 一般情况 观察病人有无生命体征异常,有无其他伴随疾病,文化程度及宗教信仰。

2. 专科情况 评估有无血尿及其程度,病人腹部有无腹块、有无疼痛。

3. 实验室及其他检查 近期肾脏 B 超、CT 检查等。

【护理诊断/相关因素】

1. 疼痛 与手术后切口的疼痛有关。

2. 排尿型态改变 与术后留置尿管有关。

3. 潜在并发症 手术后出血、感染。

【护理措施】

1. 了解情况 了解病人术中及麻醉情况，硬膜外麻醉病人术后回房去枕平卧 6 小时。

2. 全身麻醉术后护理

（1）全身麻醉未清醒的病人取去枕仰卧位，头偏向一侧。

（2）保持呼吸道通畅，及时清除呼吸道内的分泌物，防止舌根下坠或呕吐物堵塞呼吸道。

（3）对麻醉未完全清醒或躁动的病人，加床挡，必要时使用约束带，以免坠床，发生跌伤。

（4）使用气管插管拔管后遵医嘱给予半卧位，鼓励病人深呼吸、有效咳嗽和排痰，协助其翻身、叩背、必要时给予雾化吸入。

3. 术后卧床与活动 肾切除病人术后卧床休息 3～4 日，可逐步下床活动。

4. 术后观察护理

（1）遵医嘱给予持续心电、血压、呼吸、脉搏氧监护，持续低流量吸氧 2L/min，每小时记录 1 次。

（2）遵医嘱给予正确使用镇痛药物，观察使用效果。

5. 切口及引流管的护理

（1）观察切口渗出情况，及时通知医师处理。

（2）咳嗽时双手挤压切口，保护伤口。

（3）妥善固定引流管，防止引流管折叠、扭曲、受压，保持引流通畅，记录 24 小时引流液的性质及量。

（4）观察健侧肾功能 一侧肾切除，另一侧肾能准确记录 24 小时尿量，如每日尿量少于 1000ml 时，应通知医师给予补充和应用利尿药物，以保护肾脏的功能；留置尿管期间会阴护理，每日 2 次。

6. 饮食护理　手术后常规禁食，肛门排气后，给予易消化食物。排气后当日避免牛奶、甜食、鸡蛋等在肠道易产酸胀气的食物。

7. 基础护理　保持室内空气流通，消除室内异味，每日通风 2 次，保持口腔清洁卫生，给予口腔护理，每日 2 次，以预防口腔感染；保持病人床单位整洁、干净。

【应急措施】

术后出血者：遵医嘱应用止血药；出血量大、血容量不足，应给予输液和输血；处理后出血未停止者，积极做好手术止血准备。

【告知内容】

1. 告知病人留置切口引流管及尿管的注意事项，防止管道脱出的方法。

2. 高龄、行动不便病人，应留陪护人员，嘱陪护人员不得离开病人，防止病人坠床。

3. 晚期癌症病人、经济负担重病人防意外发生，嘱陪护人员不得离开病人，有精神异常现象时，及时报告护士及医师。

4. 告知病人术后应用抗生素预防感染、肾癌术后生物治疗的意义及注意事项。

【健康教育】

1. 入院后指导　告知病人科室环境、经治医师护士、科主任及护士长，禁烟酒及辛辣刺激食物，预防感冒，增加营养，积极完善术前检查，为手术做好准备。

2. 术前准备指导　术野备皮，清洁灌肠；各种过敏试验。

3. 术后指导

（1）妥善固定引流管以防用力牵拉，防止引流管折叠、扭曲、受压，保持引流通畅。

（2）活动时可用别针将尿袋固定在腰部以下适宜高度，活动前排空引流袋，以免尿液反流引起逆行感染。

（3）待肛门排气胃肠功能恢复后嘱病人饮用白开水 50~100ml，增加病人舒适感，无腹胀时进食流质饮食，以高营养、高维生素、易消化食物为主，逐渐过渡到半流质饮食和普食。

4. 出院指导 以口头形式（必要时以书面形式）由责任护士告知。由于肾癌对放、化疗均不敏感，生物素治疗可能是此类病人康复的主要方法，在用药期间，病人可能有低热、乏力等不良反应，若出现反应及时就医，在医师指导下用药；告知病人出院后注意休息，定期复查，联系方式。

【效果评价】

1. 保持舒适，床单衣物无血迹。

2. 了解术前和术后的注意事项。

3. 感觉舒适，疼痛减轻。

第七节 烧伤整形外科疾病护理指导书

建立烧伤整形专科护理指导书的目的是为烧伤整形科及其相关专业的临床疾病护理提供指导依据。适用于烧伤整形科及其相关专业的护理人员。

一、电击伤

【疾病概念】

人体体表有电流进出人体时造成的深度烧伤创面，即电击伤的进口创面和出口创面。造成大量的深部组织，如肌肉、神经、血管、骨骼等坏死。可出现休克、抽搐、昏迷、心室纤维颤动或心跳、呼吸骤停，如不及时抢救，可立即致死。

【临床特点】

1. 人体体表 有电流进出人体时造成的深度烧伤创面，即电击伤的进口创面和出口创面。造成大量的深部组织，如肌肉、神经、血管、骨骼等坏死。

2. 严重者 可出现休克、抽搐、昏迷、心室纤维颤动或心跳、呼吸骤停，如不及时抢救，可立即致死。

【评估要点】

1. 一般情况 评估生命体征、意识、全身状况。

2. 专科情况

(1)评估电击伤后有无继发性出血。受伤肢体远端的血液循环情况。

(2)评估电击伤的进口、出口创面的深度、面积、局部皮肤情况。

3. 实验室及其他检查 血常规、血生化、心电图、胸部 X 线片、必要时 CT 检查。

【护理诊断/相关因素】

1. 焦虑 与陌生的医院环境、经济条件、疼痛有关。

2. 疼痛 与电击伤的深度、个人耐受力差、创面包扎过紧有关。

3. 出血的危险 与创面的深度、手术、血管的损伤有关。

4. 体液不足 与渗液过多、摄入不足有关。

5. 潜在并发症——感染 与创面暴露、被污染有关。

【护理措施】

1. 观察病情

(1)生命体征及精神状态。观察尿量并详细记录。

（2）观察受伤肢体远端的血液循环，并抬高患肢。如肢端冷、发绀、充盈差及肿胀严重时，应通知医师。

2. 观察出血

（1）电击伤肢体必须制动，搬动病人时要平行移动，防止因外力引起的出血。

（2）密切观察夜间病人入睡后的出血情况，嘱病人减少用力、哭叫、屏气，以免引起出血。观察伤口敷料情况，床头备好止血带，以备电击伤肢体出血时使用。

3. 一般护理

（1）保持床单位的整齐、清洁，及时更换渗湿的敷料。

（2）给予高热量、高蛋白质饮食。

4. 心理护理　病人均有不同程度的伤残，经常与病人亲切交谈，鼓励病人表达自己的感受，对病人的焦虑表示理解。

5. 手术护理　清除坏死组织和截除坏死肢体时，做好术前准备、术后常规护理。

【应急措施】

主要是电击伤后大出血。

（1）迅速建立静脉通道，在交替原则下进行输液，记录尿量。

（2）根据出血部位，及时给予正确紧急止血。电击伤肢体出血，立即扎止血带止血，尽快通知医师。

（3）严密观察受伤肢体远端的血液循环，如肢端冷、发绀、充盈差及肿胀严重，尽快通知医师。

【告知内容】

1. 换药　告知病人创面清创与换药的意义，以取得配合。

2. 预防出血　告知病人减少用力、哭叫、屏气，以免压力大引起出血。

3. 床旁备止血带 告知病人及家属床旁备止血带的意义，并教会陪护人员使用。

【健康教育】

1. 入院后告知病人戒辛辣食物，注意保暖，观察四肢末梢循环情况。

2. 指导病人和家属了解疾病的发生发展与治疗护理过程。

3. 指导病人补充足够营养，增加机体的抵抗力，了解进食的要求，配合治疗饮食。

4. 指导病人和家属了解抗菌药物的用法及不良反应。

【效果评价】

1. 了解治疗饮食的意义。

2. 掌握出血的基本急救方法。

3. 掌握功能锻炼的时间和方法。

二、皮肤软组织扩张

【适用病种】

秃发、瘢痕、创面覆盖、组织缺损、器官再造适用此护理指导书。

【手术方法】

将皮肤扩张器埋植于皮下或肌肉下层，通过向扩张囊内定期定量注入无菌 0.9% 氯化钠溶液使其渐渐充盈膨胀，将局部皮肤软组织扩张伸展，从而提供充足的皮肤与软组织，以修复较大的组织缺损或为组织充填。

【评估要点】

1. 一般情况 评估生命体征、意识、全身状况。

2. 专科情况 评估秃发、瘢痕、创面覆盖、组织缺损等程度。

3. 实验室及其他检查 血常规、血生化、心电图、胸部 X 线片，必要时行 CT 检查。

【护理诊断/相关因素】

1. 有出血的危险 与手术有关。

2. 有切口感染的危险 与切口积血、积液、皮瓣坏死及个人卫生有关。

3. 疼痛 与手术及扩展皮肤有关。

4. 扩张器外露 与切口愈合不良有关。

5. 有体温失衡的危险 与手术后吸收热有关。

【护理措施】

1. 麻醉恢复期 按全身麻醉术后护理常规执行。

2. 密切监测生命体征 发现异常及时报告医师，及时处置。

3. 观察引流管

(1)保持引流管内的持续负压及通畅，及时更换引流管。

(2)密切观察引流液的性状、颜色、量，并做好记录。

4. 观察术区

(1)敷料有无渗血，局部有无疼痛和压迫症状，发现异常及时报告医师，及时处置。

(2)避免术区受压及锐气接触扩张器，以免扩张器破裂。

(3)严密观察皮瓣血运、颜色、肿胀程度，发现异常立即报告医师。

5. 准确记录 注水量、时间，观察病人有无局部疼痛、压迫症状，在院观察 30 分钟后再离院。

6. 术后用药 术后遵医嘱应用止血药和抗生素，防止出血及感染。

【应急措施】

术后出血及切口感染，观察发现异常，及时报告医师，遵医嘱给予处理。

【告知内容】

留置引流管：告知病人留置负压引流管的意义，在活动的时候注意保护，防止引流管脱出。

【健康教育】

1. 入院后告诫病人戒烟，注意保暖，预防感冒。

2. 住院期间不串病房，防止交叉感染。

3. 术前 6~8 小时禁食、禁水。

4. 术后护理

(1) 6 小时可进食半流质饮食，如有恶心、呕吐等现象暂禁食。

(2) 活动时注意保护引流管，防止将引流管脱出，引流液满时及时通知护士更换。

(3) 颜面、颈部手术者，应平卧 3~5 日，进食流质饮食，少说话、咀嚼，防止出血及水肿形成。四肢手术者，患肢抬高制动。

(4) 二期术后，术区制动，勿过度牵拉造成创口裂开，皮瓣坏死。保持术区清洁，防止感染。

5. 饮食护理　术后给予高蛋白、高维生素饮食，以促进伤口愈合。

6. 出院指导　以书面形式告知。

(1) 术后穿开身、棉质、柔软的衣服。

(2) 避免感冒、皮肤局部疖肿等皮肤并发症。

(3) 注意保护扩张器，避免锐气接触及肢体剧烈活动，以免扩张器破裂。

(4) 沐浴时勿烫伤或用力揉搓及加压该部位；冬季防冻伤、夏季防止蚊虫叮咬。

(5) 一般间隔 3~5 日注水 1 次。二期术后 1 年内皮瓣尽量避免阳光直接照射，防止色素沉着。

【效果评价】

1. 引流液性状、颜色、量正常。

2. 扩张器无破损。

3. 皮瓣无坏死及感染。

三、乳房整形

【疾病概念】

乳房整形术是最为常见的整形手术之一，其涉及面广泛，主要包括隆乳术、乳房上提术、乳房缩小整形术、男性乳房发育矫正术、乳头乳晕畸形矫正术、乳房再造术及乳房组织工程等方面。

【适用病种】

乳房过大、过小、缺失影响体态完美等适用此护理指导书。

【评估要点】

1. 一般情况 评估生命体征、意识、全身状况。

2. 专科情况 评估乳房及植皮区皮肤血管情况。

3. 实验室及其他检查 血常规、血生化、心电图、胸部 X 线片，必要时行 CT 检查。

【护理诊断/相关因素】

1. 潜在并发症——出血 与早期活动过度,切口张力大有关。

2. 潜在并发症——水肿 与静脉、淋巴回流受阻有关。

3. 排尿型态改变 与不习惯床上排尿、手术、麻醉等有关。

【护理措施】

1. 麻醉恢复期 按全身麻醉术后护理常规执行。

2. 密切监测生命体征 发现异常及时报告医师,及时处置。

3. 观察引流管

(1)保持引流管内持续负压、通畅,防止脱落,及时更换引流管。

（2）观察记录引流液的性状、颜色、量。

（3）术后引流量少于 20ml，或引流液颜色澄清，可以拔除出引流管。

（4）引流液为鲜红色，而且量较多，提示有活动性出血，应及时通知医师。

4. 术后观察

（1）观察术区敷料有无渗血，病人局部有无肿痛、皮肤淤血青紫和压迫症状。

（2）定时观察胸带有无松动，保持一定的压力，维持双侧乳房的固定位置。

（3）术后限制病人上臂活动 10～14 日。

5. 留置尿管护理　保持导尿管通畅，鼓励病人多饮水，会阴护理，每日 1 次。

【应急措施】

术后出血及水肿，观察发现异常，及时报告医师，遵医嘱给予处理。

【告知内容】

负压引流管：告知病人放置引流管的意义，活动时注意保护引流管，防止将引流管脱出，引流液满时及时通知护士更换。

【健康教育】

1. 入院后告诫病人戒烟，注意保暖，预防感冒。

2. 告知病人术前 6～8 小时禁食、禁水。

3. 告知病人术后 6 小时可进食半流质饮食，如有恶心、呕吐等应暂禁食。

4. 告知病人活动时注意保护引流管，防止将引流管脱出，引流液满时及时通知护士更换。

5. 告知病人适当控制饮食，多食富含蛋白质、膳食纤维、低脂肪、低糖的食物，养成良好的饮食习惯。

6. 出院指导　以书面形式告知。

（1）一般术后 10 日开始拆线，张力大的部位间断分期拆线。术后切口发红可持续数月。

（2）术后使用胸带固定3周，后换用合适的弹性胸罩固定或穿弹力背心3~6个月，以免减少伤口张力，防止瘢痕过度增生。

（3）3个月内避免上肢做剧烈运动及提重物。睡眠时应当仰卧，避免压迫乳房。

（4）定期来院复查，不适随时就诊。坚持随访2年。坚持做使胸肌发达的艺术体操、健美操。

（5）术区留有明显瘢痕者，可向主管医师进行咨询，进行手术再修复或药物治疗。

【效果评价】

1. 引流管通畅，无脱落。

2. 胸带压力合适，维持双侧乳房的固定位置。

3. 伤口无肿痛、血肿，渗血。

4. 病人感觉舒适。

四、烧伤

【疾病概念】

烧伤是由热力（火焰、热水、蒸汽及高温金属）、电流、放射线以及某些化学物质等引起皮肤甚至深部组织的损伤。

【临床特点】

1. Ⅰ度（红斑性）　局部似红斑。轻度红、肿、热、痛，无水疱，干燥，无感染。

2. Ⅱ度（水疱性）

（1）浅Ⅱ度　水疱大小不等，去表皮后创面湿润，创底鲜红，水肿。

（2）深Ⅱ度　表皮松动积薄液或水疱较小，去表皮后创面微湿，发白，有时可见许多红色小点或细小血管支，水肿明显。

3. Ⅲ度（焦痂性）　创面苍白或焦黄呈炭化，干燥，皮革样，多数部位可见粗大栓塞静脉支。

【评估要点】

1. 一般评估 评估生命体征、意识、全身状况。

2. 专科情况 评估皮肤受伤程度、深度、疼痛、休克等情况。

（1）烧伤深度的鉴别

①Ⅰ度、Ⅱ度烧伤：疼痛剧烈。

②Ⅲ度烧伤：由于损伤了神经，不会感到疼痛，但随着神经的再生，可能会引起疼痛。

（2）评估有无休克症状

①口渴：是体液不足和血液浓缩的首要敏感标志。

②少尿：尿量＜30ml/h，提示肾灌注不足。体液不足与烧伤的范围、深度成正比例。

③全身情况：心动过速、低血压、皮肤苍白、湿冷、躁动。血氧分压低(因肺泡间隙水肿，肺泡氧交换受阻)。

3. 实验室及其他检查 血常规、生化、凝血四项、免疫等常规检验，心电图、胸部 X 线片，必要时行 CT 检查。

【护理诊断/相关因素】

1. 皮肤完整性受损 与烧伤有关。

2. 潜在并发症(感染) 与皮肤完整性受损、存在死皮、营养差有关。

3. 体液不足的危险 与大量的液体渗出血管外、循环血量减少有关。

4. 营养失调，低于机体需要量 与大量渗液、不能进食有关。

5. 疼痛 与烧伤的部位、性质和程度有关。

【护理措施】

1. 休克期护理

（1）大量补液 协助静脉穿刺和放置中心静脉插

管。遵医嘱正确输入液体及电解质。计算控制滴数，保证 24 小时液量的输入。

（2）遵医嘱给予镇静剂、止痛剂及局部止痛剂。

（3）避免压迫受伤组织，协助病人采取舒适的体位，定期翻身，必要时使用翻身床。

2. 感染期护理

（1）早期紫外线消毒病房，每晚 1 次。

（2）接触病人时，戴口罩和无菌手套。保持病室清洁。

（3）保持水疱完整，以形成自然屏障。

（4）遵医嘱用敷料覆盖伤口，保护伤口免受细菌入侵。对供皮区和植皮区进行严密保护。

3. 渗出期护理

（1）抬高患肢以减轻肿胀，保持四肢处于功能位防止畸形愈合与挛缩。面部烧伤的局部使用软膏外敷，并暴露伤口。

（2）满足病人营养需要，不能经口进食者，给予高热量、高蛋白的鼻饲饮食。保证静脉高营养的输入，以满足机体代谢需要，促进伤口愈合。

【应急措施】

1. 轻度烧伤　立即用流动的清水冲洗，不少于 30 分钟，局部涂药。

2. 发生休克　迅速建立静脉通道，补充血容量。遵医嘱静脉输入抗生素。密切观察生命体征、意识及尿量。

3. 发生窒息　立即用人工通气，准备急救物品、药物，协助医师行气管切开术等处理。

【告知内容】

1. 翻身告知　告知病人及陪护，不要自己翻身，以免发生危险，护士会遵医嘱定时给予翻身治疗。保证创面不受压的方法及意义。

2. 防感染告知 告知家属保持创面清洁干燥，及时更换床单位。

3. 静脉高营养告知 告知病人输入高营养物质，可保证营养供应，促进创面愈合。肢体不可大幅度活动，保持贴膜固定好，避免液体外渗。皮肤有红、肿、痛，立即告知护士。

【健康教育】

1. 饮食指导 给予高热量、高蛋白食物。鼓励病人早期进食，加强营养。

2. 预防感染 定时开窗通风，限制陪护人员，维持适宜的室内温、湿度。

3. 伤口护理

(1)指导病人及家属保护植皮及供皮区，在伤口完全愈合前，用纱布覆盖开放伤口，保持伤口清洁。

(2)用纱布覆盖保持伤口湿润，防止伤口干燥和裂开，避免在阳光下暴露新植的皮肤。

4. 告知病情 出现红、肿、热、痛，异常渗出，为伤口感染的症状。活动受限，可能由于挛缩所致。

5. 出院指导 协助制定家庭护理、功能锻炼计划，使用防疤衣，要求病人定期复查。

【效果评价】

1. 病人情绪、呼吸较前平稳。

2. 接受翻身床，配合翻身。

3. 伤口无新感染。

4. 营养物质补给充分。

五、外耳畸形矫正

【疾病概念】

外耳畸形指因先天性或后天性各种原因造成的畸形或缺损。

【临床特点】

病人耳廓外观畸形、缺损，心理上存在自卑感。

【评估要点】

1. 一般情况 观察生命体征有无异常，询问病人过敏史、家族史，有无发热等。

2. 专科情况 观察外耳畸形的原因，咽部有无炎症。

3. 实验室及其他检查 常规血生化检查等。

【护理诊断/相关因素】

1. 焦虑 与害怕手术紧张有关。

2. 舒适的改变 与术后刀口疼痛及引流管放置有关。

3. 有体温升高的危险 与术后吸收热有关。

4. 有出血的危险 与手术有关。

5. 有感染的危险 与切口积血、积液及个人卫生有关。

【护理措施】

1. 手术前护理

(1)向病人及家属解释有关疾病及手术的相关知识，术前训练指导床上排便。

(2)因焦虑紧张过度时，适当用镇静剂，以稳定情绪，保证夜间睡眠。

2. 手术后护理

(1)采取舒适体位，指导早期下床活动，保持切口清洁干燥。

(2)监测生命体征，观察体温变化，鼓励病人每天饮水 1500ml 以上，有利于排出体内毒素，防止体温升高。

(3)保持室内空气流通，每日通风 1~2 次，紫外线消毒，每晚 1 次。

(4)提供高热量、高蛋白、易消化饮食，避免冷热辛辣等刺激食物，保证营养供应。

（5）早期发现出血先兆症状，如敷料渗血、渗液。

（6）保持负压引流管通畅，记录引流液的量、颜色、性质。如有异常及时报告医师。

（7）如果取肋软骨，检查胸部包扎情况，询问呼吸是否受限。

【应急措施】

以出现出血征象为主。

（1）应加压包扎止血或止血带止血，及时报告医师处理。

（2）迅速建立静脉通道，遵医嘱静脉滴注止血药，并注意调整滴数。

（3）密切观察 BP、P、R、T 等生命体征。

（4）做好换药、再次手术物品准备。

【告知内容】

1. 体位告知　告知病人全身麻醉术后取去枕平卧位 6 小时，以防术后头痛。

2. 留置引流管告知　告知病人留置负压引流管的意义，在活动的时候注意保护，防止引流管脱出。

【健康教育】

1. 注意事项

（1）注意保暖，预防感冒。

（2）指导病人和家属了解疾病手术与治疗护理过程。

（3）指导病人保护头部，避免受压、碰撞。

2. 饮食指导

（1）入院后告诫病人戒烟。

（2）清醒后可进食半流质饮食，如粥、面条汤、馄饨等。

（3）拆线后可进普通饮食，补充足够营养与饮水，增强机体抵抗力。

3. 术后指导

（1）自体肋软骨移植，胸部加压包扎。告知病人感觉呼吸困难、烦躁不安及缺氧等症状，及时告知医护人员。

（2）术后耳部术区放置负压引流管 5～7 日，引流旋转时间会适当延长，活动应注意防止引流管脱出。

（3）一般术后 10 日拆线、换药。观察手术敷料有无松动，及时报告医师。

4. 出院指导

（1）出院后半年内，避免直接压迫再造外耳，避免外伤、冻伤等。

（2）尽量保持耳部清洁、避免感染。

（3）出院后对耳部植皮区加强养护，每日涂抹含动物脂肪的油膏(如万紫千红)3～5 次。

（4）1 个月内，防止撞击胸部肋软骨区。

（5）分别在第 1、3、6、12 个月时到医院进行复查。

（6）半年内耳再造形态不稳定，根据恢复情况需 0.5～1 年后做二期、三期修整。

【效果评价】

1. 能主动配合手术前后的护理活动。

2. 刀口恢复良好，敷料干燥无渗出。

3. 病人情绪、睡眠较前平稳。

4. 体温维持正常范围。

六、吸入性损伤

【疾病概念】

吸入性损伤是指由于吸入的热空气或热蒸汽的热力作用造成的，更重要的是由吸入有毒烟雾或化学物质所致的气管、支气管损伤，严重者可直接损伤肺实质，并可被机体吸收，引起中毒，影响呼吸功能。临床上将呼吸道烧伤和肺烧伤统称为吸入性损伤。

【临床特点】

1. 轻度 口腔咽部、黏膜充血水肿，有水泡形成、嘶哑。咳嗽、咳痰，痰中带碳粒。

2. 重度 吸入性损伤早期，即出现进行性呼吸困难、缺氧、烦躁。气管内膜脱落。

3. 肺水肿 咳血性泡沫样痰，肺部可闻及低粗糙呼吸音或干湿啰音等。

4. 喉气管水肿 由于喉头、气管变狭窄，喉气管呼吸音变成高调，有时发出尖厉的鸣笛声。

【评估要点】

1. 一般情况 评估生命体征、意识、全身状况。

2. 专科情况

（1）呼吸困难、缺氧程度、呼吸音的变化。

（2）有无肺水肿症状。

（3）吸入的物质。

3. 实验室及其他检查 胸部 X 线检查、动脉血气分析、纤维支气管镜检查。

【护理诊断/相关因素】

1. 清理呼吸道无效或低效 与痰液黏稠、量多、无效咳嗽引起痰液不易排出有关。

2. 有窒息的危险 与痰多、黏稠、大咯血而不能及时排出有关。

3. 营养失调，低于机体需要量 与慢性感染导致机体消耗增多有关。

4. 气体交换受损 与大量脓痰阻塞呼吸道导致肺部换气障碍有关。

5. 语言交流障碍 与气管切开有关。

【护理措施】

1. 一般护理

(1)保持室内空气流通，消除室内异味，每日通风1~2次，每次30分钟。

(2)提供高热量、高蛋白、易消化饮食，避免冷热等刺激食物诱发咳嗽。

(3)将呼叫器置于病人伸手可及处。准备好笔纸、图画或字母表，以方便病人表达自己的意愿。

(4)鼓励病人每天饮水1500ml以上，充足的水分可稀释痰液，有利于排痰。

2. 呼吸道护理

(1)遵医嘱给予雾化吸入每日4次(8：00、14：00、20：00、2：00)。

(2)及时清除口鼻腔分泌物，吸痰前后适当提高吸氧浓度，3~4L/min，以防引起低氧血症。

(3)遵医嘱给氧，保持气道湿润，吸入温湿空气，可覆盖湿纱布。

(4)指导病人咳嗽及深呼吸，帮助翻身。若病人无力咳嗽或已行气管切开，可结合体位引流，拍打胸部和背部，帮助排痰。

(5)疑有上呼吸道梗阻

①应于颈部水肿明显前，行经鼻气管插管，以防止气道梗阻。

②已出现气道梗阻时，颈部已有明显水肿者，则应行气管切开。

(6)吸入性损伤常伴有不同程度的一氧化碳中毒和缺氧，若有进行性低氧血症，$PaO_2 < 4kPa$时，则应尽早考虑行机械辅助呼吸，必要时给予呼气末正压呼吸。

3. 病情观察

(1)密切监测生命体征，观察有无胸闷、气短、面色苍白、口唇发绀、大汗淋漓等窒息前症状，及时报告医师。

（2）观察排出痰液的量及性质。

【应急措施】

发生窒息时的应急措施如下。

（1）立即给予人工通气，简易呼吸器辅助呼吸。

（2）给予心电监护，观察脉搏氧。

（3）迅速建立静脉通道，并注意调整滴数。

（4）必要时行气管、支气管灌洗，气管插管或气管切开，迅速解除呼吸道阻塞。准备呼吸机。

【告知内容】

1. 气管镜、纤维支气管镜检查告知　告知病人实施检查的意义、配合的相关内容，解答病人提出的疑虑。

2. 气管插管、机械通气告知　告知病人实施操作的意义、配合的相关内容，解答病人提出的疑虑。

【健康教育】

1. 入院后　入院后告诫病人戒烟，不要到空气污染和有烟雾的场所，避免接触呼吸道感染病人。注意保暖，预防感冒。

2. 病人及家属的指导　指导病人和家属了解疾病发生发展与治疗护理过程。

3. 保持口腔清洁

（1）嘱病人在咳痰后、进食前用清水含漱。

（2）勤漱口、多刷牙，定期更换牙刷。

4. 饮食　补充足够营养、充分饮水，增强机体抵抗力，了解进食要求，配合治疗饮食。

5. 呼吸道管理

（1）指导病人掌握有效咳嗽、雾化吸入、体位引流的方法。

（2）教会家属协助有效叩背、排痰方法。

6. 出院指导 告知病人预防感冒的方法、复诊时间、联系方式等。

【效果评价】

1. 掌握排痰方法。
2. 了解治疗饮食的意义。
3. 情绪、睡眠较前平稳。
4. 呼吸道通畅、呼吸平稳。

第八节 血管外科疾病护理指导书

建立血管外科专科护理指导书的目的是为血管外科及其相关专业的临床疾病护理提供指导依据。适用于血管外科及其相关专业的护理人员。

一、大血管疾病介入治疗

【疾病概念】

介入治疗是指在医学影像技术（如 X 线透视、CT、超声波、磁共振）引导下，用穿刺针、导丝、导管等精密器械进行治疗和获得病理材料的过程，其核心是以微小的创伤获得与外科手术相似或更好的治疗效果。它分为血管性介入治疗技术和非血管性介入治疗术。血管性介入治疗技术包括：选择性和超选择性血管插管技术、经导管血管栓塞术、经导管局部药物灌注术、经导管腔内血管成形术、经皮血管内支架置放术、选择性血管造影术等。动脉主夹层、胸主动脉瘤、腹主动脉瘤适用此护理指导书。

【临床特点】

1. 主动脉夹层 急性剧烈疼痛、高血压、血管破裂导致失血性休克症状。

2. 胸主动脉瘤 视瘤体位置、大小而定。压迫上腔静脉引起面、颈、肩部静脉怒张；压气管、支气管引起气急咳嗽；压迫食管引起吞咽困难；压迫喉返神经引起声音嘶哑。

3. 腹主动脉瘤 多为体检时发现，脐周或中上腹腹痛，腹部搏动性包块。腹主动脉瘤多伴有下肢动脉硬化、闭塞及动脉瘤附壁血栓形成，观察有无下肢动脉栓塞症状。

【评估要点】

1. 一般情况 观察病人生命体征有无异常，有无压迫性呼吸困难、剧烈胸痛、休克症状。

2. 专科情况

（1）主动脉夹层

①疼痛：病人突感胸部疼痛，向胸前及背部放射，随夹层涉及范围而可以延至腹部、下肢。疼痛剧烈，呈刀割或撕裂样。少数起病缓慢者疼痛可以不显著。

②高血压：病人有高血压病史，起病后可因疼痛致血压增高明显。

③心血管症状：主动脉瓣关闭不全、脉压增宽、脉搏改变，一般见于颈或股动脉，一侧脉搏减弱或消失；胸锁关节处出现搏动或在胸骨上窝可触到动性肿块；夹层破裂入心包腔可引起心脏压塞；胸腔积液为夹层破裂入胸腔内引起。

④神经症状：主动脉夹层延伸至主动脉分支颈动脉或肋间动脉，可造成脑或脊髓缺血，引起昏迷、瘫痪、肢体麻木、反射异常、大小便障碍。

（2）动脉瘤 有压迫症状，与动脉瘤位置有关。腹主动脉瘤可于腹部触及搏动性包块。

3. 实验室及其他检查 常规检查，D-二聚体、血气分析、胸部 X 线片、超声心动图、CT 扫描、磁共振、影检查。白细胞计数常迅速增高。可出现溶血性贫血和黄疸。尿中可有红细胞甚至肉眼血尿。

【护理诊断/相关因素】

1. 疼痛 与动脉夹层或血管瘤破裂出血有关。

2. 潜在并发症——出血 与动脉瘤破裂和应用抗凝药物有关。

3. 潜在并发症——高血压 与原发病高血压有关。

4. 躯体移动障碍 与医嘱"绝对卧床"有关。

5. 潜在并发症——体温高 与支架置入有关。

6. 焦虑、恐惧 与病情重、治疗效果不确定有关。

【护理措施】

1. 疼痛护理

(1)评估疼痛的性质、部位、病人可耐受程度。

(2)评估镇静、镇痛效果。

(3)疼痛突然加剧及时报告。

2. 出血的观察

(1)给予心电监护,并建立2条液路、吸氧、采血配血。

(2)术后遵医嘱给予抗凝药物治疗,观察病人全身皮肤、黏膜有无出血倾向。穿刺处敷料渗湿给予及时更换。

(3)股动脉切开处、穿刺处沙袋压迫并制动6小时,观察动脉搏动情况(桡动脉、足背动脉)。

3. 血压 监测中遵医嘱应用注射泵持续泵入降压药物或口服降压药。血压维持在 90～120/60～70mmHg。

4. 绝对卧床护理

(1)病人绝对卧床,遵医嘱给予镇静、止痛剂,以防止动脉破裂加剧。

(2)减少胸腹压力突然增高:避免用力过度(如排便用力、剧烈咳嗽、打喷嚏、屏气)。

(3)协助病人生活护理,指导其床上排便,排便困难，及时通知医师，给予开塞露或灌肠对症处理。

5. 体温 遵医嘱应用抗生素；体温 >38℃给予物理降温，>39℃报告医师给予药物降温，鼓励病人多饮水，及时更换潮湿的衣物。

6. 环境 保持病室安静，安抚病人及家属，减轻病人对疾病及手术的恐惧，避免情绪激动、过度紧张导致血压升高或瘤体破裂。

【应急措施】

若病人突然出现疼痛加剧、血压下降、面色苍白、大汗淋漓、皮肤湿冷等休克症状，提示动脉瘤破裂出血，迅速通知医师，给予止痛、抗休克处置。

【告知内容】

1. 卧床告知 告知病人绝对卧床、降低胸腹压的意义。

2. 心电、血压监护告知 告知病人心电、血压监护的意义及注意事项。

3. 治疗目的告知 告知病人给予降压、镇静止痛、抗凝药物的意义。

【健康教育】

1. 指导病人绝对卧床休息，床上大小便，避免腹部用力。

2. 饮食以清淡、易消化、富含维生素的流质或半流质食物为主。

3. 出院指导

（1）病人适量活动，避免劳累，保持情绪稳定。

（2）监测血压的变化、控制血脂，按时服用降压药物。

（3）定期复查，若出现胸、腹、腰部疼痛及时就诊，3个月、半年、1年进行复查，了解动脉瘤情况及支架有无变形、移位及脱落。

（4）术后病人长期服用抗凝药物，告知病人定期查凝血、电解质，调整药物用量。

【效果评价】

1. 血压平稳、疼痛减轻。

2. 了解药物治疗的意义及注意事项。

3. 了解自我保健的知识。

二、动、静脉置管溶栓术

【疾病概念】

动、静脉置管溶栓术是通过导管向血栓闭塞的血管内持续注入溶栓药物，使血栓溶解，达到血管再通的目的。

【临床特点】

下肢动脉栓塞、深静脉血栓置管溶栓术适用于此护理指导书。

【评估要点】

1. 一般情况 观察病人生命体征有无异常，既往病史及伴随疾病，如外伤史、手术史、放疗史、脑出血、胃溃疡等。

2. 专科情况

（1）观察应用抗凝药物后全身皮肤、黏膜有无出血倾向，如穿刺处渗血、牙龈出血，尿、便的颜色，有无头痛、恶心等症状。

（2）观察穿刺侧肢体及患肢皮温、色泽、感觉，动脉搏动，了解肢体的血液循环情况。

3. 实验室及其他检查 血常规、凝血指标、血管超声、CTA、DSA 检查。

【护理诊断/相关因素】

1. 疼痛 与下肢动脉闭塞或静脉血栓有关。

2. 焦虑 与病情迁延、预后差有关。

3. 躯体移动障碍 与下肢制动、留置溶栓导管有关。

4. 潜在并发症

（1）肺栓塞　与血栓脱落、栓塞肺动脉有关。

（2）异位栓塞　与血栓脱落、栓塞至外周动脉有关。

（3）出血　与应用抗凝、溶栓药物有关。

（4）感染　与切口感染、留置溶栓导管感染有关。

【护理措施】

1. 疼痛护理

（1）动脉闭塞 – 患肢保暖（禁止热敷、热水泡足等），禁烟。

（2）静脉血栓 – 患肢抬高制动（高于心脏 20 ~ 30cm），减轻水肿。

（3）评估病人疼痛，疼痛不能缓解遵医嘱应用止痛药并观察止痛效果。

2. 有效沟通　与病人建立彼此的信任，做好相关疾病知识宣教，鼓励病人建立信心、积极配合治疗。

3. 基础护理

（1）术前指导病人练习床上大小便，练习轴式翻身。

（2）术后卧床，置管部位关节制动。

（3）协助病人轴式翻身。

4. 并发症预防护理

（1）肺栓塞　14 日内急性期卧床、患肢抬高制动，避免剧烈咳嗽、用力排便，防血栓脱落。参见第三章第八节"肺栓塞介入治疗"护理指导书。

（2）组织缺血、坏死　观察患肢血液循环状况。发现肢体皮温降低、肤色苍白、脉搏弱或消失、疼痛剧烈应立即报告医师。禁用热水浸泡、热敷。如有破溃及时给予换药。

（3）出血　观察病人皮肤、黏膜有无出血倾向，监测凝血时间。观察牙龈、鼻黏膜、排尿、呕吐胃内容物等有无出血，神志有无异常改变，立即报告医师并遵医嘱调整药量或停药。月经期慎用抗凝、溶栓药物。

（4）感染　术前温水清洗患肢，备皮。术后溶栓管道体外部分每日消毒、覆盖无菌敷料，如有血渍、尿渍、汗渍及时更换。

【应急措施】

1. 如病人出现胸痛、胸闷、呼吸困难等肺栓塞症状，应立即给予吸氧等治疗，参见第三章第八节"肺栓塞介入治疗"护理指导书。

2. 溶栓导管阻塞及时报告医师，禁止应用 20ml以下注射器冲洗溶栓导管。联系导管室做造影检查。

【告知内容】

1. 卧床与卧位告知　告知病人卧位、肢体制动的意义及注意事项。

2. 治疗目的告知　告知病人及家属留置溶栓导管的意义及溶栓的意义、注意事项。

【健康教育】

1. 告知病人禁烟、高血压、高血脂、糖尿病等控制基础疾病的意义。

2. 嘱病人每日饮水 1000ml 以上，进食含膳食纤维、易消化的食物，做腹部按摩，防止便秘。

3. 病人及家属了解溶栓的意义，掌握溶栓期后注意事项，学会观察全身皮肤、黏膜有无出血倾向。

【效果评价】

1. 了解治疗的意义，积极配合治疗。

2. 了解饮食、卧位的注意事项。

3. 了解应用抗凝溶栓药物的观察要点。

三、动脉闭塞症

【疾病概念】

下肢动脉闭塞是下肢动脉内膜或中层发生退行性

病变和增生过程的复杂病理变化。临床特点为肢体发冷、麻木、疼痛、脉搏减弱或消失。

【临床特点】

患肢发冷、麻木、疼痛、间歇性跛行、动脉搏动消失、肢体组织营养障碍、指(趾)或足发生溃疡或坏疽等。

【评估要点】

1. 一般情况 观察生命体征有无异常,询问病人有无高血压、高血糖、高血脂以及吸烟史,了解病人对治疗的心理状态。

2. 专科情况

(1)足背动脉、胫后动脉搏动不能扪及。

(2)有间歇性跛行、静息痛,疼痛部位与闭塞血管位置长度有关。

(3)患肢皮温低、颜色苍白、变细、毛发生长不良,可有肢端坏死、溃疡形成。

3. 实验室及其他检查

(1)血常规、生化、凝血四项等。

(2)踝肱指数(ABI)<0.6。

(3)血管超声及血管造影、成像检查。

【护理诊断/相关因素】

1. 组织灌注不足 与动脉闭塞有关。

2. 感染 与患肢的伤口和创面有关。

3. 疼痛 与动脉闭塞引起的组织灌注不良有关。

4. 焦虑 与病情迁延、病情复杂和预后有关。

5. 潜在并发症——出血 与应用抗凝溶栓药物有关。

【护理措施】

1. 组织关注不足的护理

(1)遵医嘱应用改善循环药物,观察皮温、患肢动脉搏动。

（2）鼓励病人根据病情适当活动，如散步、Burger运动。

2. 观察体温，保持皮肤清洁 应穿着柔软舒适的衣物，必要时穿特制鞋。患肢破溃应及时换药。

3. 疼痛的护理

（1）观察疼痛的性质及持续时间，有无静息痛。疼痛不能入睡可半卧位。

（2）给予安静舒适的环境，遵医嘱给予镇静、止痛类药物治疗，并观察应用止痛药物后的效果，保证较好的休息睡眠。

（3）禁用热水泡脚、患肢热疗，避免组织耗氧增加，疼痛加重。

4. 与病人积极沟通 了解心理变化，关心安慰病人。做相关疾病知识宣教，帮助病人树立战胜疾病的信心。

5. 潜在并发症——出血的护理 应用抗凝、溶栓药物治疗时，观察皮肤、黏膜出血倾向，病人尿、便颜色，有无恶心、呕吐及神志变化等。

【应急措施】

创面感染引起败血症，给予抗感染，必要时截肢治疗。

【告知内容】

1. 防意外告知

（1）防烫伤告知 告知病人及家属禁止使用热水袋等，以防烫伤。

（2）防摔伤告知 病人下床、上厕所行走时小心，穿防滑鞋，以防摔伤。

（3）防压疮告知 告知病人勤翻身，应用气垫床、减压贴等减轻患肢受压。

2. 治疗告知 告知病人抗凝溶栓和改善微循环药物治疗的意义及注意事项。

3. 介入治疗告知（带溶栓导管）　告知病人介入治疗及置管溶栓的目的意义、注意事项。

【健康教育】

1. 指导病人对基础疾病的控制，如控制血糖、血脂、血压。戒烟戒酒，低盐、低脂饮食。

2. 注意患肢保暖，穿着宽松柔软舒适的衣物和鞋子。禁止患肢拔火罐、热疗以及按摩等容易引起创伤的治疗。如有皮肤破损应及时就医。

3. 运动指导　鼓励病人适当运动，每日步行 30～60 分钟，患肢疼痛时站立休息至疼痛缓解，然后继续行走，促进侧支循环建立。

4. 告知病人坚持服用抗凝溶栓药物，定期监测凝血。

【效果评价】

1. 了解基础疾病的相关知识。

2. 控制疼痛，有较好的休息和睡眠。

3. 掌握运动的方法。

四、肺栓塞介入治疗

【疾病概念】

肺栓塞是指栓塞物嵌塞在肺动脉及其分支，肺组织血液供应受阻所引起的。

【临床特点】

小范围肺栓塞可无明显症状或仅有胸闷。大面积栓塞或受累血管床范围大时，病人表现为胸痛、胸闷、面色苍白、冷汗、恶心、心悸及呼吸困难。查体：肺部啰音、哮鸣音。发生肺栓塞后，可出现胸部放射性疼痛、呼吸困难、咯血，部分病人有高热。

【评估要点】

1. 一般情况　观察病人生命体征有无异常，有无

休克、肺源性心脏病症状。了解基础疾病，如心肺血管疾病，有无周围血管疾病等。

2. 专科情况

（1）胸闷、呼吸困难、呼吸频率改变；听诊肺部湿啰音或哮鸣音。

（2）大面积肺栓塞导致血流动力学改变甚至血压下降、休克。

（3）慢性肺动脉栓塞可形成血栓性肺动脉高压。

3. 实验室及其他检查 D－二聚体、血气分析、胸部平片、CT 动脉造影，MRI 检查。X 线片显示斑片状浸润、肺不张、膈肌抬高、胸腔积液，尤其是以胸膜为基底凸面朝向肺门的圆形致密阴影以及扩张的肺动脉伴远端肺纹理稀疏，有重要诊断价值。

【护理诊断/相关因素】

1. 潜在并发症——气体交换受损 与肺栓塞有关。

2. 潜在并发症——出血 与应用抗凝、溶栓药物有关。

3. 焦虑恐惧 与胸痛、呼吸困难致濒死感有关。

4. 自理缺陷综合征 与医嘱"绝对卧床"、呼吸困难有关。

【护理措施】

1. 气体交换受损的护理

（1）急性大面积肺栓塞应立即给予心电监护、高浓度吸氧（5L/min），备床旁吸引。建立静脉液路，做好放置静脉滤器的术前准备。

（2）嘱病人绝对卧床，避免剧烈咳嗽、腹部用力等。

（3）咯血时嘱病人头偏一侧，保持呼吸道通畅。

2. 潜在并发症——出血的护理

（1）病人应用抗凝溶栓药应监测凝血指标。观察皮肤、黏膜出血倾向，病人尿便颜色，有无恶心、呕吐及神志变化等。

(2)留置溶栓导管的护理参见第三章第八节"动、静脉置管溶栓术"护理指导书。

3. 环境 保持病室安静，安抚病人及家属，减轻病人对疾病及手术的恐惧，避免情绪激动、过度紧张导致血压升高、耗氧增加。

4. 加强基础护理 镇静止痛，取舒适卧位，保持床单位整洁，避免局部组织长期受压。胸腔积液病人取半卧位。

【应急措施】

1. 发生大面积肺动脉栓塞时要立即给予卧床、高流量吸氧(5L/min)，心电监护，建立静脉通道。遵医嘱给予镇静药、解痉、平喘药物，必要时给予抗休克治疗。

2. 重要脏器出血，如脑出血、消化道出血、血尿等，立即停用抗凝、溶栓药物，监测生命体征、凝血，遵医嘱给予对症治疗。

【告知内容】

1. 抗凝、溶栓告知 告知病人应用抗凝、溶栓药物的意义及注意事项和禁忌证，如近期脑出血、手术、外伤史等。

2. 放置静脉滤器告知 告知病人此做法的意义及注意事项。

3. 留置溶栓导管告知 告知病人此做法的意义及注意事项。

【健康教育】

1. 术后、产后病人早期下床活动。长期卧床(偏瘫、骨折等)病人，指导加强肢体活动，预防静脉血栓。

2. 留置滤器的病人应分别于出院前、术后 1 个月、6 个月、12 个月摄卧位腹部平片作为随诊资料，以观察滤器的形态、有无移位及血栓形成等。

3. 深静脉血栓的病人急性期绝对卧床，患肢抬高，高于心脏水平 20 ~ 30cm。禁忌局部热敷、按摩，防止栓子脱落。

4. 出院后指导病人清淡饮食，多饮水。遵医嘱服用抗凝药物，定期复查凝血酶原时间。有下肢静脉曲张者、静脉血栓者穿医用弹力袜，避免久坐、久站，预防静脉血栓。

【效果评价】

1. 了解预防静脉血栓的措施。

2. 了解各种溶栓治疗的意义，积极配合治疗。

五、肝内体静脉支架分流术治疗

【适用病种】

肝硬化引起消化道出血、布 - 加综合征的治疗。

【临床特点】

1. 门静脉高压致消化道出血是指屈氏韧带以上的消化道出血，临床特点主要为呕血、黑便和不同程度的周围循环衰竭，甚至休克。

2. 肝脾大、腹腔积液、贫血等。

【评估要点】

1. 一般情况 观察病人生命体征有无异常，询问病人原发病，有无肝肾功能障碍，有无发热、消瘦、贫血等，了解对疾病的认识。

2. 专科情况

（1）呕血、便血的量、颜色、性质。估计出血量，黑便：表明出血量在 50 ~ 70ml 以上；呕血：胃内积血达 250 ~ 300ml 以上；有全身症状：提示出血量超过 400 ~ 500ml。出现休克出血量超过 1000ml。

（2）观察腹围变化，记录 24 小时尿量。

(3)监测血氨，正常空腹血氨40～70μg/dl。

3. 实验室及其他检查 便潜血、血常规、凝血、血生化、血氨、肝胆脾门静脉彩超、消化道造影等。

【护理诊断/相关因素】

1. 潜在并发症——出血 与门静脉高压侧支循环开放致消化道出血有关。

2. 体液过多 与门静脉高压，肝、肾功能低下等综合因素有关。

3. 营养失调，低于机体需要量 与消化道功能紊乱肝功能低下有关。与长期脾功能亢进致使贫血有关。

4. 潜在并发症——肝性脑病 与支架分流术、肝功能受损、消化道出血、感染、大量放腹腔积液和便秘等有关。

5. 恐惧与焦虑 与病情迁延、反复呕血、便血有关。

6. 潜在并发症——支架阻塞 与术后应用抗凝药物不当有关。

【护理措施】

1. 潜在并发症——出血的护理

(1)密切监测生命体征，给予心电监护，立即建立静脉通路。

(2)备床旁吸引装置，保持呼吸道通畅。

(3)嘱病人绝对卧床休息，避免腹部用力，如用力排便、剧烈咳嗽、频繁呃逆等。

2. 应用利尿药物 遵医嘱应用利尿药物，观察腹腔积液程度、下肢肿胀程度。

3. 营养失调的护理

(1)饮食以高糖、高维生素、高热量、易消化的软食为主。

(2)有腹腔积液和水肿者进低盐饮食、限制水的摄入，钠限制在每天 500～800mg，进水量限制在每天 1000ml 左右。

（3）消化道出血暂禁食、禁水，遵医嘱给予静脉高营养。

4. 潜在并发症——肝性脑病的护理

（1）密切观察病人神志状态、血氨检测结果，高血氨病人减少含蛋白食物摄入，给予降血氨、通便药物，必要时可给予食用醋保留灌肠。

（2）必要时给予使用床挡及约束带，加强安全护理。

（3）禁用安眠、镇静、镇痛、麻醉药物。

5. 心理护理

（1）绝对卧床休息，加强基础护理，及时清理口腔血痂，保持床单位整洁。注意保暖，取舒适体位。

（2）病人因大量呕血时产生恐惧甚至濒死感，护士应尽量安抚病人及家属，使其保持安静。

6. 潜在并发症——支架阻塞的护理　发现呕血、黑便、腹胀、食欲减退、下肢肿胀、腹壁静脉曲张等门静脉高压症状及时就医。

【应急措施】

1. 备床旁吸引装置。发生呕血征象时，应使头偏向一侧，尽量将血吐出，保持呼吸道通畅。密切观察生命体征，迅速建立静脉通道，遵医嘱给予止血、抗休克药物药物。

2. 发生肝性脑病积极给予对症处理。

【告知内容】

1. 告知病人介入治疗的意义、注意事项。

2. 告知病人卧床休息的意义。

3. 告知病人肝性脑病的临床特点及预防。

4. 告知病人门静脉高压软食、消化道出血禁食、肝性脑病低蛋白饮食的意义、注意事项。

【健康教育】

1. 疾病知识指导 向病人及家属介绍肝脏疾病及肝性脑病的有关知识，指导其认识肝性脑病的各种诱发因素，必要时限制蛋白的摄入，不滥用对肝脏有害的药物，保持大便的通畅，避免感染，戒烟酒等。

2. 按时应用抗凝药物 遵医嘱复查凝血指标，避免支架堵塞。发现腹胀、食欲减退、下肢肿胀、腹壁静脉曲张等及时就医。

3. 出院宣教

（1）告知病人出院后第3、6、12个月用螺旋CT各复查一次，以后每年复查1次。

（2）帮助病人及家属掌握上消化道出血的病因、预防及护理知识，学会自我护理。学会早期识别出血征象，如出现头晕、黑便、疲乏无力、性格行为改变等情况时应及时就医。

（3）告知病人合理饮食、忌酒、忌怒的重要性。避免过饥或暴饮暴食，禁食粗糙、刺激性及产气多的饮料和食物。作息规律，保证充足的睡眠和休息，保持良好的心境，以利疾病的康复。

【效果评价】

1. 了解治疗饮食的意义。

2. 了解出血前征象，掌握出血后的护理。

3. 保持积极乐观的心态，有良好的生活习惯。

六、深静脉血栓介入治疗

【疾病概念】

深静脉血栓是指血液在血管内不正常的凝结，使血管完全或不完全的阻塞。

【临床特点】

1. 深静脉血栓 血栓侧肢体肿胀、疼痛。疼痛多为坠痛或钝痛，浅静脉曲张多为慢性期侧支循环建立的表现。

2. 下肢深静脉血栓形成后综合征 患肢沉重不适、胀痛，水肿，浅静脉扩张，皮肤变薄，汗毛稀疏，小腿内侧出现色素沉着、瘙痒、湿疹，经久不愈的溃疡。

【评估要点】

1. 一般情况 观察病人生命体征有无异常，有无其他伴随疾病。

2. 专科情况

(1)患肢疼痛，周径增粗，皮肤红、皮温高。据血栓发生的部位、病程分为：中央型(左侧多于右侧)、周围型、混合型。病情持续发展，下肢动脉受压，组织血供障碍，皮肤呈青紫色，可导致组织坏死。

(2)血栓脱落可致肺动脉栓塞。

3. 实验室及其他检查 血常规、凝血四项、D-二聚体、血管超声、血管造影。

【护理诊断/相关因素】

1. 潜在并发症——肺动脉栓塞 与血栓脱落、肺动脉栓塞有关。

2. 潜在并发症——出血 与应用抗凝溶栓药物有关。

3. 舒适度改变 与疼痛、长时间卧床有关。

4. 排便型态改变 与长期卧床有关。

5. 焦虑 病程长、反复发作、病人丧失信心。

【护理措施】

1. 潜在并发症——肺动脉栓塞的预防

(1)急性期 15 日之内卧床休息，抬高患肢20～30cm，禁止按摩、热敷患肢。避免胸、腹部用力，如剧烈咳嗽、用力排便、突然翻身坐起等，预防栓子脱落。

(2)每日测量患肢周径，了解溶栓治疗的效果。

必要时行滤器植入，可预防肺动脉栓塞。

2. 潜在并发症——出血的护理

（1）监测凝血指标，观察皮肤、黏膜出血倾向。如病人尿、便颜色，有无恶心、呕吐及神志变化等，月经期停用抗凝、溶栓药物。

（2）留置溶栓导管的护理参见第三章第八节"动、静脉置管溶栓术"护理指导书。

3. 生活护理 遵医嘱应用止痛药物治疗。协助病人生活护理，保持床单位整洁，必要时应用气垫床，防足跟、骶尾部受压。

4. 指导病人床上排便 鼓励病人多饮水，进食膳食纤维、易消化食物，指导腹部按摩，保持大便通畅，必要时给予通便药物治疗。

5. 与病人积极沟通，了解心理变化 关心安慰病人，做相关疾病知识宣教，帮助病人树立战胜疾病的信心。

【应急措施】

1. 肺栓塞 大面积肺栓塞，立即给予平卧位，高浓度吸氧（5L/min）、心电监护，嘱病人避免剧烈翻动、咳嗽、深呼吸。保持呼吸道通畅，必要时轻柔吸痰。参见第三章第八节"肺栓塞介入治疗"护理指导书。

2. 重要脏器出血 如脑出血、消化道出血、血尿等，立即停用抗凝、溶栓药物，监测生命体征、凝血，遵医嘱给予对症治疗。

【告知内容】

1. 防压疮告知 告知病人应用防压疮电动气垫床，以防压疮。

2. 卧床告知 告知病人卧床休息、抬高患肢的意义。

3. 饮食告知 告知病人多饮水及食用清淡食物的

意义。

4. 治疗目的告知 告知病人穿医用弹力袜，应用抗凝、溶栓药物，放置静脉滤器的意义及注意事项。

5. 医用弹力袜使用方法告知 告知病人弹力袜穿着、保养注意事项。

【健康教育】

1. 告知病人戒烟，低糖、低脂饮食，多饮水。出院后穿医用弹力袜 6 ~ 12 个月。适当运动，避免久站、久坐。

2. 指导长期卧床、手术、产后病人做肢体主动、被动运动，预防深静脉血栓形成。

3. 向病人说明长期服用抗凝药，定期复查凝血酶原时间。

4. 留置滤器的病人应分别于出院前、术后 1 个月、6 个月、12 个月摄卧位腹部平片作为随诊资料，以观察滤器的形态，有无移位及血栓形成等。

【效果评价】

1. 了解治疗、饮食的意义。

2. 了解预防肺动脉栓塞的知识。

3. 掌握应用抗凝溶栓药物的治疗注意事项。

七、肿瘤灌注术

【疾病概念】

肿瘤灌注术是在医学影像设备的引导下，将微导管置于肿瘤供血血管内，灌注化疗药物或栓塞肿瘤血管。可抑制肿瘤的生长，减少药物引起的全身发应。

【评估要点】

1. 一般情况 评估生命体征有无异常，病人全身营养状况。

2. 专科情况

(1) 了解病情进展、肿瘤有无转移，详细询问病史。

(2)体温异常。

(3)疼痛。

(4)骨髓抑制。

3. 实验室及其他检查　常规血液检查、凝血指标、肿瘤四项、肿瘤相关影像检查。

【护理诊断/相关因素】

1. 疼痛　与介入治疗有关。

2. 体温升高　与介入治疗和原发病疾有关。

3. 潜在并发症——胃肠功能紊乱　与应用化疗药物、原发病有关。

4. 潜在并发症——骨髓抑制　与应用化疗药物有关。

5. 潜在并发症——异位栓塞　与栓塞位置不当或栓塞剂脱落有关。

6. 焦虑、恐惧　与病情迁延、预后差有关。

【护理措施】

1. 疼痛护理

(1)评估疼痛的性质、部位、病人可耐受程度。

(2)遵医嘱按时给予止痛药,评估镇静、镇痛效果。

(3)疼痛无缓解或加剧及时报告,进一步检查,排除异位栓塞、急腹症的可能性。

2. 潜在并发症——体温高的护理

(1)体温 38 ~ 39℃,应用物理降温。>39℃报告医师给予药物降温并观察体温变化。

(2)出汗较多时,嘱病人多饮水,及时更换被服衣物。

3. 潜在并发症——胃肠功能紊乱的护理

(1)观察化疗药物可引起的消化道症状,术后可根据胃肠道功能给予清淡易消化食物和高蛋白、高热量、高维生素饮食。

（2）胃肠道症状严重者报告医师，遵医嘱给予止吐、静脉高营养液治疗。

4. 陪护人员及环境 减少探视及陪护，开窗通风，每日 2 次。

5. 潜在并发症——异位栓塞的护理

（1）观察栓塞邻近组织器官有无异常疼痛、功能障碍。

（2）意识障碍、肢体活动障碍，局部组织缺血、坏死，不明原因腹痛等，立即报告医师。

6. 心理护理 病人根据病情需反复介入治疗，做好心理护理，保持良好的心态，积极配合治疗。

【告知内容】

1. 介入治疗告知 告知病人介入治疗的意义，灌注化疗药物的常见反应、栓塞可能的并发症。

2. 卧床意义告知 告知病人卧床下床活动的意义。

【健康教育】

1. 出院后药物的服用方法，根据出院医嘱、按时、按量服药，如何避免药物的副作用。

2. 适当运动，以不增加疲劳为宜。保持良好生活习惯，乐观积极的心态。

3. 登记病人家庭住址及联系电话，定期随访，复诊时间 15 日、1 个月、2 个月，特殊情况及时复诊。

【效果评价】

1. 了解治疗的意义、术后观察要点。

2. 了解出院后饮食、休息及复诊的注意事项。

第四章　五官科疾病护理指导流程

第一节　耳鼻咽喉科疾病护理指导书

建立耳鼻咽喉专科护理指导书的目的是为耳鼻咽喉科及其相关专业的临床疾病护理提供指导依据。适用于耳鼻咽喉科及其相关专业的护理人员。

一、喉梗阻

【疾病概念】

又称喉阻塞，因喉部或其邻近组织的病变使喉部通道(特别是声门处)发生狭窄或阻塞，引起呼吸困难。此指导书适用于小儿急性喉炎、急性会厌炎、喉肿瘤、双侧声带麻痹、喉异物、喉外伤、喉水肿、咽旁间隙肿物、口底蜂窝织炎。

【临床特点】

1. 吸气性呼吸困难。

2. 吸气性喘鸣。

3. 吸气性组织凹陷(三凹征或四凹征)。

4. 声嘶。

5. 发绀。

【评估要点】

1. 一般情况　评估生命体征、伴随疾病。

2. 专科情况

(1)呼吸异常。

(2)呼吸困难分度

Ⅰ度：安静时无呼吸困难表现，活动或哭闹时有轻度呼吸困难。稍有吸气性喘鸣或吸气性胸廓周围软组织凹陷。

Ⅱ度：安静时有轻度呼吸困难、吸气性喘鸣或吸气性胸廓周围软组织凹陷，活动或哭闹后呼吸困难加重，但不影响睡眠，饮食如常，无烦躁不安表现。

Ⅲ度：吸气性呼吸困难明显，喘鸣声较响，胸骨上窝、锁骨上窝等处软组织凹陷显著，烦躁不安，不愿进食，不易入睡。

Ⅳ度：有严重的吸气性呼吸困难各种症状，并出现坐卧不安、手足乱动、出冷汗、面色苍白或发绀等，最后昏迷、大小便失禁、窒息以致呼吸、心跳停止。

3. 实验室及其他检查　喉镜检查等。

【护理诊断/相关因素】

1. 有窒息的危险　与喉梗阻有关。

2. 恐惧　与呼吸困难、濒死感有关。

3. 语言交流障碍　与气管切开有关。

【护理措施】

1. 立即采取适当措施保持呼吸道通畅，同时给予吸氧。协助病人取舒适卧位，同时立即通知医师。

2. 保持病室空气流通，安静，保持温度 18 ~ 20℃，湿度 70% 以上。

3. 绝对卧床休息，安抚病人，尽量减少活动，放松心情；小儿避免过度哭闹、精神紧张等，以防加重呼吸困难的程度。

4. 观察病人呼吸困难的性质、程度及伴随症状，如有无气促、喘鸣、呛咳、发绀、缺氧、声音改变、心力衰竭、意识变化等，必要时遵医嘱行心电、呼吸、血氧浓度等监测。

5. 遵医嘱给予吸氧，雾化吸入，正确用药，床旁备气管切开包、吸引器等，以备急救。

6. 气管切开护理，每日 2 次，固定套管的寸带松紧为伸入 1 手指为宜，协助病人多饮水。

7. 与病人约定手势或书写沟通方式。

【应急措施】

发生Ⅲ度、Ⅳ度呼吸困难时，安慰病人，绝对卧床休息，禁食、禁水，立即给予简易呼吸器辅助呼吸或紧急环甲膜穿刺，保持呼吸道通畅，给予吸氧。并同时立即报告医师，必要时配合紧急气管切开。

【告知内容】

1. 告知病人喉镜检查的目的及相关注意事项。

2. 告知病人卧床休息、采取的卧位及避免剧烈活动的意义。

3. 告知病人留陪护的目的及陪护的责任，陪伴、监督病人不能离开病房的意义。

4. 治疗目的告知　告知病人吸氧、吸痰、抗生素应用、雾化吸入等的意义；如需气管切开，告知气管切开护理的意义与注意事项。

5. 防意外告知

（1）告知病人住院期间避免外出，防止因呼吸困难引起窒息及其他意外的发生。

（2）告知气管切开的病人避免剧烈活动及咳嗽防脱管。

（3）告知输液的病人输液期间患肢避免过度活动，防液体外渗。

（4）告知呼吸困难、烦躁病人陪护人员不得离开，防止病人坠床。

【健康教育】

1. 入院后告诫病人戒烟酒，防感冒，避免剧烈活动，卧床休息。

2. 进食清淡、易消化、富含营养的饮食，忌辛辣刺激食物，补足热量及水分。

3. 注意口腔清洁，勤漱口、多刷牙，定期更换牙刷。

4. 出院后以书面形式告知病人了解疾病的诱发因素及与本病有关的知识，预防感冒，少食辛辣刺激食物，如有不适及时就诊。

【效果评价】

1. 呼吸困难症状缓解，身体舒适。

2. 能够认识自身疾病的严重性，积极配合治疗、护理。

3. 情绪稳定，保持舒适卧位休息，无烦躁，睡眠好。

4. 能够掌握治疗及饮食的要求、意义，并积极配合。

5. 被服清洁干燥，无汗渍、血渍。

二、颈部肿物手术

【疾病概念】

1. 甲状腺肿瘤 肿瘤多位于一侧腺体，随吞咽上下移动。恶性肿瘤随肿瘤增大可出现吞咽时肿块活动度低，可出现声音嘶哑、吞咽困难和呼吸困难。

2. 单纯性甲状腺肿 是由于缺碘使甲状腺素分泌不足，促甲状腺素（TSH）分泌增多，甲状腺滤泡上皮增生，胶质堆积而使甲状腺肿大。主要是颈部甲状腺肿大，一般无临床症状，少数病人后期可引起压迫、窒息、吞咽和呼吸困难。

3. 甲状腺功能亢进症 指血中甲状腺素过多，作用于全身各组织所引起的临床综合征，简称"甲亢"，由于约有 1/3 病人有眼球突出，又称突眼性甲状腺肿。临床主要表现为甲状腺肿大，基础代谢率和神经兴奋性升高，如心悸、多汗、烦热、脉搏快、手震颤、多食、消瘦、乏力和突眼等。本病多常见于女性，以 20~40 岁最多。

4. 腮腺肿瘤 耳垂下、耳前区或腮腺后下部的肿块。

5. 甲状舌管囊肿及瘘管 是颈部最常见的先天性疾病,在胚胎发育期,甲状舌管未退化或未完全退化而形成。

6. 甲状舌管囊肿 囊肿大小不一,一般无症状,囊肿多发生于甲状软骨上缘与舌骨之间,环甲膜的外侧,随吞咽上下移动。

7. 甲状舌管瘘 外瘘口位于颈前正中或略偏一侧,瘘口较小,常有分泌物溢出,继发感染时瘘口周围红肿,有浓液溢出。

8. 其他 甲状腺良恶性肿瘤、甲状腺功能亢进症、腮腺肿瘤、颌下腺肿瘤、甲状舌管囊肿、颈部淋巴结肿大等适用此护理指导书。

【临床特点】

颈部可触及包块,可无自觉症状,肿块随时间可增大。

(1)甲状腺肿瘤 肿瘤多位于一侧腺体,随吞咽上下移动。恶性肿瘤随肿瘤增大可出现吞咽时肿块活动度低,可出现声音嘶哑、吞咽困难和呼吸困难。

(2)甲状腺功能亢进症

(3)腮腺肿瘤 耳垂下、耳前区或腮腺后下部的肿块。

(4)颌下腺肿瘤 颌下区肿块。

(5)甲状舌管囊肿 囊肿多发生于甲状软骨上缘与舌骨之间,环甲膜的外侧,随吞咽上下移动。

【评估要点】

1. 一般情况 评估生命体征、伴随疾病。

2. 专科情况 术后评估生命体征和切口、引流情况,特别注意有无急性呼吸困难和窒息、出血、感染等术后并发症,并对可能出现的相应症状和体征进行严密的观察，及时评估。

3. 实验室及其他检查　血生化、超声等。

【护理诊断及相关因素】

1. 焦虑　与疾病诊断及环境的改变有关。

2. 疼痛　与手术伤口有关。

3. 潜在并发症——窒息　与术后出血血肿压迫气管、气管插管导致声门水肿、痰多黏稠不易咳出有关。

4. 潜在并发症——出血、感染　与手术有关。

【护理措施】

1. 术前护理

（1）心理护理　关心、安慰病人，向病人介绍手术体位、配合的必要性，手术前 1 天向病人交代手术时间、手术名称及麻醉方式，术后注意事项及可能发生的并发症，消除紧张情绪，取得合作。

（2）皮肤准备　术前 1 天洗澡更衣，去除术区毛发，注意保护术区皮肤。

（3）保证充足睡眠，术前可用镇静剂。

（4）禁食、禁水 6～8 小时，防止误吸。

（5）术日晨测生命体征，有异常者暂停手术。

2. 术后护理

（1）麻醉清醒前去枕平卧 4～6 小时，全身麻醉清醒后给予半卧位，有利于呼吸及引流出切口内积液。

（2）保持呼吸道通畅　气管插管有可能引起喉头水肿，出现声嘶、呼吸不畅，及时帮助病人排痰，床旁备气管切开包、吸引器，严密观察生命体征，发现异常及时处理。

（3）伤口观察　密切观察伤口敷料有无渗出，及时更换，防止感染，保持引流通畅，记录引流液量、性质，引流管一般于术后 48～72 小时拔除。

（4）密切观察病人有无高热、脉快且弱、大汗、烦躁等甲状腺危象的表现。正确用药，积极预防，发现异常及时报告医师。

(5)疼痛护理　如包扎过紧，通知医师，可适当放松，术后取半卧位，减轻水肿、疼痛，应用止痛泵持续镇痛或遵医嘱给予止痛药物治疗，分散注意力，如听音乐。

(6)遵医嘱及时应用抗炎药物、对症治疗，根据药物性质及病人情况调节滴速，并告知病人所用药物名称及作用。

(7)术后当日嘱病人进食温凉的流质或半流质饮食，如面条、面片汤、稀粥等。禁止吃过热、粗糙、坚硬、辛辣和酸性食物。

【应急措施】

1. 术后呼吸困难和窒息　多发生于术后 48 小时内。表现为进行性呼吸困难、烦躁、发绀，甚至窒息；若病人有颈部紧压感、呼吸费力、气急烦躁、心率加快、发绀等应立即明确原因，并配合行气管切开、吸氧等床旁抢救措施。

2. 出血　常发生于术后 12～48 小时，表现为颈部肿胀，手术部位渗血较多，引流液突然增多，呼吸困难，应立即通知医师。如情况紧急，可将 16 号粗针头刺入气管，保证病人呼吸通畅，防止窒息，然后再进行其他处理。

3. 甲状腺危象　在术后 12～36 小时内出现高热（40℃以上），脉快且弱，大于 120 次/分，大量出汗、烦躁甚至昏迷。一旦发生，应迅速给予降温、给氧、激素或碘剂治疗，密切观察病情变化，配合抢救。

【告知内容】

1. 活动告知　告知病人术后起床活动的意义与方法。

2. 防脱管告知　告知病人留置术腔负压引流管、防脱管的意义及配合方法。

3. 治疗目的告知 告知病人按时间应用抗生素、祛痰等药物的意义。

【健康教育】

1. 入院后宣教 注意保暖，防止上呼吸道感染；吸烟病人术前 2 周禁烟，预防术后肺部并发症。

2. 手术前宣教

(1)保持口腔卫生，早晚刷牙，勤漱口，常用漱口液。

(2)训练术中体位 头、颈过伸体位；讲解各疾病术后并发症的表现和预防方法。

(3)训练术后起床活动的方法 一手为支撑点，一手托枕部，缓慢坐起，颈部不要过度前屈或后仰，轴式翻身。

3. 手术后宣教

(1)术后当天进流质饮食，不可过热，以防止颈部血管扩张，加重创口渗血，逐渐过渡到半流质或软食，多进食高蛋白、高热量、高维生素类食物，避免刺激性食物。

(2)指导病人术后第 2 日下床活动，促进血液循环和切口愈合，保护头颈部；术后 48 小时内，病人应避免过频活动或谈话，以减少切口内出血；拆线后指导病人练习颈部活动，防止切口粘连和瘢痕收缩。

4. 出院前宣教 教会病人自行检查颈部的方法，定期复诊。

【效果评价】

1. 情绪稳定，保持舒适，床单衣物无血迹，无烦躁，睡眠好。

2. 掌握健康教育相关内容。

3. 术后无护理并发症。

4. 能够掌握治疗及饮食的要求、意义，并积极配合。

5. 了解术前、术后及出院后的注意事项，明确复查时间。

三、气管/支气管、食管异物

【疾病概念】

1. 气管、支气管异物 有内源性及外源性两类。前者为呼吸道内的假膜、干痂、凝血块、干酪样物等堵塞；后者为外界物质误入气管、支气管内所致。通常所指的气管、支气管异物属外源性异物，是耳鼻喉科常见急症之一，以 3 岁以下儿童最多，占 60% ~ 70%，偶见成人。

2. 食管异物 与年龄、性别、饮食习惯、精神状态、食管疾病等诸多因素有关。多见于老人及儿童。老人因牙齿脱落或使用义齿，咀嚼功能差，口内感觉欠灵敏，食管口较松弛，易误吞异物；儿童多因口含玩物误吞引起；成人也有因嬉闹、轻生而吞较大的物品或因进食不当、神志不清吞入较大或带刺物品引起。此外，食管本身疾病，如食管狭窄或食管癌，也是食管异物常见原因之一。异物停留部位，最常见为异物嵌于食管入口，其次为食管中段第二狭窄处，发生于下段者较少见。

【临床特点】

1. 气管/支气管异物 一般为异物吸入下呼吸道，即刻出现剧烈的刺激性呛咳，甚至出现呼吸困难。

（1）气管异物 较大异物时有呼吸困难，较小时有持续性或阵发性呛咳。

（2）支气管异物 一侧异物有间歇性咳嗽，两侧异物阻塞可出现严重的呼吸困难，异物在支气管停留 1 周以上，可出现支气管炎症。

2. 食管异物 异物大时可出现吞咽困难，吞咽时疼痛，食管上口及上段的异物可引起咳嗽等呼吸道症状，当异物穿破食管形成颈间隙感染或纵隔脓肿，可引起呼吸困难、纵隔气肿、气胸等体征。长期的进食不足，可引起脱水、消瘦等症状。

【评估要点】

1. 一般情况 评估生命体征，注意有无呼吸困难，询问病人的过敏史，有无发热等。

2. 专科情况

(1)详细询问异物吸入病史 了解异物的种类、大小、形状和存留的时间，院外有无处理及有无呛咳、咯血、便血等症状。

(2)体格检查 观察病人呼吸情况，注意有无憋气。

3. 实验室及其他检查 间接喉镜检查、支气管检查、食管镜检查等。

【护理诊断/相关因素】

1. 体温过高 与感染及手术创伤有关。

2. 潜在并发症 窒息、感染、出血。

3. 吞咽困难 与异物的存在和继发感染有关。

4. 清理呼吸道无效 与气管、支气管、食管内存在异物，阻碍正常呼吸有关。

【护理措施】

1. 术前护理

(1)气管异物病人采取低坡半卧位。如有金属类异物如义齿，病人应绝对卧床休息。保持环境安静。

(2)密切监测呼吸，观察有无憋气，减少病人活动。病人咳嗽时注意有无异物咳出。

(3)观察病人生命体征，体温38℃以上，报告医师，遵医嘱给予降温处置。

(4)食管有异物者观察有无咯血、呕血、便血现象，发现异常及时通知医师。

(5)遵医嘱输抗炎补液治疗，必要时留置胃管，按时给予鼻饲饮食，增加营养摄入。

2. 术后护理

（1）卧位　全身麻醉术后取去枕平卧位，头偏向一侧，待病人清醒后 4～6 小时即可垫枕。

（2）饮食　待病人清醒后 4～6 小时即可由护士协助进食少量温水，如无恶心、呛咳现象，即可进食少量温、半流质饮食。

（3）遵医嘱进行生命体征监护，密切观察呼吸。

【应急措施】

1. 病人出现呼吸困难，立即给予吸氧，建立静脉通道，准备抢救物品（连接吸引器、准备光源、异物钳及地塞米松等抢救药品），通知医师，遵医嘱做好相应的处置。

2. 密切观察病人的生命体征、神志、瞳孔、皮肤色泽等，做好护理记录。

【告知内容】

1. 告知病人专科特殊检查的意义及注意事项。

2. 全身麻醉术后的体位及饮食要求，防误吸。

3. 入院后告知病人采取正确卧位休息、减少活动的意义，防止气管异物梗阻在声门，造成窒息；食管异物活动刺伤大动脉引起大出血。

【健康教育】

1. 入院后告知病人住院环境、负责医护人员，注意保暖，预防感冒。

2. 术后 1 周内勿食过热食物，忌烟酒及刺激性食物，应食软食。

3. 出院后 1 个月或遵医嘱门诊复查。

【效果评价】

1. 了解术前术后的注意事项。

2. 能够掌握治疗及饮食的要求和意义。

3. 了解健康教育的内容。

4. 床单衣物无血迹，无烦躁，睡眠好。

四、咽部手术

【疾病概念】

1. 慢性扁桃体炎　多由于急性扁桃体炎反复发作或因扁桃体隐窝引流不畅，窝内细菌、病毒滋生感染而演变为慢性炎症。是临床上最常见的疾病之一。

2. 腺样体肥大　腺样体因反复炎症刺激而发生病理性增生肥大，并引起睡眠时张口呼吸、鼻部分泌物多、腺样体面容等症状、体征者，称为腺样体肥大。

3. 阻塞性睡眠呼吸暂停综合征　睡眠时上气道反复发生塌陷、阻塞引起睡眠时呼吸暂停和通气不足，伴有打鼾、睡眠结构紊乱，频繁发生血氧饱和度下降、白天嗜睡等症状。

【临床特点】

1. 咽痛、咽部异物感、睡眠时张口呼吸。

2. 阻塞性睡眠呼吸暂停低通气综合征：随年龄和体重的增加逐渐出现打鼾加重，有反复的呼吸停止现象；严重者夜间憋醒，不能平卧睡眠。伴随白天嗜睡、记忆力下降、注意力不集中、血压升高、性格急躁等症状。

【评估要点】

1. 一般情况　评估生命体征、询问药物过敏史、有无其他伴随疾病。

2. 专科情况　评估咽部黏膜充血情况；扁桃体或腺样体的肿大程度；咽腔的大小，睡眠时是否打鼾、憋气。

3. 实验室及其他检查　纤维喉镜检查、多导睡眠监测。

【护理诊断/相关因素】

1. 有生命体征改变的可能　与手术有关。

2. 潜在并发症——窒息 与局部水肿、分泌物增多有关。

3. 潜在并发症——出血 与手术、病人剧烈咳嗽有关。

4. 潜在并发症——感染 与手术、病人不注意口腔卫生有关。

5. 疼痛 与手术有关。

【护理措施】

1. 保持病室空气清新，环境安静，定时通风换气，限制陪床及探视人员。

2. 术前 6～8 小时禁食、禁水。

3. 术后 4～6 小时，协助病人取去枕平卧位，头偏向一侧，及时清理呼吸道内分泌物。密切观察呼吸情况，监测血氧饱和度，必要时备好急救盘和气管切开包。

4. 术后 24 小时内观察口腔及鼻腔内出血情况，嘱病人将口腔内分泌物吐出，必要时给予吸引。监测血压情况，全身麻醉未清醒者或小儿观察有无频繁的吞咽动作，如果出血量较多，为鲜红色，提示有出血，及时通知医师给予处理。

5. 术后病人手术部位疼痛，给予冰袋或冰敷贴冷敷，口含冰块、冰水、吃冰淇淋等可以缓解，必要时应用止痛药。

6. 给予合理饮食。扁桃体术后及鼾症术后4～6小时进食冷流质饮食，术后 1～2 日进温质食物，术后 3 日进食温、无渣、半流质饮食，术后 1 周进软食，术后 2 周进普食。腺样体切除术后当日进食流质饮食或半流质饮食，逐渐过渡为软食。

7. 术后 5～7 日扁桃体内假膜开始脱落，注意观察唾液颜色，饮食避免辛辣、坚硬食物刺激。

8. 保持病人口腔清洁，鼓励病人多饮水、多说话、多漱口。

9. 遵医嘱给予抗生素治疗，并观察有无迟发过敏反应。

10. 遵医嘱给予输液、抗炎、止血治疗，并观察用药后的效果。

【应急措施】

1. 术后发生急性呼吸道梗阻时应立即用舌钳拉出舌体，牙关紧闭者立即使用开口器，置入合适的口咽管。清理呼吸道分泌物，给予吸氧及生命体征监护，迅速建立静脉液路。重症者床旁备气管切开包。

2. 术后发生出血时应立即协助病人取半卧位或侧卧位，嘱其将口中血液吐出，必要时给予吸引；安慰病人，立即报告医师，协助止血。

【告知内容】

1. 告知病人专科特殊检查的意义及注意事项。

2. 告知病人全身麻醉术后的体位及饮食要求，防误吸。

3. 术前告知病人使用气管插管的意义，提高使用管的耐受力，防脱管。

【健康教育】

1. 入院后告诫病人戒烟，注意保暖，预防感冒，多饮水。

2. 注意保持口腔卫生，早晚刷牙，餐后漱口。

3. 术后饮食指导。

4. 注意睡眠姿势，最好取侧卧位。

5. 出院后以书面形式告知病人近期以软食为主，禁食辛辣、坚硬、过酸及过烫的食物，保持口腔清洁，勤漱口，注意保暖，多饮水，如有不适及时就诊。

【效果评价】

1. 病人情绪稳定，保持舒适，床单衣物无血迹，无烦躁，睡眠好。

2. 术后无护理相关并发症。

3. 能够掌握治疗及饮食的要求、意义，并积极配合。

4. 了解术前、术后及出院后的注意事项，明确复查时间。

五、咽喉部恶性肿瘤围手术期

【疾病概念】

1. 喉癌 是发生于喉腔黏膜上皮组织的恶性肿瘤。声门上型仅有喉部不适感和异物感，癌肿溃烂时可出现咽喉疼痛；声门型早期为声音嘶哑，癌肿大时可出现呼吸困难；声门下型早期症状不明显，肿瘤溃烂时有咳嗽及痰中带血，增大时出现呼吸困难。

2. 下咽癌 早期表现为咽部不适、异物感，病情发展出现一侧咽喉部疼痛，晚期咽痛加重，可放射至耳部，伴进行性吞咽困难。

3. 颈段食管癌 早期为咽部异物感和进食时哽噎感。晚期表现为进行性吞咽困难，累及喉内或喉返神经可出现声音嘶哑和呼吸困难。

【临床特点】

声音嘶哑、咽部异物感、咽痛、进食哽塞感、进行性吞咽困难、呼吸困难、痰中带血、颈部包块。

【评估要点】

1. 一般情况 评估生命体征、伴随疾病。

2. 专科情况 呼吸异常，有无吸气性呼吸困难。进食情况，有无吞咽困难，营养不良。疼痛的程度、部位。

3. 实验室及其他检查 APTT + PT、肢体血管彩超、电子纤维喉镜、CT、MRI、下咽及食管造影检查。

【护理诊断/相关因素】

1. 营养失调，低于机体需要量 与癌症晚期机体消耗过多有关。

2. 有口腔黏膜完整性受损的危险　与鼻饲饮食有关。

3. 疼痛　与手术创伤有关。

4. 语言沟通障碍　与气管切开、部分喉及全喉切除有关。

5. 吞咽困难　与部分喉切除及局部创伤有关。

6. 潜在并发症——窒息、出血、感染　与肿物、手术、术后佩戴套管等有关。

【护理措施】

1. 术前护理

(1)增进营养，预防感冒，保持口腔清洁，给予漱口液漱口。

(2)术前禁食、禁水6~8小时。

(3)术前一日全身清洁，备皮，保护好供皮区肢体皮肤与血管。

(4)术日晨护理　测生命体征，留置胃管，遵医嘱给予术前针，准备病历、术中用药。嘱病人取下义齿、眼镜、首饰及其他贵重物品交予家属保管。准备全身麻醉床及气管切开护理用物。

(5)与病人约定手势或书写沟通方式。

2. 术后护理

(1)按全身麻醉术后护理常规，遵医嘱取相适应卧位。皮瓣修复者头部制动，轴式翻身。给予心电监护，监测心率、血压、呼吸、血氧饱和度变化。

(2)气管切开护理，每日2次。

(3)术后观察

①观察术腔负压引流、胃肠减压情况，伤口渗液及引流液的量、颜色、性状变化，引流管的固定是否牢固、是否通畅，防止引流管脱落、扭曲、受压，及时更换负压装置。

②观察病人颈部、胸腹部、供皮区伤口渗血情况，保持敷料整洁，包扎完好。

③注意呼吸，保持气管套管通畅，进行有效吸氧，观察痰液的颜色、黏稠度，给予雾化吸入、吸痰、叩背等护理措施。

④观察皮瓣的颜色、皮温、毛细血管回充盈试验。

（4）术后应禁食，禁止吞咽，嘱病人将口腔分泌物尽量吐出，必要时用吸引器吸出，口腔护理，每日2次，连续7日，必要时进行口腔冲洗。之后协助病人漱口，每日5~6次，直至拔除胃管。

（5）头部制动时期，需卧床休息，保持皮肤清洁干燥，采取轴式翻身。

（6）将供皮区的肢体抬高，以利于静脉回流，并注意远端血运及肿胀情况。

（7）遵医嘱给予补液治疗，营养支持，特殊用药治疗，局部烤灯照射。

（8）饮食护理　禁食期间遵医嘱给予胃肠外高营养；鼻饲饮食，依据病情选择饮食种类、量、鼻饲速度，避免反流、误吸，拔除胃管前给予进食指导，对出现腹泻、腹胀、呛咳等，及时给予处理和指导。

【应急措施】

1. 发生颈动脉突然破裂大出血，立即采用手指或纱布压迫止血，迅速报告医师，给予对症处理。

2. 出现突然呼吸困难时，立即检查气管套管是否通畅，有无气流，必要时取出内套管，给予吸痰、雾化吸入、吸氧，并立即报告医师。

【告知内容】

1. 检查告知　告知病人专科特殊检查的意义及注意事项。

2. 防压疮告知　术后卧床、活动不便、低蛋白等容易诱发压疮，告知病人预防压疮的配合方法和意义。

3. 防脱管告知　告知气管切开的病人避免剧烈活动及咳嗽防脱管。

4. 防误吸告知　避免异物落入气管套管口，鼻饲时协助病人取坐位或半卧位。

5. 防液体外渗告知　告知病人输液期间患肢避免过度活动，防液体外渗。

6. 防坠床、防跌倒告知　术后身体虚弱，带有各种管道等，告知起床活动的方法，告知并强调陪护责任。

7. 治疗目的告知　告知病人应用抗生素、抗凝药物、营养药物的意义及注意事项。

8. 各种管道意义与注意事项的告知　告知病人佩戴气管套管、胃管、引流管、尿管的注意事项。

9. 卧床及早期活动告知　告知病人卧床休息及早期床上活动的意义。

【健康教育】

1. 入院后嘱病人戒烟酒，注意保暖，预防感冒，增加营养。

2. 进行有效咳嗽及床上大小便的训练。

3. 对术后失声者，预先进行交流沟通训练，准备使用物品。

4. 对病人及家属给予鼻饲饮食的指导。

5. 出院指导　以口头或书面形式告知。

(1)保持休养环境安静舒适，室内温湿度适宜，注意通风换气，保持空气新鲜，避免感冒。

(2)保持良好的心理状态，避免紧张、激动的情绪。劳逸结合，适当参加锻炼，增强自信心，愉快的心情有利于疾病的康复。

(3)疾病恢复期应选择含丰富维生素、蛋白质的饮食。

(4)禁烟酒，禁食辛辣刺激性及过硬、过烫食物，保持口腔卫生，早晚刷牙，餐后漱口。

（5）出院前指导家属或病人学会气管切开护理，掌握清洗、消毒内套管的方法，学会更换气管垫，指导购买、教会使用超声雾化吸入器及吸痰器。

（6）全喉切除者，术后半年可进行食管发音训练。

（7）嘱病人勿在供皮区进行注射、输液等有创操作，同时加强功能锻炼，促进肢体功能恢复。

（8）有下列情况应及时就诊　如出现呼吸困难、进食困难、声音嘶哑、咽部异物感或摸到颈部肿块、伤口红肿、硬结、疼痛，进食呛咳或者反流、颈部皮肤出现瘘口等。

【效果评价】

1. 感觉舒适，情绪稳定，床单衣物无血迹，无烦躁，睡眠好，各种管道通畅，放置有序。

2. 能够掌握治疗及饮食的要求、意义，并积极配合。

3. 呼吸道通畅，无痰鸣音。

4. 掌握气管切开的护理及消毒套管的方法。

5. 敷料及绷带包扎完好，无压疮、坠床、脱管等发生。

6. 了解术前、术后及出院后的注意事项，明确复查时间。

六、咽喉部急性炎症

【疾病概念】

1. 急性咽炎　是咽黏膜、黏膜下组织的急性炎症，多累及咽部淋巴组织。此病可单独发生，亦常继发于急性鼻炎或急性扁桃体炎。本病常见于秋、冬季及冬、春季之交。

2. 急性喉炎　是喉黏膜的急性卡他性炎症，好发于冬春季节，是一种常见的急性呼吸道感染性疾病。

3. 急性扁桃体炎　为腭扁桃体的急性非特异性炎症，常伴有不同程度的咽黏膜和淋巴组织炎症，是一种很常见的咽部疾病。多发生于儿童及青年，在春秋两季气温变化时最易发病。中医称扁桃体为"乳蛾"，称急性扁桃体炎为"烂乳蛾""喉蛾风"。

4. 急性会厌炎　又称急性声门上喉炎，是一种危及生命的严重感染，可引起喉阻塞而窒息死亡。

【临床特点】

1. 发热、头痛、烦躁、食欲不振、咽喉疼痛、吞咽困难，部分病人有呼吸困难。

2. 急性会厌炎：会厌肿胀明显可出现吸气性呼吸困难，急性病容，出现"四凹征"，严重时病人可很快发生窒息、休克或昏迷。

【评估要点】

1. 一般情况　评估生命体征、伴随疾病。

2. 专科情况　急性病容；体温异常；咽喉部黏膜弥漫性充血、肿胀。

3. 实验室及其他检查　喉镜检查、X 线检查等。

【护理诊断/相关因素】

1. 恐惧　与极度呼吸困难有关。

2. 舒适的改变　与发热、头痛、咽痛、吞咽困难有关。

3. 体温过高　与病毒感染或细菌感染有关。

4. 潜在并发症　窒息。

【护理措施】

1. 安慰病人，保持病室空气流通，环境安静，温湿度适宜，嘱咐病人卧床休息。

2. 密切监测生命体征变化，尤其是呼吸、体温变化，一旦有呼吸困难，绝对卧床，采取侧卧位、半坐位或坐位，立即报告医师；体温38℃以上每日测 4 次体温，体温39℃以上及时报告医师，并给予物理或药物降温。

3. 鼓励多饮水，出汗后及时更换内衣、床单位，并注意保暖。

4. 用药护理　遵医嘱按时给予抗生素治疗，并观察有无迟发过敏反应。

5. 遵医嘱给予雾化吸入、氧气吸入。

6. 鼓励病人勤漱口，保持口腔清洁。

7. 床旁备急救盘、气管切开包、吸引器等急救物品。

【应急措施】

发生窒息时头偏向一侧，安慰病人，立即给予简易呼吸器辅助呼吸或紧急环甲膜穿刺，保持呼吸道通畅，给予吸氧。并同时立即报告医师，必要时紧急气管切开。

【告知内容】

1. 检查告知　告知病人专科特殊检查的意义及注意事项。

2. 防意外告知　告知病人住院期间勿擅自离科，以防出现呼吸困难等紧急情况耽误治疗和抢救。

3. 防液体外渗告知　告知输液的病人输液期间患肢避免过度活动，如有不适及时呼叫护士，护士会及时巡视病房，查看输液情况。

4. 治疗告知　告知病人治疗的目的与注意事项。

【健康教育】

1. 入院后告知病人戒烟酒，注意保暖，预防感冒。

2. 进食流质、易消化富含营养的饮食，补足热量。

3. 识别并发症，如有不适及时呼叫值班护士。

4. 出院指导以书面形式告知，病人了解引起疾病的诱发因素及与本病有关的知识；预防感冒；气候变化时，注意保暖，少去公共场所，如有不适及时就诊。

【效果评价】

1. 能够认识自身疾病的严重性，积极配合治疗、护理。

2. 情绪稳定，保持舒适卧位休息，无烦躁，睡眠好。

3. 能够掌握治疗及饮食的要求、意义，并积极配合。

4. 被服清洁干燥，无汗渍、血渍。

七、支撑喉镜下喉肿物摘除

【疾病概念】

1. 声带小结　双侧声带前、中 1/3 交界处对称性结节状隆起。

2. 声带息肉　好发于一侧声带的前、中 1/3 交界处边缘，为半透明、白色或粉红色表面光滑的肿物，多为单侧，也可为双侧，是常见的引起声音嘶哑的疾病之一。

3. 喉乳头状瘤　是喉部最常见的良性肿瘤。可发生于任何年龄，但以 10 岁以下儿童多见。儿童的乳头状瘤生长较快，极易复发，多数为多发性，随着年龄增长有自限趋势。

适应于声门型癌，T_1a，T_1b，病变局限者；喉乳头状；声带息肉、小结、角化，声带白斑及淀粉样变；部分喉先天性疾病，如喉蹼；声门狭窄；喉邻近器官如舌根病变、下咽病变如会厌囊肿等。

【临床特点】

声音嘶哑甚至失声，严重者出现呼吸困难。

【评估要点】

1. 一般情况　评估生命体征、伴随疾病。

2. 专科情况　观察声音嘶哑的情况；呼吸的次数、频率，有无呼吸困难及分度；有无咳嗽、咯血等症状。

3. 实验室及其他检查 纤维喉镜检查或频闪喉镜检查。

【护理诊断/相关因素】

1. 舒适的改变 与术后疼痛有关。

2. 清理呼吸道无效(低效) 与术后呼吸道黏膜水肿、疼痛有关。

3. 语言沟通障碍 与术后短期禁声有关。

【护理措施】

1. 全身麻醉病人清醒后,去枕平卧位 4 ~ 6 小时,保持呼吸道通畅,头偏向一侧,以免呕吐物误吸入呼吸道发生窒息。

2. 密切观察生命体征的变化,特别是呼吸情况,注意观察有无憋气、咯血,若有异常应及时通知医师处理。

3. 全身麻醉清醒后 6 小时可进食温凉的流质或半流质饮食,第 3 日可进普食,避免刺激性食物及饮料。

4. 保持口腔清洁,手术当日可给予口腔护理,第 2 日起可漱口,每日 3 ~ 5 次,预防口腔感染。

5. 遵医嘱给予抗感染治疗,观察药物的疗效、有无不良反应。

6. 遵医嘱给予雾化吸入,可减轻局部水肿、预防感染、保持呼吸道湿润。

7. 嘱病人合理用声,根据不同的疾病需要制定合适的禁声时间,与病人约定手势或书写沟通。

8. 床旁备吸引装置、口咽导管、气管切开包、吸氧装置等。

【应急措施】

发生窒息时头偏向一侧,立即采取适当措施保持呼吸道通畅,必要时给予吸痰、雾化吸入。

【告知内容】

1. 检查告知　告知病人专科特殊检查的意义及注意事项。

2. 防脱管告知　术后使用有气管插管的病人，告知防止管道脱出的方法。

3. 防意外告知　对于癌症病人或是家庭经济负担重的病人应防止意外的发生，告知陪护人员的责任。

4. 治疗护理意义及要求的告知　按时间应用抗生素、激素等药物的意义。禁声、合理膳食、口腔清洁的意义及要求。

【健康教育】

1. 入院后告知病人戒烟酒，注意保暖，预防感冒。

2. 保持良好的心态，避免紧张的情绪，适当参加体育锻炼，增强自信心，有利于疾病的恢复。

3. 疾病恢复期应进食含丰富维生素、蛋白质的食物，进食辛辣刺激性食物，以免疾病复发。

4. 术后遵医嘱禁声 7～10 日，休声 1 周。

5. 保持口腔清洁，养成早晚刷牙及餐后漱口的卫生习惯。

6. 声带激光手术后要定期复查，一般术后 1 个月复查纤维喉镜。

【效果评价】

1. 身心舒适，被服清洁、无血渍，睡眠好。

2. 了解禁声的意义并配合治疗。

3. 了解治疗、饮食的注意事项及意义。

4. 掌握合理的用声方法，预防复发。

八、鼻内镜术

【疾病概念】

1. 鼻中隔偏曲　指鼻中隔偏向一侧或两侧，或局部突起并引起鼻腔功能障碍和症状，如鼻塞、鼻出血和头痛等。

2. 脑脊液鼻漏 脑脊液经颅前窝底、颅中窝底或其他部位的先天性或外伤性骨折缺损、破裂处或变薄处，流入鼻腔，称之为脑脊液鼻漏。

3. 鼻息肉 是鼻腔和鼻窦黏膜常见的慢性疾病，以极度水肿的鼻黏膜在中鼻道形成单发或多发息肉为临床特征。

4. 鼻窦炎 是鼻窦黏膜的化脓性炎症。由于鼻腔黏膜和鼻窦黏膜相延续，故鼻腔炎症必累及鼻窦黏膜；反之鼻窦炎症时亦累及鼻腔黏膜。近年已将鼻窦炎的病名改称为鼻－鼻窦炎。

5. 鼻出血 是临床常见症状之一，可单纯由鼻腔、鼻窦疾病引起，也可由某些全身性疾病所致。

6. 鼻腔鼻窦良性肿瘤 主要好发于鼻腔内，其次是鼻窦，外鼻则较少。通常按组织来源进行分类，包括骨瘤、软骨瘤、脑膜瘤、神经纤维瘤、血管瘤及内翻性乳头状瘤等。

【临床特点】

鼻堵、鼻出血、反射性头痛、打喷嚏及流鼻涕、嗅觉障碍、视功能障碍、失眠、记忆力减退、鼻腔间断或持续流出清凉水样液体。

【评估要点】

1. 一般情况 评估生命体征、伴随疾病。

2. 专科情况 观察鼻堵、鼻出血、反射性头痛等症状。

3. 实验室及其他检查 鼻内镜检查、病原学检查、变态反应检查等。

【护理诊断/相关因素】

1. 舒适的改变 与鼻塞、头痛、呼吸不畅有关。

2. 疼痛 与手术及术后敷料填塞有关。

3. 口腔黏膜的改变 与术后发热及饮食少有关。

4. 睡眠型态紊乱　与鼻堵、疼痛有关。

5. 焦虑　与知识缺乏、担心手术可能损伤邻近器官或组织有关。

6. 潜在并发症　感染、出血、水及电解质紊乱。

【护理措施】

1. 按全身麻醉术后常规护理，术后 6 小时头偏向一侧，严密观察生命体征变化，有无神志、意识及瞳孔变化，有无剧烈头痛及呕吐，给予心电监测，密切关注生命体征变化。

2. 保持室内空气流通，减少探视，保持环境安静，术后病人情况许可时尽量保持半卧位。

3. 按等级护理要求巡视病房，观察鼻腔渗血情况，遵医嘱用冰袋或冰力贴冷敷鼻面部。

4. 遵医嘱给予抗炎、抗水肿及促分泌物排除治疗，并观察用药后的效果。

5. 给予漱口液漱口，行动困难者给予口腔护理，每日 2 次，保持口腔清洁。鼓励病人进食，告知病人进食方法，避免吸管饮水。

6. 保持室内环境安静，遵医嘱给予地西泮（安定）或其他帮助睡眠的药物。

7. 向病人讲解营养的重要性，鼓励多进食有营养食物。

【应急措施】

床旁备吸痰及吸氧装置，如有窒息，护士立即报告医师并为病人清理呼吸道分泌物并及时给予吸氧。

【告知内容】

1. 防意外告知

（1）年龄较大病人，给予床挡保护，并留陪护人员，讲解陪护的责任和义务，防止坠床及跌倒。

（2）全身麻醉术后 6 小时头偏向一侧，告知病人口内分泌物勿咽下及时吐出，以防误吸。

(3)对于抑郁及有其他精神障碍病人防意外发生。嘱陪护人员不得离开病人，发现异常现象及时告知医护人员。

2. 治疗目的告知　告知病人术前及术后给予抗生素及黏液促排剂、鼻腔冲洗、雾化吸入、激光、布地奈德压力泵等治疗的意义及注意事项。

【健康教育】

1. 入院后告知　告知病人科室环境、经治医师护士、科主任及护士长，禁烟酒及辛辣刺激食物，预防感冒，增加营养，积极完善术前检查，为手术做好准备。

2. 术前准备告知　需清洁鼻腔，剪鼻毛无痛苦，可再生。术后鼻腔可出现渗血现象，如出血较多及时告知医护人员。鼻腔填塞时避免剧烈打喷嚏或咳嗽，可以做深呼吸或上切牙咬下嘴唇避免，术后 1~2 日内给以温凉的流质或半流质饮食，禁止使用吸管。

3. 术后指导　恢复期禁烟酒及刺激性食物，选择含丰富维生素、蛋白质的饮食(新鲜水果、蔬菜、鱼及瘦肉)，增强抵抗力促进疾病恢复，按时正确做鼻腔冲洗，清理鼻腔鼻窦内的干痂，防止感染。喷鼻药(如雷诺考特等)应在鼻腔冲洗后喷鼻，每日 1~2 次，如行鼻中隔矫正术病人应在第一次复查后遵医嘱喷药。

4. 出院指导　以口头形式，必要时以书面形式由责任护士告知。了解本病的诱发因素，增强体质，提高免疫力，预防感冒，避免挖鼻，按时鼻腔冲洗，近期避免重体力劳动和过度弯腰低头动作，冬春季外出应戴口罩，减少花粉、冷空气对鼻黏膜的刺激，一般出院 1 周后门诊复查，2 个月内避免游泳。

【效果评价】

1. 保持舒适，床单衣物无血迹，无疼痛，无烦躁，睡眠好。

2. 了解各种治疗、饮食、卧位的目的和意义。

3. 熟练掌握鼻腔冲洗的方法、喷鼻的时间及方法。

4. 有效避免剧烈打喷嚏及咳嗽的方法。

5. 身心舒畅，熟知术前、术后及出院后的注意事项及复查时间。

九、唇腭裂

【疾病概念】

唇裂和腭裂是口腔颌面部常见的先天性畸形，主要表现为上唇或腭部裂开。根据裂隙的部位和裂开的程度可分为三度。一度唇裂仅为红唇裂开；二度为裂隙超过红唇但未达鼻底；三度为裂隙由红唇至鼻底全部裂开，前两者又称为不完全唇裂，最后者又称为完全唇裂。腭裂也可分为三度：一度为软腭裂；二度为软硬腭裂；三度为完全腭裂(包括牙槽突都裂开)。

【临床特点】

1. 唇裂(单侧或双侧)，即单纯的唇部裂开。

2. 腭裂，上颚部裂开。

3. 唇及腭裂，唇腭部包括牙床都裂开。

【评估要点】

1. 一般情况 评估生命体征、伴随疾病，询问过敏史及传染病史。

2. 专科情况

(1)唇裂 根据病人的临床体征，评估病人的唇裂程度。患儿因唇部裂隙，吸吮及进食均有一定困难，加之唇部裂开，冷空气直接进入口咽部，患儿极易患呼吸道感染疾患，常会影响患儿的生长发育，可有营养和发育不良的体征。

(2)腭裂 因腭裂造成鼻口相通，造成吮吸、进食、发音等功能障碍。进食时食物从鼻腔溢出，发音时呈含橄榄语音，又因鼻腔失去对空气过滤和加温作用，易发生上呼吸道感染，病人可有上颌骨发育不全，面中 1/3 塌陷，呈刀削脸状。

【护理诊断/相关因素】

1. 有窒息的危险　与全身麻醉术后呕吐或喂养不当有关。

2. 有受伤的危险(手术切口裂开)　与患儿搔抓切口、哭闹有关。

3. 有感染的危险　与唇部切口暴露，未及时清除鼻涕、血痂或食物残渣有关。

4. 知识缺乏(父母)　与父母对疾病认识不足及缺乏正确的喂养知识有关。

【护理措施】

1. 唇裂

(1)术前准备

①对患儿进行全面体检，包括体重、营养状况、心肺情况、血红蛋白、白细胞、出血时间及凝血时间都应在正常范围。如有明显发育不良或面部有皮炎、疖肿时，均应推迟手术。

②让患儿父母了解先天性唇裂患儿智力一般均属正常，不必过分忧虑。

③指导患儿父母改变喂养方式，停止母乳或奶瓶喂养，改用汤匙或滴管喂食，以便术后患儿适应这种进食方式。

④术前 1 日做局部皮肤准备，用肥皂水清洗上下唇及鼻部，并用生理氯化钠溶液棉球擦洗口腔。

⑤告知家属患儿在术前 4 小时尚可进食葡萄糖水及糖开水 100～150ml，随后即需禁食。

(2)术后护理

①回病室后，松开患儿衣领，取屈膝侧卧位，头偏向一侧，以利口内分泌物流出，保持呼吸道通畅。病室宜温暖，避免术后感冒流涕，导致创口糜烂，甚

至裂开。

②患儿清醒后，告知患儿父母限制其肘关节弯曲，以免用手搔抓唇部创口。

③患儿清醒后 4 小时，可给予少量葡萄糖水，若无呕吐，可开始喂乳或流质，示范并指导患儿家长用滴管或小汤匙喂饲。喂食时，汤匙置于健侧，避免碰触伤口。

④应使唇部创口暴露，每日用 75% 乙醇清洗创口。观察手术部位渗血情况，如有血痂积存，则可用 3% 双氧水（过氧化氢）液清洗，保持创口清洁，不能用力擦拭，以免伤口裂开。张力较大时，使用唇弓固定，于术后 10 日去除。遵医嘱给予适当的抗生素，以预防感染。

⑤如创口愈合良好，可在术后 5~7 日拆去缝线。

2. 腭裂

（1）术前准备

①腭裂手术与唇裂手术相同，术前需对患儿进行全面的体检。此外，因腭裂手术时间长，出血较多，做好输血准备。

②向患儿及家长介绍疾病相关知识及相同疾病的病人治愈后的情况。

③指导患儿父母采取正确的喂养方法，即用汤匙或滴管喂饲，以适应术后的进食方法。

④术前 1 周制作腭护板，并试戴合适，以备术后保护创口。

⑤术前 3 日开始用 1∶5000 呋喃西林液漱口，呋喃西林麻黄素液滴鼻，每日 3 次。

（2）术后护理

①全身麻醉未醒者，按全身麻醉术后常规护理。麻醉完全清醒后可采取头高卧位，以减轻局部水肿。

②保持呼吸道通畅，随时吸出口、鼻腔血性渗出

物和呕吐物，注意口、鼻渗血情况。

③保持腭护板固位，防止松脱。

④遵医嘱应用抗生素，预防感染，持续至纱条抽除或体温恢复正常为止。

⑤术后应保持患儿安静，防止哭闹，严禁将手指、异物放进口腔，以防伤口裂开，避免感冒咳嗽，以免增加腭部伤口张力。

⑥如患儿合作，应每日清洗口腔，保持口腔卫生和伤口清洁，鼓励患儿饮食后多饮水。成人给予漱口剂漱口。

⑦饮食护理，麻醉清醒后4小时如无呕吐，可先给予少量葡萄糖水，继而可用小汤匙或滴管喂饲牛奶。术后10～14日内进食全流质饮食，以后逐渐改半流质，1个月后可进普食。

⑧若患儿哭声嘶哑，则可能是喉头水肿引起，此时亦应及时报告医师。

⑨术后2周拆线，1～2个月做语音训练。

【应急措施】

如手术部位有明显出血点或者血块时，应及时通知医师，给予止血药等紧急处理。

【告知内容】

1. 防意外告知 告知患儿家属住院期间防止患儿坠床。

2. 治疗目的告知 告知患儿家属按时间应用抗生素药物的意义。

3. 饮食告知 告知患儿家属饮食的种类、方法及意义。

4. 术后告知 告知患儿家属清洗创口的方法及意义。

【健康教育】

1. 入院后指导家属注意患儿的保暖，衣着厚薄恰当，防止受凉感冒而影响手术。

2. 术前进食清淡富含营养的饮食，增强免疫力。

3. 术后嘱患儿家属防止患儿哭闹、跌跤及碰撞唇部，以免创口裂开。

4. 出院指导　告知患儿家属预防上呼吸道感染，半个月后到医院复查。唇裂患儿，教会患儿父母清洁唇部的方法。腭裂术后，要注意语音训练。

【效果评价】

1. 患儿衣服及床单位清洁干燥，保持舒适。

2. 了解治疗及饮食的意义。

3. 创口无裂开及感染。

十、耳部疾病手术

【疾病概念】

1. 先天性耳前瘘管　是一种最常见的先天耳畸形。为胚胎时期形成耳廓的第1、第2鳃弓的6个小丘样结节融合不良或第1鳃沟封闭不全所致。

2. 慢性化脓性中耳炎　急性中耳化脓性炎症病程超过6~8周时，病变侵及中耳黏膜、骨膜或深达骨质，造成不可逆损伤，常合并存在慢性乳突炎，称为慢性化脓性中耳炎。

慢性化脓性中耳炎、先天性耳前瘘管、鼓膜穿孔、胆脂瘤型中耳炎适用此护理指导书。

【临床特点】

耳流脓、耳聋、耳鸣、耳痛。

【评估要点】

1. 一般情况　评估生命体征、伴随疾病。

2. 专科情况

(1)有无耳痛及疼痛的规律。

(2)有无剧烈头痛、高热、呕吐等颅内并发症。

3. 实验室及其他检查　咽鼓管功能检查，颞骨高分辨 CT、磁共振、电测听等。

【护理诊断/相关因素】

1. 舒适的改变 与眩晕、恶心、呕吐、手术有关。

2. 潜在并发症——感染 与手术有关。

【护理措施】

1. 术后密切监测生命体征变化，如有异常及时报告医师。

2. 头偏向健侧，患耳朝上，勿过度搬动病人的头部。

3. 听骨链重建病人术后绝对卧床 3 日，头部避免剧烈活动，以免听骨移位，影响手术效果。

4. 严密观察病人有无面瘫、恶心、呕吐等并发症，发现异常及时报告医师。

5. 保持术腔引流管通畅，避免扭曲、打折。密切观察耳部敷料渗出及术腔引流液情况，如敷料渗血较多，及时报告医师。

6. 尽量减少咀嚼运动，利于局部休息，术后 3 天进食半流质或软食，3 日后酌情进普食。

7. 遵医嘱应用抗生素、维生素类及营养神经类药物并观察有无药物不良反应。

8. 预防感冒，防止术后伤口感染，保持咽鼓管通畅。

【告知内容】

1. 治疗目的告知 告知病人应用抗生素、营养神经及改善微循环药物的意义。

2. 卧床告知 告知病人卧床休息及避免头部剧烈活动的意义。

3. 卫生告知 告知病人保持术区清洁及干燥的意义。

【健康教育】

1. 入院后宣教　告知病人戒烟、戒酒及避免辛辣刺激性饮食，注意保暖，预防感冒。

2. 术后宣教

(1)告知病人术后保持手术部位敷料清洁、干燥的意义。

(2)告知病人保持术腔引流管通畅的意义及注意事项。

(3)告知病人术后避免头部剧烈活动的意义。

(4)告知病人术后耳内勿进水，避免噪声及压力刺激。

(5)告知病人术后加强营养，避免劳累。

3. 出院指导告知　患耳防止碰撞，半年内禁止游泳及乘坐飞机，听骨链重建者避免剧烈运动，保持术区清洁干燥，耳内勿进水，避免噪声及压力刺激，遵医嘱服药及门诊复查，增强体质，预防感冒，如有不适及时就诊。

【效果评价】

1. 了解治疗护理的过程。

2. 病人舒适，掌握术后注意事项。

十一、突发性耳聋

【疾病概念】

突发性耳聋是多种原因引起的一种突然发生的感音神经性耳聋。发病突然，多伴有耳鸣、眩晕，发病率逐年增长，常规药物疗效不肯定，一部分病人甚至成为永久性耳聋。一般病人均能确切告之发生的时间、地点及情形。多为单侧发病。病因尚不明了，该指导书适用于感音神经性耳聋、噪声性耳聋、炮震性耳聋、精神性耳聋。

【临床特点】

1. 听力下降 为首发症状。听力一般在数分或数小时内下降至最低点，少数病人下降较缓慢，在3日内方达到最低点。听力损失为感音神经性耳聋。

2. 耳鸣 耳鸣与耳聋同时或相继出现，音调很高。

3. 眩晕 多数病人在听力下降前或后出现眩晕，大多伴有恶心、呕吐。

4. 其他 部分病人伴有患耳内堵塞感、压迫感以及耳周麻木或沉重感。

【评估要点】

1. 一般情况 了解病人的健康状况，既往史，心理、社会状况，是否过度劳累、精神紧张、情绪波动、悲伤、感冒及烟酒过度等，评估病人对疾病的认知程度。

2. 专科情况

(1)听力下降的时间、听力损失的程度及性质。

(2)耳鸣出现的时间、音调高低。

(3)有无眩晕的出现，是否伴有恶心、呕吐。

(4)是否伴有患耳的不适症状。

3. 实验室及其他检查 血常规、尿常规及血液流变学检查；耳镜检查：外耳道、鼓膜无明显病变；纯音听阈测定：纯音听力曲线显示感音神经性聋，大多为中度或重度聋；听力测试等。

【护理诊断/相关因素】

1. 语言沟通障碍 与突发性听力损失有关。

2. 感知改变 与特发性突聋有关。

3. 焦虑 与听力减退及对本病缺乏了解有关。

【护理措施】

1. 主动安慰病人。尊重、同情病人，使病人了解本病的病情及治疗方法，并说明本病有不治自愈的可能性。即使耳聋无法完全恢复，可佩戴助听器加以矫正。尽最大可能减轻病人的思想顾虑，消除其焦虑情绪，使其充分休息，主动配合治疗和护理。

2. 遵医嘱妥善安排病人的各项药物治疗，并观察用药反应。酌情安排病人进行高压氧治疗。

3. 观察有无高血压及心、肺、肝、肾等脏器病变，监测听力恢复情况。嘱病人尽可能卧床休息 7～10 日，禁用各种耳毒性药物，禁烟酒、浓茶、咖啡等刺激性食物，保持良好的心态，以利于早日康复。

4. 勤通风、换气，给予高营养、易消化饮食。

5. 遵医嘱给予营养神经改善微循环对症治疗。

【告知内容】

1. 防意外告知　对于情绪低落的病人，告知家属防范自杀。

2. 输液治疗告知　告知家属药物的疗程，病人用药的反应。

【健康教育】

1. 入院后告知病人避免噪声干扰，避免使用患耳接打手机和使用耳塞。

2. 告知病人戒烟酒，注意保暖，预防感冒。

3. 指导病人进食清淡、易消化、富含营养的饮食。

4. 告知病人注意休息、避免劳累和情绪激动的重要性。

5. 出院后告知病人预防感冒、注意休息、复诊时间、联系方式等。

【效果评价】

病人情绪、睡眠较前平稳。

十二、鼻部恶性肿瘤

【疾病概念】

1. 鼻腔恶性肿瘤　大多继发于鼻窦、外鼻、眼眶、鼻咽等处的恶性肿瘤的直接扩散。原发性鼻腔恶性肿瘤少见，可起源于鼻腔内任何部位，但较常见于鼻腔侧壁，如中鼻甲、中鼻道、下鼻甲，少数起自鼻中隔。

2. 鼻窦恶性肿瘤　因解剖位置隐蔽，早期症状较少，鼻窦恶性肿瘤不易早期确诊。多数病人在就诊时肿瘤并非原发部位，鼻腔、鼻窦恶性肿瘤常合并出现。

3. 恶性肉芽肿　是一种多始发于鼻部，逐渐侵及面部中线，以进行性坏死性溃疡为特征的少见的肉芽肿性疾病。

【临床特点】

1. 鼻腔恶性肿瘤　早期仅有单侧鼻塞、鼻出血症状，以后可出现鼻、面部麻木感、胀满感、顽固性头痛，反复少量鼻出血嗅觉减退或丧失。病人常有多次"鼻息肉"切除手术及术后迅速复发病史，可出现恶臭的血性鼻涕，反复大量鼻出血。晚期肿瘤常充满鼻腔，将鼻中隔推向对侧，常侵犯鼻窦、鼻咽部、眼眶、腭、牙槽等部位。另外恶性黑色素瘤病人可有黑色黏稠鼻涕。

2. 鼻窦恶性肿瘤　单侧出现脓血涕，进行性鼻塞，面颊部疼痛隆起或麻木感，单侧上磨牙疼痛松动，硬腭隆起，张口困难，突眼，颞部隆起，头痛，耳痛，淋巴结转移。

3. 恶性肉芽肿　前驱期为一般感冒症状。活动期鼻塞加重，有脓涕且常有臭味，食欲差，伴有低热或高热，抗生素治疗无效，下鼻甲或鼻中隔黏膜肿胀糜烂或呈肉芽状增生。严重者鼻外部隆起、鼻中隔穿孔或腭部穿孔，也可累及咽部，引起咽部黏膜肉芽肿性糜烂溃疡。终末期全身衰弱、恶病质、面部毁容，常有持续性弛张型高热，肝脾大，肝功能衰竭和弥散性血管内凝血，最终死于大出血或全身衰竭。

【评估要点】

1. 一般情况　评估生命体征，询问过敏史、家族史，伴随疾病，有无消瘦、贫血等。

2. 专科情况

(1)评估涕中是否带血及出血量和性质，有无异味。

(2)观察有无鼻面部肿胀隆起、张口困难及耳痛、头痛症状。

(3)有无体温异常，发热是否有规律性。

(4)有无多次鼻息肉切除史。

【护理诊断/相关因素】

1. 清理呼吸道无效　与术后呼吸道黏膜水肿及术腔出血和痰液较多有关。

2. 吞咽障碍　与肿瘤增大阻塞咽腔和术后鼻腔及鼻咽部填塞有关。

3. 口腔黏膜的改变　与术后不能经口进食及留置胃管有关。

4. 有出血的危险　与肿瘤血管丰富和手术创伤有关。

5. 知识缺乏　与不了解术前准备、术后饮食活动等相关知识有关。

6. 焦虑　与担心疾病预后有关。

【护理措施】

1. 严格按全身麻醉术后常规护理，保持呼吸道通畅，及时吸痰，头偏向一侧以防误吸，床旁备气管切开包。

2. 保持室内空气流通，必要时遵医嘱给予止痛剂，保证病人睡眠。

3. 鼓励病人多饮水，按时给予抗炎、抗水肿及促进分泌物排除治疗，观察用药后的效果并密切关注体温变化。

4. 遵医嘱为病人留置胃管，按时给予鼻饲，保证营养供应。

5. 口腔护理，每日 2 次，由夜班及下午班完成，观察口腔黏膜变化，必要时给予口腔涂药。

6. 按等级护理要求巡视病房，观察手术部位渗血情况，如有异常及时通知医师。

7. 做好心理护理，减轻病人精神压力，简要介绍病情及预后情况。

【应急措施】

1. 出现大出血时，立即用敷料按压出血处，并让家属或其他工作人员报告医师。

2. 头偏向一侧，以防误吸。及时清理呼吸道，保证呼吸道通畅。

3. 迅速建立静脉通道，遵医嘱静脉用药，注意调整滴速。

4. 密切观察生命体征及神志、面色、瞳孔变化。

【告知内容】

1. 防意外告知

（1）术后需卧床病人告知家属在病情许可情况下按时为病人翻身擦洗，床单位保持整洁，防压疮。

（2）术后带气管插管及气管切开病人告知病人避免自行拔管，避免剧烈咳嗽，防脱管。

（3）术腔出血及痰液较多咳痰无力者头偏向一侧，防误吸。

（4）对于精神抑郁及对疾病恢复失去信心者，告知陪护人员不得离开病人，如有异常及时告知医护人员。

2. 治疗目的告知　告知病人术前及术后应用抗生素预防感染、雾化吸入、鼻腔冲洗、术后放化疗的意义及注意事项。

【健康教育】

1. 入院后告知　病人禁烟酒及辛辣刺激食物，避免接触呼吸道感染人员，注意保暖，预防感冒，增加营养，为手术做好准备。保持良好的心态，增强自信心，有利于术后恢复。

2. 术前宣教 病人及家属了解术后卧位、饮食等其他注意事项。术后留置各种管道的意义及注意事项。鼻腔或手术部位有少许渗血是正常现象不必惊慌。

3. 术后恢复期 注意增加营养，选择富含铁、蛋白质、维生素的食物，避免大便干燥。保持良好的心理状态，避免紧张及抑郁的情绪，以利于疾病的恢复。

4. 出院指导 以口头方式（必要时以书面形式）告知平时饮食中减少烧烤类、熏制类、油炸类、霉变类、隔夜的白菜及酸菜、槟榔、反复烧开的水及腌制类食物的摄入，养成良好的生活习惯。放疗病人介绍放疗知识及可能出现的并发症，建立良好的通信方式，定期随访、复查。如有不适及时来院就诊，早期诊治。

【效果评价】

1. 床单位舒适整洁，无压疮发生。
2. 身心舒畅，无抑郁状态，睡眠好。
3. 掌握术前准备的要求及术后体位、饮食及其他注意事项，了解各种治疗的目的及意义。
4. 了解疾病的诱发因素，预防复发。
5. 牢记复查时间及出院后注意事项。

十三、外耳道异物

【疾病概念】

外耳道异物多见于儿童，成人多为挖耳或外伤时遗留小物体或昆虫侵入等。异物种类可分为动物性（如昆虫等）、植物性（如谷粒、豆类、小果核等）及非生物性（如石子、铁屑、玻璃珠等）3类。

【临床特点】

临床特点因异物大小、种类而异。一般异物愈大、愈接近鼓膜，症状愈明显。

（1）活昆虫等动物性异物可爬行骚动，引起剧烈耳痛、噪声，甚至损伤鼓膜，使病人惊恐不安。

（2）豆类等植物性异物如遇水膨胀，阻塞外耳道，可引起耳闷胀感、耳痛及听力下降，并可继发外耳道炎。

（3）锐利坚硬的异物可损伤鼓膜。

（4）异物刺激外耳道、鼓膜偶可引起反射性咳嗽或眩晕。

【评估要点】

1. 一般情况　评估病人的生命体征有无异常，有无挖耳、将物体塞入外耳道史。询问病人的既往史，评估病人的心理社会状况及对疾病的认知程度。

2. 专科情况

（1）评估异物的种类、大小、形状、位置。

（2）评估病人外耳道皮肤及耳痛情况。

（3）评估病人鼓膜有无穿孔。

3. 实验室及其他检查　纯音测听，评估听力下降程度。

【护理诊断/相关因素】

1. 疼痛　与异物刺激外耳道有关。

2. 感知改变　与听力下降有关。

3. 恐惧　与异物引起耳痛、噪声有关。

【护理措施】

1. 异物位置未越过外耳道峡部、未嵌顿于外耳道者，可用耵聍钩直接钩出。

2. 活动性昆虫类异物，先用油类、乙醇滴入耳内，或用浸有乙醚的棉球塞置于外耳道数分钟，将昆虫麻醉或杀死后用镊子取出或冲洗排出。

3. 被水泡胀的豆类异物，先用 95% 的乙醇滴耳，使其脱水收缩后再行取出。

4. 如异物较大，且于外耳道深部嵌顿较紧或幼儿病人，必要时行手术取出异物。

5. 外耳道继发感染者，应先行抗感染治疗，待炎症消退后再取异物；或取出异物后积极治疗外耳道炎。

6. 安慰病人，以取得配合。

【应急措施】

1. 植物性异物　可用耳钩或耳钳直接取出。被水泡胀的豆类异物，先用95%的乙醇滴耳，使其脱水收缩后再行取出。

2. 动物性异物　先用油类、乙醇滴入耳内，待虫死后，用镊子取出或冲洗排出。

3. 如异物较大，且于外耳道深部嵌顿较紧或幼儿病人，必要时行手术取出异物。

【告知内容】

1. 告知儿童不要将小玩物塞入耳内。

2. 成人要改掉用棉签、火柴棍等物挖耳朵的习惯。

【健康教育】

1. 指导成人不要自行挖耳。

2. 指导家长看管好婴幼儿。

3. 发现异物进入，应积极寻求专业人员的帮助，切忌自行处理以免加重病情。

【效果评价】

1. 顺利取出异物，疼痛缓解。

2. 无鼓膜损伤发生。

3. 掌握预防和处理外耳道异物的知识和方法。

十四、鼓膜外伤

【疾病概念】

鼓膜遭受直接或间接外力损伤所致。直接损伤如硬物挖耳，取外耳道异物或耵聍栓时的鼓膜损伤；间接损伤多为空气压力急剧变化时所致，如掌击耳部、炮声冲击、潜水、咽鼓管吹张时用力过猛等。此外，颞骨纵向性骨折、外耳道昆虫性异物也可导致鼓膜损伤。

【临床特点】

1. 鼓膜在遭受各种因素损伤时，均会感到突发的耳痛、耳聋及耳鸣，有时会因内耳受震荡而出现眩晕等。

2. 耳镜检查见外耳道内有少许鲜血，鼓膜上有血痂，鼓膜穿孔多为不规则裂孔，听力检查为传导性耳聋。

3. 外耳道出血较多且伴有清水样液体溢出，应考虑有颅底骨折引起脑脊液耳漏的可能。

【评估要点】

1. 一般情况　评估病人的生命体征有无异常，询问病人的既往史，询问有无不良卫生习惯；评估病人的心理社会状况及对疾病的认知程度。

2. 专科情况　耳痛情况的评估，听力状况的测定，本次发病外伤史的评估，外耳道分泌物性状的观察，有无鼓膜穿孔。

3. 实验室及其他检查　纯音测听，评估听力损失情况；头颅 CT 了解颅骨骨折情况。

【护理诊断/相关因素】

1. 疼痛　与鼓膜外伤致耳痛有关。

2. 有感染的危险　与鼓膜破裂处理不当有关。

3. 感知改变　与鼓膜破裂或内耳损伤致听力减退有关。

4. 知识缺乏　缺乏预防鼓膜外伤发生的知识。

【护理措施】

1. 遵医嘱应用抗生素或磺胺类药物，告知病人在伤后 3 周内勿用力擤鼻,不宜外耳道滴药,防止外耳道进水,以免继发中耳感染延误鼓膜愈合。

2. 外耳道可用 75% 乙醇棉球拭净,并用消毒干棉球堵塞外耳道口。

3. 关心患人,多沟通,满足其需要。

4. 讲解鼓膜外伤相关知识。

【应急措施】

擦净患侧外耳道,堵塞外耳道的棉球污染时及时更换。伴有脑脊液耳瘘者,禁止堵塞外耳道。

【告知内容】

1. 外伤 3 周内外耳道不可进水或滴药。

2. 勿用力擤鼻、打喷嚏。

3. 不可用木签、发卡等硬物挖耳。

【健康教育】

1. 加强宣传教育,养成良好的卫生习惯。

2. 应小心清除外耳道异物或耵聍,必要时寻找专科医师帮助。

3. 远离爆震现场,不可避免时,事先佩戴好防护耳罩或耳塞,以免损伤鼓膜。

4. 预防上呼吸道感染,避免来自鼻咽部的感染。

【效果评价】

1. 鼓膜穿孔愈合,疼痛消失。

2. 听力恢复。

3. 心理压力减轻,情绪稳定。

4. 掌握了防护鼓膜外伤的方法。

十五、梅尼埃病

【疾病概念】

梅尼埃病是以膜迷路积水为主要病理特征的内耳非炎症性疾病。多见于 50 岁以下的中青年人,儿童亦可发病。两性发病率无明显差异。多为单耳发病。病因未明，可能与内耳微循环障碍、病毒感染、变态反应、自主神经功能紊乱、内分泌失调、膜迷路机械性阻塞及内淋巴吸收障碍有关。

【临床特点】

1. 眩晕　多呈突发性旋转性眩晕，病人感觉自身或周围物体沿一定方向或某一平面旋转、摇晃或漂浮，同时伴有恶心、呕吐、面色苍白、出冷汗、脉搏迟缓、血压下降等自主神经症状，睁眼与转头时加剧，闭目静卧时减轻。

2. 耳鸣　多在眩晕发作之前突然加剧。初为持续性低音调吹风声或流水声，后转为高音调的蝉鸣音或汽笛声。

3. 耳聋　一般为单侧性，在眩晕发作期加重，间歇期好转，呈明显波动性变化。

4. 耳内胀满感　发作期患侧头部或耳内有胀满、沉重感。

【评估要点】

1. 一般情况　评估病人的健康状况，了解其既往史、过敏史、家族史，询问其患病前是否有反复发作的眩晕、耳鸣及听力障碍等病史，并了解对疾病的认知情况等。

2. 专科情况　评估病人眩晕的程度、性质；眩晕发作时是否伴有耳鸣、耳聋及耳内闷胀感；评估病人是否有强度不一的眼球震颤。

3. 实验室及其他检查　听力测验、耳蜗电图、甘油试验、前庭功能试验、眼震电图、颞骨 CT 扫描等。

【护理诊断/相关因素】

1. 舒适状态的改变　与眩晕、耳鸣、听力下降及恶心、呕吐有关。

2. 感知的改变　听力下降与膜迷路积水有关。

3. 有受伤的危险 与突发眩晕时平衡障碍有关。

4. 恐惧 与眩晕、耳鸣、听力下降有关。

【护理措施】

1. 病人要尽量卧床休息，环境要安静舒适，光线宜稍暗。向病人解释本病的发生、发展及预后的情况，消除其紧张、恐惧心理，使之有良好的心态来配合护理与治疗。

2. 禁烟、禁酒，禁用耳毒性药物，给予低盐饮食，适当限制水分摄入。适当使用镇静剂如异丙嗪、安定，血管扩张剂如丹参及谷维素等药物，以利于改善内耳微循环及自主神经功能。

3. 遵医嘱给予利尿剂，如20%甘露醇快速静脉滴注、50%葡萄糖静脉推注等，以便能迅速消除或减轻内耳膜迷路积水、缓解眩晕等一系列症状。

4. 给予低分子右旋糖酐加丹参注射液或山莨菪碱口服，以达到改善内耳微循环或解除内耳微血管痉挛的目的。

5. 妥善安排病人在发作间歇期做一些必要的检查，如听性脑干反应测听、颅脑 CT 扫描或 MRI，以除外听神经瘤。

【应急措施】

1. 眩晕发作时，给予保护措施，防止意外发生。

2. 遵医嘱给予镇静剂、利尿脱水剂及改善微循环药物。

【告知内容】

1. 防意外告知 对发作频繁的病人，告知其尽量不要单独外出、骑车或登高等。不可从事驾驶、高空作业等职业。

2. 防坠床告知 发作期加床挡保护。

【健康教育】

1. 向病人讲解本病的有关知识，消除其紧张、恐惧心理，使之心情愉快，精神放松。

2. 发作期尽量卧床休息，静卧于暗室较好。

3. 治疗过程中禁用耳毒性药物，禁烟、禁酒，给予低盐饮食，适当限制水分摄入。

4. 出院后仍要低盐饮食，心情愉悦，精神放松，合理安排工作与休息，做到有张有弛，避免复发。

【效果评价】

1. 自觉症状缓解，不适感减轻或消除。

2. 听力改善。

3. 了解与本病有关的基本知识。

十六、耳源性并发症

【疾病概念】

急性和慢性化脓性中耳炎，特别是慢性骨疡型和胆脂瘤型中耳炎，可并发多种颅内外并发症，简称耳源性并发症。耳源性并发症特别是颅内并发症，如果诊断不及时或处理不当，常可危及病人的生命。

【临床特点】

有中耳流脓史，脓液突然增多或减少，伴耳痛、发热和头痛，并出现嗜睡、恶心、呕吐以及对刺激的敏感性增强。耳源性并发症大致可分为两类，即颅外并发症和颅内并发症。常见的颅外并发症有：耳后骨膜下脓肿、耳源性颈深部脓肿、耳源性面神经瘫、迷路炎；颅内并发症有：硬脑膜外脓肿、乙状窦血栓性静脉炎、耳源性脑膜炎、耳源性脑脓肿。

【评估要点】

1. 一般情况　瞳孔的变化；询问病人的既往史、过敏史、家族史，有无发热、消瘦、贫血等；评估病人对疾病的认知程度、态度、学习愿望及能力。

2. 专科情况

（1）有化脓性中耳炎病史及中耳流脓史，脓液突然增多或减少，伴耳痛、颈部疼痛、眩晕、听力下降、寒战、发热和头痛，并出现嗜睡、恶心、呕吐以及对刺激的敏感性增强。

(2)外耳道脓液味臭，鼓膜穿孔多在松弛部或为边缘性。鼓室内可见肉芽、息肉、胆脂瘤样物质或见脓液搏动。

(3)神志变化，可能出现脑神经的定位体征，如吞咽困难、面瘫、眼球凸出固定；出现颈项强直、角弓反张及病理性反射；出现偏瘫、失语、共济失调等。

(4)有颅内高压者，血压升高，呼吸、脉搏变慢，视(神经)盘水肿，喷射性呕吐。

(5)瞳孔散大，不等大、不等圆，对光反射迟钝或消失，出现偏盲、眼球震颤。

3. 实验室及其他检查　听力检查和前庭功能检查、颅脑 CT 扫描、眼底检查等。

【护理诊断/相关因素】

1. 疼痛　与耳源性并发症所致剧烈头痛有关。

2. 体温过高　与耳源性并发症有关。

3. 潜在并发症　脑疝。

4. 清理呼吸道无效　与耳源性脑膜炎、脑脓肿引起的昏迷有关。

5. 皮肤完整性受损　与耳源性并发症和中耳乳突探查术有关。

6. 绝望　与对耳源性并发症预后丧失信心有关。

【护理措施】

1. 密切观察病人的意识、瞳孔、体温、脉搏、呼吸、血压的变化，注意有无面瘫、偏瘫、头痛、恶心、呕吐和眼球震颤的发生。发现变化，立即通知医师给予处置。

2. 绝对卧床休息，保持病室环境安静，光线宜暗。备好急救药品及物品，如呼吸兴奋剂、强心剂、脱水剂及气管插管等。

3. 遵医嘱使用足量、有效的抗生素或其他相关药物。适当控制输液速度，使病人处于轻微失水状态，防止加重脑水肿。保证液路畅通，以备急用。

4. 疑有耳源性并发症者，忌用镇静剂、镇痛剂，禁用阿托品类药物，以免掩盖症状，延误治疗。

5. 欲行中耳乳突手术时，按常规耳部术前准备，同时耐心细致地向病人及家属告知手术事宜，以缓解焦虑情绪，取得病人的积极配合。若疑有脑脓肿者，需剃净头发，备紧急钻颅术。

6. 给予清淡、易消化、高蛋白、高热量及富含维生素的流质或半流质饮食。保持大便通畅，避免用力排便，必要时给予缓泻剂。

7. 昏迷病人按昏迷常规护理，特别注意及时翻身、叩背，协助有效排痰，以防止肺炎、压疮发生。躁动病人注意安全护理，避免坠床、撞伤、摔伤。

8. 多与病人沟通，及时了解其心理活动，给予引导，树立战胜疾病的信心。

【应急措施】

1. 严密观察生命体征的变化，尤其观察体温、意识、瞳孔变化。

2. 严密观察颅内高压及脑疝前驱症状的发生，即持续剧烈头痛、喷射性呕吐、视（神经）盘水肿、血压急剧上升、脉搏变慢、意识障碍加深、出现一侧瞳孔扩大等。

3. 一旦发生颅内高压及脑疝应尽量减少不必要的搬动，头部置一软枕，抬高 15° ~ 30°，头偏向一侧，及时吸出口、鼻内的分泌物。遵医嘱立即快速静脉滴注 20% 的甘露醇 250ml。保持呼吸道通畅，给予吸氧，必要时给予气管插管辅助呼吸。配合医师行脑室引流或开颅脓肿引流术。

【告知内容】

1. 防意外跌倒告知　告知病人手术后取平卧位或健侧卧位，起、卧易缓慢。

2. 防并发症告知　告知病人忌用粉剂，以免堵塞鼓膜穿孔处，影响引流，导致并发症。

【健康教育】

1. 对家属进行疾病知识的宣教，宣传中耳炎的知识。

2. 发生中耳炎要及时治疗、手术，以防严重并发症的发生。

3. 预防上呼吸道感染，有急性感染时，不要用力擤鼻，以防鼻咽部的分泌物经咽鼓管进入中耳。

4. 清除邻近病灶。

5. 告诉家属、病人头痛、恶心、呕吐和意识障碍程度加重时，及时与医护人员取得联系。

【效果评价】

1. 耳流脓停止。

2. 听力改善恢复。

3. 未出现并发症。

4. 掌握慢性化脓性中耳炎的治疗与自我护理知识。

十七、电子耳蜗植入

【疾病概念】

电子耳蜗是一个电子装置，它能将声信号转换成电信号，经电极输送至耳蜗，刺激内耳螺旋神经节细胞，产生听觉。电子耳蜗植入是目前恢复极重度感音性聋病人听觉最有效的手段。电子耳蜗装置由两部分组成：植入体内的部分(刺激/接收器和一束伸入耳蜗鼓阶内的电极串)和体外部分(言语处理和拾音器)。

【适应证】

1. 听力损失程度　成人语后聋，双耳极重度感音神经性聋，听阈大于90dB，使用大功率助听器3个月以上无效者。儿童语后聋同成人标准。儿童语前聋，双耳极重度感音性聋，声场裸耳测听阈大于90dB，助听听阈未达到言语频谱区内，使用助听器3个月并无效，年龄不低于16个月者。目前多主张在2~4岁植入电子耳蜗。研究表明，在语言形成期的早期阶段接受电子耳蜗植入有利于帮助深度聋或全聋儿童恢复言语能力。

2. 病人精神心理正常，能配合康复训练，需求热情高，有适当的期望值，无临床禁忌证(中耳炎、传染病、心血管疾病等)。

【评估要点】

1. **一般情况**　了解病人的健康状况、既往史、过敏史、家族史以及心理、社会状况，饮食、睡眠及生活习惯；评估病人对疾病的认知程度、态度、期望值、学习愿望及能力。

2. **专科情况**

(1)询问病人何时丧失听力，听力丧失时的言语能力，何原因导致耳聋。

(2)有无耳毒性药物使用史，有无化脓性脑膜炎病史，有无耳流脓史及耳聋家族史。

(3)近期内有无上呼吸道感染史。

(4)儿童病人应询问患儿与他人交流的方式。

(5)有无助听器使用史，效果如何。

(6)外耳道有无炎症，鼓膜是否穿孔，鼓室有无积液，咽喉、鼻腔有无急性感染，检查咽鼓管功能。

(7)术后评估有无术后感染、外淋巴漏或脑脊液漏等并发症的发生。

3. **实验室及其他检查**　血、尿、便常规，肝、肾、心、肺功能，血凝情况，了解有无血液系统疾病；纯音测听或声场测听、声阻抗、言语测听、听功能状况、耳声发射、CT 和 MRI 等。

【护理诊断/相关因素】

1. 感知改变 与极重度感音性聋有关。

2. 恐惧 与担心手术效果或周围环境陌生有关。

3. 知识缺乏 缺乏与电子耳蜗植入的相关知识。

【护理措施】

1. 术前准备

(1)病人准备 除对病人进行常规的耳部手术准备外，利用各种方式(简单的手语、口型、书面文字等)与病人沟通，同时对家属讲解成功的手术案例，术后重建语言环境，进行听力、语言康复训练同样重要，应做好长期治疗训练的心理准备。特别是语前聋的患儿，护士应经常接触患儿，取得患儿的信任。对于术前佩戴助听器的病人，护士要做好助听器的调节和保养。即使是手术的前一刻，护士只要发现他们对手术有疑惑和犹豫，都要高度重视并及时通知耳蜗植入小组。

(2)护理人员准备 对全科护理人员进行专题培训，对人工耳蜗的构造、基本工作原理、耳蜗植入的标准、植入程序、手术过程、术后康复训练及耳蜗其他知识进行全面系统的学习。

(3)成立耳蜗植入小组 除按常规的全身麻醉下耳部手术术前准备外，成立耳蜗植入小组(医师、护士组成)，专人负责，充分了解每位病人的病情及需要解决的问题，探讨手术可能出现的并发症，对病人做到心中有数。植入小组的护士参与手术，了解手术的全过程，对术后病人可能出现的并发症的护理，更有针对性。

2. 术后护理 按全身麻醉术后常规护理，注意观察生命体征。

（1）防止电极脱落　术后要求病人卧床休息3～5日，避免剧烈头部运动，防止植入的内植部件移位，采取平卧或健侧卧位(非手术侧)，保持病室安静，同时以进食清淡、易消化、含有丰富蛋白质的流质、半流质饮食为宜，减轻下颌骨活动而牵动手术部位。

（2）观察切口皮肤情况　皮肤损伤是植入术后最常见的并发症，手术切口时，既要保证乳突部能够充分暴露，也要保证耳后的血液循环，手术所导致的或机体对高仿生、高密度异物的排异，是引起感染的主要原因。因此，术后要监测体温的变化和足量应用抗生素来预防感染。密切观察切口有无红肿及渗血量，如有皮下血肿应及时通知医师处理，以免引起感染。若感染累及埋植部件时，需取出埋植部件方可治愈感染。

（3）观察有无面瘫发生　手术经乳突进路至面神经隐窝，触及面神经可能会造成面瘫，术后应仔细观察病人是否有面部抽搐、眼睑闭合是否有隙、进食时味觉是否有减退或消失等问题出现。

（4）对症处理迷路受刺激症状　手术植入的电极可刺激迷路，造成眩晕、恶心、呕吐，常在术后早期出现，一般在数日逐渐恢复。要及时监测电解质，保持水、电解质、酸碱平衡，静脉滴入能量合剂，以使症状完全消失。

（5）成人术后7日拆线，儿童7～10日拆线。

【应急措施】

术后感染：密切观察切口有无红肿及渗血量，如有皮下血肿应及时通知医师处理。若感染累及埋植部件时，需取出埋植部件方可治愈感染。

【告知内容】

1. 勿用力擤鼻、打喷嚏等，保持大便通畅，防止内耳逆行感染。

2. 注意勿剧烈碰撞或挤压头部,对体外部件要防止被雨淋湿。

3. 远离高电压、强磁场,不可做磁共振检查等。

【健康教育】

1. 帮助病人及家属确立适当的期望值。电子耳蜗植入病人及家属对手术要求非常迫切及对手术期望值过高,病人及家属需要通过对人工耳蜗知识的全方面的了解和学习,帮助其确立适当的期望值。期望值确立在适当程度,有助于保持病人正常的学习心态,以便获得最佳的学习效果。

2. 系统地进行关于耳蜗植入围手术期的宣教。根据患儿及家长的不同需求,对其父母集中用多媒体进行术前宣教,使患儿和家长明白术后有一个康复阶段,以起到最佳使用人工耳蜗的目的。宣教内容包括:手术过程的简单介绍;术后要求病人平卧或健侧卧位(非手术侧)3~5日,避免剧烈头部运动,防止植入的内植部件移位的重要性;手术植入的电极刺激迷路,造成眩晕、恶心、呕吐等症状,需数日才能逐渐恢复;术后疼痛护理及治疗、伤口包扎、住院时间的长短、伤口的家庭护理、感染的症状和体征以及术后的绝对禁忌等。

3. 讲解术后听力语言康复的重要性。人工耳蜗植入的目的不仅仅是使病人重新听到声音,更重要的是能听懂声音,恢复语言交流,因此必须重视术后听力语言康复。

4. 病人或家人要保护手术区皮肤,防止对局部的剧烈冲撞和挤压,洗头时不要用力抓挠手术区域,防止感染。如遇伤口红肿或体温38℃以上,请与医师联系,以免耽误病情。

5. 自手术之日算起4周后为开机日期,开机后人工耳蜗病人"听"到的多为失真或有些畸变的声音，语后聋者要将这些声音和他们大脑中原有的知识相联系，以适应这种改变的听觉环境。语前聋或先天性聋者则是一个重新学习语言的过程，听觉言语康复训练可以改善人工耳蜗病人的听觉能力和增进其言语能力。

6. 病人要避免接触磁场，因磁力可以作用于人工耳蜗的磁性部件，切记病人不能做 MRI 检查，必须要进行检查时要采取措施或取下磁铁，避免相互干扰。

7. 如需要做其他手术，应先向医师声明已行人工耳蜗植入手术，因为单极电凝可导致密码紊乱，手术要用双极电凝。

8. 虽然作为一种先进的微电子设备，人工耳蜗设计制作具备防潮、防静电和抗冲撞等性能，使用者仍需注意外置部件要保持清洁，避免潮湿和雨淋，电池一般使用 1~3 日，应注意及时更换。

【效果评价】

1. 听力改善。

2. 语言表达正常。

3. 了解与本病有关的基本知识。

十八、鼻出血

【疾病概念】

鼻出血也称鼻衄。出血可能发生在鼻腔的任何部位，但以鼻中隔前方的黎氏区为多见。

【临床特点】

有轻有重，轻者涕中带血，重者可引起贫血、休克甚至死亡。

【评估要点】

1. **一般情况** 了解病人的健康状况、既往史，心理、社会状况，饮食、睡眠、生活习惯等；询问有无引起鼻出血的有关局部、全身疾病史或家族史(如高血压、出血性疾病等),有无接触风沙或气候干燥的生活史;评估病人对疾病的认知程度等。

2. 专科情况

(1)评估出血量、血压下降、面色苍白、出冷汗、血红蛋白降低的程度。

(2)出血部位 鼻腔前端出血一般填塞可止血,后鼻孔出血经鼻孔填塞止血后仍经口腔吐出。

(3)引起鼻出血的原因 大量出血可导致出血性休克,甚至危及生命;少量反复出血伴有剧烈疼痛和鼻塞者应怀疑鼻腔、鼻窦或鼻咽部恶性肿瘤。血压过高者,除鼻出血外,有发生脑血管意外的可能性,鼻腔填塞者,要注意低氧血症。

3. 实验室及其他检查 了解血常规、出凝血时间等有无异常。鼻内镜检查有助于明确出血部位。

【护理诊断/相关因素】

1. 恐惧、焦虑 与反复出血有关。

2. 潜在并发症 出血性休克。

3. 疼痛 与鼻腔填塞而致局部肿胀、疼痛有关。

【护理措施】

1. 首先安慰病人,使之镇静,必要时给予镇静剂。

2. 监测血压、脉搏等。

3. 一般取半坐位,将血液吐入容器内,疑有休克时取侧卧位及时补液、输血。

4. 鼻部和头部给以冷敷,建立静脉通路,遵医嘱及时应用止血药。

5. 对初诊病人,可采取初步简易止血措施,鼻中隔前部少量出血,可用手指将鼻翼压向鼻中隔或竖捏鼻翼数分;以1%麻黄碱、1%肾上腺素(高血压、心脏病病人忌用)或3%过氧化氢液棉片填塞鼻腔。

6. 做好鼻腔填塞和鼻后孔填塞的准备工作，协助医师进行各种止血措施。常用器材有：1%麻黄碱棉片、1%丁卡因棉片、凡士林纱条、浸有液状石蜡的纱布或碘仿纱条、鼻后孔栓子、消毒细导尿管、粗丝线、血管钳和剪刀等。

7. 鼻出血病人给以温凉的半流质、软食为宜。

8. 要防止病人低头、打喷嚏、用力咳嗽或擤鼻，禁食烫热饮食，保持大便通畅，防止再次出血。

9. 做好口腔护理。

【应急措施】

若出血过多有休克征象时采取以下措施。

(1) 立即使病人平卧，头偏向一侧，使口内分泌物易于流出，保持呼吸道通畅。

(2) 立即测血压、脉搏，建立静脉通道，遵医嘱给予止血药物、交叉配血、吸氧。

(3) 备齐抢救器械、药物以及止血用物，协助医师做止血处理。

(4) 做好心理护理，使病人及家属保持镇静，积极配合治疗。

【告知内容】

1. 鼻出血时，勿将血液咽下，以免刺激胃部引起呕吐。

2. 自行鼻腔填塞止血时，应卧床休息。抽出填塞物后，2小时内宜卧床休息。

【健康教育】

1. 出院后要注意房间温度不宜过高，湿度要保持在70%~75%。

2. 多吃富含营养、纤维素含量高的软食。

3. 避免剧烈运动，改变不良的生活习惯如挖鼻等。

4. 每日测血压，将血压控制在正常范围，保持良好的心理状态，积极治疗原发病。

【效果评价】

1. 情绪稳定，恐惧感下降或消失。

2. 无并发症发生。

3. 口腔黏膜湿润，头痛症状减轻或消失。

4. 掌握鼻出血的相关防护知识。

十九、鼻骨骨折

【疾病概念】

由于鼻部突出于面部中央，当外力向面部撞击时易受损，使鼻骨发生骨折。

【临床特点】

局部疼痛、肿胀、鼻出血，鼻及鼻骨周围畸形（鼻梁变宽、鞍鼻）等属常见的症状及体征。当鼻黏膜、骨膜和鼻泪器黏膜撕裂伤时，可发生眼睑或颊部皮下气肿。因外伤所致的鼻中隔偏曲、脱位等将导致鼻塞等症状。

【评估要点】

1. 一般情况 询问受伤情况，观察局部有无肿胀，有无皮下出血及范围；了解病人的健康状况、既往史，心理、社会状况，饮食、睡眠、生活习惯等。

2. 专科情况 局部有无疼痛、肿胀；鼻及鼻骨周围有无畸形；鼻中隔有无偏曲、脱位，眼睑或颊部有无皮下气肿。

3. 实验室及其他检查 X 线摄片及 CT 有助于明确诊断，了解血常规、出凝血时间、肝功能、肾功能等有无异常。

【护理诊断/相关因素】

1. 舒适的改变 与鼻骨骨折致鼻塞有关。

2. 潜在并发症 出血，与鼻腔血管损伤有关。

3. 有感染的危险 与鼻腔黏膜损伤有关。

4. 自我形象紊乱 与疾病本身有关。

【护理措施】

1. 取半卧位，给予温凉流质、半流质饮食。

2. 观察伤口有无渗血以及出血量，眼睑或颊部有无皮下气肿。

3. 监测生命体征。

4. 做好心理护理，及时复位。

5. 鼻腔填塞纱条 24～48 小时后取出，纱条取出后勿用力擤鼻、打喷嚏。

【应急措施】

鼻骨骨折应在外伤后 1～2 小时内尽早处理。一般不超过 10 日，以免发生畸形愈合。

【告知内容】

1. 术后勿触碰鼻部，以免引起复位失败。

2. 鼻腔通气不畅者，可遵医嘱使用滴鼻剂。

【健康教育】

1. 注意安全，避免外伤。

2. 如鼻中隔发生偏曲，应早期纠正。

3. 保持口腔清洁，餐后应漱口。

4. 嘱病人鼻腔填塞纱条，取出后勿用力擤鼻、打喷嚏。

【效果评价】

1. 疼痛减轻或消失。

2. 创面愈合好，无感染发生。

3. 鼻腔通气改善，口腔黏膜湿润。

4. 知晓鼻骨复位术后的自我护理。

第二节　眼科疾病护理指导书

建立眼科护理指导书的目的是为眼科及其相关专

业的临床疾病护理提供指导依据。适用于眼科及其相关专业的护理人员。

一、急性闭角型青光眼

【疾病概念】

急性闭角型青光眼是一种以眼压急剧升高并伴有相应症状和眼前段组织病理改变为特征的眼病。

【临床特点】

视力下降、视野缺损、眼胀、眼疼、眼压升高、结膜睫状充血。

【评估要点】

1. 一般情况 评估生命体征有无异常，有无其他伴随疾病。

2. 专科情况 评估眼红、眼痛、视力减退的程度，是否伴有头痛、恶心、呕吐。

3. 实验室及其他检查 视力检查、眼压检查等。

【护理诊断/相关因素】

1. 感知改变 与视力障碍有关。

2. 自理缺陷 与视力下降有关。

3. 睡眠型态紊乱 与眼压升高致眼痛有关。

4. 疼痛 眼痛，与眼压升高有关。

5. 潜在并发症 低眼压，与滤过过强有关。

【护理措施】

1. 禁用颠茄、阿托品、山莨菪碱、安定等药物。术前3日停用丹参、阿司匹林等抗凝剂。

2. 年老体弱、恶心呕吐、进食量少的病人，持续频繁滴用缩瞳剂后，容易出现眩晕、气喘、心率减慢、流涎、多汗等毛果芸香碱中毒症状，此时应注意保暖，及时擦汗、更衣，以免受凉，在滴用毛果芸香碱时压迫泪囊部2~3分钟，可减少药物的吸收，防止中毒。

3. 应用碳酸酐酶抑制剂时要观察有无不良反应、知觉异常、四肢和颜面麻木及是否有针刺感，血尿、小便困难、腹痛、肾区不适或泌尿系结石等，如出现上述症状嘱病人少量多次饮水，肾功能不全者不宜使用此种药物。

4. 静脉滴注甘露醇，每分钟 120 滴左右，对年老体弱或有心血管疾患的病人要注意脉搏、呼吸的变化，以防发生意外。肾功能不全者慎用。

5. 视力差病人可留人陪伴，必要时协助生活护理。

6. 安抚病人，缓解紧张情绪，保证充足睡眠，必要时可服镇静剂。

7. 保持病室空气流通，环境安静。

8. 术后密切观察眼压变化。

【应急措施】

遵医嘱立即给予 1% 硝酸毛果芸香碱频繁点眼，10 分钟 1 次，连续 2 小时，口服碳酸酐酶抑制剂，20% 甘露醇快速静脉滴注，严重者可给予 1% 利多卡因注射液 3ml 球后注射或给予前房穿刺放液术以快速降低眼压。

【告知内容】

1. 告知病人活动时防摔伤、接热水时防烫伤、输入脱水药物时防液体外渗。

2. 告知病人与疾病相关的知识及预防、治疗方法。

3. 告知病人点眼的注意事项，按时应用脱水药的意义。

【健康教育】

1. 入院后告知　告知病人病区环境、管理制度、经治医师、责任护士、自身安全防护。

2. 术前教育　保持情绪稳定，避免情绪激动；不宜暴饮、暴食，一次饮水不超过 200ml；衣领腰带应宽松，不宜在暗室或黑暗环境中停留过久，防止瞳孔散大诱发青光眼急性发作；不宜进食烟酒和浓茶、咖啡和辛辣等刺激性食品；积极控制原有疾病，预防感冒；术晨进食少量清淡、易消化的软食，禁忌过饱、辛辣刺激饮食；术中听从医师指挥，如有不适及时告知医师。

3. 术后指导　避免剧烈活动，勿触碰、按揉术眼，防止伤口裂开，勿使污水进入眼内，洗脸时用毛巾擦拭面部，避免擦拭术眼；忌辛辣刺激饮食，禁烟酒，进食清淡、易消化、膳食纤维饮食，多食蔬菜、水果等预防便秘；注意休息，防止感冒，避免剧烈咳嗽；注意有无眼胀、眼痛，如有不适及时报告医师，疼痛剧烈者必要时可给予止痛剂。

4. 出院指导　以口头形式，必要时给予书面形式。勿按揉碰撞术眼，剧烈活动；忌辛辣刺激饮食，预防便秘；按医嘱用药，勿自行停药或增减药量；出院 1 周后门诊复查；术后 15 日可洗浴。

【效果评价】

1. 眼部不适症状减轻，眼压降低。

2. 掌握预防眼压升高的方法。

3. 了解治疗、护理目的及意义，积极配合治疗。

4. 熟知术前、术后及出院后的注意事项及复查时间。

二、泪器病

【疾病概念】

泪器分为泪液分泌系统和泪液排出系统，分泌系统和排出系统的病变统称为泪器病。泪道阻塞、慢性泪囊炎、急性泪囊炎适用此护理指导书。

【临床特点】

1. 溢泪，流脓。

2. 急性泪囊炎泪囊区皮肤红肿，压痛，严重时可有全身症状。

3. 内眦部球结膜充血，有些可伴有角膜炎症。

【评估要点】

1. 一般情况　评估生命体征有无异常，有无其他伴随疾病。

2. 专科情况　溢泪，泪道堵塞的部位，分泌物的性质及量。

3. 实验室及其他检查　泪道冲洗、泪道探查。

【护理诊断/相关因素】

1. 恐惧　与害怕手术及术后鼻腔引流管渗血有关。

2. 有感染的危险　与角膜上皮受损、内眼手术有关，有发生角膜溃疡或眼内感染的可能。

3. 潜在并发症　出血，与手术创伤有关。

【护理措施】

1. 急性泪囊炎早期可热敷治疗或超短波理疗，全身应用抗生素。脓肿形成后应切开排脓，禁忌挤压，以防炎症扩散。

2. 慢性泪囊炎滴用抗生素滴眼液，先挤压泪囊区以排出脓液，然后再滴药。

3. 术前3日滴抗生素眼药水，冲洗泪道，每日1次，复方呋麻滴鼻液滴鼻，每日3次。

4. 加强心理护理，解除病人焦虑心情，坚定信心，配合手术。

5. 术前口服镇静剂，术前1小时开始给予复方呋麻滴鼻液滴鼻，以减轻术中及术后出血，术前30分肌内注射止血药物。

6. 术后观察鼻腔内纱条填塞是否牢固，给予呋麻滴鼻液滴鼻。

7. 观察敷料有无脱落、渗血，告知病人勿用力擤鼻，勿自行将鼻腔填塞物取出。

【告知内容】

1. 告知病人及家属患眼包扎易致摔伤及烫伤，留人陪伴，饮水机冷、热水开关应设置明显标识。

2. 告知病人与疾病相关的知识及治疗方法、治疗目的。

3. 告知病人取健侧卧位的意义，以利于泪囊内分泌物的引流。

【健康教育】

1. 入院教育 告知病人病区环境、管理制度、经治医师、责任护士、自身安全防护。

2. 术前宣教 术晨进少量清淡饮食，禁辛辣刺激饮食，术中如有不适及时告知医师。

3. 术后指导 避免剧烈活动，勿触碰、按揉术眼，勿使污水进入眼内，避免擦拭术眼，勿用力擤鼻，勿自行将鼻腔填塞物取出；保持切口干燥、清洁，勿将泪道插管自行拔出；鼻腔内有出血时，嘱病人勿将血液咽下，以便观察出血量多少，出血较多及时通知医师，给予处理；进食清淡、易消化、膳食纤维饮食，忌辛辣刺激饮食，禁烟酒，预防便秘；预防感冒，避免剧烈咳嗽，活动时防止摔伤及烫伤。

4. 出院指导 以口头形式，必要时给予书面形式告知。勿按揉碰撞术眼，保持伤口清洁、干燥，拆线时间，泪道插管3个月后拔出；忌辛辣刺激饮食，预防便秘，按医嘱用药，勿自行停药或增减约量；出院1周后门诊复查；术后15日可洗浴。

【效果评价】

1. 术后保持正确卧位。

2. 了解治疗、护理目的及意义，积极配合治疗。

3. 身心舒畅，熟知术前、术后及出院后的注意事项及复查时间。

三、视网膜动脉阻塞

【疾病概念】

视网膜动脉阻塞是指从颈总动脉到视网膜内小动脉的任何部位的阻塞，引起的相应的视网膜缺血。

【临床特点】

无痛视力下降。

【评估要点】

1. 一般情况 评估生命体征有无异常，有无其他伴随疾病。

2. 专科情况 评估视力降低的程度。

3. 实验室及其他检查 视力检查、眼底检查。

【护理诊断/相关因素】

1. 焦虑、恐惧 与突发性视力下降有关。

2. 感知改变 与视功能障碍有关。

3. 自理缺陷 与视功能障碍有关。

【护理措施】

1. 安抚病人，缓解紧张情绪，留人陪伴，加强生活护理。

2. 进食低盐、低脂、低胆固醇食物，多食蔬菜、水果，禁烟酒。

3. 积极控制原有疾病，如高血压、糖尿病等，定期给予监测。

4. 观察病人有无出血倾向，如牙龈出血、皮肤瘀斑、黑便等。

【应急措施】

1. 降眼压 行前房穿刺放出房水。

2. 吸氧 立即持续低流量吸氧，以缓解视网膜缺氧状态。

3. 扩血管 舌下含化硝酸甘油，球后注射血管活性药。

【告知内容】

1. 告知病人活动时防摔伤、接热水时防烫伤。

2. 告知病人与疾病相关的知识及治疗方法。

3. 告知病人吸氧、应用抗凝剂的意义。

【健康教育】

1. 入院后告知 告知病人病区环境、管理制度、经治医师、责任护士、自身安全防护。

2. 住院健康教育 卧床休息，避免剧烈活动，活动时动作要缓慢，防止应用改善循环药物后致直立性低血压；进食低盐、低脂、低胆固醇食物，多食蔬菜、水果，禁烟酒；积极控制原有疾病，如高血压、糖尿病等。

3. 出院指导 以口头形式，必要时给予书面告知。积极控制原有疾病，按医嘱用药，不可随意增减，定期复查血常规及凝血功能。出院 1 周后门诊复查。

【效果评价】

1. 视力提高。

2. 了解治疗护理的目的和意义，积极配合治疗。

3. 身心舒畅，熟知出院后的注意事项及复查时间。

四、视网膜脱离

【疾病概念】

视网膜脱离是指视网膜的神经上皮层与色素层之间的分离，可分为裂孔、非裂孔性和牵拉性三大类。各种类型视网膜脱离适用此护理指导书。

【临床特点】

飞蚊症、闪光感、视力障碍、视野改变。

【评估要点】

1. 一般情况 评估生命体征有无异常，有无其他伴随疾病。

2. 专科情况 评估视力减退、视野缺损程度。

3. 实验室及其他检查 视力检查、视野检查、眼底检查、眼部 B 超。

【护理诊断/相关因素】

1. 感知改变 视力下降及视野缺损，与视网膜脱离有关。

2. 焦虑 与担心预后有关。

3. 知识缺乏 缺乏此病防治知识。

4. 自理缺陷 与视力下降、卧床及双眼包扎有关。

【护理措施】

1. 新鲜视网膜脱离者应卧床休息，给予双眼或患眼包扎，防止视网膜脱离进一步恶化，加强生活护理，留人陪伴。

2. 讲解疾病知识，加强心理护理，解除病人焦虑心情，坚定信心，配合手术。

3. 充分散瞳，协助医师查明脱离区及裂孔处。

4. 术前剪除术眼睫毛、冲洗泪道、冲洗结膜囊、消毒眼周并包扎。

5. 术晨禁食、禁水，防止呕吐。

6. 观察术眼眼压变化，如病人出现头痛、眼痛、恶心呕吐等及时报告医师，给予对症处理。

7. 术后体位的护理 单纯视网膜脱离复位手术，如巩膜环扎术、巩膜外加压冷凝放液术术后无特殊体位要求。玻璃体切割加眼内气体填充术者，要求裂孔最高位或俯卧位，避免取仰卧位，可取侧卧位。玻璃体切割加眼内硅油填充术者，要求俯卧位 1 周，后可取侧卧位，避免仰卧位。

8. 眼内填充物的性质 由于硅油、气体的比重轻，上浮的力量会推压视网膜，分离并展开有皱褶的视网膜，封闭裂孔使视网膜复位，也可阻断玻璃体内液体进入视网膜下腔，故要根据视网膜裂孔及脱离的部位嘱病人采取相应的体位。如果病人取仰卧位，上浮的气体或硅油接触晶体可导致白内障，如为无晶体眼，气体或硅油推送虹膜前移，可致房角变窄，导致继续发性青光眼，或与角膜内皮接触，致角膜内皮缺失，造成角膜水肿。

【应急措施】

嘱病人安静卧床，使裂孔处于最低位，减少头部活动。

【告知内容】

1. 告知病人及家属患眼包扎防止摔伤及烫伤，留陪护人员，饮水机冷热开关应设置明显标识。

2. 告知病人与疾病相关的知识及治疗方法。

3. 告知病人治疗目的，点眼的注意事项、限制活动及包扎患眼的意义。

【健康教育】

1. 入院教育 告知病人病区环境、管理制度、经治医师、责任护士、自身安全防护。

2. 术前宣教 注意自身安全，防止摔伤及烫伤等意外事故；注意保暖，预防感冒；练习俯卧位、更换体位的方法；术中听从医师指挥，如有不适及时告知医师。

3. 术后指导 避免头部剧烈活动、勿转动眼球，洗脸时用毛巾擦拭面部，勿使污水进入眼内，避免擦拭术眼，防止触碰、按揉术眼；进食清淡、易消化、膳食纤维饮食，忌辛辣刺激饮食，禁烟酒，预防便秘，预防感冒避免剧烈咳嗽；活动时防止摔伤及烫伤。

4. 出院指导 以口头形式，必要时给予书面形式告知。可取俯卧位或侧卧位，避免取仰卧位；勿按揉、碰撞术眼，半年内避免剧烈活动、体力劳动、高空作业；忌辛辣刺激饮食，预防便秘；硅油填充术者，3～

6个月复查根据病情手术取出硅油；按医嘱用药，勿自行停药或增减药量，出院 1 周后门诊复查，术后 15 日可洗浴。

【效果评价】

1. 卧位正确，无并发症。

2. 了解治疗方法，掌握卧位的意义。

3. 身心舒畅，熟知术前、术后及出院后的注意事项及复查时间。

五、先天性白内障

【疾病概念】

先天性白内障是儿童期常见的眼病，为出生时或出生后第 1 年内发生的晶状体浑浊，可为家族性或散发性，可以伴发或不伴发其他眼部异常或遗传性和系统性疾病，是造成儿童失明和弱视的重要原因。

【临床特点】

视力减退、近视、飞蚊症、虹视等。

【评估要点】

1. 一般情况 评估生命体征有无异常，有无其他伴随疾病。

2. 专科情况 评估视力减退的程度。

3. 实验室及其他检查 视力检查、裂隙灯检查、眼部超声检查等。

【护理诊断/相关因素】

1. 感知改变 视力障碍与晶状体浑浊有关。

2. 生命体征的改变 与全身麻醉手术有关。

【护理措施】

1. 滴散瞳剂后压迫泪囊部 5 分钟，注意观察患儿有无全身中毒反应，如口干、面红、心率增快、精神兴奋等症状。

2. 按全身麻醉术后常规护理，给予心电、血压、脉搏氧监护，有病情变化，及时报告医师；保持呼吸道通畅，给予吸氧，去枕平卧位，头偏向一侧或半卧位，清醒后根据病情改变体位。呕吐时，应立即将呕吐物擦净或吸除，防止误吸，特别是患儿尤其应注意。注意病人呼吸运动及皮肤、指甲颜色，如有发绀或呼吸困难，应立即报告医师。如病人未拔除气管插管，应注意观察气管插管固定是否牢固，气道是否通畅，有无分泌物，及时给予吸出。

3. 妥善固定静脉液路、留置尿管，观察尿液颜色及尿量。

4. 警惕病人躁动，防止坠床。病人麻醉清醒后禁食、禁水 6 小时，6 小时后饮少量水，无不适反应可进流质或半流质饮食，术后第 2 日进普食，禁辛辣刺激饮食。

5. 避免头部剧烈活动，勿触碰、按揉术眼，勿使污水进入眼内，洗脸时用毛巾擦拭面部，避免擦拭术眼，避免剧烈咳嗽。

【应急措施】

高眼压：术眼胀痛伴同侧头痛、恶心、呕吐，立即通知医师处理。

【告知内容】

1. 告知家属患儿年龄小应防止摔伤、烫伤、走失，留人陪伴，设置床挡防止坠床，全身麻醉病人告知防止误吸。

2. 告知病人与疾病相关的知识及治疗方法。

3. 告知病人滴眼剂滴眼的注意事项、全身麻醉的注意事项。

【健康教育】

1. 入院健康教育　告知病人病区环境、管理制度、经治医师、责任护士、自身安全防护。

2. 术前告知 注意全身及局部情况，注意休息、保暖，预防感冒；术前禁食 12 小时，禁水 4 小时，婴儿术前 4 小时禁奶；告知病人及家属术前禁食、禁水的意义，术前用药的意义。了解安全防护措施，留人陪伴。

3. 术后指导 麻醉尚未清醒病人，呕吐时，应立即将呕吐物擦净，防止误吸，特别是小儿病人尤其应注意；告之家属防止患儿抓挠敷料，避免剧烈咳嗽。活动时防止摔伤及烫伤。

4. 出院指导 以口头形式，必要时给予书面形式告知。勿按揉碰撞术眼，3 个月内避免长期低头、弯腰、剧烈活动；忌辛辣刺激饮食，预防便秘；按医嘱用药，勿自行停药或增减药量；出院 1 周后门诊复查；术后 15 日可洗浴；建议病人出院后佩戴角膜接触镜。

【效果评价】

1. 患儿无散瞳药中毒现象发生。
2. 了解治疗护理的目的和意义，积极配合治疗。
3. 熟知出院后的注意事项及复查时间。

六、斜视

【疾病概念】

两眼不能同时注视目标，一眼注视目标时另一眼偏离目标，表现为眼位不正，称为斜视。共同性斜视、内斜视、外斜视适用此护理指导书。

【临床特点】

眼位偏斜，伴有弱视。

【评估要点】

1. 一般情况 评估生命体征有无异常，有无其他伴随疾病，文化程度及宗教信仰。

2. 专科情况 评估斜视程度，是否影响视力。

3. 相关检查 视力检查、斜视度检查。

【护理诊断/相关因素】

1. 长期自我贬低　与眼位偏斜，面容受影响有关。

2. 知识缺乏　与缺乏恢复斜视眼视力功能的知识有关。

3. 疼痛　与手术有关。

【护理措施】

1. 讲解疾病相关知识，手术方法及预后，做好心理护理，解除思想顾虑，配合手术治疗。

2. 观察术眼敷料有无松动及渗血，疼痛剧烈者可给予止痛剂。

3. 自我贬低病人，要进行心理疏导。

4. 冲洗结膜囊、消毒眼周并包扎。

5. 术前口服镇静剂，肌内注射止血药物。

【应急措施】

术后呕吐：指导病人舌尖抵着硬腭，以缓解症状。告知因手术牵拉眼肌引起，不必惊慌。严重者遵医嘱给予止吐药。

【告知内容】

1. 告知病人及家属术眼包扎易致摔伤及烫伤，留陪护人员，饮水机冷热开关应设置明显标识。

2. 告知病人与疾病相关的知识及治疗方法。

3. 告知病人手术治疗的意义。

【健康教育】

1. 入院教育　告知病人病区环境、管理制度、经治医师、责任护士、自身安全防护。

2. 住院教育　术前注意保暖，预防感冒，清理个人卫生，预防感冒，禁忌辛辣刺激饮食，术中听从医师指挥，如有不适及时告知医师。术后避免剧烈活动，勿触碰、按揉术眼，勿使污水进入眼内，洗脸时用毛巾擦拭面部，避免擦拭术眼。进食清淡、易消化、膳食纤维饮食，忌辛辣刺激饮食，避免剧烈咳嗽，禁烟酒，预防便秘。

3. 出院指导 以口头形式，必要时给予书面形式告知。勿按揉碰撞术眼，未拆线者告知拆线时间，忌辛辣刺激饮食，按医嘱用药，勿自行停药或增减药量，出院1周后门诊复查，术后15日可洗浴。

【效果评价】

病人身心舒畅，熟知术前、术后及出院后的注意事项及复查时间。

七、眼部烧伤

【疾病概念】

眼部烧伤是一种常见眼外伤，眼部烧伤包括热烧伤、化学烧伤、电烧伤和放射烧伤。

【临床特点】

1. 低浓度的化学物质，只引起疼痛、怕光、流泪、结膜充血和角膜上皮脱落；高浓度的化学物质或与眼接触时间过久，会表现为剧烈眼疼，眼睑痉挛水肿、结膜苍白、角膜严重浑浊甚至组织坏死、穿孔、虹膜睫状体炎、晶体浑浊等。晚期可出现角膜血管翳、白斑、睑球粘连、睑内翻、睑外翻等。

2. 轻度眼部热烧伤可见眉毛、睫毛被烧焦，眼睑皮肤充血水肿或有水泡、结膜充血水肿，角膜表层浑浊；重度烧伤眼睑皮肤黑褐色焦痂，结膜、角膜局部性坏死，甚至形成溃疡或穿孔。自觉怕光、疼痛、流泪、睑痉挛、视力减退。

3. 晚期可出现角膜血管翳、白斑、睑球粘连、睑内翻、睑外翻等。

【评估要点】

1. 一般情况 评估生命体征有无异常，有无其他伴随疾病。

2. 专科情况 询问外伤的时间，致伤物质名称、浓度、量及眼部接触时间，检查眼睑红肿、结膜颜色、眼痛、角膜受损程度及视力下降的程度。

3. 实验室及其他检查 视力检查、裂隙灯检查。

【护理诊断/相关因素】

1. 疼痛 与眼部烧伤有关。

2. 自理缺陷 与双眼视力下降有关。

3. 潜在并发症 角膜溃疡、虹膜睫状体炎、继发性青光眼、并发性白内障及眼睑畸形，与眼部烧伤有关。

【应急措施】

1. 眼部化学伤病人入院后立即给予大量生理氯化钠溶液冲洗眼部，冲洗时要翻转上下眼睑，并令病人做眼球上下、左右转动，充分暴露上下穹隆，彻底冲洗，至少冲洗 30 分钟，结膜冲洗时，尽快清除存留于结膜囊内的固体化学物质。

2. 酸碱性眼化学伤者可于球结膜下行中和注射，如碱性化学伤者用维生素 C 注射，用量 1 ~ 2ml。

3. 严重碱化学伤者可行前房穿刺，放出碱性房水减轻眼内反应，但前房穿刺应在伤后 8 小时内进行。

4. 结膜下注射肝素可溶解烧伤组织血栓，改善局部血液循环。

【护理措施】

1. 加强生活护理，双眼视力障碍者，留人陪伴，讲解安全防护措施，防止发生意外。

2. 遵医嘱应用滴眼液，防治角膜溃疡。

3. 心理护理，解除病人焦虑心情，坚定信心，配合治疗。

4. 眼痛剧烈病人必要时可给予止痛剂。

【告知内容】

1. 告知家属及病人视力差易致摔伤及烫伤，留人陪伴，饮水机冷、热水开关应设置明显标识。

2. 告知病人与疾病相关的知识及治疗方法。

3. 告知病人眼部冲洗的配合事项、结膜下注射的意义。

【健康教育】

1. 入院教育　告知病人病区环境、管理制度、经治医师、责任护士、自身安全防护。

2. 住院教育　告知病人注意休息，避免剧烈活动，防止摔伤及烫伤；勿碰触、按揉患眼，勿用力挤眼。多食蔬菜、水果等富含维生素食物，忌辛辣刺激饮食，预防便秘。畏光者可戴太阳镜。

3. 出院指导　告知病人注意休息，避免剧烈活动，防止摔伤及烫伤，勿碰触、按揉患眼，勿用力挤眼；多食蔬菜、水果等富含维生素食物，忌辛辣刺激饮食，预防便秘。按医嘱用药，不要自行停药或增减药量，出院 1 周后门诊复查。

【效果评价】

1. 病情稳定，心态良好。

2. 了解治疗的护理目的及意义，积极配合治疗。

3. 熟知术前、术后及出院后的注意事项及复查时间。

八、眼球穿通伤

【疾病概念】

眼球穿通伤是指由锐器的刺入、切割造成的眼球壁的全层裂开，伴有或不伴有眼内损伤或组织脱出。

【临床特点】

1. 视力下降，疼痛。

2. 眼睑挫伤可有眼睑肿胀、皮下出血或血肿，睁眼困难。

3. 结、角、巩膜挫伤可有球结膜水肿与充血，结膜下出血，球结膜破裂，角膜水肿浑浊，角膜擦伤。

4. 虹膜睫状体损伤可有瞳孔散大，外伤性虹膜睫状体炎，外伤性前房积血，外伤性虹膜根部离断及无虹膜。

【评估要点】

1. 一般情况 评估生命体征有无异常，有无其他伴随疾病。

2. 专科情况 评估视力、疼痛、伤口大小，伤口污染程度，眼内有无存留异物。

3. 实验室及其他检查 视力检查、裂隙灯检查、眼底检查、X 线片及 CT 等影像学检查。

【护理诊断/相关因素】

1. 感知改变 视力障碍，与眼内组织损伤及眼内积血有关。

2. 疼痛 眼痛，与眼压升高、眼内组织损伤有关。

3. 潜在并发症 感染(外伤性虹膜睫状体炎、化脓性眼内炎及交感性眼炎，与眼内组织损伤有关)。

4. 焦虑、绝望 与预后有关。

【护理措施】

1. 加强巡视，做好生活护理，留陪床。

2. 眼球穿通伤为眼科急症，治疗原则是手术缝合伤口恢复眼球的完整性，防治感染和并发症；清理伤口，禁忌冲洗患眼，用盐水棉签清理结膜囊，除去异物，无菌敷料包扎患眼，准备手术。

3. 观察术眼敷料有无脱落及渗出。

4. 观察术眼眼压变化，如病人出现头痛、眼痛、恶心、呕吐等及时报告医师，给予对症处理。

5. 观察有无交感性眼炎，健眼有无眼红、疼痛、视力下降等症状，及时报告医师，给予对症处理。

【应急措施】

1. 伤口小而整齐（<2mm），无虹膜组织脱出时，不需缝合，需加压包扎。

2. 伤口大（>2mm）或有虹膜组织脱出时，需伤口缝合。

【告知内容】

1. 告知病人及家属视力差防止摔伤及烫伤，留人陪伴，饮水机冷、热水开关应设置明显标识，输注甘露醇时防止液体外渗。

2. 告知病人与疾病相关的知识及注意事项。

3. 告知病人手术治疗的意义。

【健康教育】

1. 入院教育 告知病人病区环境、管理制度、经治医师、责任护士、自身安全防护。

2. 术前教育 告知病人注意休息，避免剧烈活动，勿压迫、按揉患眼，勿用力挤眼，如为全身麻醉手术，告知病人即时起禁食、禁水的意义。详细介绍手术的理由及术式，术后注意事项，做好心理护理。

3. 术后指导 告知病人如出现头痛、眼痛、恶心、呕吐等及时报告护士；进食清淡、易消化、膳食纤维饮食，预防便秘；忌辛辣刺激饮食，禁烟酒；避免头部剧烈活动、转动眼球，勿触碰、按揉术眼，勿使污水进入眼内，洗脸时用毛巾擦拭面部，避免擦拭术眼；预防感冒避免剧烈咳嗽。

4. 出院指导 以口头形式，必要时以书面形式告知。勿按揉、碰撞患眼，避免剧烈活动，忌辛辣刺激饮食预防便秘，按医嘱用药，勿自行停药或增减药量，术后 5~7 日拆除伤口缝线，出院 1 周后门诊复查。

【效果评价】

1. 了解治疗、护理的目的及意义，积极配合治疗。

2. 情绪稳定，熟知术前、术后及出院后的注意事项及复查时间。

九、翼状胬肉

【疾病概念】

翼状胬肉是由增殖的球结膜侵袭到了角膜上的病变组织，呈三角形，如翼状。通常双眼患病，只限于睑裂部，多见于鼻侧。

【临床特点】

1. 小的翼状胬肉偶有异物感，若侵及瞳孔区则影响视力。

2. 静止性翼状胬肉的头部前方角膜透明，体部较薄而不充血。

3. 进行性翼状胬肉的头部前端角膜灰色浸润，颈部及体部肥厚充血，发展到瞳孔区影响视力。

【评估要点】

1. 一般情况 评估生命体征有无异常，有无其他伴随疾病。

2. 专科情况 评估翼状胬肉生长位置、大小，有无充血，有无遮挡瞳孔区。

3. 实验室及其他检查 视力检查。

【护理诊断/相关因素】

1. 感知改变 视力障碍，与翼状胬肉遮挡瞳孔区有关。

2. 知识缺乏 缺乏翼状胬肉的防治知识。

3. 疼痛 与术后眼内存在缝线有关。

【护理措施】

1. 讲解疾病知识，手术方法及预后，做好心理护理，解除思想顾虑，配合手术治疗。

2. 双眼视力障碍者，协助生活护理。

3. 术后给予敷料绷带加压包扎，促进伤口愈合，减轻疼痛。

4. 观察术眼敷料有无松动及渗血，疼痛剧烈者遵医嘱给予止痛剂。

【应急措施】

术后局部伤口渗血：嘱病人术后 2 周内不要做摇头、挤眼等动作。及时报告医师，给予对症处理。

【告知内容】

1. 告知病人及家属术眼包扎易致摔伤及烫伤，留人陪伴，饮水机冷、热水开关应设置明显标识，高龄病人使用床挡，防止坠床。

2. 告知病人与疾病相关的知识及治疗方法。

3. 告知病人手术治疗的意义。

【健康教育】

1. 入院教育 告知病人病区环境、管理制度、经治医师、责任护士、自身安全防护。

2. 术前宣教 告知病人术前注意保暖，预防感冒，术前晚清理个人卫生，术晨进食少量清淡饮食，忌辛辣刺激饮食。术中听从医师指挥，如有不适及时告知医师。

3. 术后指导 告知病人避免剧烈活动，勿触碰、按揉术眼，勿使污水进入眼内，洗脸时用毛巾擦拭面部，避免擦拭术眼，进食清淡、易消化、膳食纤维饮食，忌辛辣刺激饮食，禁烟酒，预防便秘，避免剧烈咳嗽；活动时防止摔伤及烫伤。

4. 出院指导 告知病人勿按揉、碰撞术眼，保持伤口清洁、干燥，未拆线者告知拆线时间，忌辛辣刺激饮食，预防便秘。按医嘱用药，勿自行停药或增减药量，出院 1 周后门诊复查，术后 15 日可洗浴。

【效果评价】

1. 术后能有效控制疼痛。

2. 了解治疗的方法，治疗护理的目的和意义。

3. 身心舒畅，熟知术前、术后及出院后的注意事项及复查时间。

十、老年性白内障

【疾病概念】

老年性白内障又称年龄相关性白内障。为双眼病，但发病可有先后，是晶状体老化后的退行性变，为多种因素作用的结果。年龄、职业、性别、紫外线辐射以及糖尿病、高血压、阳性家族史和营养状况等均是发病的危险因素。

【临床特点】

根据晶状体开始出现浑浊的部位，分为皮质性、核性、后囊下白内障3种类型。

（1）双眼发病，发病有先后，严重程度不一致。

（2）视力呈渐进性无痛性减退。早期病人眼前出现固定不动的黑点，亦可有单眼复视或多视、屈光改变等症状，最后只剩光感。

（3）皮质性白内障根据病程分为四期。

①初发期：早期无视力障碍，晶状体仅有周边部浑浊，瞳孔区透明。

②膨胀期（未熟期）：晶状体浑浊继续加重，视力明显减退。此期易诱发闭角型青光眼。

③成熟期：晶状体逐渐全部浑浊，视力仅剩眼前手动或光感，眼底不能窥入。

④过熟期：如果成熟期持续时间过长，晶状体皮质溶解液化变成乳汁状。核随体位变化而移位，可出现直立时视力提高，低头时视力又突然减退的情况。

【评估要点】

1. 一般情况 评估全身情况有无异常，年龄、职业、健康史、家族史，是否进行药物治疗及药物过敏史，病人的心理状态及对疾病的认知情况等。

2. 专科情况 评估有无渐进性无痛性视力下降及视力下降的程度；有无固定不动的黑点；有无单眼复视或多视、虹视、畏光和眩光等症状。

3. 实验室及其他检查 视力检查、裂隙灯检查、眼压检查、眼科 A/B 超检查等。

【护理诊断/相关因素】

1. 感知改变 视力减退，与晶状体浑浊有关。

2. 自理缺陷、持家能力障碍 与晶状体浑浊导致视力减退有关。

3. 潜在并发症 继发性青光眼、晶状体过敏性葡萄膜炎及晶状体脱位，与晶状体皮质吸收水分、皮质溶解液化、囊皮破裂引起晶状体蛋白进入房水中有关。

4. 社交障碍、有孤独的危险 与视力减退及性格改变有关。

5. 有外伤的危险 与视力障碍有关。

【护理措施】

1. 白内障早期 可用药物治疗，如维生素 C、维生素 E、谷胱甘肽口服，吡诺克辛（白内停）、视明露滴眼等，可延缓病程进展；未熟期或成熟期，视力明显减退严重影响工作和生活者，白内障手术摘除加人工晶体植入是提高视力的主要治疗方法。

2. 术前护理

（1）术前护理按内眼手术前护理常规准备。根据病人自理能力，给予一定帮助。

（2）简单介绍手术时机。既往认为白内障成熟期为手术最佳时期，现在由于显微手术技术的快速发展，一般认为视力下降影响工作和生活质量即主张手术。

（3）白内障手术前要进行眼部常规检查和眼部特殊检查，向病人说明检查的目的和注意事项，取得理解和配合，争取满意的手术效果。

（4）目前临床白内障的手术方法有白内障囊内摘除术、白内障囊外摘除术、白内障超声乳化吸出术、人工晶体植入术等，根据病人的具体病情、经济状况、主观意愿等，向病人介绍各种手术方法的特点，并介绍人工晶体的价位、材质、特点等，使病人能得到更适合自己的治疗。

（5）白内障术前若出现眼痛、头痛、恶心及呕吐者，应注意是否有继发性青光眼的发生，并及时给予降眼压治疗。

3. 术后护理

（1）按内眼手术后护理常规进行护理。

（2）术后遵医嘱全身和局部应用抗生素预防感染。换药、滴眼药水时，严格执行无菌操作，密切观察局部创口有无渗血、疼痛加重、分泌物增加和视力下降等症状，全身体温有无升高，严防术后伤口感染。

（3）手术摘除白内障后，如不能行人工晶体植入者，无晶体眼呈高度远视状态，可佩戴 +10D ~ +12D 的眼镜，以矫正视力，恢复生活自理能力和正常社交，避免伤害。

【应急措施】

高眼压：术眼胀痛伴同侧头痛、恶心、呕吐，立即通知医生处理。

【告知内容】

1. 告知病人相关知识及用眼的卫生常识，不宜长时间看电视、电脑和阅读，外出戴防护镜。

2. 严格按医嘱随访，若出现头痛、眼痛、视力下降、呕吐等症状，应立即就诊。

【健康教育】

1. 老年性白内障病人年龄大、视力差，家属应给予细心照顾、护理，减少外伤的发生，做好心理疏导工作，减少孤独感。

2. 饮食宜清淡，易消化。进食富含维生素、纤维素的食物，保持大便通畅。

3. 保持个人卫生，勤洗手，脸盆、毛巾等生活用具专人专用，禁止用手或不干净的物品揉眼。洗头洗澡时，不要让脏水进入眼睛等。

4. 教会病人滴眼药水和涂眼膏的正确方法，必须遵医嘱按时用眼药。

【效果评价】

1. 视力提高。

2. 无外伤发生。

3. 无并发症发生或并发症得到及时处理。

4. 获得相关的自我护理知识及技能。

十一、糖尿病性白内障

【疾病概念】

糖尿病性白内障是糖尿病的并发症，是由于血糖增高导致晶状体营养失调、中毒引起的晶状体浑浊，可分为合并年龄相关性皮质性白内障和真性糖尿病性白内障。

【临床特点】

糖尿病病人的年龄相关性白内障发生率比非糖尿病病人高 4～6 倍，与普通年龄相关性白内障症状相似，但发病更早，进展更快，更易成熟。真性糖尿病性白内障多见于严重的 1 型青少年糖尿病病人、多为双眼发病，发展迅速，可在短时间内发展为完全性白内障，常伴有屈光改变、不同程度的视力下降。

【评估要点】

1. 一般情况 询问年龄、健康史、糖尿病史、目前血糖控制情况、家族遗传史、用药情况、药物过敏史、全身情况有无异常，对自身疾病的认知、心理状况等。

2. 专科情况

（1）询问有无眼前阴影，有无渐进性、无痛性视力减退以及视力减退的情况。

（2）询问有无单眼复视或多视、虹视、畏光和眩光等症状。

3. 实验室及其他检查 视力检查、眼压检查，玻璃体积血等眼科疾病可行眼科 A/B 超检查。术前应了解瞳孔散大能力，瞳孔不能散大或有瞳孔后粘连者，术中要做相应处理。散瞳后通过晶体的透明区观察眼底有无明确的视神经和眼底病变。角膜屈光度、眼轴长度、前房深浅，是计算人工晶体的参数。

【护理诊断/相关因素】

1. 感知改变 视力障碍，与晶状体浑浊有关。

2. 潜在并发症 手术后感染、出血、其他眼部并发症，与糖尿病有关。

3. 自理缺陷、持家能力障碍 与晶状体浑浊导致视力减退有关。

4. 社交障碍、有孤独的危险 与视力障碍及性格改变有关。

5. 功能障碍性悲哀 与视力障碍有关。

6. 焦虑 对视力恢复及预后表示悲观与失望，与原发病有关。

7. 知识缺乏 缺乏对糖尿病及糖尿病性白内障的防治知识。

【护理措施】

1. 早期病人 对早期白内障病人，除积极治疗原发病控制血糖外，应给予吡诺克辛、维生素 C、维生素 E、维生素 B_2 等药物滴眼或口服，以延缓晶状体浑浊，保持有用视力。晶状体全部浑浊后应行手术治疗。

2. 术前护理

（1）术前严格按内眼手术术前护理常规准备。

（2）密切观察血糖变化，血糖控制正常后方可手术。向病人讲解治疗原发病的重要性，并针对病人的具体情况给予用药、饮食、运动等指导。

（3）详细说明糖尿病性白内障的发病原理，强调术前血糖控制在正常范围的重要性，取得病人的理解，以便积极配合治疗。

（4）认真做好病人的心理护理，协助必要的生活护理，帮助病人熟悉周围环境，鼓励病人树立战胜疾病的信心，正确对待疾病和生活，消除悲观、焦虑等不良情绪，以最佳状态接受治疗。

3. 术后护理

（1）术后一般护理按内眼手术后护理常规进行，其他同老年性白内障术后护理。

（2）因糖尿病性白内障术后易发生出血、感染，要密切观察病情和严密监测血糖变化，防止术后并发症的发生。

【应急措施】

高眼压：术眼胀痛伴同侧头痛、恶心、呕吐，立即通知医生处理。

【告知内容】

告知病人定期门诊复查，按出院医嘱坚持用药；注意保持乐观心态。

【健康教育】

1. 指导病人出院后坚持糖尿病饮食，合理应用降糖药，适当运动，定时监测血糖和尿糖变化，积极治疗糖尿病。

2. 指导病人到糖尿病专科就诊。

【效果评价】

1. 无外伤发生。

2. 视力提高。

3. 能应用相关的护理知识及技能自我管理。

十二、先天性白内障

【疾病概念】

先天性白内障为出生前即存在或出生后才逐渐形成的先天遗传或发育障碍性白内障，是一种常见的儿童眼病，是造成儿童失明和弱视的重要原因。先天性白内障可为家族性，也可散发；可单眼或双眼发病，晶状体浑浊，形态有特征性。

【临床特点】

1. 多见于婴幼儿，多由患儿父母观察患儿时无意中发现瞳孔区发白而就诊。

2. 视力障碍程度可因浑浊发生部位和形态不同而异。有的不影响视力，有的出生后只有光感。

3. 大部分晶状体浑浊是静止的，双侧不发展。少数出生后继续发展。

4. 常合并其他眼病，如斜视、弱视、眼球震颤、先天性小眼球等。

【评估要点】

1. 一般情况 了解患儿的年龄，是否早产，是否有宫内缺氧，父母是否近亲婚配，有无家族史，母体孕期（尤其前 3 个月）有无感染病毒、营养失调、代谢紊乱和中毒，用药、接受放射线等情况，患儿有无全身其他先天异常。

2. 专科情况 评估患儿有无瞳孔区发白；评估晶状体浑浊部位、范围及对视力的影响。

3. 实验室及其他检查 视力检查、裂隙灯检查、眼压检查，如可疑伴有视网膜脱离、玻璃体积血等眼科疾病可行眼科 A/B 超检查等。

【护理诊断/相关因素】

1. 感知改变 与晶状体浑浊视力障碍有关。

2. 自理缺陷 与视力障碍有关。

3. 潜在并发症 斜视、弱视和眼球震颤，与晶状体浑浊影响视网膜接受光线刺激而抑制视功能发育有关。

4. 家庭应对无效 与家庭主要成员对本病缺乏防护知识有关。

【护理措施】

1. 对视力无影响或影响不大的静止性白内障，一般不需治疗，应随访观察。

2. 对于全白内障及其他明显影响视力者，应尽早手术治疗，最佳手术时间 3~6 个月，最晚不超过 2 岁，以免发生形觉剥夺性弱视。

3. 术前、术后护理按内眼手术前后护理常规准备和进行。

4. 选择适宜患儿的手术方式，如已发生弱视，应抓紧弱视训练治疗。

5. 对于视力差或术后效果不佳者，应给予低视力康复治疗和教育。

6. 先天性白内障者术后要尽快佩戴眼镜，矫正屈光不正，治疗弱视，并每半年验光检查，根据屈光情况更换眼镜。

【应急措施】

高眼压：术眼胀痛伴同侧头痛、恶心、呕吐，立即通知医生处理。

【告知内容】

1. 保护术眼 修剪好患儿指甲，防止抓伤眼睛，避免碰伤等意外发生。

2. 告知家长 带患儿定期随诊，进行正确的精细动作训练。

【健康教育】

1. 做好社区宣教工作，搞好孕早期保健护理，注意营养合理，避免先天性白内障的发生。

2. 先天性白内障患儿应及早发现，及时治疗。对于视力差、术后效果不佳者，应给予低视力康复治疗和教育。

3. 人工晶体植入术后的患儿，术后应根据医嘱定期复查，一旦发生后发性白内障应及时治疗。

4. 把相关防护知识告知家庭主要成员，使病人得到正确的家庭护理。

【效果评价】

1. 患儿视力恢复，弱视和失明的发生减少。

2. 患儿正常生活的自理能力恢复。

十三、开角型青光眼

【疾病概念】

开角型青光眼也称慢性单纯性青光眼。其特点是发病缓慢，症状隐匿，眼压升高但房角始终是开放的，并伴有特征性的视盘变化和视野缺损。

【临床特点】

1. 有青光眼家族史，病人早期无任何自觉症状，少数病人眼压升高时，出现眼胀、雾视等症状。多双眼发病。

2. 早期眼压不稳定，波动大，随着病情发展。眼压可为轻度或中度升高，一般不出现突然升高的急性发作。

3. 早期眼底正常，随着病情发展可见典型青光眼眼底改变。

4. 视野缺损是开角型青光眼诊断和病情评估的重要指标。典型的视野改变早期为旁中心暗点、弓形暗点、向心性缩小，晚期仅存颞侧视岛和管状视野。黄斑功能受损后，可出现获得性色觉障碍、视觉对比敏感度下降及某些视觉电生理异常等。

5. 房角宽而开放，房水流畅系数降低。

【评估要点】

1. 一般情况　了解病人的年龄、性别、家族史、药物过敏史、自觉症状、病人心理状态及对疾病的认知情况等。

2. 专科情况　评估病人的眼压情况、视盘损害和视野缺损情况；评估病人的房角情况。

3. 实验室及其他检查　眼压检查、视觉诱发电位、视网膜眼电图、眼底荧光血管造影等检查。

【护理诊断/相关因素】

1. 感知改变　视野改变，晚期呈管状视野，与视神经纤维受损有关。

2. 自理缺陷　与视神经损害导致视力和视野改变有关。

3. 功能障碍性悲哀　与视力减退、视野缺损有关。

4. 社交障碍　有孤独的危险，与视功能障碍导致性格改变有关。

5. 焦虑、恐惧　与担心本病预后不良有关。

6. 知识缺乏　缺乏与本病有关的防治知识。

【护理措施】

1. 药物治疗　可首选 β 受体阻滞剂，常用的为 0.25% ~ 0.5% 噻吗洛尔滴眼液，每日 2 次。房室传导阻滞、窦房结病变、支气管哮喘者禁用。

2. 拟副交感神经药(缩瞳剂)　1% ~ 2% 毛果芸香碱滴眼液，每日 3 ~ 4 次。注意滴眼后压迫泪囊区，防止药物吸收引起的不良反应。

3. 碳酸酐酶抑制剂　乙酰唑胺 250mg，每日 2 次。此药不宜久用，若病人主诉有手脚、口周麻木等不适症状，要及时停药。

4. 需手术治疗者术前护理按内眼手术前护理准备。

5. 行激光小梁成形术者要向病人详细说明治疗的

目的、注意事项，使病人能主动配合治疗。

6. 手术治疗后按内眼手术后护理常规进行护理。

7. 护士要多与病人沟通，了解其心理活动，并争取家人和朋友的支持，使其树立战胜疾病的信心，克服自卑心理。

【应急措施】

高眼压：应用 1% 毛果芸香碱滴眼液、0.25% ~ 0.5% 噻吗洛尔滴眼液等，以降低眼压。

【告知内容】

1. 注意用眼卫生，合理分配用眼时间，避免长时间低头弯腰。

2. 注意饮食卫生，进食营养丰富、易消化、清淡饮食。

【健康教育】

1. 告知病人眼压的安全水平值因人而异，一定要坚持定期门诊复查，检查眼底和视野的进展情况。

2. 注意定时监测 24 小时眼压的变化，以准确了解眼压的控制情况。

3. 向病人详细讲解出院带药的使用方法、剂量、时间、继续用药的必要性，使其能坚持进一步治疗，以巩固疗效。

【效果评价】

1. 视野损伤不再加重。

2. 能掌握原发性开角型青光眼的相关知识并进行自我管理。

3. 无外伤发生。

十四、先天性青光眼

【疾病概念】

先天性青光眼是由于胚胎期和发育期内眼球房角

组织发育异常所引起的一类青光眼，多数在胎儿出生时异常已存在，但可以到青少年期才发病表现出症状和体征。根据发病年龄的早晚分为婴幼儿型青光眼和青少年型青光眼。

【临床特点】

1. 婴幼儿型青光眼　多见于 3 岁以内，常见症状有畏光、流泪、眼睑痉挛、眼球扩大、前房加深、角膜增大、外观呈雾状浑浊，全身麻醉下测量眼压升高。

2. 青少年型青光眼　多在 6～30 岁发病，早期一般无自觉症状，发展到一定程度可出现虹视、眼胀、头痛等症状，其房角多数是开放的，视野、眼底均有改变，类似于开角型青光眼，有轴性近视，眼压升高，但波动较大。

【评估要点】

1. 一般情况　了解患儿的年龄、性别、药物过敏史，有无其他先天异常如虹膜缺损、先天性白内障、先天性心脏病等。

2. 专科情况

（1）评估患儿有无畏光、流泪、眼睑痉挛。

（2）评估患儿有无眼球扩大、角膜直径大。

（3）评估患儿的眼压情况。

（4）了解青少年型青光眼有无虹视、眼胀、头痛等情况以评估视野、眼底的情况。

3. 实验室及其他检查　眼压检查、裂隙灯检查、眼底检查等。

【护理诊断/相关因素】

1. 感知改变　视力障碍，与视神经受损有关。

2. 自立缺陷　各种生活自理缺陷，与视力障碍有关。

3. 功能障碍性悲哀　与视力下降有关。

4. 家庭应对无效 与家庭主要成员缺乏该病的防治知识有关。

5. 潜在并发症 前房积血、眼球破裂，与眼球扩大组织变薄易受外伤有关。

【护理措施】

1. 药物治疗多不敏感，一旦确诊应及早选择手术治疗。

2. 术前护理按内眼手术前护理常规准备。

3. 全身麻醉手术前要禁食、禁水 6~8 小时。

4. 术后护理按内眼手术后护理常规进行。

【应急措施】

高眼压：应用 1% 毛果芸香碱滴眼液、0.25% ~ 0.5% 噻吗洛尔滴眼液等，以降低眼压。

【告知内容】

1. 告知家庭照顾者，注意用眼卫生，保护眼睛避免意外伤害，避免长时间低头弯腰。

2. 注意饮食卫生，进食营养丰富、易消化、清淡饮食。

【健康教育】

1. 向家庭主要成员介绍本病的有关知识，婴幼儿出现畏光、流泪和不愿睁眼者，应尽早到医院检查。

2. 如患儿眼球明显增大，应特别注意保护眼睛，避免出现意外伤害而出现眼球破裂。

3. 对于年龄较大的患儿，正确引导，做好心理护理工作。协助患儿的生活护理，满足患儿各种生活所需，消除自卑情绪，恢复自理能力。

【效果评价】

1. 控制眼压，保护视功能。

2. 家庭照顾者掌握照顾患儿的相关知识和技能。

十五、眼内异物伤

【疾病概念】

眼内异物伤是指异物碎片击穿眼球壁，异物存留于眼内。眼内异物伤较常见，常严重威胁病人视力。眼内异物对眼部损伤作用包括机械性损伤、化学及不良反应、继发感染以及由此造成的后遗症等。

【临床特点】

1. 依据眼球穿通伤的损伤及眼内异物存留的部位、临床症状及体征可有不同。

2. 多伴有眼球穿通伤的症状和体征，即结膜伤口、巩膜伤口、角膜伤口、眼压降低、瞳孔变形、眼内容物脱出和视力下降等。

3. 异物可位于前房、晶状体、睫状体、前部玻璃体和眼球后段等，严重者可造成视网膜的损伤。

【评估要点】

1. 一般情况 评估生命体征有无异常，有无外伤史，有无全身其他部位受伤；询问病人的健康史、过敏史、家族史，有无高血压、心脏病、糖尿病等全身病史，病人对疾病是否认知。

2. 专科情况

（1）询问外伤发生的时间，致伤环境，致伤物的种类、性质和大小等。

（2）仔细检查有无眼球穿通伤的症状和体征，如结膜伤口、角膜伤口等。

（3）评估眼部伤口、眼压、视力，瞳孔有无变形，眼内容物有无脱出及眼部刺激症状。

3. 实验室及其他检查 视力检查、X 线可确定金属异物、眼部 A/B 超声波对于 X 线不易显影的异物，区分球内或球外常有决定意义；X 线不显影的非金属异物以及用眼部 A/B 超声波检查难以发现的眼前部异物，可用 CT 检查。

【护理诊断/相关因素】

1. 感知改变 视力下降，与眼球穿通伤及异物的存留有关。

2. 焦虑 与外伤后病人一时难以接受事实并担心预后有关。

3. 潜在并发症 虹膜睫状体炎、化脓性眼内炎、交感性眼炎等，与眼球穿通伤及异物的存留有关。

【护理措施】

1. 术前护理

(1) 一般护理按内眼手术前护理常规准备。

(2) 向病人详细介绍有关注意事项，应卧床休息，减少活动，避免异物在眼内移动。

(3) 眼球内铁质、铜质异物对眼内组织有严重损害，须及早取出。磁性异物可用磁铁吸出。

(4) 做好心理护理，消除病人的焦虑、悲观情绪，使其积极配合治疗。

2. 术后护理

(1) 遵医嘱全身及眼局部应用抗生素和糖皮质激素，防止眼内炎。

(2) 术后护理按内眼手术后护理常规进行。

(3) 术后注意观察眼部病情变化，警惕感染性眼内炎。

【应急措施】

1. 眼球内铁质、铜质异物 须及早取出。磁性异物可用磁铁吸出。

2. 前房积血者 注意眼压变化及每日积血的吸收情况。

【告知内容】

告知交感性眼炎的临床特点，一旦发现未受伤眼出现不明原因的眼部充血、视力下降及疼痛，及早就诊治疗。

【健康教育】

1. 加强卫生安全的宣传教育，完善防护措施，如戴防护面罩或眼镜。

2. 注意眼部卫生，保持眼部清洁，不用手揉眼睛。

3. 定期复查，如有视力下降、闪光感等异常情况及时就诊。

【效果评价】

1. 视力基本稳定或提高。

2. 无并发症发生或出现并发症能及时发现并控制。

第三节　口腔及颌面外科疾病护理指导书

建立口腔及颌面外科疾病护理指导书的目的是为其相关专业的临床疾病护理提供指导依据。适用于口腔颌面外科及其相关专业的护理人员。

一、牙髓病

【疾病概念】

牙髓病是指牙髓组织的疾病，包括牙髓充血、牙髓炎、牙髓变性和牙髓坏死等，其中以牙髓炎最常见。牙髓炎多由感染引起，深龋是引起牙髓感染的主要途径。其次是牙周病，因牙周袋感染经根尖孔进入髓腔引起逆行感染。另外，物理、化学刺激也可引起牙髓病变。

【临床特点】

1. 急性牙髓炎　自发性、阵发性剧烈疼痛；冷热刺激可激发疼痛或使疼痛加剧；夜间加重；疼痛不定位，病人往往不能准确指出患牙。

2. 慢性牙髓炎 临床症状不典型，表现轻重不一，疼痛性质较轻，为隐痛、钝痛或胀痛，对温度、食物嵌塞反应不一致，有的疼痛较重，常持续较长时间才止痛。

【评估要点】

1. 一般情况 询问病人的饮食、睡眠情况，有无传染病病史；了解对疾病的认知程度。

2. 专科情况

(1)评估病人是否有龋齿或牙周病。

(2)评估患牙的颜色和透明度。

(3)评估患牙近期有无受到物理及化学药物刺激。

(4)评估病人疼痛的性质、发作方式和持续时间。

3. 实验室和其他检查 温度试验或牙髓活力测试，用来确定患牙部位。

【护理诊断/相关因素】

1. 疼痛 与牙髓感染有关。

2. 焦虑 与疼痛反复发作有关。

3. 睡眠型态紊乱 与疼痛使病人无法获得充足睡眠有关。

4. 知识缺乏 与病人对牙病早期治疗的重要性认识不足有关。

【护理措施】

1. 安抚术的护理

(1)术前准备 ①器械和用物，一次性口腔器械盒、高速车针、双头刮匙、黏固粉充填器、大小棉球。②药物和材料，消毒药物、氢氧化钙、氧化锌丁香油黏固粉、调拌刀和调拌板，如做永久充填则准备相应材料和用物。

(2)术中配合 ①医师备好洞型后，协助隔湿，取一消毒小棉球蘸少量消毒药物供医师消毒窝洞，备一小丁香油棉球于治疗盘中，调拌氧化锌丁香油黏固粉，暂封 7～10 日。嘱病人若有不适随时就诊。②若第二次复诊时，病人无不良反应，遵医嘱准备永久充填材料。

2. 盖髓术的护理

（1）术前准备　①器械和用物，一次性口腔器械盒、车针、双头刮匙、注射器、牙髓活力测试仪、调拌刀与调拌板、黏固粉充填器、银汞充填器、大小棉球。②药品和材料，消毒药物、氢氧化钙糊剂、丁香油、0.9% 氯化钠溶液、氧化锌丁香油黏固粉、磷酸锌黏固粉、银汞胶囊或复合树脂。

（2）术中配合　①备一丁香油棉球置于治疗盒中，协助隔湿和盖髓。②调拌氧化锌丁香油黏固粉暂封 1～2 周，复诊时无症状，牙髓活力基本正常，待医师去除部分暂封材料后，调拌磷酸锌黏固粉作第 2 层垫底，最后遵医嘱准备永久充填材料。

3. 活髓切断术的护理

（1）术前准备　器械和用物包括：一次性口腔器械盒、钻针、锋利双头刮匙、黏固粉和银汞充填器、注射器、调拌刀及调拌板、大小棉球、棉签。药品和材料包括：3% 过氧化氢、0.9% 氯化钠溶液、1% 肾上腺素、2% 利多卡因、2% 碘酒、丁香油、氢氧化钙、氧化锌丁香油黏固粉、磷酸锌黏固粉、银汞合金胶囊或永久充填材料。

（2）术中配合　①对患牙进行麻醉，用注射器吸取 2% 利多卡因，备消毒棉签备用。②除去腐质，并准备 3% 过氧化氢和 0.9% 氯化钠溶液交替冲洗窝洞。③隔湿消毒，协助医师用棉球隔湿，备消毒小棉球消毒牙面及窝洞；凡接触牙面、窝洞的用物均注意严格消毒。④揭髓室顶，切除冠髓，用消毒锐利刮匙器切除冠髓，若出血多时备 1% 肾上腺素棉球止血。切髓完毕，用注射器抽取 0.9% 氯化钠溶液用于冲洗，并备一丁香油小棉球再次消毒窝洞。⑤遵医嘱调拌盖髓剂和充填材料，医师放置盖髓剂后，护士调拌氧化锌丁香油黏固粉和磷酸锌黏固粉作双层垫底用，再调制永久充填材料。氧化锌丁香油糊剂不可调得太干，以免激惹牙髓，引起疼痛。对未做永久充填暂时观察病人，预约病人 1~2 周后复诊。

4. 干髓术的护理

(1)术前准备　①器械及用物，同活髓切断术。②药品和材料，失活剂、0.9% 氯化钠溶液、甲醛甲酚、干髓剂、丁香油、氧化锌丁香油黏固粉、磷酸锌黏固粉、银汞合金胶囊或其他永久充填材料。若为麻醉干髓术需备 2% 利多卡因 2~4ml、2% 碘酒，必要时备肾上腺盐水棉球止血。③进行适当解释工作，向病人说明治疗目的和用药后可能出现的疼痛反应以及药物所具有的毒性，以取得病人合作。

(2)术中配合　①备丁香油棉球置于治疗盘中，按医嘱备相应失活剂，砷剂封药时间为 24~48 小时，多聚甲醛封药时间为 10~14 日。医师放置失活剂、丁香油棉球后，护士调拌丁氧膏用于封闭窝洞，不可加压。②复诊时，取出失活剂，用 3% 过氧化氢和 0.9% 氯化钠溶液交替冲洗窝洞，及时用吸唾器吸净冲洗液。备甲醛甲酚棉球消毒根管口，备干髓剂放根管口处，调拌磷酸锌黏固粉垫洞底，遵医嘱调制永久材料做窝洞充填。

(3)麻醉干髓术的护理配合　抽吸 2% 利多卡因，备碘酒棉球或棉签置于治疗盘中，待术者切髓后备肾上腺素棉球用于止血。备甲醛甲酚小棉球消毒窝洞，干髓剂覆盖根管口后，随即调拌磷酸锌黏固粉垫洞底，制备永久充填材料做窝洞充填。

5. 拔髓术的护理

(1)术前准备　①器械和用物包括：一次性口腔器械盒、钻针、双头挖器、根管治疗器械一套、注射器、调拌刀及调拌板、大小棉球、棉签。②药品及材料包括：2%利多卡因2～4ml、2%碘酒、3%过氧化氢、丁香油、根充糊剂、牙胶尖、磷酸锌黏固粉、永久充填材料、银汞合金胶囊。

(2)术中配合 ①协助隔湿，抽吸2%利多卡因2～4ml，备碘酒棉球或棉签置于治疗盘中。②开髓后备拔髓针，抽取过氧化氢和0.9%氯化钠溶液用于交替冲洗根管。③备光滑髓针，做棉捻吸干根管内液体、渗出物。④调拌根充糊剂，选择合乎根管长度的牙胶尖，待术者充填完后点燃酒精灯，加热挖匙切除髓腔部分牙胶尖。⑤调拌磷酸锌黏固粉垫底，据医嘱选择永久充填材料。⑥不宜立即做根管充填者，调拌氧化锌丁香油黏固粉封洞，预约复诊时间，下次行充填。

【应急措施】

1. 开髓引流 急性牙髓炎应在局部麻醉下直接打开髓腔，引流炎症渗出物和降低髓腔压力，即刻缓解疼痛。

2. 晕厥的应急措施 晕厥是口腔局部麻醉的并发症，一般可因恐惧、饥饿、疲劳及全身健康较差、疼痛以及体位不良等因素所致。症状有头晕、胸闷、面色苍白、全身冷汗、四肢厥冷无力、脉快而弱、恶心、呼吸困难甚至心率减慢、血压急剧下降，短暂的意识丧失。一旦发生晕厥，应立即停止操作，迅速放平座椅，置病人于头低位；松解衣领，保持呼吸道通畅；针刺人中穴；氧气吸入和静脉注射高渗葡萄糖液。

3. 牙髓失活封药时，如出血较多，可用浸有酚或肾上腺素的小棉球压入窝洞中片刻，止血后再放入失活剂。

【告知内容】

1. 治疗操作前告知病人在治疗过程中不要用口呼吸，避免误吞冲洗液、碎屑及细小器械，保证术野干燥、清晰；治疗过程中如有不适可举手示意，不能随意讲话及转动身体，以防治疗器械误伤口腔其他正常组织。

2. 封失活剂前，应向病人说明封药的目的及药物具有的毒性。按病人可能的复诊时间，选择失活剂进行治疗。避免因未能按时复诊，封药时间过久，而造成根尖组织损伤。使用多聚甲醛一般2周左右复诊，三氧化二砷封药后一般24～48小时复诊。封药后2小时内不能进食，封药期间避免患侧咀嚼，防止暂封物脱落。如有不适或封药脱落，随时复诊。

3. 有部分冠髓坏死时，不宜行干髓治疗；前牙也不宜做干髓治疗，因治疗后牙体变色，影响美观。

【健康教育】

1. 使病人了解牙髓炎的病因、治疗方法和目的以及牙病早期治疗的重要性。

2. 让病人了解早期治疗牙髓炎，活髓可得到保存。

3. 使病人了解若牙髓死亡，极易导致牙齿缺失。

【效果评价】

1. 通过治疗疼痛缓解至消失。

2. 了解治疗目的，消除恐惧心理，坚持复诊，积极配合完成各阶段的治疗。

3. 保存具有正常生理功能的牙髓或保留患牙。

二、牙周炎

【疾病概念】

牙周炎是牙龈和牙周支持组织的一种慢性破坏性疾病，表现为牙龈、牙周膜、牙骨质及牙槽骨均有改变。牙周袋形成是其主要特点。病因主要是口腔卫生不良，局部菌斑、牙石刺激所致；全身因素可能与营养代谢障碍、内分泌紊乱等有关。

【临床特点】

1. 牙龈炎症 牙龈红肿，颜色深红，在刷牙、进食、说话时牙龈出血。

2. 牙周袋形成 龈沟加深超过正常深度2mm以上。

3. 牙周袋溢脓 由于牙周袋内细菌感染，出现慢性化脓性炎症。

4. 牙齿松动 由于牙周膜破坏，牙槽骨吸收而出现的症状。

【评估要点】

1. 一般情况 了解病人身体健康状况及口腔卫生情况，有无口呼吸习惯；评估病人是否有体温升高，淋巴结是否有肿大；了解对病人疾病的认知程度。

2. 专科情况

（1）评估病人牙龈色、形、质的改变，是否说话或刷牙时牙龈出血，是否有口臭。

（2）评估病人牙齿是否松动，咀嚼功能是否受限。

（3）近期有无影像学检查，是否治疗。

3. 实验室和其他检查 X线片显示牙槽骨呈水平式吸收，牙周膜间隙增宽，骨小梁疏松等。

【护理诊断/相关因素】

1. 口腔黏膜改变 与牙龈充血、水肿、色泽改变有关。

2. 自我形象紊乱 与牙齿缺失、口臭影响正常交往有关。

3. 知识缺乏 与对牙周病的预防与早期治疗的重要性认识不足有关。

【护理措施】

龈上洁治术和龈下刮治术是清除牙结石，减缓牙周袋形成的重要手段。

1. 洁治术护理配合

（1）向病人进行解释工作，消除病人的恐惧心理。手术过程中护士在身旁进行鼓励和安慰。

（2）调节椅位、灯光，保持视野清晰。

（3）根据洁牙位不同及各医师使用器械习惯不同，准备相应洁治器。

（4）按洁治前后的用药顺序准备各种药品，如2%碘酒、3%过氧化氢。

（5）若用超声波洁牙器，备已消毒洁牙机头，术前指导病人用3%过氧化氢10~20ml含漱1分钟。

（6）术中护士协助牵拉唇、颊及口角，及时吸唾。

（7）牙石去净后，备橡皮杯蘸抛光膏打磨牙面，备棉球拭干手术区，用镊子夹持碘甘油放于龈沟内。

2. 刮治术护理配合

（1）常规准备所需刮治器。

（2）调节灯光、椅位。

（3）准备麻醉药并吸好备用。

（4）根据刮治前后用药顺序准备药物，同洁治术护理配合。

3. 牙周手术护理配合

（1）调节椅位使病人仰卧在手术椅上，头部角度以充分暴露手术视野、便于手术者操作为宜。

（2）扩大术野　护士协助牵拉口角，使手术区充分暴露。

（3）清理创面　一手牵拉口角，另一手用吸引器清理积血和唾液。

（4）协助缝合　协助止血、过针和剪线，以保证缝合速度和避免脱针事故。

（5）牙槽骨手术时，如用骨凿，要求助手能准确选用骨锤，用锤力量要适宜、协调。

（6）术后护理　嘱病人24小时内不要漱口刷牙，进软食，遵医嘱服抗生素1周，术后5~7日拆线。

【应急措施】

1. 伴有急性牙髓炎或根尖周病变时，协助医师立即进行开髓或切开引流术，以迅速缓解疼痛。

2. 牙周脓肿合并全身中毒症状时，应注意生命体征的变化，遵医嘱全身营养抗生素，注意观察药物反应，并做好记录。

【告知内容】

1. 超声波洁治术禁用于装心脏起搏器的病人及肝炎、肺结核等传染性疾病病人。

2. 牙周炎是一种反复发作的疾病，需定期检查预防复发。治疗完成后应 2~3 个月复查 1 次；每 6~12 个月做一次牙齿洁治术，以维护牙周组织健康。

【健康教育】

向病人介绍正确的刷牙方法，养成良好的刷牙习惯以及牙线与牙签的正确使用。

1. 牙线的使用方法

(1)取一段 0.5m 长的牙线，将其两端绕在左右手中指上。

(2)清洁右上后牙时，用右手拇指和左手示指掌面绷紧牙线，然后将牙线通过接触点。

(3)清洁左上后牙时，转为左手拇指和右手示指执线，然后将牙线通过接触点。

(4)清洁所有下牙时，可由两手示指执线，将牙线通过接触点。

(5)牙线通过接触点后，手指轻轻加力，使牙线到达接触点以下的牙面并进入龈沟以清洁龈沟区牙面，不要用力过大以免损伤牙周组织。如果接触点较紧不易通过，可牵动牙线在接触点以上做水平拉锯式动作，通过接触点。

(6)将牙线贴紧并包绕牙面上下牵动，每个牙面上下剔刮 4~6 次，直至牙面清洁为止。

2. 牙签的使用 使用牙签时，可将牙签轻轻置入龈缘附近，用牙签的侧面轻擦牙面，清除邻面牙菌斑和嵌塞的食物。

【效果评价】

1. 牙周炎症逐渐减轻或消失，牙周组织受损得到预期修复。

2. 消除口臭，修复缺失牙齿，自信心增强。

3. 了解疾病特点、治疗程序、治疗意义及预后，认识保持口腔卫生及定期复查的意义。

4. 了解自我检查方法及控制牙菌斑的方法，养成保持良好口腔卫生习惯，并定期进行复查和洁治，持之以恒，防止复发。

三、复发性阿弗他溃疡

【疾病概念】

复发性阿弗他溃疡是最常见的口腔黏膜病，周期性复发但有自限性，一般 7~10 日可自愈。病因目前尚不清楚，消化不良、精神紧张、睡眠不足可能诱发本病。

【临床特点】

1. 轻型阿弗他溃疡 常好发于角化程度较差的区域，如唇、颊、舌黏膜。溃疡不大，直径 2~4mm，数目不多，每次 1~5 个，发作时溃疡有"红、黄、凹、痛"特征。一般 7~10 日可自愈，愈后不留瘢痕。

2. 重型阿弗他溃疡 又称腺周口疮。发作时溃疡大而深，直径可达 10~30mm，病程常持续数月，愈后留有瘢痕。

3. 疱疹样阿弗他溃疡 溃疡小而多，直径小于 2mm，邻近溃疡可融合成 1 个，局部淋巴结肿大，愈后不留瘢痕。

【评估要点】

1. 一般情况 询问病人近期有无精神紧张、消化不良及感冒等诱因，评估病人是否有食欲不振、烦躁不安，局部淋巴结是否肿大；了解病人对疾病的认知程度。

2. 专科情况　评估病人口腔黏膜溃疡出现的部位、大小及病程；病人出现溃疡是否新旧交替反复发作；病人的求医心理。

【护理诊断/相关因素】

1. 疼痛　与口腔黏膜受损、局部刺激有关。

2. 口腔黏膜改变　与黏膜充血、水肿、溃烂有关。

3. 焦虑　与溃疡反复发作、难以根治有关。

【护理措施】

1. 消炎、防腐

（1）喷剂　将金因肽喷剂喷于溃疡表面。方法：无菌棉球隔离唾液，用棉签将溃疡面擦干后再喷。

（2）含漱剂　用含有消炎、止痛成分的漱口液含漱，每天 4～5 次含于口中 5～10 分钟后唾弃。

2. 止痛　常用 1% 丁卡因在疼痛难忍或进食前使用，用棉签蘸少量涂布溃疡面，可迅速麻醉止痛。2% 利多卡因液经稀释后用于饭前漱口，有止痛作用。

3. 全身治疗　着重消除诱因，如治疗消化道疾病、避免过度疲劳、克服精神紧张因素等，可口服维生素 C 和 B 族维生素等。

【应急措施】

疼痛难忍者，可按医嘱服用止痛剂。1% 普鲁卡因或 2% 利多卡因用于饭前含漱，有止痛作用。

【告知内容】

1. 复发性阿弗他溃疡为可自然愈合、无传染性、不恶变的良性病损。具有自限性，虽不能根治，但通过适当、长期的治疗是可以控制的。

2. 合理饮食，补充维生素及微量元素，有助于溃疡愈合。

3. 建立良好的生活方式，不过度劳累，不酗酒，保证良好的睡眠。

4. 对于大而深且长期不愈的溃疡，应做活检明确诊断，以排除癌肿。

【健康教育】

1. 向病人强调保持口腔卫生的重要性，教会病人保持口腔卫生的正确方法。

2. 向病人介绍该病的病程及治疗目的，本病有自限性，应减轻焦虑情绪。

3. 指导病人调节生活规律，放松紧张心理，少吃刺激性食物，避免和减少诱发因素。

【效果评价】

1. 了解疾病的病因、治疗原则、治疗过程、注意事项、预防保健知识，尽可能寻找致病因素，提高治疗效果。

2. 配合治疗，使口腔溃疡愈合，疼痛消失，减缓发作频率。

3. 焦虑程度减轻。

四、智齿冠周炎

【疾病概念】

冠周炎多发生在下颌第三磨牙，所以又称为下颌第三磨牙冠周炎或智齿冠周炎，是指下颌第三磨牙萌出不全或阻生时，牙冠周围的软组织发生的炎症。多发生于 18～25 岁的青年，是口腔颌面外科的常见病和多发病。由于下颌骨的牙槽骨长度与下颌牙列的位置不相适应，致使第三磨牙萌出受阻，而远中牙龈瓣未能及时退缩，与覆盖下的牙冠形成盲袋，盲袋有利于食物残渣的潜藏和细菌的滋生，加上来自咀嚼的机械损伤，使龈瓣及附近组织易受感染。当机体抵抗力下降时，常诱发冠周炎急性发作。

【临床特点】

1. 炎症早期时，仅感磨牙后区不适，偶有轻微疼痛，病人无全身症状。

2. 炎症加重时，局部有自发性跳痛，放射至耳颞区。炎症波及咀嚼肌时则出现不同程度的张口受限，咀嚼和吞咽时疼痛加剧，口腔清洁差而有口臭。此时有全身不适、发热、畏寒、头痛、食欲减退、便秘等症状。

3. 口腔检查可见下颌第三磨牙萌出不全或阻生，牙冠周围软组织红肿、溃烂、触痛。用探针在肿胀的龈瓣下方可触及牙冠，常有脓性分泌物溢出，有时形成冠周脓肿。严重者可见舌腭弓及咽侧壁红肿，患侧下颌下淋巴结肿大、触痛。特别要注意的是，在下颌智齿冠周炎合并面颊或下颌第一磨牙颊侧瘘时，可被误认为第一磨牙的炎症所致，特别在第一磨牙及其牙周组织存在病变时，更易误诊。

【评估要点】

1. 一般情况 评估患侧磨牙后区肿痛的时间，有无进食、吞咽痛，开口时有无张口受限；评估有无近期抵抗力下降的诱因，如疲劳，女病人是否为月经期。

2. 专科情况

（1）评估口腔清洁度，是否有口臭、舌苔变厚。

（2）探查智齿萌出情况，冠周软组织是否红肿、糜烂、触痛；患牙龈袋处有无脓性分泌物溢出，是否形成冠周脓肿；邻牙远中是否出现龋损及食物嵌塞。

（3）评估颌下淋巴结是否肿大、触痛，张口度是否正常，有无间隙感染发生。

3. 实验室及其他检查 血常规检查、X线摄片检查等。

【护理诊断/相关因素】

1. 疼痛 口腔颌面部疼痛，与冠周炎症有关。

2. 语言沟通障碍 与疼痛、张口受限、不愿交往有关。

3. 潜在并发症 颌面部间隙感染，与病人机体免疫力低下、细菌毒力强，未及时就诊有关。

4. 知识缺乏 与对疾病早期预防及治疗知识缺乏了解有关。

【护理措施】

1. 保持口腔清洁 用高渗温盐水或含漱剂漱口，每日数次。

2. 冠周冲洗 协助医师对冠周炎盲袋用3%过氧化氢和0.9%氯化钠溶液冲洗，擦干患部将碘酚或碘甘油送入龈袋内，每日2次，疗效良好。

3. 切开引流 一旦形成冠周脓肿，及时切开引流并放置橡皮引流条。

4. 冠周龈瓣切除 当急性炎症消退，对有足够萌出位置且牙位正常的智齿，可在局部麻醉下切除阻生龈瓣，以消除盲袋。

5. 需全身治疗者按医嘱应用抗生素，并做好用药指导。

6. 嘱病人注意休息，进食流质饮食，不吃刺激食物，治疗期戒烟戒酒。

【应急措施】

炎症加重时全身中毒症状明显，应注意生命体征的变化，严密观察局部及全身症状，警惕并发症的发生。如颌周间隙脓肿形成者应协助医生切开引流。如口底肿胀严重引起呼吸困难，必要时行气管切开术。

【告知内容】

颌周间隙脓肿切开引流的目的是使脓液坏死感染物迅速排出，减少毒素吸收；减轻局部肿胀、疼痛及张力，缓解对呼吸道和咽腔的压迫，避免发生窒息；防止感染向颅内、纵隔和血液扩散，避免严重并发症。

【健康教育】

1. 告诉病人冠周炎的发病原因及早期治疗的重

要性。

2. 对于智齿牙位不正，无足够间隙萌出，及无对殆牙或与对颌不能形成咬合者，嘱其应待炎症控制后行病灶牙拔除术，防止智齿冠周炎复发。

【效果评价】

1. 疼痛减轻或消失。

2. 顺利康复，未发生并发症。

3. 能叙述预防冠周炎的有关知识。

五、颌面部疖、痈

【疾病概念】

疖指皮肤毛囊及皮脂腺的急性化脓性炎症，由一个毛囊及其所属皮脂腺引起的感染，其病变局限于皮肤浅层组织。痈指多个相邻的毛囊及其所属的皮脂腺或汗腺的急性化脓性炎症，也可由一个疖的扩展或多个疖融合而成。其病变波及皮肤深层毛囊间组织时，可顺筋膜浅面扩散波及皮下脂肪层。造成较大范围的炎症浸润或组织坏死。疖多见于青壮年，以男性多见，特别是皮脂腺代谢旺盛者，可反复发作。痈好发于皮肤较厚的唇部，又称唇痈，男性多于女性。

【临床特点】

疖初起为红、肿、热、痛的小硬结或锥形隆起，顶部出现黄白色脓栓或小脓头，有时有烧灼感。

痈多发生于成年人，以上唇多见。发病初期，局部即出现稍隆起的紫红色浸润区，质地坚硬，界限不清。感染可波及深层筋膜及肌组织，在皮肤与口唇黏膜上，出现多数脓头，继而中央部坏死、溶解、塌陷，状似蜂窝。颜面痈经血行播散引起的主要并发症有全身炎症反应综合征（SIRS）或脓毒血症。严重者可继发肺脓肿、脑脓肿等，短期内引起中毒性休克，甚至危及生命。

【评估要点】

1. 一般情况　评估病人有无明显的全身症状，是否有畏寒、高热、头痛、食欲不佳等表现。

2. 专科情况

（1）疖　评估颌面部皮肤上有无红、肿、热、痛、小硬结或锥形隆起。

（2）痈　评估上唇局部是否出现稍隆起的紫红色浸润区，质地坚硬，界限不清。在皮肤与口唇黏膜上，是否出现多数脓头，继而中央部坏死、溶解、塌陷，破溃后溢出脓血样分泌物，多数脓栓脱落后可形成蜂窝状腔洞。唇痈病人是否唇部极度肿胀、疼痛、张口受限而致进食、语言困难。局部区域淋巴结是否肿大。全身中毒症状明显者，是否伴发颅内海绵窦静脉炎、脓毒血症及中毒性休克，甚至危及生命。

3. 实验室及其他检查　实验室检查可见白细胞计数及中性粒细胞比例升高。

【护理诊断/相关因素】

1. 潜在并发症　颅内感染或脓毒血症，与病原菌毒力强，上唇与鼻部"危险三角区"内无静脉瓣，使感染易于扩散有关。

2. 疼痛　与急性炎症反应有关。

3. 体温升高　与感染导致全身中毒反应有关。

4. 知识缺乏　与缺乏对疖痈的正确处理方法及面部解剖生理特点的相关知识有关。

【护理措施】

1. 注意卧床休息，保持局部制动，减少活动，唇痈病人应限制说话，以减少局部刺激。对伴有全身中毒症状的病人，注意观察病情变化，做好护理计划，发现异常，及时对症处理。高热不退者采用物理降温。

2. 疖初起时局部可外敷鱼石脂油膏或用2%碘酊涂搽患处，每日1次，并保持局部清洁；痈的局部用

3%~40%高渗盐水、0.1%依沙吖啶或硫酸镁等溶液局部持续湿敷，以促进早期痈的局限及软化、穿破，减轻疼痛；对已破溃者可起到良好的排脓作用。被脓液污染的湿敷纱布要随时更换。不可过早停止湿敷，防止脓道被分泌物阻塞，引流不畅造成肿胀再次加剧。

3. 加强营养，给予高糖、高蛋白的流质饮食及水分补充。高热、脱水及中毒症状明显者，给予输液，补充维生素或小剂量输血。

4. 根据脓液细菌培养及药敏试验结果，给予抗感染治疗。

5. 面痈可在急性炎症得到控制，肿胀局限，已形成明显的皮下脓肿时，在脓肿表面中心皮肤最薄或最软的区域行脓肿切开术，引出脓液。记录引流液的性质及量。

【应急措施】

1. 急性感染严重病人，注意生命体征的变化，严密观察局部及全身症状，做好护理记录。准备急救药品和器材，以备急救。

2. 中毒性休克病人，除有一般休克和脓毒血症表现外，主要为血压突然迅速下降，呈持续性低血压、呼吸浅快、脉搏细速。早期即有肾损害，白细胞计数增高，有中毒颗粒存在。应急措施可参见"休克"的护理指导书。中毒严重或长期发热贫血者，可少量、多次输入新鲜血液或注射免疫抑制剂，改善身体状态，纠正贫血。

【告知内容】

1. 告知病人颜面部疖痈与全身其他部位疖痈不同，主张保守疗法，切忌用热敷、烧灼、切开引流等方法，防止局部症状和全身症状迅速加剧。

2. 告知病人不能因影响自己的容貌，擅自对面部疖痈进行挤、挑、压等不正确的方法处理，避免感染扩散。

【健康教育】

加强自我护理指导。向病人告知颌面部解剖生理特点，说明对疖痈进行挤、挑、压的危害，疖的早期禁止热敷，保持局部清洁，避免炎症扩散。

【效果评价】

1. 疼痛减轻或消失，感觉舒适。
2. 体温恢复正常。
3. 无并发症的发生。

六、口腔颌面部损伤急救

【疾病概念】

口腔颌面部损伤急救的根本目的是抢救生命，必须全面了解伤情，分清主次和轻重缓急，然后采取正确的急救措施。现场处理应从威胁生命最主要的问题开始。因此，首先是处理窒息，然后依次为出血、休克、颅脑损伤等。应随着体征的改变及时地采取有效措施。

【临床特点】

1. 窒息　窒息的前驱症状为伤员的烦躁不安、出汗、面色苍白、口唇发绀、鼻翼扇动和呼吸困难。严重者在呼吸时出现"三凹征"（锁骨上窝、胸骨上窝及肋间隙明显凹陷），如抢救不及时，随之发生脉搏减弱、脉速、血压下降及瞳孔散大等危象以致死亡。

2. 出血　颌面部血运丰富，出血多是颌面创伤的重要特点，大量出血可导致休克危及生命。出血的急救，主要根据损伤的部位、出血的来源和程度（动脉、静脉或毛细血管）以及现场条件，采用相应的止血方法。

3. 休克　口腔颌面部损伤伤员的休克多因伴发身体其他部位严重损伤所致，主要为创伤性休克和失血性休克两种。

4. 感染 口腔颌面部损伤创口常被细菌、泥土、沙石等污染，甚至异物嵌入组织内，易导致感染而增加损伤的复杂性和严重性。因此，有效而及时地防治感染至关重要。

5. 伴发颅脑损伤的急症 颅脑与颌面部紧密相连。口腔颌面部损伤，尤其上颌骨严重骨折的伤员常伴有不同程度的颅脑损伤。颅脑损伤包括脑震荡、脑挫裂伤、硬脑膜外出血、颅骨及颅底骨折和脑脊液漏等。

【应急措施】

1. 窒息的急救措施 防治窒息的关键在于及早发现和及时处理。在窒息发生之前仔细观察并作出正确判断，如病人已出现呼吸困难，更应争分夺秒地紧急抢救。

（1）阻塞性窒息的急救

①立即清除口、鼻腔及咽喉异物：迅速用手指或器械掏出或吸引器吸出阻塞物，保持呼吸道通畅。

②将后坠的舌牵出：可在舌尖后约 2cm 处用大圆针和 7 号缝合线穿过舌的全厚组织，将舌拉出口外，缝合线固定于外衣扣上用胶布固定于颏部。无缝合针线时，可用大别针如上法操作。

③吊起下坠的上颌骨：上颌骨水平骨折，骨折块及软腭向下后坠落压于舌背时，在清除阻塞物后，在现场可临时用压舌板或筷子、铅笔等横放于上颌双侧前磨牙位置，将上颌骨骨折块向上悬吊，并将两端用绷带固定于头上。

④改变病人体位：先解开颈部衣扣。病人神志清楚时，使其面部朝下；神志不清时，使其俯卧，前额垫高，让分泌物自然流出；也可采取仰卧位，头偏向健侧。

⑤插入通气导管,保持呼吸道通畅:对于咽部、舌根及口底广泛性软组织肿胀压迫呼吸道的伤员,可经口或鼻腔插入任何形式的通气管道(鼻咽通气管、口咽通气管、气管插管),以解除窒息。对下颌体前部粉碎性骨折或双侧骨折的病人,需运送时,即使神志清醒,亦应放通气管道。如插管困难且情况紧急时,可迅速采用1~2根粗针头从环状软骨和甲状软骨之间的环甲膜刺入气管,或将环甲膜切开,暂时缓解症状,随后尽早行气管切开术。

(2)吸入性窒息的急救　必须立即行气管切开术,通过气管导管,充分吸出进入下呼吸道的血液、分泌物或呕吐物及各种异物,必要时借助于支气管镜取出异物,解除窒息。要特别注意预防吸入性肺炎及其他肺部并发症。

2. 出血急救措施

(1)压迫止血　是一种不确切而且临时的止血方法,对于较大血管的出血,还需要做进一步的处理。

①指压止血法:用手指压迫出血部位供应动脉的近心端,适用于出血较多的紧急情况,作为暂时性止血,然后再改用其他确定性方法做进一步止血。

②包扎止血法:用于毛细血管、小静脉及小动脉的出血。先将软组织复位,然后在损伤部位覆盖多层纱布辅料,再用绷带行加压包扎。注意包扎的压力要适中,勿加重骨折块移位和影响呼吸道通畅。颌面部常用的包扎方法有:四尾带包扎法和"十字"绷带包扎法。

③填塞止血法:用于开放性和洞穿性伤口。将纱布块填塞于伤口内,再用绷带行加压包扎。在颈部或口底伤口填塞纱布时,应注意保持呼吸道通畅,防止发生窒息。

(2)结扎止血　是常用而可靠的止血方法。紧急情况下，可先以止血钳夹住血管断端，连同血管钳一起妥善包扎并护送伤员。如条件许可，对于伤口内活跃出血的血管断端应以止血钳夹住做结扎或缝扎止血。颌面部较严重的出血不能妥善止血时，可考虑结扎颈外动脉。

（3）药物止血　适用于组织渗血、小静脉和小动脉出血。在创面上局部应用各种中药止血粉、止血纱布、止血海绵等，将药物直接置于出血处，然后外加干纱布加压包扎，可减少局部出血、渗血。全身使用止血药物可作为辅助用药，提高凝血功能。

3. 休克急救措施　抗休克急救的目的在于恢复组织灌流量。要注意观察休克的早期和休克期的病情变化。创伤性休克的处理原则为镇静、镇痛、止血和补液，可用药物协助恢复和维持血压。对失血性休克则以补充血容量为根本措施。快速输液、输血。

4. 感染急救措施

（1）在有条件情况下应尽早进行清创缝合术。无条件时应将伤口包扎，以隔绝感染源。

（2）伤后及时使用广谱抗生素，预防感染。对有颅脑损伤的伤员，特别是有脑脊液漏出现时，可采用易透过血－脑屏障、在脑组织中能达到有效浓度的药物。对伤口污染泥土的伤员，应及时注射破伤风抗毒素，预防破伤风。

5. 伴发颅脑损伤的急症急救措施

（1）凡可疑有颅脑损伤的伤员，应卧床休息，减少搬动，暂停不急需的检查或手术。严密观察其神志、脉搏、呼吸、血压及瞳孔的变化。

（2）如鼻腔或外耳道有脑脊液漏，禁止做外耳道或鼻腔内填塞与冲洗，以免引起颅内感染。

（3）对昏迷的伤员，要特别注意保持呼吸道通畅，防止误吸和窒息的发生，必要时做气管切开术，随时清除呼吸道的分泌物。昏迷的伤员，颌面部伤可做简单包扎，但严禁行颌间结扎固定。

（4）有脑水肿、颅内压增高症状（剧烈头痛、喷射状呕吐等）的伤员，应控制入水量，给予脱水治疗。常用20%甘露醇或50%葡萄糖液静脉快速滴注，每日3~4次，以减轻脑水肿，降低颅内压。地塞米松对控制脑水肿亦有良效。

（5）对烦躁不安的病人，可给予适量镇静剂，但禁用吗啡，以免抑制呼吸，影响对瞳孔变化的观察及引起呕吐，使颅内压增高等。

（6）如伤员昏迷后一度意识清醒或好转，随后又转入嗜睡、昏迷，伤侧瞳孔散大，对光反射消失，呼吸、脉搏变慢，血压升高时，则是硬脑膜外血肿的典型表现，应立即请神经外科医师会诊，确诊后行开颅减压。

七、口腔颌面部损伤

【疾病概念】

颌面部损伤伤员常常因伤口疼痛、张口受限、牙损害或因颌骨骨折、咬合紊乱、颌间结扎固定等，不能正常张口、咀嚼和进食，只能选用流质、半流质饮食或软食，营养供应常常低于机体需要量。另外，颌面部损伤多由意外伤害引起，给伤员及其家属带来身体及心理上的伤害，因此，护理上必须积极干预，才能有效促进伤员恢复。

【临床特点】

1. 口腔软组织损伤　口腔颌面软组织损伤分为闭合性损伤与开放性损伤。闭合性损伤为受伤部位皮肤或黏膜保持完整的损伤。常见有挫伤和血肿，表现为疼痛、肿胀、皮肤变色与皮下淤血等。开放性损伤则为受伤部位的皮肤或黏膜的完整性及深层组织受到破坏裂开的损伤。常见有擦伤、挫裂伤、切割伤、刺伤、撕脱伤、咬伤、火器伤等。损伤部位有不同程度的肿胀、伤口出血、疼痛，甚至有咀嚼功能障碍等。

2. 牙及牙槽骨损伤　牙及牙槽骨损伤多发生在前牙区，常因碰撞、打击、跌倒或咀嚼硬物而引起。轻则牙体松动，重则发生牙脱位、牙折断，以致伴发牙槽骨骨折。主要表现为 1 个或多个牙齿松动、倾斜、伸长和疼痛，妨碍咀嚼。牙完全脱位、牙折或伴有牙槽骨骨折时可见附近的软组织及牙龈撕裂、出血与局部肿胀。牙错位造成咬合关系紊乱。

3. 颌骨骨折　颌骨骨折包括上颌骨骨折、下颌骨骨折及上下颌骨联合骨折等。由于下颌骨位于面部最突出的部分，因而下颌骨骨折远较上颌骨为常见。

下颌骨骨折，骨折线易发生在解剖结构较薄弱的部位，如颏部、颏孔区、下颌角、髁突颈部等部位。由于下颌骨周围有强大的开闭口肌肉附着，因此骨折时，一般均有错位、咬合关系紊乱等。其主要表现为局部肿胀、疼痛、出血和局部压痛、咬合紊乱。下颌骨骨折伴有下牙槽神经损伤时，可出现下唇麻木。

【评估要点】

1. 一般情况

（1）评估受伤时的各种情况，受伤的原因、部位，外力的大小及作用方向、角度、速度、作用时间。

（2）评估病人的意识、精神状态、血压、脉搏、呼吸有无异常，有无头痛、昏迷、喷射状呕吐等表现。

（3）评估张口度及咬合功能。

（4）评估全身复合伤情况。

2. 专科情况

（1）口腔颌面部软组织损伤　评估颌面部软组织损伤类型，擦伤、挫伤、挫裂伤、切割伤、刺伤、蜇伤、咬伤、撕脱伤等。

（2）牙及牙槽骨损伤　评估外力作用后是否引起牙齿松动、伸长、移位、嵌入深部或完全脱离牙槽窝、完全离体。评估受外力作用后，是否引起多牙连动、咬合紊乱以及牙龈出血、肿胀等。

（3）颌骨骨折　评估是否有骨折块移位、面中部凹陷及长面畸形；是否有咬合关系错乱；是否有脑脊液鼻漏或耳漏；是否有神经损伤；骨折部位是否有牙龈撕裂伴出血等。

3. 实验室及其他检查

（1）影像学检查　X 线、CT（三维重建）检查显示骨折部位、数目、类型及骨折段移位情况以及牙与骨折线的关系等。

（2）手术前的常规检查　血、尿、粪常规，血型，输血前常规，肝功能、肾功能、空腹血糖，电解质及心电图、胸部透视等。

【护理诊断/相关因素】

1. 疼痛　与外伤导致皮肤、黏膜破损及骨折有关。

2. 口腔黏膜组织完整性受损　与损伤、下颌制动致口腔护理障碍有关。

3. 吞咽困难　与疼痛、咬合紊乱、咀嚼功能障碍、下颌制动有关。

4. 恐惧　与突发的伤害及手术有关。

5. 潜在并发症　出血、感染、窒息等，与伤口渗血，手术创伤，伤口暴露、污染，局部肿胀严重，口内出血块未及时清除等有关。

6. 营养失调，低于机体需要量　与张口受限、咀嚼或吞咽困难有关。

7. 自我形象紊乱　与外伤致面部畸形有关。

【护理措施】

1. 一般护理　口腔颌面部损伤的病人，一般发病急，病情变化快，常因窒息、出血、休克及合并颅脑损伤等而使病情加重。因此，在口腔颌面部损伤病人的急救和治疗工作中，护理工作非常重要。

2. 观察生命体征　测量体温、脉搏、呼吸、血压，观察神志及瞳孔的变化。出现剧烈的头痛、恶心、喷射性呕吐、神志不清、躁动不安等情况，可能合并有颅脑损伤，应立即报告医师进行急救处理。

3. 遵医嘱做皮肤敏感试验　如青霉素、普鲁卡因、破伤风抗毒素等皮肤试验，及时注射破伤风抗毒素。

4. 根据伤情准备急救用品　如氧气筒、吸引器、气管切开包、急救药品、输液架等。

5. 清创缝合　经急救处理，伤员病情稳定后，协助医师及早对局部伤口进行清创缝合。

6. 治疗护理　按医嘱要求及时输血、输液，全身应用抗生素。

7. 保持病人呼吸道通畅　及时清除口、鼻腔分泌物，呕吐物，异物及血凝块以预防窒息，必要时行气管插管或气管切开术，缺氧伤员及时给氧。

8. 伤员体位　伤员一般取仰卧头偏向一侧体位，以利于口内液体自行流出。出血不多及合并颅脑损伤的病人，可采取半卧位，以利于静脉回流，减轻局部组织水肿。

9. 局部观察　颌骨骨折口内有牙弓夹板或颌间牵引钉固定的病人，应定期检查，防止钢丝、螺钉松动或刺伤黏膜，发现压迫性黏膜溃疡应及时根据病情调整固定。

10. 保持口腔清洁　颌间固定的病人不但进食困难，因无法咀嚼而失去口腔自洁作用，食物残渣很易积聚于夹板、连接丝和牙间隙内。这类病人保持口腔卫生十分重要，在每次进食后，都应用冲洗器、棉签或小牙刷进行口腔清洁护理，并用含漱剂漱口。

11. 心理护理 可根据心理量表及病人主诉，判断病人是否有焦虑或恐惧，根据不同的心理问题加以疏导，鼓励病人和家人表达其内心的感受，指导病人学会放松的方法，给予耐心解释及安慰，使其主动配合治疗。

12. 营养支持 口腔颌面部损伤病人，由于张口受限、局部创口疼痛及咬合功能紊乱等原因，不能咀嚼食物。特别是行颌间固定的病人，正常摄食都很困难。所以合理饮食，对病人减少体内消耗、促进创伤恢复非常重要。

(1)饮食的种类 根据伤情，为了便于进食，减少咀嚼或不用咀嚼，可选用流质、半流质、软食或普通饮食。食物应该能够提供足够的热量，含有丰富的蛋白质及维生素。特殊病人应由医师特殊制定饮食方案，如腮腺或颌下腺损伤者在治疗期间不食酸性及刺激性饮食；而腮腺导管损伤后，给予导管吻合或导管再造术治疗期间，应让病人多食酸性饮食，以促使导管通畅。

(2)进食方法 根据伤情轻重、开口度和咀嚼及吞咽情况，并结合病人意愿，可采用不同的进食方法。

①管喂法：可用滴管或注射器喂流质饮食。

②匙喂法：可用汤匙喂食或自食流质、半流质饮食。

③吸管法：用细塑料管可吸流质饮食，用粗塑料管或胶管可自吸流质或半流质饮食，还可吸部分软质饮食。

④壶喂法：可喂食流质或半流质食物。

⑤鼻饲法：可喂流质饮食。

⑥吊筒喂食法：将筒挂在输液架上，用橡皮管的一端接在吊筒上，另一端放入病人口内舌背上，食物借重力流入，或另接一橡皮球加压，使食物流入口内。

这种方法用手控制流量，避免发呛。此法可进流质或半流质饮食。

【应急措施】

1. 迅速判断伤情，及时抢救 根据伤情轻重缓急，决定救治先后顺序；尽早实施正确的专科治疗。

2. 窒息的应急措施 参见第四章第三节"口腔颌面部损伤急救"护理指导书。

3. 出血应急措施 参见第四章第三节"口腔颌面部损伤急救"护理指导书。

4. 休克应急措施 参见第四章第三节"口腔颌面部损伤急救"护理指导书。

5. 伴发颅脑损伤的应急措施 参见第四章第三节"口腔颌面部损伤急救"护理指导书。

6. 颌间牵引固定术后的应急措施 颌间牵引固定术后病人无法张口，不能有效清除口腔积液、食物残渣等，为防止积液、呕吐物或进食误吸引起窒息，床旁必备吸引器、剪刀等物品，一旦发生意外，随时清除口内分泌物，迅速剪断颌间牵引橡皮圈，保持呼吸道通畅，进行抢救。

【告知内容】

1. 脑脊液漏的观察及处理 颌骨骨折伴有颅底骨折的病人的耳、鼻如有带血色水样液体流出，应考虑有脑脊液漏的存在。流出的液体少而血液多时，可将流出液滴在吸水纸或纱布上，如果很快看到血迹周围有一圈被水湿润的环状红晕，可确定混有脑脊液，而不是单纯的血液。告知病人有脑脊液漏时，禁止冲洗鼻腔或耳道，禁用棉球填塞。不要用力擤鼻涕，防止咳嗽及打喷嚏，以免引起颅内感染。清醒的病人应取头高卧位，保持引流通畅。

2. 因外伤引起的牙体缺损或畸形，影响咀嚼、发音和美观，应在骨折愈合后及时修复，以恢复原有的解剖外形和功能，促进牙齿和支持组织的健康。

【健康教育】

1. 告知病人增强安全意识，防止再次受伤。

2. 口腔内有损伤者缝线拆除后，逐渐由流质软食过渡到普食。口腔内保持清洁。

3. 出院后遵医嘱按时来院复查。遗留软组织缺损者可择期进行二期修复，如颜面部创伤瘢痕明显或功能受影响，可行整复手术。

4. 对颌骨骨折，特别是髁状突骨折的伤员：出院前应使其掌握开口训练的时机与方法。对口腔颌面部损伤，全身状况良好者，应鼓励其早期下床活动和及时进行功能训练，以改善局部和全身的血液循环，促进病人早期痊愈并减少并发症的发生。

【效果评价】

1. 疼痛减轻或消失。

2. 伤口愈合良好，恢复正常咬合关系及咀嚼功能。

3. 无潜在并发症发生。

4. 掌握口腔清洁、张口功能的训练方法。

5. 营养状况改善，能满足机体需要。

6. 能正确面对自身形象的改变。

八、颌面部骨折复位固定术

【疾病概念】

颌面部骨折多因工伤、交通事故或暴力打击等意外情况所致。因其位置突出，易受创伤。上颌骨骨折常累及邻近的鼻骨、颧骨等同时骨折以及并发颅脑损伤。下颌骨骨折因其解剖结构的特殊性，除了可能在外力打击部位骨折外，对侧薄弱处亦可发生间接骨折。由于附着肌肉作用不同，骨折线方向不同可以出现不同移位。

【临床特点】

颌面部骨折共同症状有：骨折线附近的软组织肿胀，固定的疼痛点，颌周组织常有出血及瘀斑，牙及牙龈损伤，骨折断端移位，咬合关系错乱，张口受限，流涎及呼吸、咀嚼、吞咽功能障碍等。下颌骨骨折可出现下唇麻木或感觉异常。颧骨、颧弓骨折可出现复视。鼻骨骨折有时伴发脑脊液漏及皮下气肿。

【评估要点】

1. 一般情况 评估受伤原因、部位，外力的大小、作用方向及张口度、咬合等功能；伤后意识状态，有无头痛、昏迷、喷射状呕吐史；全身复合伤情况等。

2. 专科检查 评估病人的神志、呼吸情况；骨折块移位程度；咬合关系是否错乱；是否有脑脊液漏；有无神经损伤表现；有无复视、张口受限等。

3. 实验室及其他检查

（1）血常规检查 失血过多时，可有红细胞、血红蛋白、血细胞比容下降。

（2）影像学检查 X 线片、CT 片尤其是三维成像，可清晰地显示骨折线及移位情况。

（3）术前完成的常规检查包括血、尿、便、输血前常规，肝肾功能及胸透、心电图检查等。

【护理诊断/相关因素】

1. 疼痛 与创伤、手术有关。

2. 口腔黏膜组织完整性受损 与创伤、手术、口内固定装置有关。

3. 营养失调 与张口受限有关。

4. 焦虑 与意外伤害、面容受损有关。

5. 恐惧 与意外伤害有关。

6. 潜在并发症 窒息、出血、感染。

7. 自我形象紊乱 与创伤、面部畸形有关。

【护理措施】

1. 手术前准备

(1)保证全身情况稳定，无严重全身复合伤及并发症情况下进行颌骨骨折固定手术。

(2)全身清洁，手术区域常规备皮。

(3)术前做抗生素、普鲁卡因过敏试验，破伤风抗毒素过敏试验或脱敏注射。

(4)准备器械和固定材料。

(5)需全身麻醉者禁食6小时。

2. 手术后护理

(1)全身麻醉病人按全身麻醉术后常规护理。

(2)取半卧位，以减轻局部肿胀。

(3)保持呼吸道通畅，及时吸出口、鼻腔分泌物。舌后坠者，将舌体牵出口外固定。重症病人要注意变换体位，鼓励病人咳嗽排痰，防止坠积性肺炎的发生。

(4)观察体温、脉搏、呼吸、血压、神志、瞳孔变化及手术切口渗血、引流情况，并做好记录。

(5)观察是否有带血色水样液或清亮液体流出，有无耳、鼻脑脊液漏存在。流出血性液体较多时，可将流出液滴在吸水纸或纱布上，如果很快看到血迹周围有一圈被水湿润的环状红晕，即可确定混有脑脊液，而非单纯的血液。有脑脊液漏时，禁止冲洗鼻腔或耳道，禁止棉球填塞。经常消毒保持清洁。嘱病人不要用力擤鼻涕，防止咳嗽及打喷嚏，以免引起颅内感染。清醒病人应取半卧位，头部抬高，保持引流通畅。

(6)遵医嘱给予抗生素、止血及镇痛剂，合并颅脑损伤或胸部损伤者，禁用吗啡类药物。

(7)加强口腔护理，可采取擦拭法、加压冲洗法或含漱法等。检查口腔黏膜是否有炎症及溃疡，根据情况涂搽药物。如口唇干燥或有口角损伤，可涂润滑剂或药物软膏。如流涎较多者，颏部应涂以氧化锌油膏予以皮肤保护。昏迷者采用擦拭法进行口腔护理，注意防止棉球脱落，造成误吸。

（8）注意观察口腔颌面部坚固内固定物及颌间牵引固定装置有无压痛、松动、移位，及时调整加固。对颌间固定的病人，应注意观察口内的牙弓夹板、结扎丝、颌间牵引钉及固定托槽等有无松动、脱落、断开、移位以及是否损伤牙龈或唇、颊黏膜等。尤其要检查咬合关系是否异常，随时调整和改变牵引、固定的方向。如使用颌间橡皮圈弹性牵引的病人，伤后2～3周，即骨折已发生纤维愈合时，可遵循动静结合的原则，教会病人餐前取下颌间牵引的橡皮圈，餐后漱口或清洁口腔后，再挂上橡皮圈，以维持固定状态。但要注意重新牵引时的位置和方向。解除固定装置后，指导病人张口练习和饮食方法，以逐渐恢复咀嚼功能。

（9）积极心理调适，加强与病人及家人的情感沟通，根据不同的心理问题加以疏导。鼓励其表达感受，指导病人学会放松的方法，详细告知治疗过程，调动病人配合治疗的主动性。

【应急措施】

1. 迅速判断伤情，及时抢救；根据伤情轻重缓急，决定救治先后顺序；尽早实施正确的专科治疗。

2. 全身麻醉手术结束麻醉复苏过程中，可能发生危急并发症，如误吸、舌后坠、喉或支气管痉挛、喉头水肿、呼吸道梗阻及低氧血症等，因此术后的生命体征监测、伤口观察和呼吸道管理至关重要。

【告知内容】

1. 行颌间固定术是以未受伤的牙齿及颌骨作为参照物来固定颌骨骨折，达到止血、减轻骨断端的异常活动、使咬合关系恢复正常的目的。

2. 颌骨骨折手术创口大多在口内，还要行颌间牵引固定术，加之口腔内特殊的解剖生理关系，使得口腔内微生物环境复杂，应告知病人术后的口腔清洁十分重要，必须保持口腔清洁，预防伤口感染等并发症的发生。

3. 因外伤引起的牙体缺损或畸形，影响咀嚼、发音和美观，应在骨折愈合后及时修复，以恢复原有的解剖外形和功能，促进牙齿和支持组织的健康。

【健康教育】

1. 加强营养，从流质、软食逐渐过渡到正常饮食。

2. 颌间结扎牵引固定期内，应注意有无结扎丝、金属牙弓夹板、颌间牵引钉的松脱以及颌间固定的移位。

3. 鼻骨骨折及颧骨、颧弓骨折复位后未做固定者，应注意在 2~3 周内避免鼻部、颧部受压及外力作用，以防骨块移位。如有视力障碍、复视表现，应定期来院复诊并与眼科共同处置。

4. 有脑脊液漏的病人，伤后 1 个月内不能用力捏鼻、擤涕。

5. 固定装置拆除前应拍摄 X 线片了解骨折愈合情况。

6. 结扎、牵引固定装置拆除后，应行张口训练，对髁状突骨折病人来说尤为重要，避免引起关节强直。

7. 定期门诊复查，以便对于所产生的并发症及时采取相应的治疗。根据需要，植入的骨折固定材料 6 个月后可摘除取出。

【效果评价】

1. 骨折固定良好，恢复正常的咬合关系和咀嚼功能。

2. 无潜在并发症发生。

3. 掌握口腔清洁、张口功能的训练方法。

4. 营养状况改善，能满足机体需要。

5. 能正确面对自身形象的改变。

九、舌癌

【疾病概念】

舌癌是口腔颌面部常见的恶性肿瘤，多为鳞癌。男性多于女性，但近年来有女性增多及发病年龄年轻化的趋势。目前发病原因不明，多由于长期刺激，如残冠、残根、慢性炎症、不良修复体、白斑或乳头状瘤引起。过度烟酒也是好发原因，病变部位多在舌前2/3部分，呈溃疡型或浸润型生长。

【临床特点】

舌癌多发于舌缘，其次为舌尖、舌背及舌根处，生长快，浸润性强，常波及舌肌致舌运动受限；有时进食、说话、吞咽发生困难，晚期可波及口底及颌骨，使舌固定；如有继发感染，可出现剧烈疼痛，放射至耳颞部及整个同侧颈面部。另外，舌癌早期即可发生淋巴结转移，以颈深上淋巴结、下颌下淋巴结转移最多。

【评估要点】

1. 一般情况 询问病人既往健康状况，有无药物过敏史、家族史，有无不良生活习惯；评估病人的营养状况能否耐受手术，生命体征有无异常以及对本病的认知程度；同时了解家人对本病的认知以及经济状况。

2. 专科情况 了解肿瘤发生的部位、大小，是否有舌运动受限，是否疼痛，是否有淋巴结转移等。

3. 实验室及其他检查 触诊比望诊更具诊断意义，组织活检可确诊。

【护理诊断/相关因素】

1. 恐惧焦虑 与所患疾病性质有关。

2. 有窒息的危险 与术后易发生舌后坠，局部组织黏膜肿胀有关。

3. 营养失调，低于机体需要量　与化疗药导致胃肠道反应及术后进食困难有关。

4. 有感染的危险　与术后口腔卫生困难，局部伤口血性分泌物增加有关。

5. 疼痛　与癌肿侵犯神经有关。

【护理措施】

1. 术前护理

（1）心理护理　针对病人对疾病本身及手术的恐惧心理，鼓励病人树立战胜疾病的信心和勇气，也可介绍其同类病友现身说教，取得病人的配合，同时对术后可能出现的张口、进食、语言困难等问题，均应事先告知病人，使其有足够的心理准备。对于疼痛病人多做解释工作，必要时适当止痛。

（2）术前化疗者　嘱其饮食宜清淡，少油腻。给予高蛋白、高热量、高维生素的饮食，如肉汤、营养餐等。

（3）口腔护理　保持口腔清洁，嘱病人刷牙要彻底，给予含漱剂漱口，每日 3～4 次，每次3～5 分钟，术前常规全口洁治。

（4）常规准备　术前 1 日配血、备皮，如病灶过大，须做邻近组织瓣转移或游离组织瓣修复者，做好供皮区皮肤准备，如做舌颌颈联合根治者，术侧皮肤准备区入发际 2～5cm，术日置胃管、尿管保留。

2. 术后护理

（1）保持呼吸道通畅　病人因切除一侧舌体及下颌骨，易引起舌后坠堵塞呼吸道，应及时吸出口腔内分泌物，气管切开者按气管切开常规护理。如带气管插管(经鼻或经口)者，气囊放气前，应先吸净口鼻腔分泌物。为防止分泌物干燥结痂，常规气管插管内泵入生理氯化钠溶液或气管内滴药，速度 6～10ml/h 泵入。

（2）注意伤口渗血情况　保持负压引流通畅，观察引流量及颜色，如引流液鲜红色，量 > 250ml/d，或呈乳白牛奶状，均属异常，应及时报告医师处理。24 小时引流液为 20～30ml 时可拔管，口内伤口 8～10 日拆线，口外伤口 5～7 日拆线。

（3）饮食　给予高蛋白、高热量、高维生素、易消化饮食，不能进食者给予鼻饲。

（4）保持口腔清洁　舌癌术后因张口受限、咀嚼困难，有时伤口渗血，不便漱口，为预防伤口感染必须进行口腔冲洗，每日 2 次。方法是用 20ml 注射器吸取 1%～5% 过氧化氢冲洗口腔，使局部分泌物及残渣产生泡沫而脱落，再用 0.9% 氯化钠溶液冲净，动作要轻，防止碰伤创面。

（5）游离组织瓣修复病人　采取平卧位，头偏向患侧 5～7 日，术后 48 小时内严密观察口内皮瓣颜色，注意有无肿胀，发现异常及时报告医师处理。为了促进皮瓣成活，可局部热疗，也可输注促进微循环药物。

【应急措施】

1. 并发症预防　全身麻醉手术结束麻醉复苏过程中，可能发生危急并发症，如误吸、舌后坠、喉或支气管痉挛、喉头水肿、呼吸道梗阻及低氧血症等，因此术后的生命体征监测、伤口观察和呼吸道管理至关重要。

2. 喉头水肿的观察及处理　病人拔管后出现呼吸困难，鸡鸣样发音，深呼吸或呼吸浅而快，甚至出现"三凹"症状（锁骨上凹陷、剑突下凹陷、肋骨间隙下凹陷），面色、口唇青紫，应立即报告医生，开发静脉，并做好紧急气管切开的准备，配合抢救。

3. 负压引流的观察及处理　术后 12 小时内引流量超过 250ml 或短时间内引流液过快、过多、呈鲜红色，应考虑大出血可能；若无引流物流出或流出甚少，两面颈部肿胀明显，可能为引流管阻塞、折叠或放置引流管的位置不佳；若引流液为乳白色，应考虑为术中损伤胸导管导致的乳糜漏。发现以上情况均应立即通知手术医生进行相应处理，不得延误时机。

【告知内容】

1. 告知病人游离组织瓣修复术后，因皮瓣的神经功能恢复较慢，触、痛、温度觉迟钝，应防止皮瓣发生压伤、锐器伤、烫伤等。进食、水不能过冷过热，避免进食辛辣、质硬的食物。

2. 术后语言沟通障碍，应在术前告知病人一些固定的手势表达基本的生理需要或用写字板、纸、笔等进行交流。康复期可在语言训练师的指导下进行舌体运动及语言功能训练。

【健康教育】

1. 向病人讲解当前医学知识发展情况，对本病的治疗已取得很好的疗效，同时做好家属工作，保持乐观的态度，使病人密切配合治疗。

2. 讲解放疗、化疗期间可能出现的一些不良反应，如胃肠道反应、脱发等，嘱病人不要过于紧张，同时可给予一些对抗反应的药物，减轻不良反应的症状。

3. 讲解术后鼻饲饮食的重要性，保证质和量以供机体需要，促进伤口愈合。

4. 保持口腔卫生的重要性。

5. 术后恢复期进行发音练习，口内拆除缝线后可做张口练习及舌运动功能练习，舌癌根治同期行下颌骨植骨者，应在骨质愈合后，练习张口和咀嚼运动，需坚持3～6个月。

6. 定期复查，每3个月1次，及早发现复发病灶或淋巴结转移等。

【效果评价】

1. 恐惧、焦虑减轻或消失。

2. 手术切口愈合良好，无肿胀、出血、感染及皮瓣危象的发生。

3. 营养状态改善。

4. 能正确面对自身形象的改变，能进行有效的语言沟通。

十、牙龈癌

【疾病概念】

牙龈癌是常见的口腔癌，多为高分化的鳞状细胞癌，在口腔癌中居第二或第三位，发病原因多与不良烟酒嗜好及残根、残冠、不良修复体刺激有关。下颌牙龈癌的发病率明显高于上颌，比例为（2：1）~（3：1），40~60岁中老年人多发病，男性多于女性。

【临床特点】

牙龈癌多发生在磨牙或前磨牙区的牙龈黏膜，以溃疡型多见，极少表现为增生型。牙龈癌发展缓慢，向四周呈浸润性生长，早期向牙槽突及颌骨浸润，使骨质破坏，引起牙齿松动和疼痛。溃疡继发感染时，可引起剧痛和恶臭。上牙龈癌可侵及上颌窦及腭部，下牙龈癌可侵及口底及颊部，如向后发展到磨牙区及咽部时，可引起张口困难。下牙龈癌比上牙龈癌淋巴结转移早，同时也较多见。

【评估要点】

1. 一般情况 了解病人对疾病的认知程度，评估病人全身营养状况、生命体征，询问其有无不良嗜好、家族史、既往史、过敏史等。

2. 专科情况 了解癌肿的部位、大小、浸润程度以及有无淋巴结转移，淋巴结转移的程度等。

3. 实验室及其他检查 X线曲面断层片，主要查骨质破坏情况。颈部CT可确定病变部位、大小及有无淋巴结转移等。

【护理诊断/相关因素】

1. 恐惧、绝望 与手术破坏颌面外形和生理功能，使生活质量下降有关。

2. 有窒息危险 与术后全身麻醉未醒、分泌物吸入、舌后坠有关。

3. 自我形象紊乱 与颌骨切除后导致面部组织缺损有关。

4. 营养失调，低于机体需要量 与手术创伤、张口受限有关。

【护理措施】

1. 术前护理

(1)心理护理 因肿瘤侵袭颌骨，手术破坏性大，手术范围广泛，术后将出现语言不清、流涎、进食困难、感觉麻木等问题，必然会给病人带来精神和肉体上的极大痛苦，因此对病人应具有高度的同情心和责任心，鼓励病人勇敢面对现实；同时也向病人讲述颌骨切除后的义颌修复，可使病人的面形、咀嚼和发音功能得到一定程度的恢复，从而使病人以积极的心理接受手术。

(2)口腔护理 保持口腔卫生，术前进行全口洁治。

(3)常规准备 常规配血、备皮，除面颊皮肤外，需口内植皮者，做好供皮区皮肤准备，术日晨禁食、禁水，必要时置胃管、尿管保留。

(4)修复体准备 一侧下颌骨截除者，需做好健侧的斜面导板；上颌骨截除者必要时备腭护板。

2. 术后护理

(1)保持呼吸道通畅 全身麻醉未清醒前，应及时吸出口内分泌物，为防止舌后坠应将穿过舌体的牵拉线拉紧，使舌前伸，并行固定，气管切开者按气管切开护理常规护理。

（2）饮食　给予病人高热量、高蛋白、高维生素的流质饮食，不能进食者进行鼻饲，必要时可静脉补充营养，保证机体需要。

（3）口腔护理　给予口腔冲洗，每日2次，方法同舌癌的冲洗方法，进食后及时用漱口剂漱口，每日3~4次，每次3~5分钟。

（4）体位　手术次日改半卧位，鼓励病人咳嗽排痰，行雾化吸入，每日2次，防止呼吸道感染。

（5）上颌骨截除口内植皮者　应注意包扎的敷料或填塞的碘仿纱布的固定情况，防止松动脱落，一般于手术后1周拆线，10~14日除去口内固定的敷料。

（6）应用抗生素预防感染，对立即植骨者在拆线及创口愈合后还应继续使用1周。

【应急措施】

应急措施，参见第四章第三节"舌癌"护理指导书。

【告知内容】

1. 牙龈癌侵袭颌骨，造成骨质破坏，需将部分或一侧上、下颌骨截除，有的还需行颈淋巴清扫术，手术范围广，术后可产生语言不清、进食困难、不同程度的颜面畸形等，术前必须告知清楚手术的利弊，使病人能够正确对待。

2. 颌骨全切或次全切后，可以通过术中即刻植骨或术后佩戴赝复体（义颌）矫治缺损部位，用以防止瘢痕挛缩，尽早恢复语言与进食功能，维持和恢复面部形态。

【健康教育】

1. 做好心理护理，鼓励病人树立战胜疾病的信心，同时也要做好家属工作。

2. 说明术后饮食的重要性，给机体提供必需的能量，也是疾病愈合的关键，从流质、软食逐渐过渡到正常饮食。

3. 保持口腔卫生的重要性。

4. 下颌骨截除后的病人，使用斜面导板应维持半年以上；上颌骨截除者创口出现不愈合尽早进行张口训练，及时进行颌面部义颌修复。

5. 行颈淋巴结清扫者，注意同侧上肢功能锻炼。

6. 定期复查，及时发现复发灶及淋巴结转移等。

7. 切缘阳性或淋巴结转移者，术后 5 周内需行放疗、化疗或生物治疗。

【效果评价】

1. 能够正确对待手术创伤，以乐观的态度面对生活。

2. 手术伤口愈合良好，无并发症的发生。

3. 正常进食，营养满足机体需要。

4. 颜面形态基本正常，张口功能改善。

十一、颊癌

【疾病概念】

原发于颊黏膜的癌称为颊癌。颊黏膜癌发病率较高，占口腔癌的第二或第三位，90% 以上为鳞状细胞癌，男性多发，男、女比例约为 2∶1，发病年龄多在 60 岁以上，近年来女性发病有上升趋势。发病原因多与烟酒不良嗜好以及口内残根、残冠、不良修复体刺激有关，其他癌前病变如增殖性红斑、白斑、扁平苔藓等也可发展为颊癌。

【临床特点】

颊黏膜癌通常有溃疡形成，伴局部浸润，仅有少部分表现为疣状或乳突状的外突型，由白斑发展来的颊癌，常在患区查见白斑。颊癌早期一般无明显疼痛，当癌肿浸润肌层等深部组织合并感染时，出现明显疼痛，伴不同程度的张口受限，甚至牙关紧闭，牙周组织受累后，可出现牙痛或牙松动。癌肿穿透颊部时，可出现皮肤瘘，病人常有颈部淋巴结肿大，亦可累及颈深上淋巴结。

【护理评估】

1. 一般情况　评估病人全身营养状况，询问其家族史、过敏史，有无不良生活习惯，全面评估病人对疾病的认知程度。

2. 专科情况　评估肿瘤的部位、大小、边界及有无淋巴结转移等。

3. 实验室及其他检查　X线曲面断层片，可了解颌骨破坏情况；颌面部及颈部CT，可表现为压迫吸收和浸润性破坏。

【护理诊断/相关因素】

1. 恐惧　与预感肿瘤会导致死亡有关。

2. 有窒息的危险　与术后全身麻醉未醒、分泌物吸入、局部组织缺损、舌后坠有关。

3. 营养失调　与术前放疗、化疗及术后张口困难及手术创伤有关。

4. 自我形象紊乱　与手术切除局部组织致面部形象改变有关。

【护理措施】

1. 术前护理

(1)做好心理护理，给病人讲述放疗、化疗的一些不良反应，同时应用一些对抗不良反应的药物，使其有足够的心理准备，也可让恢复期病人现身说教，增强病人战胜疾病的信心，使其以积极心态接受治疗。

(2)做好口腔护理，保持口腔卫生。

(3)术日应禁食、禁水，必要时置胃管、尿管保留。

(4)常规备皮、配血，颊癌手术需足够的深度，足够的边界，颈淋巴结清扫，术侧皮肤准备入发际2~5cm，同时做好组织缺损修复的皮肤准备工作。

2. 术后护理

(1) 保持呼吸道通畅，全身麻醉未清醒前，及时吸出口腔内分泌物，防止分泌物吸入呼吸道而引起窒息。

(2) 观察伤口敷料渗血情况，并保持负压引流通畅，观察引流液的量及颜色，发现异常，及时报告医师，便于及早处理。

(3) 观察口内皮瓣的血运情况，发现异常及时处理。

(4) 保持口腔卫生，口腔冲洗，每日 2 次。

(5) 鼓励病人咳嗽排痰，必要时可雾化吸入，每日 2~3 次，以预防呼吸道感染。

(6) 术后给予高热量、高蛋白、富含营养的流质饮食，必要时可行鼻饲，同时也可静脉补充营养。

【应急措施】

应急措施：参见第四章第三节"舌癌"护理指导书。

【告知内容】

告知内容：参见第四章第三节"舌癌"护理指导书。

【健康教育】

1. 做好病人心理工作，讲解手术的必要性及成功的病例，树立病人与疾病做斗争的信心，主动接受治疗。

2. 告知病人讲解术后饮食的重要性。

3. 向病人及家属讲解术后放置引流管的作用，做好引流管的护理。

4. 告知病人术后张口训练的重要性，以提高生活质量。

5. 定期复查，每 3 个月 1 次。

6. 对于颊部愈合有缺损者，待病人机体恢复后，可做修补术。

【效果评价】

1. 焦虑症状减轻或消失。

2. 呼吸平稳，保持良好的气体交换状态。

3. 伤口愈合良好，皮瓣血液灌流良好。

4. 低营养状况改善，满足机体基本需求。

5. 颜面缺损畸形得到基本矫治，能正确面对自身形象的改变。

第五章 妇产科、儿科疾病护理指导流程

第一节 产科疾病护理指导书

一、正常待产者

【疾病概念】

妊娠满 28 周(196 日)及以后的胎儿及其附属物，从临产发动至从母体全部娩出的过程，称为分娩。总产程即分娩全过程，是指从开始出现规律宫缩直到胎儿胎盘娩出，分为 3 个产程。

【临床特点】

1. 第一产程 规律宫缩、宫口扩张、胎头下降、胎膜破裂，从规律宫缩到宫口开全的过程。初产妇需 11 ~ 12 小时，经产妇需 6 ~ 8 小时。

2. 第二产程 从宫口开全到胎儿娩出。胎膜多已自然破裂，宫缩常暂时停止，随后重现宫缩且较前增强，每次持续 1 分钟或更长，间歇 1 ~ 2 分钟。产妇有排便感，不自主地向下屏气，此时会阴极度扩张，胎儿娩出后羊水随之涌出。初产妇第 2 产程需 1 ~ 2 小时，不应超过 2 小时；经产妇不应超过 1 小时。

3. 第三产程 胎儿娩出后，宫底降至脐平，宫缩暂停数分钟后再现。子宫继续收缩，胎盘剥离面积增加，直至完全剥离而排出。第三产程需 5 ~ 15 分钟，不应超过 30 分钟。

【评估要点】

1. 一般情况 确认姓名、年龄、孕次、产次、末

次月经和预产期、妊娠史、一般健康状况与家族史等资料。

2. 专科情况

(1)第一产程评估生命体征、胎心率、胎产式、胎方位、胎膜的完整性、羊水的性质、胎先露部的下降程度、子宫颈管的扩张、阴道出血的量、会阴情况、子宫收缩力、子宫底高度、骨盆大小、乳房、皮肤、体重，并与正常值比较。

(2)第二产程护理人员需持续评估产妇和胎儿情况，产妇由于疲惫和身体活动明显增加，脸部易出现发红、出汗、肌肉乏力和震颤，应每15分钟测量产妇的血压、脉搏和呼吸1次，同时评估产妇的膀胱充盈情况以免阻碍胎头下降。注意评估胎心率和宫缩。

(3)第三产程评估新生儿的生理状况、产妇生理状况、亲子间的互动等反应。

3. 实验室及其他检查 血、尿、便常规，超声等。

【护理诊断/相关因素】

1. 第一产程

(1)疼痛 与子宫收缩有关。

(2)舒适改变 与子宫收缩、膀胱充盈、胎膜破裂、环境嘈杂有关。

(3)焦虑 与知识缺乏、未参加产前宣教课有关。

2. 第二产程

(1)有受伤的危险(会阴撕裂、新生儿产伤) 与宫缩过强、产妇不配合、会阴保护不当、接生手法不当有关。

(2)焦虑 与缺乏顺利分娩的信心和担心胎儿健康有关。

3. 第三产程

(1)组织灌注量不足 与产后出血有关。

(2)有亲子依恋改变的危险 与产后疲惫、会阴伤口疼痛或新生儿性别不符合期望有关。

【护理措施】

1. 第一产程

（1）介绍护理环境，促进有效适应　向产妇及家属做自我介绍，介绍产房环境，包括工作人员、产房常规、待产室及产房的设备、浴厕位置、可以提供的物品如热水瓶、妇婴包(毛巾、盥洗用品、拖鞋、卫生巾)等以及待产过程可能会碰到的事情。护士应以语言及非语言沟通，让产妇了解自己扮演的是支持者、照顾者及信息提供者的角色，对产妇的行为表示尊重和赞同，为产妇提供信息支持，包括分娩的过程、产程进展情况、治疗和护理措施的目的等，做好产妇和医师间联络的桥梁。

（2）观察产程进展

①子宫收缩：最简单的办法是助产人员将手掌放于产妇腹壁上，宫缩时宫体部隆起变硬，间歇期松弛变软。定时连续观察宫缩持续时间、强度、规律性以及间歇期时间，并及时记录。

②胎心：每隔 1～2 小时听胎心 1 次。进入活跃期后，宫缩频繁时应每 15～30 分钟听胎心 1 次，每次听诊 1 分钟。用胎儿监护仪观察胎心率变异及其与宫缩、胎动的关系，判断胎儿在宫内的状态。常用产程图描记宫口扩张曲线及胎头下降曲线，表明宫口扩张及胎头下降进展情况，指导产程的处理。

③胎膜破裂：一旦胎膜破裂，应立即听胎心，并观察羊水性状、颜色和流出量，记录破膜时间。

④血压：每隔 4～6 小时测量 1 次。发现血压升高应增加测量次数并给予相应处理。

（3）促进舒适　提供休息与放松的环境；补充液体和热量；更换床单，维持身体舒适；鼓励产妇每 2～4 小时排尿 1 次，以免膀胱充盈影响宫缩及胎头下降；

肛门检查每隔 4 小时查 1 次；肛查不清、宫口扩张及胎头下降程度不明，疑有脐带先露或脐带脱垂、轻度头盆不称经试产 4 小时产程进展缓慢者可行阴道检查。

2. 第二产程

（1）密切监测胎心　此期宫缩频而强，应勤听胎心，5~10 分钟听 1 次，最好用胎儿监护仪监测。若发现胎心减慢，应立即行阴道检查，尽快结束分娩。

（2）指导产妇屏气　指导产妇运用腹压，方法是产妇足蹬在产床，两手握产床把手，宫缩时深吸气屏住，然后如解大便样向下屏气用力以增加腹压。于宫缩间歇时，产妇呼气并使全身肌肉放松。宫缩时再做屏气动作。

（3）接产准备　初产妇宫口开全、经产妇宫口扩张 4cm 且宫缩规律有力时，应将产妇送至产室做好接产准备。产妇仰卧于产床，两腿屈曲分开，在臀下放塑料布和便盆，用消毒肥皂水棉球擦洗外阴部。然后用温开水冲掉肥皂水，用消毒干棉球盖住阴道口，最后以 0.1% 苯扎溴铵液冲洗或用聚维酮碘消毒，取下阴道口纱球和臀下塑料布和便盆，铺无菌巾于臀下，接产者准备接产。

（4）接产

①会阴水肿、会阴过紧缺乏弹力、耻骨弓过低、胎儿过大、胎儿娩出过快等，均易造成会阴撕裂，接产者在接产前应做出正确判断。

②保护会阴并协助胎头俯屈，让胎头最小径线在宫缩间歇时缓慢通过阴道口，是预防会阴撕裂的关键，产妇必须与接产者合作才能做到。胎肩娩出时也要注意保护好会阴。

③接产者站在产妇右侧，胎头拨露时开始保护会阴。方法：在会阴部盖无菌巾，接产者右肘支在产床上，右手拇指与其余四指分开，利用手掌大鱼际肌顶

住会阴部。每当宫缩时应向上内方托压,同时左手下压胎头枕部,协助胎头俯屈和使胎头缓慢下降。宫缩间歇时,保护会阴的右手稍放松,以免压迫过久引起会阴水肿。当胎头枕部在耻骨弓下露出时,左手应按分娩机制协助胎头仰伸。此时若宫缩强,应嘱产妇哈气消除腹压,让产妇在宫缩间歇时稍向下屏气,使胎头缓慢娩出。胎头娩出后,右手仍应注意保护会阴,先以左手自鼻根向下颏挤压,挤出口鼻内的黏液和羊水,然后协助胎头复位及向外旋转,使胎儿双肩径与骨盆出口前后径相一致。接产者左手向下轻压胎儿颈部,使前肩从耻骨弓下先娩出,再托胎颈向上使后肩从会阴前缘缓慢娩出。双肩娩出后,右手方可放松,然后双手协助胎体及下肢相继以侧位娩出。记录胎儿娩出时间。胎儿娩出后 1 ~ 2 分钟断扎脐带。在产妇臀下放一接血盘以计算出血量。

3. 第三产程

(1)新生儿的护理

①清理呼吸道:断脐后继续清除新生儿呼吸道黏液和羊水,用新生儿吸痰管轻轻吸除咽部及鼻腔的黏液和羊水,以免发生吸入性肺炎。当确认呼吸道通畅而仍未啼哭时,可用手轻拍新生儿足底,新生儿大声啼哭后即可处理脐带。

②处理脐带:用两把血管钳钳夹脐带,在其中间剪断。用 75% 乙醇消毒脐带根部周围,在距脐根 0.5cm 处用无菌粗丝线结扎,再在结扎线外 0.5 ~ 1cm 处剪断脐带,挤出残余血液,用 20% 高锰酸钾液或 3% 碘酊消毒脐带断面,待脐带断面干后,以无菌纱布覆盖,再用脐带布包扎。

③保暖:护理人员在产妇进入第二产程时,预先将新生儿保暖处理台打开预热,并可在保暖处理台上进行所有的常规处理。新生儿娩出后,应先以无菌巾

擦干其全身的羊水与血迹，并在完成常规处理时包裹保暖。

④阿普加评分（Apgar）：是以出生后1分钟内的心率、呼吸、肌张力、喉反射及皮肤颜色5项体征为依据，判断有无新生儿窒息及窒息严重程度。每项为0～2分，满分为10分。缺氧较严重和严重的新生儿，应在出生后5、10分钟时再次评分，直至连续两次评分均≥8分。

⑤身体外观的评估：测量新生儿的身长和体重，并同时检查其身体外观各部位是否正常，确定新生儿是否有唇裂（兔唇）、腭裂、尿道下裂、无肛门、手（脚）多指（趾）症或脑脊膜膨出等，如发现异常情况需记录在新生儿出生记录表上。

⑥处理新生儿：擦净新生儿足底胎脂，将足印及母亲的拇指印于新生儿病历上，经详细体格检查后，将标明新生儿性别、体重、出生时间、母亲姓名和床号的手腕带系于新生儿右手腕。让母亲将新生儿抱在怀中进行首次吸吮乳头。

（2）母亲护理

①协助胎盘娩出：当确认胎盘已完全剥离时，于宫缩时以左手握住宫底并按压，同时右手轻拉脐带，协助娩出胎盘。当胎盘娩出至阴道口时，接产者双手捧住胎盘，向一个方向旋转并缓慢向外牵拉，协助胎盘胎膜完整剥离排出。胎盘胎膜排出后，按摩子宫刺激其收缩以减少出血，同时注意观察并测量出血量。

②检查胎盘胎膜：将胎盘铺平，先检查胎盘母体面的胎盘小叶有无缺损。然后将胎盘提起，检查胎膜是否完整，再检查胎盘胎儿面边缘有无血管断裂，能及时发现副胎盘。

③检查软产道：胎盘娩出后，应仔细检查会阴、小阴唇内侧、尿道口周围、阴道及宫颈有无裂伤，如

有裂伤应立即缝合。

④预防产后出血：遇有产后出血史或易发生宫缩乏力的产妇(如分娩次数≥5次的多产妇，双胎妊娠、羊水过多、滞产等)，可在胎儿前肩娩出时静脉注射麦角新碱或缩宫素10U加于25%葡萄糖溶液20ml内静脉注射，若胎盘未全剥离而出血多时，应行手取胎盘术。

⑤观察产后一般情况：应在产房观察2小时，注意子宫收缩、子宫底高度、膀胱充盈、阴道流血量、会阴、阴道有无血肿等，并测量血压、脉搏。产后2小时后，将产妇连同新生儿送至母婴同室。

⑥促进亲子间的互动：如新生儿情况稳定，护理人员应协助产妇与新生儿尽早开始互动，鼓励亲子间皮肤与皮肤的接触、目光交流，鼓励触摸和拥抱新生儿，帮助产妇和新生儿在产后30分钟内进行早吸吮。

【应急措施】

1. 第二产程

(1)当胎头娩出见有脐带绕颈1周且较松时，可用手将脐带顺胎肩推上或从胎头退下。若脐带绕颈过紧或绕颈2周或2周以上，用两把血管钳将其一段夹住从中间剪断脐带，注意勿伤及胎儿颈部。

(2)会阴切开指征 会阴过紧或胎儿过大，估计分娩时会阴撕裂不可避免者，或母儿有病理情况急需结束分娩者，需行会阴切开术。

(3)会阴左侧切开术 阴部神经阻滞及局部浸润麻醉生效后，术者于宫缩时以左手示、中两指伸入阴道内撑起左侧阴道壁。右手用钝头直剪自会阴后联合中线向左侧45°(会阴高度膨隆为60°~70°)剪开会阴，长4~5cm。会阴切开后用纱布压迫止血，胎盘娩出后缝合。

2. 第三产程

(1)若胎儿已娩出30分钟，胎盘仍未排出，出血不多时，应注意排空膀胱，再轻轻按压子宫及静脉注射子宫收缩剂后仍不能使胎盘排出时，再行手取胎盘术。

（2）若胎盘娩出后出血多时，可经下腹部直接注入宫体肌壁内或肌内注射麦角新碱，并将缩宫素 20U 加于 5% 葡萄糖溶液 500ml 内静脉滴注。

【告知内容】

告知各产程中产妇配合的方法及注意事项。

【效果评价】

1. 产妇出血量 <500ml。

2. 产妇接受新生儿并与新生儿进行目光交流、皮肤接触和早吸吮。

二、侧切顺产

【疾病概念】

产妇从胎盘娩出后即进入产褥期。产褥期母体各系统变化很大，虽属生理范畴，但子宫内有较大创面，乳腺分泌功能旺盛，产妇及其家庭经历着心理和社会的适应过程，做好这一时期的保健工作极其重要。

【临床特点】

1. 生命体征 体温大多在正常范围内，脉搏在正常范围内，略缓慢，每分钟 60~70 次，约于 1 周恢复正常。呼吸变得深慢，每分钟为 14~16 次，血压在产后变化不大。

2. 子宫复旧 胎盘娩出后，宫底在脐下一指，产后第一日宫底稍上升至平脐，以后每日下降 1~2cm，至产后 10 日，子宫降入骨盆腔内，此时于耻骨联合上方扪不到宫底。

3. 产后宫缩痛 是指产褥早期因宫缩引起下腹部阵发性剧烈疼痛，于产后 1~2 日出现，持续 2~3 日自然消失。

4. 恶露 产后随子宫蜕膜的脱落，含有血液、坏死蜕膜等组织经阴道排出，称恶露。恶露分3种：血性恶露、浆液恶露和白色恶露。正常恶露有血腥味，但无臭味，持续4~6周，总量为250~500ml。若子宫复旧不全或宫腔内残留胎盘、多量胎膜或合并感染时，恶露增多，血性恶露持续时间延长并有臭味。

5. 排泄 产褥早期大量出汗，于产后1周内自行好转；产后5日内尿量明显增多，易发生排尿困难，特别是第一次排尿；容易发生残余尿量增加、尿潴留及尿路感染等。

6. 哺乳 哺乳开始后可出现乳胀、乳头皲裂、乳汁不足等情况。

7. 会阴切开创口 产后3日内有切口处水肿，活动时有疼痛，切口拆线后自然消失。

8. 其他 体重减轻、疲乏、下肢静脉血栓形成、产后压抑等情绪反应。

【评估要点】

1. 一般情况 根据产前记录、分娩记录、用药史，特别是异常情况及其处理经过等，评估生命体征、口渴、疲劳等情况。

2. 专科情况

（1）宫缩痛 评估产妇对宫缩痛的反应，判断其能不能忍受。

（2）子宫 正常产后子宫圆而硬，位于腹部的中央。若子宫质地柔软，应考虑产后是否有宫缩乏力；若子宫偏向一侧，要考虑是否膀胱充盈；若发现子宫不能如期复原，则提示异常。

（3）会阴 分娩后的会阴轻度水肿，多于2~3日自行消退。若有切口或撕裂修补者，会阴部有疼痛，若疼痛厉害，局部肿胀、发红、皮肤温度高，要考虑是否有切口感染。

(4)恶露 评估恶露时，要注意色、量、味。若血块 >1cm 或会阴垫湿透过快，要怀疑宫缩乏力或胎盘残留引起的产后出血，需要精确观察出血量；恶露有臭味，提示有宫腔感染可能；若为持续深红色恶露，往往提示宫缩乏力；子宫软，恶露多，提示可能有胎盘残留；子宫收缩好又有鲜红色恶露且量多，提示有会阴软组织裂伤。

(5)排泄 应重视评估膀胱充盈情况及第一次排尿，评估第一次排尿量，若尿量少应再次评估膀胱充盈情况，预防尿潴留；评估是否有产后便秘。

(6)乳房的评估 评估乳房的类型、乳汁的质和量、乳房胀痛及乳头皲裂、母乳喂养产妇的综合状况等。

3. 实验室及其他检查 血、尿、便常规等。

【护理诊断/相关因素】

1. 便秘或尿潴留 与产时损伤及活动减少有关。

2. 舒适改变 与产后宫缩、会阴部切口、褥汗、多尿等有关。

3. 情境性自我贬低 与缺乏护理孩子的知识和技能有关。

4. 父母不称职 与产程延长、难产及自己期望的分娩不符有关。

5. 母乳喂养无效 与母亲焦虑、知识缺乏及技能不熟练有关。

【护理措施】

1. 一般护理

(1)产后 2 小时内极易发生严重并发症，如产后出血、产后心力衰竭等，故应在产室密切观察产妇，注意血压、脉搏、子宫收缩、宫底高度、膀胱充盈情况、阴道流血量，会阴、阴道有无血肿等。在此期间还应协助产妇首次哺乳。若产后 2 小时一切正常，将产妇连同婴儿送回病室，仍需勤巡视。

（2）每日测 2 次体温、脉搏及呼吸。

（3）提供良好的环境，及时更换会阴垫及衣服、被单。

（4）保证有足够的营养和睡眠。产后 1 小时可让产妇进流质饮食或清淡半流质饮食，如米粥、蛋羹等，以后可进普通饮食。食物应富有营养、足够热量和水分。若哺乳，应多进蛋白质和多吃汤汁食物，每日多吃鸡蛋 2 个可补充蛋白质 15g，并适当补充维生素和铁剂。

（5）重视产后排尿　产后 4 小时即应让产妇排尿。若排尿困难，除鼓励产妇坐起排尿，解除怕排尿引起疼痛的顾虑外，还可选用热水熏洗外阴、暗示、针灸等方法，必要时导尿。

（6）保持大便通畅　鼓励产妇早日下床活动并多吃蔬菜，多饮水。若发生便秘，应口服缓泻剂、开塞露塞肛等。避免负重劳动或蹲位活动以防止子宫脱垂。

2. 观察子宫复旧　认真评估恶露情况，30 分钟、1 小时、2 小时各观察 1 次，每次需观察宫底位置、高度、软硬度。以后每日评估恶露的颜色、数量、气味。每日应在同一时间手测宫底高度了解子宫复旧情况。

3. 会阴护理　会阴有缝线者，每日检查切口有无出血、血肿，有无感染征象，有无水肿或硬结。会阴每日 2 次用 1：2000 苯扎溴铵溶液擦洗，擦洗原则为由上至下，由内向外。会阴切口单独擦洗。嘱产妇向会阴切口对侧侧卧。保持会阴部清洁。产后 7 日内禁坐浴。

4. 乳房护理　保持清洁、干燥，经常擦洗。每次哺乳前后用温水毛巾擦洗干净。每次哺乳应让新生儿吸空一侧乳房的乳汁，再吸另一侧乳房的乳汁，两侧乳房交替喂奶。哺乳期使用合适的胸罩避免过松或过紧。若遇到以下情况应分别护理。

（1）乳胀的护理　尽早哺乳，促进乳汁流畅；哺乳前热敷乳房；按摩乳房；频繁哺乳；每次哺乳排空乳房。

（2）乳头皲裂的护理　产妇取正确、舒适的喂哺姿势，哺乳前湿热敷乳房3~5分钟，挤出少许乳汁，使乳晕变软，以利婴儿含吮乳头和大部分乳晕，频繁哺乳，先在损伤轻的一侧乳房哺乳。哺乳后挤少许乳汁涂在乳头和乳晕上。皲裂严重者应停止哺乳。

（3）退乳护理　停止哺乳，不排空乳房，少进汤汁。按医嘱给予己烯雌酚，如已泌乳，用芒硝退乳，同时可用生麦芽泡茶饮配合退乳。

【应急措施】

会阴切口肿胀伴明显疼痛时，用50%硫酸镁溶液湿热敷或95%乙醇湿敷，配合切口局部理疗。

【告知内容】

1. 母乳喂养告知　告知母乳喂养的适应证和禁忌证，告知母乳喂养的优点，确定产妇能否行母乳喂养，提供母乳喂养的知识。

2. 休息与心理告知　教会产妇与新生儿同步休息。保持心情愉快，生活有规律。

3. 饮食告知　给予高蛋白平衡饮食，产妇应多吃汤类，如鱼汤、骨头汤、鸡汤及一定的纤维素饮食，如蔬菜等。少量甜米酒可促进乳汁分泌。不吃辛辣、刺激性食物，避免饮烈性酒，禁烟、禁饮咖啡及禁服禁忌药物。

4. 指导喂养方法告知　一般于产后半小时内开始哺乳。哺乳时母亲和新生儿应选择正确的姿势，使婴儿将大部分乳晕吸吮住。每次哺乳后，应将新生儿抱起轻拍背部1~2分钟，排出胃内空气，以防吐奶。

5. 出院后喂养指导　告知上班的母亲继续保持合理的饮食和休息，保持精神愉快及乳房卫生。上班前将乳汁挤出，交由他人喂哺婴儿，下班后及节假日仍坚持母乳喂养。

【健康教育】

1. 一般指导 告知产妇保证合理的营养、保持个人卫生和外阴清洁，适当活动和休息，至少 3 周以后进行全部家务劳动。居室应清洁通风。保持良好的心情，合理护理婴儿，坚持母乳喂养。

2. 适当活动及产后健身操 产后 6～12 小时内即可起床做轻微活动，产后第二日开始做保健操，每1～2 日增加 1 节。出院后继续做好保健操直至产后 6 周。

3. 计划生育指导 告知各种避孕措施，指导产妇选择适当的避孕方法。产褥期内禁止性交。于产后 42 日落实避孕措施，原则是哺乳者以工具避孕为宜，不哺乳者可选用药物避孕。

4. 产后复查 包括产后访视和健康检查两部分。告知产妇于产后 42 日左右，携孩子一起去分娩的医院进行产后体格检查。

5. 建立良好关系 主动提供自我护理及新生儿护理的知识，培养技能。提供新生儿喂养、沐浴指导，给予新生儿不适及常见问题的观察指导等。给予产妇自我护理指导，如饮食、休息、活动的指导，告知常见问题如褥汗、乳胀、宫缩痛等的处理方法。

【效果评价】

1. 产妇出血量 <500ml。

2. 产妇接受新生儿并与新生儿进行目光交流、皮肤接触和早吸吮。

3. 会阴切口处无异常。

三、剖宫产手术

【疾病概念】

剖宫产是在麻醉情况下切开产妇的腹壁及子宫

壁，从子宫中取出胎儿及胎盘，然后将子宫壁及腹壁各层组织缝合的一种手术。目的是避免因各种因素带来的对孕妇或胎儿经阴道分娩的不利因素，使母子安全。

【临床特点】

阵发性宫缩痛，血性恶露，宫底在平脐或脐下一指为主要表现。多见于下列情况：

1. 产道异常 骨盆狭窄或畸形、软产道阻塞（如肿瘤、畸形）。

2. 产力异常 子宫收缩乏力，发生滞产经处理无效者。

3. 胎儿异常 异常胎位，如横位、初产臀位、胎儿宫内窘迫、巨大胎儿等。

4. 妊娠合并症及并发症 妊娠合并心脏病、严重的妊娠高血压综合征，前置胎盘、胎盘早剥。

5. 其他 高危初产妇盼儿心切、瘢痕子宫、生殖道修补术后以及各种头盆不称的情况。

【评估要点】

1. 一般评估 评估生命体征，有无其他伴随疾病。

2. 专科评估

（1）评估子宫收缩情况及阴道出血量。

（2）评估母乳喂养的掌握程度。

3. 实验室及其他检查 血、尿、便常规等。

【护理诊断/相关因素】

1. 潜在并发症 出血、腹胀。与子宫收缩欠佳、肠麻痹有关。

2. 疼痛 与子宫收缩、腹部伤口有关。

3. 排尿型态的改变 与留置尿管有关。

4. 尿潴留 与膀胱麻痹有关。

5. 母乳喂养无效 与母亲焦虑、知识缺乏及技能不熟练有关。

【护理措施】

1. 术前准备

（1）向家属讲解剖宫产术的必要性、手术的过程及术后的注意事项，消除产妇紧张情绪，以取得产妇家属的配合。

（2）腹部备皮同一般腹部手术。

（3）术前禁用呼吸抑制剂，如吗啡等，以防新生儿窒息。

（4）安置保留导尿管，配血并做好输血准备。

（5）准备好新生儿保暖和抢救工作，如气管插管、氧气及急救药品。

（6）产妇取仰卧位，必要时稍倾斜手术台或侧卧位，可防止或纠正孕妇血压下降和胎儿窒迫情况。

（7）密切观察胎儿胎心，并做好记录。

2. 术中配合　注意观察孕妇生命体征，配合医师顺利完成手术过程。必要时按医嘱输血、给予宫缩剂。如因胎头入盆太深，取胎头困难，助手可在台下戴消毒手套，自阴道向上推胎头，以利胎儿娩出。

3. 术后护理

（1）按硬膜外麻醉术后常规护理，去枕平卧6小时，心电监测，每小时观察生命体征。

（2）6小时后给予头下垫枕。鼓励产妇床上翻身及拔除尿管后下床活动。

（3）观察子宫收缩、宫底下降情况及阴道出血量，当班护士于产妇回病房时、术后半小时、1小时、2小时及交接班时各观察一次。发现有出血倾向立即报告医师。

（4）疼痛护理　协助产妇取舒适卧位，腹带包扎松紧适宜，咳嗽活动时，保护伤口，遵医嘱应用镇痛药物，观察其效果。

（5）留置尿管24小时，注意观察尿的颜色和量。

（6）保持外阴清洁，垫无菌卫生巾，会阴冲洗，每日 2 次。

（7）鼓励产妇多饮水，督促产妇拔尿管后尽早排尿。

（8）尿潴留产妇，利用条件反射，让产妇听流水声或用温水冲洗会阴或在坐便椅上排尿。

（9）禁食、禁水 6 小时，6 小时后遵医嘱进无奶流质饮食，排气后改普食。

（10）产妇有应答反应 20 分钟内，进行早吸吮，每次喂奶不少于 30 分钟，双侧乳房交替喂养并教会母亲挤奶的方法。

【应急措施】

产后出血 ≥500ml/24h 时，报告医师，按摩子宫促进子宫收缩，建立静脉液路，遵医嘱使用缩宫、止血药。

【告知内容】

1. 防液体外渗。告知产妇及家属输液时，输液侧肢体活动要小心，穿刺部位疼痛时及时告诉护士，以防液体外渗。

2. 术前告知产妇饮食要求。

3. 术后告知产妇卧位、禁食、禁水、床上翻身活动的意义和相关注意事项。

4. 告知产妇母乳喂养的重要性及坚持母乳喂养的好处。

【健康教育】

1. 由婴儿室护士和责任护士教会产妇及家属新生儿护理的方法。

2. 做好产后指导。床上翻身活动、在病房行走、体弱在床上活动肢体，促进恶露的排出及子宫收缩。

3. 做好出院宣教。产后 6 周内禁止性生活，42 日门诊复查，剖宫产后避孕 3 年。

【效果评价】

1. 各项护理措施落实到位。

2. 不发生护理并发症、液体外渗。

3. 母乳喂养顺利。

4. 产妇及陪护知晓告知及健康教育的内容。

四、母乳喂养

【概念】

母乳喂养是指产后产妇用自己的乳汁喂养婴儿。只有提供足够的母乳喂养知识和支持,产妇才有信心哺喂母乳。因此,评估产妇对母乳喂养相关知识的需求,并计划如何满足她们的需求,以达到母乳喂养的目的。

【评估要点】

1. 有助于母乳分泌的因素　早接触、早吸吮、早开奶,产妇合理、足够的营养,母婴密切接触,产妇心情舒畅愉快,保证产妇足够的睡眠和休息均可促进乳汁分泌。

2. 有碍于产妇分泌的因素　产妇焦虑、忧愁、悲伤、紧张等不良情绪可影响乳汁分泌,没有母乳喂养相关知识者可影响乳汁分泌等。

【护理诊断/相关因素】

1. 知识缺乏(特定的)　与缺乏母乳喂养知识有关。

2. 疼痛　与婴儿含接姿势不正确致乳头皲裂有关。

3. 焦虑　与乳汁过少,担心婴儿吃不饱有关。

【护理措施】

1. 提供母乳喂养的相关信息　解释早开奶、早吸吮、早接触的好处,实行母婴同室、按需哺乳,开奶前不喂糖水和奶粉,不使用奶瓶和橡皮奶头。正常情况下,纯母乳喂养 4~6 个月,哺乳期到产后 1 年。有条件者可喂哺至 2 年。

2. 早接触、早吸吮　是指产妇分娩后半小时内将断脐的新生儿裸体放在产妇胸前，与产妇皮肤接触 30 分钟以上，并且帮助婴儿吸吮产妇的乳头。剖宫产分娩的新生儿也可于断脐后立即让产妇抚摸和亲吻，并于产妇返回休养室清醒后立即将新生儿放入产妇的怀抱中。

3. 母婴同室　产后产妇与婴儿 24 小时在一起，即使婴儿的治疗、护理等处理需要离开产妇时也不超过 1 小时。

4. 按需哺乳　按照产妇和婴儿的需要喂哺，不规定次数和时间。婴儿想吃就喂，婴儿睡觉时间过久或产妇感到奶胀要叫醒喂奶。

5. 乳房护理

（1）每次哺乳前后用温开水和毛巾擦洗乳房。

（2）每次哺乳前柔和地按摩乳房，让新生儿吸空一侧乳房的乳汁，再吸收另一侧乳房的乳汁。

（3）两侧乳房要交替吸吮，后吸吮的乳房下一次先吸吮，以保证两侧乳房大小均衡。

（4）佩戴合适的棉布胸罩，有利于泌乳和体形健美。

（5）产妇要树立母乳喂养的信心，保持愉悦的心情和乳量充足。

（6）婴儿出生 30 分钟内，母婴皮肤接触 30 分钟以上。

（7）喂哺和婴儿吸吮的姿势要正确，坚持夜间哺乳。

（8）哺乳前不给婴儿添加糖水、果汁、牛奶等辅食，不使用奶瓶和橡皮奶头。

6. 乳头皲裂的护理

（1）喂哺前湿热敷乳房和乳头 3 ~ 5 分钟，同时按摩乳房，挤出少量乳汁使乳晕变软易被婴儿含吮。

（2）哺喂后，挤出少量乳汁涂在乳头和乳晕上，短暂暴露使乳头干燥，乳汁有抑菌和修复表皮的作用。

（3）皲裂严重者应停止哺乳，可挤出或用吸奶器将乳汁吸出后喂给新生儿。

7. 乳房胀痛的护理

（1）尽早哺乳，促进乳汁畅流。一般产后 30 分钟开始哺乳。

（2）哺乳前热敷，使乳腺管畅通，但在 2 次哺乳的中间冷敷乳房以减少局部充血、肿胀。

（3）按摩乳房，从乳房边缘向乳头中心按摩，使乳腺管畅通，减少疼痛。佩戴乳罩，扶托乳房，减少胀痛。

8. 乳腺炎的护理

（1）哺乳前，湿热敷乳房 3 ~ 5 分钟并按摩乳房，轻轻拍打和抖动乳房。从乳房边缘向乳头中心按摩，使乳腺管畅通，减少疼痛。

（2）哺乳时，先喂哺患侧乳房，因饥饿的婴儿吸吮力强，有利于吸通乳腺管，每次哺乳应充分吸空乳汁。

（3）增加喂哺的次数，每次至少喂 20 分钟，哺乳后充分休息，饮食清淡。

（4）产妇体温 > 38℃，应暂停母乳喂养，并将乳房排空，给予抗生素静脉滴注。

（5）在母婴暂时分离不能哺喂或产妇奶胀时可用手工挤奶的方法。

【告知内容】

1. 进行母乳喂养技术指导，教会产妇正确的含接姿势和方法。

2. 介绍母乳喂养的优点。

【健康教育】

1. 帮助产妇树立母乳喂养的信心。

2. 讲解母乳喂养的相关知识和基本技能。

3. 保证合理的营养搭配，不宜吃辛辣、刺激性食物；保证足够的睡眠和休息，劳逸结合。

4. 保持愉快的心情，因情绪因素能影响乳汁分泌，产妇应保持乐观，情绪稳定。

5. 出院后继续坚持母乳喂养，有情况拨打相关电话咨询。

五、妊娠期高血压疾病

【疾病概念】

多数病例在妊娠期出现一过性高血压、蛋白尿等症状，在分娩后即随之消失。该病严重影响母婴健康，是孕产妇和围生儿患病及死亡的主要原因。分为妊娠期高血压、子痫前期、子痫、慢性高血压并发子痫前期、妊娠合并慢性高血压等。

【临床特点】

1. 高血压

(1) 妊娠期高血压　血压持续升高至收缩压≥17kPa(140mmHg)或舒张压≥12.0kPa(90mmHg)，血压升高至少应出现2次以上，间隔≥6小时。

(2) 子痫前期(轻度)　血压持续升高至收缩压≥17kPa(140mmHg)或舒张压≥12kPa(90mmHg)，孕20周以后出现；蛋白尿≥300mg/24h或(＋)；可伴有上腹不适、头痛等症状。

(3) 子痫前期(重度)　BP≥160/110mmHg；蛋白尿≥2g/24h或(＋＋)；血小板<100×10^9/L；持续性头痛或其他脑神经或视觉障碍；持续性上腹不适。

(4) 子痫　子痫发生抽搐。

2. 尿蛋白　尿蛋白的定义是在24小时内尿液中的蛋白含量≥300mg或在至少相隔6小时的两次随机尿液检查中尿蛋白浓度为0.1g/L[定性为(＋)]。

3. 水肿 体重异常增加是许多产妇的首发症状，孕妇体重突然增加，每周≥0.5kg是子痫前期的信号。本病产妇水肿的特点是自踝部逐渐向上延伸的凹陷性水肿，经休息后不缓解。水肿局限于膝以下为(＋)；延及大腿为(＋＋)；延及外阴及腹壁为(＋＋＋)；全身水肿或伴有腹水为(＋＋＋＋)。

【评估要点】

1. 一般情况 详细询问产妇孕前及妊娠期有无高血压、蛋白尿和(或)水肿及抽搐等征象，既往病史中有无原发性高血压、慢性肾炎、糖尿病等，有无家族史，此次妊娠的经过以及出现异常现象的经过及治疗经过。

2. 专科情况

(1)初测血压有升高者，需休息1小时再测，方能正确反映血压情况，同时不要忽略与基础血压的比较。

(2)取中段尿进行尿蛋白检查，凡尿蛋白定量≥0.5g/24h者为异常。

(3)评估水肿在休息后可否消退或减轻，每周体重增加情况，有无头痛、眼花、恶心、呕吐等自觉症状。

(4)抽搐与昏迷是最严重的表现，应特别注意发作状态、频率、持续时间、间隔时间、窒息或吸入性肺炎等。

(5)评估孕妇及家属对妊娠期高血压疾病的认知程度、应对机制、治疗是否合作。

3. 实验室及其他检查 血液检查，肝功能、肾功能测定，尿液检查、眼底检查，以及心电图、超声心动图、胎盘功能、胎儿成熟度检查、脑血流图检查等，视病情而定。

【护理诊断/相关因素】

1. 体液过多 水肿，与各种因素引起水钠潴留有关。

2. 有产妇受伤的危险 与发生抽搐有关。

3. 有误吸的危险 与发生子痫昏迷状况有关。

4. 焦虑 与担心自身及胎儿安危有关。

5. 有胎儿受伤的危险 与胎盘血流量降低、胎盘早剥、子痫有关。

6. 潜在并发症 子痫、脑出血、胎盘早剥，与高血压有关。

【护理措施】

1. 饮食与休息 孕妇多卧床休息，取左侧卧位为宜，创造安静、清洁环境，以保证充分的睡眠。指导产妇摄入足够蛋白质、维生素及含钙、铁等的食物，全身水肿的孕妇应限制食盐。

2. 注意胎动、胎心及子宫敏感性有无改变 按时测量生命体征，若舒张压渐上升，提示病情加重，并随时观察和询问孕妇有无头晕、头痛、目眩、视物模糊等自觉症状出现。

3. 保持病室安静 避免各种刺激，备好抢救物品，如床挡、急救车、吸氧装置、吸痰装置、麻醉包以及急救药品等。

4. 用药护理 应用硫酸镁时用量应按医嘱，速度不宜过快，通常以 1～2g/h 为宜；用药前及用药过程中严密监测膝腱反射的存在；尿量每小时不少于 25ml 或 24 小时不少于 600ml；呼吸不少于 16 次/分，否则应停药；不要使药液漏出血管外；出现中毒现象时立即给予 10% 葡萄糖酸钙静脉注射。

5. 胎心监测 每日监测胎心 6 次，胎心 <120 次/分或 >160 次/分，胎动 <10 次/24 小时时报告医师。

6. 观察 备好各种急救药物及器械，严密观察病情，缩短第二产程，放宽剖宫产指征，产后禁用麦角新碱。分娩后 72 小时内防止子痫发生。

7. 产后护理

（1）观察子宫收缩、宫底下降情况及阴道出血量，发现有出血倾向立即报告医师。

（2）观察刀口敷料有无渗血，必要时给予沙袋压迫。

（3）疼痛护理。协助产妇取舒适卧位，腹带包扎松紧适宜，咳嗽活动时，保护伤口，遵医嘱应用镇痛药物，观察其效果。

【应急措施】

妊娠期高血压疾病最严重的阶段是子痫，子痫发作时即刻采取以下救治措施。

（1）用开口器或缠纱布的压舌板置于上下磨牙间，防止舌咬伤。

（2）保持呼吸道通畅。昏迷者平卧，头偏向一侧，若有义齿应取出，有舌后坠者用舌钳夹住向外牵拉，防止阻塞呼吸道，随时吸出呼吸道分泌物及呕吐物；及时给予吸氧。

（3）立即通知医师，迅速建立静脉液路，遵医嘱立即给予镇静、解痉药物，首选25%硫酸镁20ml加入25%葡萄糖溶液20ml中静脉推注（5分钟以上），快速静脉滴注20%甘露醇250ml降颅内压，必要时给予安定10mg静脉推注（2分钟以上）。

（4）将产妇安置在单间，避免声、光刺激。禁食、禁水。设床挡防止坠床；适当约束四肢，不可用暴力按压，防止骨折。

（5）专人护理，严密观察，记录生命体征变化，心电监护，留置导尿管，准确记录出入量。观察并记录抽搐次数、抽搐持续时间、间歇时间以及昏迷时间。

（6）严密监护胎儿的情况及观察产兆，防治胎盘早剥。

【告知内容】

1. 防液体外渗告知 静脉输注降压药物（硫酸镁、

酚妥拉明和硝普钠)时,告知防液体外渗。告知产妇及家属输液时,输液侧肢体活动要小心,穿刺部位疼痛时及时告诉护士。

2. 防跌倒告知 告知产妇及家属视力模糊时防跌倒的注意事项。

3. 防舌咬伤、防意外坠床、防窒息的告知 子痫发作不能自理时,告知产妇及家属防止舌咬伤、防意外坠床、防窒息的注意事项。

4. 治疗目的告知 告知产前及产后给予降压药物及血压监测、24 小时尿蛋白定量、饮食、氧疗等治疗的意义及注意事项。

【健康教育】

1. 入院后指导 科室环境、经治医师、科主任及护士长,嘱产妇及家属保持病房安静,避光、减少探视和卧床休息的意义。

2. 产妇及家属宣教

(1)教会产妇数胎动的方法(异常,<10 次/24 小时)。

(2)指导产妇及家属了解妊娠期高血压疾病需解痉降压治疗的重要性,争取配合减轻顾虑。

3. 产后指导 选择含丰富维生素、蛋白质的饮食,合理运动。

4. 出院指导 由责任护士告知。适当运动,定期测血压,42 日来院产科门诊复查。

【效果评价】

1. 产妇及家属掌握产前及产后准备的要求及术后体位、活动、饮食及其他注意事项,了解各种治疗的目的及意义。

2. 床旁开口器处完好备用状态。

3. 产妇不发生舌咬伤、意外坠床、窒息、跌倒等不良事件。

4. 床单位舒适整洁，无压疮发生。

5. 输入降压药物，病人不发生液体外渗现象。

6. 产妇能耐受疼痛。

7. 产妇及家属知晓告知及相关健康教育内容。

六、异位妊娠（保守及手术）

【疾病概念】

异位妊娠习惯上称宫外孕，是指受精卵在子宫体腔外着床发育。异位妊娠是妇科常见的急腹症之一，按其发生的部位不同可分为输卵管妊娠、卵巢妊娠、腹腔妊娠、宫颈妊娠等，其中输卵管妊娠最为常见。输卵管妊娠因其发生部位不同又分为间质部、峡部、壶腹部和伞部妊娠。临床上以壶腹部妊娠多见。

【临床特点】

1. 停经 多数病人停经 6～8 周以后出现不规则阴道流血，但有些病人可能无停经主诉。

2. 腹痛 为病人就诊的主要症状。表现为一侧下腹隐痛或酸胀感，当发生流产或破裂时病人突感一侧下腹撕裂样疼痛，随后疼痛遍及全腹，甚至放射至肩部；当血液集聚于直肠子宫陷凹处时可出现肛门坠胀感。

3. 阴道流血 常有不规则流血，色深褐，量少，一般不超过月经量。

4. 晕厥与休克 腹腔内急性出血及剧烈腹痛，轻者可引起晕厥，重者出现休克，但与阴道流血量不成比例。

5. 体征 可呈贫血貌，大量出血者可出现面色苍白、脉搏细速、血压下降等休克体征。下腹部有明显压痛、反跳痛、肌紧张，以患侧为著。出血多时叩诊有移动性浊音。盆腔检查阴道内见有少量血液。阴道后穹隆饱满，宫颈举痛或摇摆痛明显。内出血多时子宫有漂浮感。

【评估要点】

1. 一般情况 询问病史、既往月经史，有无停经史，停经时间的长短，有无盆腔炎、子宫附件炎、子宫内膜异位症、不孕、放置宫内节育器以及输卵管手术病史，病人采取何种体位，是否急性病容，意识状态如何，有无面色苍白及生命体征的变化。

2. 专科情况

（1）评估腹痛的性质、部位及程度，有无腹部压痛、反跳痛，叩诊有无移动性浊音；有无肛门坠胀及肩部放射痛。

（2）是否有腹腔内出血导致的休克症状，测量体温、脉搏、呼吸、血压。

（3）阴道流血的时间、量、颜色，有无蜕膜样组织排出。

（4）评估病人的精神状态，对疾病的认知程度。

3. 实验室及其他检查

（1）阴道后穹隆穿刺或腹腔穿刺可抽出不凝血。

（2）B超检查 宫旁出现低回声区，其内有时可探及心管搏动。

（3）尿妊娠试验 80% ~ 90% 呈阳性，血 HCG 升高。

【护理诊断/相关因素】

1. 潜在并发症 出血性休克、切口感染等。

2. 恐惧 与担心生命安危有关。

3. 疼痛 与疾病本身或手术创伤有关。

4. 自尊紊乱 与担心未来受孕能力有关。

【护理措施】

1. 做好心理护理及入院宣教 主动热情服务病人，允许家属陪伴，提供心理安慰。

2. 辅助检查 对尚未确诊的病人，应配合做阴道后穹隆穿刺、尿妊娠试验及 B 超检查，以协助诊断。

3. 保守治疗

（1）嘱病人绝对卧床休息，避免腹部压力增大，从而减少异位妊娠破裂的机会。协助病人完成日常生活护理，减少其活动。

（2）密切观察病人的生命体征和一般情况，并重视病人的主诉，若腹痛突然加重或出现面色苍白、脉搏加快等变化，应立即通知医师，做好抢救准备。

（3）指导病人摄取足够的营养物质，尤其是富含铁蛋白的食物，如动物肝脏、豆类、绿色蔬菜等，增强病人的抵抗力。

（4）协助医师正确留取血标本，以监测治疗效果。

4. 急性内出血病人的护理 严密观察生命体征，每 10～15 分钟测量 1 次血压、脉搏、呼吸并记录；配血并做好输血准备；保持静脉通畅，按医嘱输液、输血、补充血容量；按医嘱准确及时给药，吸氧；记录尿量以协助判断组织灌注量；复查血常规，观察血红蛋白及红细胞计数，判断贫血是否改善。如需手术，应迅速完成常规术前准备工作。

5. 手术后护理

（1）体位 病人返回病室后，硬膜外麻醉者应去枕平卧 6～8 小时，头偏向一侧，防止唾液及呕吐物吸入气管造成吸入性肺炎或窒息，术后第二日可采取半卧位。

（2）生命体征的观察 及时测量生命体征并准确记录。若 24 小时内出现血压持续下降、脉搏快、病人躁动等情况，考虑有内出血的可能，应及时通知医师处理。每日测体温 4 次，直至正常后 3 日止。

（3）尿管的观察 保持尿管通畅，注意观察尿色及尿量。

（4）饮食护理 未排气前禁食奶制品及甜食，排气后进半流质饮食，排便后进普食，可增加蛋白质和维生素的摄入。

（5）伤口敷料的观察　保持干燥、整洁，有渗血、渗液及时更换。

（6）疼痛　术后24小时内疼痛最为明显，48小时后疼痛逐渐缓解，根据具体情况遵医嘱适当应用止痛药，间隔4~6小时可重复使用。

【应急措施】

急性大量内出血及剧烈腹痛可引起病人晕厥和休克，表现为面色苍白、痛苦面容、出汗、脉细数、血压降低或测不到，伴恶心、呕吐和肛门坠胀。护士应立即将病人取去枕平卧位，保暖、吸氧；迅速建立有效的静脉通道(快速静脉滴注乳酸林格液)，补充血容量，纠正休克；交叉配血，做好输血准备；快速做好术前准备、心理护理，严密观察病情，做到"迅速、准确、及时、严密、严格"，这是取得抢救成功的关键所在。

【告知内容】

1. 告知病人手术的必要性，异位妊娠的相关知识。

2. 告知病人如出现出血量增多、腹痛加剧、肛门坠胀感明显等病情发展的指征时，及时诉说，以便给予相应处理。

【健康教育】

1. 注意休息，劳逸结合，适当锻炼。

2. 加强营养，尤其是富含铁蛋白的食物，如动物肝脏、豆类、绿色蔬菜、木耳等，积极纠正贫血，提高机体抵抗力。忌食辛辣、煎炸食品。

3. 注意保持外阴清洁，勤换清洁内衣裤，注意个人卫生。术后禁止性生活1个月，以免引起盆腔炎。

4. 生育过的病人，应采取避孕措施，防止再次发生宫外孕。

5. 未生育过的病人，避孕 6 个月，同时保持乐观情绪，不背思想包袱，有利于再次受孕。

6. 再次妊娠后，孕早期及时到医院检查，判断妊娠正常与否。

【效果评价】

1. 病人的休克症状得以及时发现并纠正。

2. 病人消除了恐惧心理，愿意接受手术治疗。

七、胎盘早剥

【疾病概念】

妊娠 20 周以后或分娩期正常位置的胎盘在胎儿娩出前，部分或全部从子宫壁剥离称胎盘早剥。胎盘早剥是妊娠晚期严重并发症，具有起病急、发展快的特点，若处理不及时可危及母儿生命。

【临床特点】

根据病情严重程度，将胎盘早剥分为 3 度。

1. Ⅰ度 多见于分娩期，胎盘剥离面积小，病人常无腹痛或腹痛轻微，贫血体征不明显。

2. Ⅱ度 胎盘剥离面 1/3 左右，主要症状为突然发生的持续性腹痛、腰酸或腰背痛，无阴道流血或流血量不多，贫血程度与流血量不相符。

3. Ⅲ度 胎盘剥离面超过胎盘面积 1/2，临床特点较Ⅱ度加重。病人可出现恶心、呕吐、面色苍白、四肢湿冷、脉细数、血压下降等休克症状。

【评估要点】

1. 一般情况 询问孕妇有无外伤史，有无妊娠期高血压疾病，有无慢性高血压、慢性肾脏病及血管性疾病等病史。

2. 专科情况

(1)评估孕妇阴道流血的量、颜色；是否伴有腹痛，腹痛的性质、持续时间、严重程度；是否伴有恶心、呕吐。

（2）评估孕妇贫血的程度，与外出血是否相符。腹部检查：子宫的质地，有无压痛，压痛的部位、程度，子宫大小与妊娠周数是否相符，胎心音是否正常，胎位情况等。观察是否有面色苍白、出冷汗、血压下降等休克体征。

3. 实验室及其他检查　B 超检查胎盘与子宫之间有无液性暗区；血常规检查了解孕妇的贫血程度。血小板计数、出凝血时间、凝血酶原时间、纤维蛋白原测定和 3P 试验等，了解孕妇的凝血功能等。

【护理诊断/相关因素】

1. 潜在并发症　出血、凝血功能障碍，肾衰竭等。

2. 有受伤的危险(胎儿)　与大出血有关。

3. 恐惧　与大出血、担心胎儿及自身安危有关。

【护理措施】

1. 绝对卧床休息　建议左侧卧位，定时间断吸氧，加强会阴护理。

2. 心理护理　允许孕产妇及家属表达心理感受，并给予心理方面的支持，讲解有关疾病的知识，解除由于出血引起的恐惧，以期配合治疗。

3. 病情观察

（1）严密监测生命体征并及时记录；监测胎心、胎动，观察产程进展。

（2）观察阴道流血量、腹痛情况及伴随症状，重点注意宫底高度、子宫压痛、子宫壁的紧张度及在宫缩间歇期能否松弛。

（3）疑有胎盘早剥或破膜时见有血性羊水，应密切观察胎心、胎动情况，观察宫底高度。

（4）尿量观察　重症胎盘早剥应观察尿量，防止肾衰竭，注意尿色，警惕 DIC 的发生。若出现少尿或无尿症状时，应考虑肾衰竭的可能。

4. 手术准备 一经确诊为胎盘早剥，立即配合做好阴道分娩或即刻手术的准备工作，积极准备新生儿抢救器材。

5. 治疗配合 确诊胎盘早剥后，应密切观察凝血功能，以防 DIC 的发生。及时足量输入新鲜血，补充血容量和凝血因子，根据医嘱给予纤维蛋白原、肝素或抗纤溶剂等药物治疗。

6. 辅助检查 在积极抗休克治疗的同时，配合做必要的辅助检查。

7. 术后护理 分娩过程中及胎盘娩出后立即给予子宫收缩药物，防止产后出血。产后仍应注意观察生命体征和阴道流血量，若流出的血液不凝固，应考虑 DIC。

【应急措施】

1. 重型胎盘早剥症状及处理方法 重型胎盘早剥病人可突然出现持续性腹痛、腰酸或腰背痛及面色苍白、四肢湿冷、脉细数、血压下降等休克症状，并伴恶心、呕吐。腹部检查见：子宫硬如板状，于宫缩间歇不松弛，胎位扪不清，胎心消失。此时应积极开放静脉通道，迅速补充血容量，改善血液循环。最好输新鲜血，既可补充血容量又能补充凝血因子。及时给孕妇吸氧。

2. 终止妊娠方式 一旦确诊重型胎盘早剥应及时终止妊娠，根据孕妇病情及胎儿状况决定终止妊娠的方式。

（1）阴道分娩 适于以外出血为主，Ⅰ度胎盘早剥，病人一般情况良好，宫口已扩张，估计短时间内能结束分娩者。护士应立即备好接产用物，密切观察胎心及产程进展情况。

（2）剖宫产 适于Ⅱ度胎盘早剥，特别是初产妇，不能在短时间内结束分娩者；Ⅰ度胎盘早剥，出现胎儿窘迫征象，需抢救胎儿者；Ⅲ度胎盘早剥，产妇病情恶化，胎儿已死，不能立即分娩者；破膜后产程无进展者。要求护士在输血、输液的同时，迅速做好术前准备，配血备用。

3. 并发症的处理

（1）如病人阴道出血不止，且为不凝血，考虑为凝血功能障碍，遵医嘱补充凝血因子，应用肝素及抗纤溶药物。

（2）肾衰竭　若尿量＜30ml/h，应及时补充血容量，若血容量已补足而尿量＜17ml/h，可给予甘露醇或呋塞米。出现尿毒症时，应及时行透析治疗挽救孕妇生命。

（3）产后出血　胎儿娩出后立即给予子宫收缩药物，如缩宫素、麦角新碱等；胎儿娩出后行人工剥离胎盘、持续子宫按摩等。若仍有不能控制的子宫出血或血不凝、凝血块较软，应快速输入新鲜血，同时行子宫次全切除术。

【告知内容】

产褥期：加强营养，纠正贫血。更换消毒会阴垫，保持会阴清洁，防止感染。

【健康教育】

1. 妊娠期定期产前检查，积极防治妊娠期高血压疾病、慢性高血压、慢性肾脏疾病等。

2. 妊娠晚期或分娩期，应鼓励孕妇适量活动，睡眠时取左侧卧位，避免长时间仰卧，避免腹部外伤。

3. 指导产妇出院后注意休息，加强营养，多进食富含铁的食物如瘦肉、动物内脏、豆类等，纠正贫血，增强抵抗力。

4. 死产者及时给予退乳措施，遵医嘱给予大剂量雌激素口服，嘱病人少进汤汁等。

【效果评价】

1. 母亲分娩顺利，婴儿平安出生。
2. 病人未出现并发症。

八、羊水量异常

【疾病概念】

1. 羊水过多　妊娠期间羊水量超过 2000ml 称羊水过多。多数孕妇羊水增多较慢，在长时期内形成，称为慢性羊水过多；少数孕妇在数日内羊水急剧增多，称为急性羊水过多。羊水过多的发病率为 0.5% ~ 1.0%，合并妊娠糖尿病时发病率高达 20%。

2. 羊水过少　可发生在妊娠各期，但以晚期妊娠为常见。妊娠晚期羊水量少于 300ml 者，称羊水过少。近年报告发生率 0.4% ~ 4.0%。羊水过少时约 1/3 有胎儿畸形。羊水过少严重影响围生儿的预后。

【临床特点】

1. 羊水过多

(1)急性羊水过多　较少见，多发生在妊娠 20 ~ 24 周，由于羊水急速增多，数日内子宫急剧增大，似双胎妊娠或足月妊娠大小，并产生一系列压迫症状。孕妇出现呼吸困难，甚至发绀；腹壁皮肤因张力过大感到疼痛，严重者皮肤变薄，皮肤静脉清晰可见；孕妇进食减少，发生便秘；下肢及外阴部水肿及静脉曲张。

(2)慢性羊水过多　较多见，多数发生在妊娠晚期，数周内羊水缓慢增多，多数孕妇无自觉不适，仅在产前检查时，测量宫高及腹围大于同期孕妇，妊娠图宫高曲线超出正常百分位数，腹壁皮肤发亮、变薄，触诊时感到皮肤张力大，胎位不清，胎心遥远或听不清。

2. 羊水过少　孕妇于胎动时感觉腹痛，检查见腹围、宫高比同期正常妊娠者小，子宫敏感性高，轻微刺激即可引起宫缩，临产后阵痛剧烈，宫缩多不协调，宫口扩张缓慢，产程延长。

【评估要点】

1. 羊水过多

（1）一般情况　评估孕妇有无糖尿病、妊娠期高血压疾病、多胎妊娠或母儿血型不合等病史。

（2）专科情况　评估孕妇有无腹部胀满、呼吸困难、不能平卧等症状；评估子宫底高度、腹壁皮肤情况、张力大小、液体震荡感是否清楚、胎心是否清楚等。

（3）实验室及其他检查　B超检查：最大羊水池>7cm或羊水指数>18cm为羊水过多。

2. 羊水过少

（1）询问孕妇是否合并妊娠期高血压疾病、过期妊娠或合并心血管病、慢性肾炎等以及有无胎儿宫内发育迟缓。

（2）询问孕妇胎动时有无不适感，评估腹部增大和体重增加情况。

（3）评估触诊时有无液体震荡感。

（4）B超检查　羊水指数≤8.0作为诊断羊水过少的临界值，以≤5.0作为诊断羊水过少的绝对值。

【护理诊断/相关因素】

1. 羊水过多

（1）有胎儿受伤的危险　与羊水过多易致胎膜早破、脐带脱垂有关。

（2）舒适改变　与羊水过多引起腹部胀满、呼吸困难、下肢及外阴水肿、不能平卧等有关。

（3）恐惧　与胎膜早破致早产、新生儿可能畸形有关。

2. 羊水过少

（1）胎儿有受伤的危险　与羊水过少有关。

（2）预感性悲哀　与羊水过少致胎儿宫内窘迫有关。

（3）焦虑　与担心胎儿畸形、安危有关。

【护理措施】

1. 羊水过多

（1）建议左侧卧位，改善胎盘血液供应。低盐饮食。

（2）心理护理　向孕妇及家属解释本病的一些情况，提供情绪上的支持。保持积极良好的心态配合治疗和护理。

（3）症状严重需破膜放羊水时，注意血压、脉搏及阴道流血情况。放羊水后，腹部放置沙袋或加腹带包扎以防血压骤降甚至发生休克。观察宫缩情况。

（4）注意放羊水的速度和量，不宜过多过快，以免宫腔内压力骤减导致胎盘早剥或早产，一次放羊水量不超过1500ml，速度为每小时500ml。

（5）放羊水时应从腹部固定胎儿为纵产式，严密观察宫缩，重视病人的症状，监测胎心。

（6）产后给予缩宫素，按摩子宫防止产后出血。

（7）产前检查明确胎儿有畸形时，应及早终止妊娠。

2. 羊水过少

（1）建议左侧卧位，多饮水，2小时快速饮水2000ml。

（2）给予吸氧，每日3次，每次30分钟。

（3）严密观察胎动、胎心的变化，并做好羊膜输液准备，协助医师具体执行。

（4）每周测宫高、腹围或B超，以了解羊水变化。

（5）足月者做好引产准备，临产后严密观察宫缩及胎心率，同时做好剖宫产与抢救新生儿的准备。

（6）明确胎儿有畸形时，应终止妊娠。

【应急措施】

1. 羊水过多 孕妇应减少活动，一旦破膜，立即听胎心，卧床休息，测生命体征，注意宫缩，防止脐带脱垂。

2. 羊水过少 足月妊娠者，如出现胎心率异常，立即左侧卧位，氧气吸入 30 分钟，胎心率无好转，应做好剖宫产与抢救新生儿的准备。

【告知内容】

1. 告知孕妇及其家属羊水过多的原因及注意事项。

2. 告知孕妇预防胎膜早破，摄取低钠饮食，防止便秘，减少增加腹压的活动。

【健康教育】

1. 寻找羊水过多的原因，积极治疗孕妇疾病。

2. 羊水过多合并胎儿畸形者，应查明致畸原因，避孕半年以上再妊娠，妊娠前在医院检查并遵医师指导，以防再次发生畸形儿。

3. 嘱产妇注意休息，防止产后出血。

4. 加强产前检查，以及时发现羊水过少或过少。

5. 积极配合医师寻找原因并治疗；合并畸形者应到优生门诊进一步确诊。

【效果评价】

1. 母婴安全，无并发症。

2. 孕妇积极参与治疗与护理过程。

九、胎儿宫内窘迫

【疾病概念】

胎儿宫内窘迫是指胎儿在子宫内因缺氧和酸中毒危及其健康和生命的综合症状。急性胎儿窘迫多发生在分娩期；慢性胎儿窘迫常发生在妊娠晚期。慢性胎儿窘迫在临产后往往表现为急性胎儿窘迫。

【临床特点】

1. 急性胎儿窘迫

（1）急性胎儿窘迫的一个重要征象是胎心率异常。早期胎心率于无宫缩时加快，>160 次/分，缺氧严重时胎心率 <120 次/分。

（2）羊水被胎粪污染。

（3）缺氧初期为胎动频繁，继而减弱及次数减少，进而消失。

（4）酸中毒　胎儿缺氧与酸中毒之间关系密切，采集胎儿头皮血进行血气分析，可反映胎儿宫内情况。若 $pH < 2$，$PO_2 < 13.8kPa$，$PCO_2 > 8kPa$，可诊断为胎儿酸中毒。

2. 慢性胎儿窘迫

（1）胎动减少或消失。

（2）胎儿电子监护异常　胎儿缺氧时，胎心率可出现以下异常情况：NST 无反应型，即持续监护 20～40 分钟，胎动时胎心率加速 ≤15 次/分，持续时间 ≤15 秒；在无胎动与宫缩时，胎心率 >160 次/分或 <120 次/分持续 10 分钟以上；基线变异频率 <5 次/分；OCT 可见频繁重度变异减速或晚期减速。

（3）胎儿生物物理评分低；胎盘功能低下；羊水被胎粪污染。

【评估要点】

1. 一般情况　评估孕妇的年龄、生育史、内科疾病史如高血压、慢性肾炎、心脏病等；本次妊娠经过及分娩经过，如产程延长、缩宫素使用不当等。

2. 专科情况

（1）评估胎动　缺氧初期胎动会增加；缺氧严重胎动减弱及次数减少，进而消失。胎动 <10 次/12 小时，

为胎动减少，临床常见胎动消失 24 小时后胎心消失。

（2）评估胎心率改变　胎儿轻微或慢性缺氧时胎心率加快，若长时间或严重缺氧，则会使胎心率变慢。

（3）评估羊水中胎粪污染程度　分为 3 度，Ⅰ度为浅绿色，常见胎儿慢性缺氧；Ⅱ度为深绿色或黄绿色，提示胎儿急性缺氧；Ⅲ度棕黄色，稠厚，提示胎儿缺氧严重。

3. 实验室及其他检查

（1）胎儿代谢性酸中毒　胎儿头皮血的 pH < 2。

（2）胎心监测　出现晚期减速、变异减速。

【护理诊断/相关因素】

1. 气体交换受损（胎儿）　与胎盘子宫的血流改变、血流中断（脐带受压）或血流速度减慢（子宫 – 胎盘功能不良）有关。

2. 焦虑　与胎儿宫内发生窘迫有关。

3. 预感性悲哀　与胎儿可能死亡有关。

【护理措施】

1. 嘱咐孕妇左侧卧位，间断吸氧，观察生命体征。

2. 严密监测胎心变化，一般每 15 分钟听 1 次胎心或进行胎心监护，注意胎心变化形态。

3. 为手术者做好术前准备　若宫口开全，胎先露部已达坐骨棘平面以下 3cm 者，应尽快助产娩出胎儿。

4. 准备好抢救新生儿的物品，随时配合新生儿的抢救工作。

5. 做好心理护理

（1）向孕产妇夫妇说明医疗措施的目的、操作过程、预期结果及孕产妇需做的配合，有助于减轻焦虑，面对现实，对疑虑给予适当的解释。

（2）对于胎儿不幸死亡的父母，尽量不让他们独处；鼓励他们诉说悲伤，帮助他们采用适合自己的压力应对技巧和方法。

【应急措施】

1. 急性胎儿窘迫者，若宫口开全，胎先露部已达到坐骨棘平面以下 3cm 者，应尽快助产妇经阴道娩出婴儿。

2. 宫口未开全，胎儿窘迫不严重者，给予吸氧，产妇左侧卧位，观察 10 分钟，如胎心率正常，可继续观察。如因催产素使宫缩过强造成胎心率异常者，应立即停用，继续观察。病情紧迫或经上述处理无效者，立即行剖宫产结束分娩。

【告知内容】

告知孕产夫妇，治疗措施的目的、操作过程、预期结果及需做的配合。

【健康教育】

1. 加强围生期宣教与指导。

2. 定期进行产前检查，及时发现异常情况。

【效果评价】

1. 胎儿情况改善，胎心率为 120～160 次/分。

2. 产妇能接受胎儿死亡的现实。

十、胎膜早破

【疾病概念】

在临产前胎膜破裂，称为胎膜早破。妊娠满 37 周后的胎膜早破发生率为 10%；妊娠不满 37 周的胎膜早破发生率为 2.0%～3.5%。胎膜早破可引起早产、脐带脱垂及母儿感染。导致胎膜早破常见的因素有：生殖道病原微生物上行感染、羊膜腔压力升高、胎先露部高浮、营养因素、宫颈内口松弛、创伤、妊娠后期性交等。

【临床特点】

孕妇突感有较多的液体从阴道流出,可混有胎脂及胎粪,肛诊时,触不到羊膜囊,若上推胎先露部,则有一阵羊水流出。羊膜腔感染时,孕妇和胎儿心率增快,子宫压痛,白细胞计数增高,C-反应蛋白阳性。阴道窥器检查可见液体自宫口流出。阴道液干燥片检查有羊齿状结晶。

【评估要点】

1. 一般情况　了解妊娠期诱发胎膜早破的既往史,是否有创伤史、妊娠后期性交史、妊娠期羊水过多的病史等。

2. 专科情况

(1)评估孕妇阴道液体流出的情况,是否有咳嗽、打喷嚏、负重时液体流出。

(2)行肛诊检查,触不到羊膜囊,上推胎头,可有羊水流出。

3. 实验室及其他检查　阴道液酸碱度检查、阴道液涂片检查和羊膜镜检查呈阳性。若测得的阴道液 pH≥5,可提示胎膜早破。

【护理诊断/相关因素】

1. 有感染的危险　与胎膜破裂后,下生殖道内病原体上行感染有关。

2. 有受伤的危险　与脐带脱垂和胎儿吸入感染的羊水发生胎儿性肺炎、胎儿宫内窘迫及先天性新生儿肺炎有关。

3. 恐惧　与胎膜早破、诱发早产、担忧胎儿、新生儿有关。

【护理措施】

1. 注意事项　叮嘱孕妇绝对卧床,以侧卧位为宜,在胎儿电子监护后指导孕妇自身适合左侧卧位或是右侧卧位。对胎儿先露部未衔接者应抬高臀部。避免不必要的肛诊和阴道检查，防止脐带脱垂。

2. 定时观察　观察羊水性状、胎心率、体温、脉搏，并记录，注意宫缩及血白细胞计数。

3. 外阴护理　放置消毒会阴垫于外阴，勤换会阴垫，保持外阴清洁。

4. 遵医嘱用药　破膜 12 小时以上者应预防性使用抗生素，妊娠月份 <35 周者，遵医嘱给予地塞米松促进胎肺成熟。

5. 掌握终止妊娠指征　若有脐带先露或脐带脱垂应在数分钟内结束分娩。孕周 >35 周，胎肺成熟，宫颈成熟，可经阴道试产。有剖宫产指征者行剖宫产。

6. 心理护理　帮助孕妇分析目前状况，讲解胎膜早破的影响，使孕妇积极参与护理。

【应急措施】

一旦发现脐带脱垂，胎心尚好，胎儿存活者，应争取尽快娩出胎儿。

1. 宫口开全　胎头已入盆，应立即行产钳术或胎头吸引术；臀先露应行臀牵引术；肩先露时，可行内转胎位术及臀牵引术协助分娩。有困难者或初产妇，应行剖宫产术。

2. 若宫颈口未开全　应立即行剖宫产术。准备期间，产妇应取头低臀高位，必要时用手将胎先露部推至骨盆入口以上，以减轻脐带受压。术者的手保持在阴道内，使胎先露部不能再下降，避免脐带受压，脐带则应消毒后还纳阴道内。

【告知内容】

告知孕妇胎膜早破的影响，妊娠后期禁止性交，避免负重及腹部受碰撞。

【健康教育】

1. 加强围生期宣教与指导。

2. 嘱孕妇妊娠后期减少性交次数。

3. 妊娠期积极治疗与预防下生殖道感染。

4. 妊娠期避免突然增加腹压。

5. 妊娠期补充充足的维生素、钙、锌、铜等营养素。

6. 宫颈内口松弛者，于妊娠 14～16 周行宫颈环扎术并卧床休息。

【效果评价】

1. 孕妇积极参与护理过程，对胎膜早破的处理感到满意。

2. 母儿生命安全，未发生并发症。

十一、产后出血

【疾病概念】

胎儿娩出后 24 小时失血量超过 500ml 者，称为产后出血。产后出血是分娩期的严重并发症，是导致产妇死亡的重要原因之一，在我国居产妇死亡原因的首位，子宫收缩乏力是产后出血的最主要原因。

【临床特点】

1. 症状 产后出血的主要临床特点为阴道流血量过多，产妇出现面色苍白、出冷汗、口渴、心慌等休克表现。

2. 体征 血压下降，脉搏细数，子宫轮廓不清，宫底可有升高等。

【评估要点】

1. 一般情况 评估诱发产后出血有关的病史，如孕前患有出血性疾病、重型肝炎、子宫肌瘤；妊娠期合并妊娠高血压疾病、前置胎盘、胎盘早剥、多胎妊娠、羊水过多；分娩期产妇精神过度紧张，过多地使用镇静剂、麻醉剂；产程过长，产妇衰竭或急产导致软产道裂伤等。

2. 专科情况 评估产后出血量，24 小时内出血超过 500ml。评估是否由子宫收缩乏力、软产道裂伤、凝血功能障碍、胎盘因素等原因引起。

3. 实验室及其他检查 血常规表现为红细胞数量、血红蛋白低于正常，凝血功能障碍时，凝血功能试验有不同程度异常。

【护理诊断/相关因素】

1. 潜在并发症 出血性休克。

2. 有感染的危险 与大出血抵抗力低下、反复检查、操作有关。

3. 疲乏 与出血导致贫血有关。

4. 体液不足 与大量出血有关。

【护理措施】

1. 即刻给病人吸氧、配血，开放静脉液路输液、输血，要用大号针头或静脉留置针，观察并记录生命体征变化。

2. 迅速查明阴道出血的原因。

3. 子宫收缩乏力者，节律性按摩子宫；肌内注射或静脉滴注宫缩剂；无菌纱布条填塞宫腔，如仍不能止血，做好手术准备。

4. 产道裂伤者，应辨明解剖关系及时准确地修复缝合，注意不得留有无效腔。

5. 胎盘已剥离尚未娩出者，应排空膀胱，牵拉脐带，并按压宫底协助胎盘娩出；胎盘部分剥离或部分粘连者，手取胎盘；胎盘嵌顿者，配合麻醉师，应用麻醉剂，使狭窄环松解后手取胎盘；胎盘、胎膜残留者，应行宫腔探查，手取或用刮匙取出残留组织；胎盘植入者，应立即做好子宫切除的准备。

6. 凝血机制障碍者，协助医师确定原因，分别处理。

7. 出血停止后，至少观察 2 小时，注意血压、宫缩及阴道出血量。让产妇安静休息，注意保暖。

8. 鼓励产妇进食营养丰富易消化饮食，多进食含铁、蛋白质、维生素的食物。

【应急措施】

产妇因血容量急剧下降而发生低血容量性休克。休克程度与出血量、出血速度和产妇自身状况有关。在治疗抢救中应注意：

(1) 正确估计出血量，判断休克程度。针对出血原因行止血治疗，同时积极抢救休克。

(2) 建立有效静脉通道，做中心静脉压监测，补充血液及晶体平衡液、新鲜冷冻血浆等纠正低血压。

(3) 给氧，纠正酸中毒，按医嘱给予升压药物、糖皮质激素应用，改善心肾功能。

【告知内容】

1. 告知产妇产后复查的时间、目的和意义。

2. 告知产妇有效纠正贫血、增加体力的方法。

【健康教育】

1. 加强孕前及孕期保健　有凝血功能障碍和相关疾病者，应积极治疗后再受孕，必要时应在早孕时终止妊娠。做好计划生育宣传工作，减少人工流产。

2. 重视对高危孕妇的产前检查　提前在有抢救条件的医院住院，预防产后出血的发生。

3. 正确处理产程

(1) 第一产程　注意让产妇休息，合理饮食，防止疲劳和产程延长；合理使用镇静剂。

(2) 第二产程　正确指导产妇使用腹压，避免胎儿过快娩出，造成软产道损伤。

(3) 第三产程　不过早牵拉脐带，胎儿娩出后可等待 15 分钟；若有流血应立即查明原因，及时处理；胎盘娩出后仔细检查胎盘、胎膜有无缺损，检查软产道有无损伤及血肿。

4. 加强产后观察　产妇回病房前应排空膀胱，鼓励产妇让新生儿及早吸吮奶头，从而反射性引起子宫收缩，减少出血量。产褥期禁止盆浴、性生活。

【效果评价】

1. 产妇血压、血红蛋白正常，全身状况得以改善。

2. 产妇疲劳感减轻，生活能自理。

3. 出院时产妇体温、恶露正常，无感染征象。

十二、羊水栓塞

【疾病概念】

羊水栓塞是指在分娩过程中羊水突然进入母体血循环引起急性肺栓塞、休克、弥散性血管内凝血（DIC）、肾衰竭或突发死亡的分娩严重并发症。发生于足月妊娠时产妇死亡率高达70%～80%；妊娠早中期流产亦可发生，但病情较轻，死亡少见。过强宫缩、急产、羊膜腔压力高是羊水栓塞发生的主要原因；胎膜早破、前置胎盘、胎盘早剥、子宫破裂、剖宫产术中生理、病理性血窦开放是其发生的诱因。

【临床特点】

羊水栓塞起病急，多发生于分娩过程中，典型临床经过可分为3个阶段。

1. 休克 开始时产妇出现烦躁不安、寒战、恶心、呕吐、气急等先兆症状；继而出现呛咳、呼吸困难、发绀，肺底部出现湿啰音，心率加快、面色苍白、四肢厥冷、血压下降等。严重者发病急骤，甚至没有先兆症状，仅惊叫一声后，血压迅速下降，于数分钟内死亡。

2. 弥散性血管内凝血引起的出血 病人度过第一阶段，继之发生难以控制的全身广泛性出血，大量阴道流血、切口渗血、全身皮肤及黏膜出血、血尿甚至出现消化道大出血。产妇可因出血性休克死亡。

3. 急性肾衰竭 羊水栓塞后期病人出现少尿或无尿和尿毒症的表现。典型病例三阶段按顺序出现，但有时不全出现。

【评估要点】

1. 一般情况 多发生于胎膜早破、宫缩过强、产程短以及高龄初产妇、多产妇等产妇。产妇有突然呼吸困难、面色青紫及不明原因的休克和出血不凝等病史。

2. 专科情况

（1）破膜后突然发生烦躁不安、呛咳，继之则有呼吸困难、发绀、抽搐、昏迷、呼吸和心搏骤停。不在短期内死亡者，可出现出血不止、血不凝，身体其他部位如皮肤、黏膜、胃肠道或肾出血。

（2）心率快而弱，肺部听诊有湿啰音。全身皮肤、黏膜有出血点，阴道流血不止、不凝，并有休克体征。常伴有少尿、无尿及尿毒症体征。

（3）心理社会评估 家属无法理解原本正常的分娩突然之间产妇生命危在旦夕，故无所适从，情绪激动，甚至产生愤怒。

【护理诊断/相关因素】

1. 组织灌注量改变 与弥散性血管内凝血及失血有关。

2. 气体交换受损 与肺血管阻力增加即肺动脉高压、肺水肿有关。

3. 有胎儿窘迫的危险 与羊水栓塞、母体循环受阻有关。

【护理措施】

1. 预防 人工破膜时不兼行胎膜剥离；掌握剖宫产指征，预防子宫或产道裂伤；掌握缩宫素使用指征；不能在子宫收缩时行人工破膜；适当应用镇静剂；注重中期妊娠处理：中期妊娠钳刮术时，切忌在羊水未流尽或刚破膜后立即使用缩宫素。

2. 纠正呼吸、循环衰竭

（1）取半卧位或抬高头肩部卧位，加压给氧，必要时行气管插管或气管切开。

（2）解痉药物应用　为解除肺血管痉挛及支气管痉挛，心率慢时可用阿托品；心率变快时可用氨茶碱；盐酸罂粟碱可以解除平滑肌张力。纠正心力衰竭可用毛花苷丙；用呋塞米或依他尼酸以利于消除肺水肿。矫正休克应用低分子右旋糖酐。

3. 纠正 DIC 及继发性纤溶　遵医嘱使用肝素、抗纤溶药物及凝血因子。

4. 严密监测产程进展及产妇的生命体征　监测胎心率、产程进展、出血量、血凝情况、尿量，如子宫出血不止，应做好子宫切除术的术前准备。

5. 积极配合治疗　若发病时正在静脉滴注缩宫素应立即停止；中期妊娠钳刮过程中发生羊水栓塞先兆症状时，应终止手术并及时通知医师参与抢救。立即抽血或取痰进行检查，力求早期确诊。

6. 提供情绪上的支持　接受产妇及其家属的激动、否认和愤怒情绪反应，尽量给予解释并陪伴在旁，帮助其度过哀伤。

【应急措施】

如孕产妇破膜后突然发生寒战、呛咳、烦躁不安、气急、呕吐等症状，继之出现呼吸困难、发绀、抽搐等表现，或产后宫腔出血不止，血不凝，心率增快，血压下降，出血量与休克程度不相符时应高度怀疑羊水栓塞，此时应采取以下急救措施。

（1）立即给予面罩吸氧，同时通知值班医师，必要时行气管插管，正压给氧。迅速建立两条静脉液路，遵医嘱静脉推注地塞米松 20～40mg 抗过敏，应用阿托品、罂粟碱、氨茶碱等解痉药物解除肺血管和心血管痉挛。

（2）抗休克治疗，应用低分子右旋糖酐，做好输血准备，及时补充有效循环血量。

（3）DIC阶段应早期抗凝，补充凝血因子，晚期抗纤溶的同时也补充凝血因子。

（4）少尿或无尿阶段要及时应用利尿剂，预防及治疗肾衰竭，并应注意检测电解质。

（5）积极进行产科处理。原则上先改善产妇的呼吸、循环衰竭，待病情好转后再处理分娩。在第一产程者可考虑行剖宫产结束分娩。在第二产程者可根据情况经阴道助产。

【告知内容】

告知家属病人病情的严重性，以取得配合。

【健康教育】

1. 如病人神志清楚，应给予鼓励，使其增强信心。

2. 做好基础护理和生活护理。

3. 针对病人的具体情况提供出院指导。

【效果评价】

1. 实施处理方案后，病人胸闷，呼吸困难症状改善。

2. 病人血压、尿量正常，阴道流血量减少，全身皮肤、黏膜出血停止。

3. 胎儿或新生儿无生命危险，病人出院时无并发症。

十三、子宫破裂

【疾病概念】

子宫破裂是指在分娩期或妊娠晚期子宫体部或子宫下段发破裂，是产科极严重的并发症，若未及时诊治可导致胎儿及产妇死亡。引起子宫破裂的原因有：梗阻性难产、损伤性子宫破裂、瘢痕子宫、子宫收缩药物使用不当等。

【临床特点】

1. 先兆子宫破裂　子宫病理缩复环形成、下腹部压痛、胎心率改变及出现血尿是先兆子宫破裂的四大主要表现。

2. 不完全性子宫破裂　产妇自诉下腹疼痛。查体可扪及子宫一侧包块，压痛常伴胎心变化。

3. 完全性子宫破裂　产妇可感到下腹撕裂样剧痛，子宫收缩停止或消失。腹痛稍缓和后，可出现全腹持续性疼痛伴面色苍白、呼吸紧迫、脉细快、血压下降等休克症状体征。全腹压痛、反跳痛。腹壁下可清楚扪及胎体，子宫位于侧方，胎心、胎动消失。阴道有鲜血流出，胎先露部升高，宫口缩小。

【评估要点】

1. 一般情况　评估既往诱发子宫破裂的因素，如阻塞性分娩、不适当难产手术、宫缩剂使用不当、妊娠子宫外伤、子宫手术瘢痕愈合不良等病史。

2. 专科情况

（1）症状　妊娠晚期或临产后产妇突然感到腹部剧烈疼痛，伴恶心、呕吐、阴道流血等要考虑子宫破裂的可能。

（2）体征　有休克前期或休克征象，腹部检查发现病理缩复环，子宫压痛，胎心听不清。完全子宫破裂者出现全腹压痛及反跳痛，在下腹可扪及胎体，子宫缩小位于胎儿侧方，胎心消失，阴道可能有鲜血流出。曾扩张的宫口回缩。

3. 实验室及其他检查　腹腔穿刺、后穹隆穿刺、B超可协助评估。

【护理诊断/相关因素】

1. 疼痛　与强直性子宫收缩或病理性收缩环或子宫破裂后血液刺激腹膜有关。

2. 组织灌注量改变 与子宫破裂后大量出血有关。

3. 预感性悲哀 与子宫破裂后胎儿死亡有关。

【护理措施】

1. 正确处理产程，密切观察产程进展；有剖宫产史或子宫切开手术史者，应提前住院。

2. 严格掌握缩宫素、前列腺素等子宫收缩剂的使用指征及方法。

3. 正确掌握产科手术助产的指征及技术，正确掌握剖宫产指征。

4. 监测宫缩、胎心率及先兆子宫破裂的征象，对于异常的宫缩强度、产妇异常疼痛及腹部异常轮廓者都要提高警惕，一旦发现立即通知医师。

5. 产妇子宫破裂时，尽快协助医师做紧急处理，严格执行医嘱，抢救休克，做好术前准备。

(1)建立静脉输液通道，补充体液。测血型及交叉配血，尽快输血。

(2)监测宫缩、胎心率及产妇生命体征。

(3)给予氧气吸入。

(4)协助医师剖腹探查修补或子宫切除术。

6. 对产妇及其家属提供心理支持，尽快告诉他们手术进行状况及胎儿和产妇的安全。如胎儿死亡，应提供机会让产妇表达自己的感受。

【应急措施】

1. 先兆子宫破裂 立即抑制子宫收缩(给予肌内注射哌替啶或给予静脉全身麻醉)，同时尽快行剖宫产术，防止子宫破裂。

2. 子宫破裂 无论胎儿是否存活，均应积极抢救休克，抢救产妇生命。输血、输液、吸氧，同时尽快行手术治疗。手术方式根据产妇的具体情况而定。

【告知内容】

告知产妇及家属子宫破裂的治疗计划及对再次妊

娠的影响。

【健康教育】

1. 围绕围生期保健工作，介绍减少多产、多次人工流产等高危因素。

2. 认真进行产前检查，有剖宫产、产道异常及胎位异常的孕产妇应提前住院。

3. 对胎儿已死亡的产妇，要帮助其度过悲伤阶段。

4. 出院前与家属及产妇制订生活计划，并告之下次妊娠的注意事项。

【效果评价】

1. 住院期间产妇的血容量得到补充，手术过程顺利。

2. 出院时产妇血红蛋白正常，伤口愈合好且无并发症。

3. 出院时产妇情绪稳定，饮食、睡眠恢复正常。

十四、正常新生儿

【概念简介】

凡胎龄满 37 周不足 42 周出生的新生儿，体重达到或超过 2500g，身长超过 47cm 者称为正常足月新生儿。从胎儿出生后断脐到满 28 日前的时期称为新生儿期，它是初生婴儿生理功能进行调整而逐渐适应宫外生活的时期，也是护理工作的重要时期。

【评估要点】

1. 呼吸 在出生后 10 分钟内建立呼吸，主要是腹式呼吸，快而表浅，为 40～60 次/分。2 日以后降至 20～40 次/分。

2. 血液循环 正常新生儿在出生最初数日内心前区可闻及全收缩期杂音，心率较快，为 120～160 次/分，易受啼哭、进食等因素影响。肝、脾常可触及，四肢容易发冷出现发绀。

3. 体温 出生后新生儿体温急剧下降，2~4小时逐渐回升，12~24小时应稳定在32~36℃。其体温易受环境温度的影响而波动。

4. 皮肤 新生儿出生时，皮肤覆盖着一层灰白色胎脂，数小时后开始逐渐吸收。新生儿皮肤易受损而发生感染。新生儿口腔黏膜柔嫩，血管丰富，但因唾液腺发育不良而温度不够。两面颊部有较厚的脂肪层称颊脂体，可帮助吸吮；在硬腭中线两旁有黄白色小点称上皮珠，牙龈上有白色韧性小颗粒称牙龈粟粒点。上皮珠和牙龈粟粒点是上皮细胞堆积或黏液腺分泌物蓄积而成，出生后数周自然消失，切勿挑破以防感染。

5. 免疫 新生儿通过胎盘从母体获得IgG，故5~6个月内的婴儿对麻疹、猩红热、白喉等有一定的免疫力；由于缺乏IgA，新生儿易患呼吸道和消化道感染；新生儿所产生的IgM有限，也缺乏补体及备解素等，易发生败血症。

6. 大小便和睡眠 新生儿大多在出生后24小时内排出黑绿色黏稠大便即胎便，开始哺乳后大便转变为黄色糊状，每日3~5次。新生儿一般出生后第1日尿量少，以后逐日增加：每日不少于6次，尿清、色微黄。新生儿睡眠时间长，觉醒时间一昼夜仅2~3小时。

7. 新生儿其他生理状态

（1）生理性体重下降 出生后2~4日，由于摄入少，新生儿出现生理性体重下降，下降范围为出生体重的6%~9%，不超过10%，4日后开始回升，7~10日恢复到初生时水平。

（2）生理性黄疸 出生后2~3日出现黄疸，4~6日最明显，2周内消退。

（3）乳腺增大 多在出生后3~4日出现乳腺肿

胀，2~3周后自行消失。

（4）阴道出血（假月经） 女婴出生后1周内，阴道可有白带及少量出血分泌物似月经样，持续1~2日后自止。

【护理诊断/相关因素】

1. 有体温改变的危险 与新生儿体温调节中枢发育不完善，皮下脂肪薄，保温能力差，散热快，易受外界温度的影响而引起体温不稳定有关。

2. 有皮肤完整性受损的危险 与尿液和粪便长时间刺激臀部引起红臀即尿布疹有关。

3. 有感染的危险 与新生儿皮肤薄嫩易受损而发生感染，脐部又是皮肤的一个暴露的伤口有关。

【护理措施】

1. 保暖 新生儿出生后立即将全身轻轻擦干，并用温暖的棉毯包裹，可在新生儿辐射台上复温，注意室内温度的调节。监测体温，一般在出生后第1日每4小时测1次，待体温稳定在36℃左右时，可改为每6~12小时测1次。若体温低于36℃或高于38℃时应查原因并及时处理。

2. 保持皮肤清洁 出生后用消毒植物油纱布揩去颈、皮肤皱褶、腋下、腹股沟等处胎脂以防皮肤糜烂，第2日晨哺乳前淋浴。浴后用软毛巾吸干，在皮褶处撒少许爽身粉。衣着要清洁、柔软、宽松。每次大便后用温水将臀部洗净擦干，以防尿布疹。出生后24小时内应观察脐部有无出血，以后每天检查并以75%乙醇消毒。

3. 耳、眼、口、鼻的护理 保持新生儿耳、鼻清洁，禁止挖耳道或鼻腔。禁止擦洗口腔，出现鹅口疮者可轻涂冰片。初生婴儿应用0.5%新霉素或0.25%氯霉素滴眼，以防结膜炎。

4. 喂养指导 以母乳喂养为最理想。

5. 其他护理　新生儿衣服、尿布宜柔软，以免擦伤皮肤。保证有足够睡眠时间，每日在 20 小时以上，随着大脑皮质的发育，睡眠时间逐渐减少。新生儿出生后 2 周内，随访生理性体重下降的恢复情况及生理性黄疸的消退过程。

6. 预防接种　出生后 24 小时内即可接种乙肝疫苗，24 小时接种卡介苗。

【应急措施】

新生儿吐奶是常见现象，但吐奶最怕的是奶水由食管逆流到咽喉部，在吸气的瞬间误入气管，即所谓的呛奶。量大时会造成气管堵塞，不能呼吸，危及生命；量少时直接吸入肺部深处造成吸入性肺炎。轻微溢奶、吐奶，宝宝自己会调适呼吸及吞咽动作，不会吸入气管，只要密切观察宝宝的呼吸状况及肤色即可。如果大量吐奶，可按以下方法处理。

(1) 平躺时发生呕吐，应迅速将宝宝的脸侧向一边，以免吐出物向后流入咽喉及气管。

(2) 把纱布缠在手指伸入口腔中，甚至咽喉，将吐、溢出的奶水快速清理出来，以保持呼吸道顺畅，然后用小棉花棒清理鼻孔。

(3) 宝宝憋气不呼吸或脸色变暗时，表示吐出物可能已进入气管了，马上将婴儿侧卧，用力拍打背部四五次，使其能咳出。时间允许可用负压吸引器吸出。如果呛奶后宝宝呼吸很顺畅，哭声洪亮，脸色红润，则表示无异常情况。

第二节　妇科疾病护理指导书

一、阴道炎

【疾病概念】

阴道炎是生育期妇女最常见的疾病之一。根据病因不同主要分为滴虫性阴道炎、念珠菌性阴道炎、老年性阴道炎及细菌性阴道病三大类。其中滴虫性阴道炎和念珠菌阴道炎最常见。滴虫性阴道炎由阴道毛滴虫引起，传播途径为性交直接传播及间接传播。念珠菌阴道炎由白色念珠菌感染所致，白色念珠菌为条件致病菌，临床多见于孕妇、糖尿病病人、接受大量雌激素治疗及长期应用抗生素者，内源性感染为主要传播途径，少数见于性交传播及间接传播。

【临床特点】

1. 滴虫性阴道炎 主要症状是稀薄的泡沫状白带增多及外阴瘙痒，如有其他细菌混合感染则分泌物呈脓性，可有臭味。瘙痒部位主要为阴道口及外阴，或有灼热、疼痛、性交痛等。检查时见阴道黏膜充血，严重者有散在出血斑点，后穹隆有多量白带，呈灰黄色、黄白色稀薄液体或黄绿色脓性分泌物，常呈泡沫状。

2. 外阴阴道假丝酵母菌 主要表现为外阴瘙痒、灼痛，严重时坐卧不宁，异常痛苦。还可伴有尿痛、尿频、性交痛等不适。白带特征是白色稠厚呈凝乳或豆渣样。检查见外阴抓痕，小阴唇内侧及阴道黏膜附有白色膜状物，擦除后露出红肿黏膜面，急性期还可见糜烂及浅表溃疡。

3. 老年性阴道炎 主要症状为阴道分泌物增多及外阴瘙痒、灼热感。阴道分泌物稀薄，呈淡黄色，严重者呈血样脓性白带。检查见阴道呈老年性改变，阴道黏膜充血，有小出血点，有时见浅表溃疡。

【评估要点】

1. 一般情况 了解病人的年龄、月经史，有无糖尿病，既往使用抗生素、雌激素的种类、时间，是否妊娠。

2. 专科情况 询问既往有无阴道炎病史，发作与月经周期的关系，治疗经过，了解个人卫生习惯，分析感染途径；评估病人阴道分泌物的量、性状；评估病人阴道黏膜的颜色，有无出血点，瘙痒程度及对生活的影响。

3. 实验室及其他检查 滴虫性阴道炎阴道分泌物涂片镜检可见滴虫，外阴阴道假丝酵母菌病阴道分泌物涂片镜检可见芽生孢子或假菌丝。

【护理诊断/相关因素】

1. 知识缺乏 缺乏预防、治疗阴道炎的知识。

2. 舒适的改变 与外阴、阴道瘙痒，分泌物增多有关。

3. 黏膜完整性受损 与阴道炎症有关。

4. 有感染的危险 与局部分泌物增多、黏膜破溃有关。

【护理措施】

1. 注意观察分泌物的量、性状。协助医师取分泌物检查明确致病菌，对症治疗。

2. 嘱病人保持外阴部清洁干燥，勤换内裤（穿棉织品内衣），对外阴瘙痒者，嘱其勿使用刺激性药物或肥皂擦洗，不用开水烫，应按医嘱应用外用药物。

3. 严格执行消毒隔离制度，在治疗期间应将所用盆具、浴巾、内裤等煮沸 5～10 分钟或药物浸泡消毒，外阴用物应隔离，以避免交叉或重复感染。

4. 防治感染，向病人讲解导致感染的诱因及预防措施，如发现有尿频、尿急、尿痛等征象应及时通知医师。注意监测体温及感染倾向，遵医嘱应用抗生素。

【健康教育】

1. 注意个人卫生，保持外阴清洁、干燥，尤其在经期、孕产期，每天清洗外阴，更换内裤。

2. 尽量避免搔抓外阴部致皮肤破溃。

3. 鼓励病人坚持用药，不随意中断疗程，讲明彻底治疗的必要性。

4. 告知病人取分泌物前 24 ~ 48 小时避免性交、阴道灌洗、局部用药。

5. 治疗后复查分泌物，滴虫性阴道炎在每次月经后复查白带，若连续 3 次检查均为阴性方为治愈。外阴阴道假丝酵母菌病容易在月经前复发，故治疗后应在月经前复查白带。

6. 教会病人掌握药物配制浓度、阴道灌洗和坐浴方法。介绍阴道塞药的具体方法及注意点。嘱病人治疗期间避免性交，经期停止坐浴、阴道灌洗及阴道上药。要坚持治疗达到规定的疗程。已婚者应检查其配偶，如有感染需同时治疗。

二、急性盆腔炎

【疾病概念】

盆腔炎是指女性内生殖器官及其周围结缔组织、盆腔腹膜发生的炎症。当女性生殖道的自然防御功能遭到破坏或机体抵抗力下降时易发生盆腔炎症。急性盆腔炎多发生于月经期、产后、流产后及各种宫腔手术操作后，也可由于感染性传播性疾病引起或为慢性盆腔炎急性发作。

【临床特点】

可因炎症累及的部位、程度不同而有所差异。

（1）下腹痛伴发热，病情严重可有高热、寒战、头痛、食欲不振。若有腹膜炎可出现下腹部压痛、反跳痛、肌紧张伴恶心、呕吐、腹胀、腹泻。

（2）阴道分泌物增多有异味，盆腔脓肿刺激膀胱出现尿频、尿痛及排尿困难等。

（3）妇科检查　宫颈举痛、穹隆明显触痛，宫体增大有压痛。

【评估要点】

1. 询问近期有无流产和宫腔内手术操作史，经期卫生保健情况，有无慢性盆腔炎及阑尾炎。

2. 评估下腹疼痛程度及性质，有无肌紧张、压痛、反跳痛。

3. 评估 T、P、R 变化，病人可出现体温升高、心率和呼吸增快。

4. 评估白带性状、量、气味。

【护理诊断/相关因素】

1. 疼痛　与生殖器官及周围结缔组织炎症有关。

2. 体温升高　与盆腔感染有关。

3. 舒适的改变　腹胀，与盆腔腹膜炎症使肠蠕动减慢有关。

4. 自理缺陷　与卧床休息、输液有关。

【护理措施】

1. 卧床休息，取半坐卧位，以利脓液聚积于子宫直肠陷凹而使炎症局限。加强巡视，及时发现和满足病人需要。

2. 观察疼痛有无加重。如突然腹痛加重，下腹部拒按，应立即通知医师，以确定是否脓肿破裂。

3. 测体温、脉搏、呼吸，每 4 小时 1 次，体温超过 38℃时给予物理降温，如乙醇擦浴、温水擦浴或冰袋外敷等；遵医嘱应用退热药，降温后半小时复测体温并记录于体温单上。

4. 鼓励病人多饮水，每日 1500 ~ 2000ml，给予清淡、易消化的高热量、高蛋白、富含维生素的饮食。

5. 保持室内空气新鲜，保持室温在 18 ~ 22℃，湿度在 50% ~ 70%。病人出汗后及时更换衣服，避免受凉。

6. 协助医师做好血和子宫颈管分泌物的培养和药敏试验。密切观察病情变化，注意有无感染性休克的症状。

7. 遵医嘱应用抗生素及补液治疗。

【健康教育】

1. 指导病人养成良好的个人卫生习惯，注意经期、孕期、分娩期、产褥期保健，勤洗外阴，保持会阴清洁。

2. 指导性生活卫生，减少性传播性疾病，经期禁止性交。

3. 如有腹胀避免进食糖、牛奶、豆浆等产气食物。病情允许，鼓励病人下床活动，预防肠粘连。

三、外阴癌

【疾病概念】

外阴恶性肿瘤常见于 60 岁以上妇女。以外阴鳞状细胞癌最常见，大多数肿瘤生长在外阴皮肤表面。病因尚不清楚，公认单纯疱疹病毒Ⅱ型、人乳头瘤病毒、巨细胞病毒等与外阴癌的发生可能有关，外阴长期受慢性刺激如乳头瘤、尖锐湿疣、慢性溃疡等可发生癌变。

【临床特点】

1. **症状** 外阴瘙痒，为最常见症状，早期病人可有外阴皮肤轻微的灼痛及瘙痒，搔抓后破溃、出血。稍晚期，癌肿向深部浸润，出现明显的疼痛。可有各种不同形态的肿物，如结节状、菜花状、溃疡状。晚期可出现渗液和出血。

2. **体征** 癌灶可生长在外阴任何部位，大阴唇最多见，其次为小阴唇、阴蒂、会阴、尿道口、肛门周围等。早期局部出现突起的小结、肿块或局部变白、局部溃疡，晚期可见不规则肿块，伴或不伴破溃或呈乳头样肿瘤，若癌灶已转移至腹股沟淋巴结，可扪及一侧或双侧腹股沟增大、质硬、固定的淋巴结。

【评估要点】

1. **一般情况** 了解既往史、家族史、外阴瘙痒史、外阴赘生物史等。

2. 专科情况

（1）评估病人有无外阴瘙痒、烧灼感等局部刺激的症状。

（2）评估病人有无疼痛，疼痛的程度。

（3）评估外阴分泌物的变化，病人情绪的变化。

（4）评估外阴部有无溃疡、肿物、硬结等，双侧腹股沟有无增大、质硬而固定的淋巴结。

3. 实验室及其他检查 病理检查了解外阴活组织检查结果。常采用甲苯胺蓝染色外阴部，再用1%乙酸洗去染料，在蓝染部位做活检或借助阴道镜做活检，以提高活检的阳性率。

【护理诊断/相关因素】

1. 自我形象紊乱 与外阴切除有关。

2. 疼痛 与晚期癌肿侵犯神经、血管和淋巴系统有关。

3. 有感染的危险 与伤口邻近肛门、尿道等特殊位置有关。

【护理措施】

1. 与病人沟通，做好术前指导 了解病人的心理感受，鼓励病人说出内心的苦恼。鼓励病人及家属共同参与护理计划的制订，讲解手术相关知识，做好术前指导，减轻病人的焦虑和恐惧。

2. 术前准备

（1）教会病人床上翻身，练习深呼吸、有效咳嗽。

（2）有内科并发症者，应先治疗内科疾病。

（3）术前1日备皮。备皮范围：上至平脐，两侧至腋中线，下至大腿内上1/3，包括整个会阴部及肛门周围。

（4）术前3日进无渣饮食，按医嘱给予抗生素。术前1日进流质饮食，中午服泻剂，如20%芒硝、

20%甘露醇250ml并饮水2000ml，术前晚或术日晨清洁灌肠，直到排出的灌肠液中无大便残渣为止。

（5）术前3日行阴道灌洗。

（6）睡前晚口服镇静剂，促进病人的睡眠。创造利于睡眠的环境，保持环境的安静，关好门窗、关闭大灯、拉好窗帘等。

3. 术后护理

（1）术后取平卧位，双腿外展屈膝，并在腘窝垫一软垫，尽量保持卧位舒适；积极给予术后止痛。

（2）观察病人生命体征的变化，每30~60分钟测1次血压、脉搏、呼吸，每日测体温4次，血压平稳后改为4小时测1次血压。

（3）病人肛门排气后口服鸦片酊抑制肠蠕动，延缓排便的时间，保持外阴的清洁。鸦片酊27滴加水至100ml，每次10ml，每日3次，口服。

（4）保持引流管通畅，观察伤口有无渗血；术后3日观察伤口有无红肿、热、痛等感染征象。

（5）保持外阴清洁，每日会阴擦洗2次，排便后及时清洁会阴部。

（6）鼓励病人上半身及上肢活动，协助下肢及足部的运动，预防压疮。

（7）指导病人合理饮食，术后第五日按医嘱给予液状石蜡30ml口服，每日1次，连服3次，软化粪便，预防便秘。

【健康教育】

1. 出院后保持外阴清洁，定期随访。第一年1~6个月每月1次；7~12个月每2个月1次；第二年每3个月1次；第三至第四年每半年1次；第5年及以后每年1次。

2. 化疗及放疗病人按时治疗。

3. 下肢发生淋巴管炎时应及时到医院进行治疗。

4. 加强营养，多食瘦肉、鸡蛋、牛奶、豆制品、木耳及蔬菜等，粗细搭配。

5. 保持心情愉快，告知病人联系电话。

四、妇科肿瘤手术

为腹部手术病人提供生理、心理、社会全方位的舒适护理，提高病人的生活质量，使其积极配合治疗，促进早日康复。适用于子宫颈癌、子宫肌瘤、子宫内膜癌、卵巢肿瘤、输卵管肿瘤等。

【疾病概念】

1. 宫颈癌 是最常见的妇科恶性肿瘤。原位癌高发年龄为 30～50 岁，浸润癌为 50～55 岁。

2. 子宫肌瘤 是女性生殖器常见的良性肿瘤，由平滑肌及结缔组织组成。常见于 30～50 岁妇女，20 岁以下少见。据统计，至少有 20% 育龄妇女有子宫肌瘤，因肌瘤多无或很少有症状，临床报道发病率远低于肌瘤真实发病率。

3. 子宫内膜癌 子宫内膜癌史发生于子宫内膜的一组上皮细胞恶性肿瘤，以来源于子宫内膜腺体的腺癌最常见。为女性生殖道三大恶性肿瘤之一，占女性全身恶性肿瘤的 7%，占女性生殖道恶性肿瘤的 20%～30%。

4. 卵巢肿瘤 是女性生殖器常见的三大恶性肿瘤之一。上皮性肿瘤好发于 50～60 岁妇女，生殖细胞肿瘤多见于 30 岁以下年轻女性。由于缺乏早期诊断手段，卵巢恶性肿瘤死亡率居妇科恶性肿瘤首位，已成为严重威胁妇女生命和健康的主要肿瘤。

5. 输卵管肿瘤 有良性和恶性两类。输卵管良性肿瘤极少见，其组织类型多，以腺瘤样瘤居多，乳头瘤、血管瘤、平滑肌瘤、脂肪瘤、畸胎瘤等均罕见。肿瘤体积小且无症状，术前难以确诊。预后良好。输卵管恶性肿瘤有原发和继发两种。绝大多数为继发性癌，占输卵管恶性肿瘤的 80% ~ 90%，多数来自卵巢癌和子宫内膜癌，少数来自宫颈癌、胃肠道癌或乳腺癌。转移途径主要为直接蔓延和淋巴转移。继发性癌首先侵犯输卵管浆膜层，组织形态与原发灶相同。症状、体征和治疗取决于原发灶，预后不良。

【临床特点】

下腹不适感、腹部肿物、压迫症状、疼痛、阴道排液、月经不规律、接触性出血等。

【评估要点】

1. 一般情况 评估生命体征有无异常，询问病人过敏史、家族史，有无消瘦、贫血等。

2. 专科情况 阴道流血情况：周期性出血、不规则出血、停经后出血或绝经后出血。白带情况：白带性状是透明黏液性分泌物、脓性分泌物、血性分泌物还是水样分泌物。

3. 实验室及其他检查 妇科检查、妇科彩超、肿瘤四项、CA125、病理活检等。

【护理诊断/相关因素】

1. 焦虑、恐惧 与缺乏疾病相关知识，需接受手术及担心预后有关。

2. 气体交换受损 与全身麻醉术后大量脓痰阻塞呼吸道导致肺部换气障碍有关。

3. 疼痛 与晚期病变浸润压迫、卵巢肿瘤破裂或蒂扭转、广泛性子宫切除术后创伤有关。

4. 腹胀 与肿瘤压迫、腹腔积液、麻醉及手术创伤有关。

5. 潜在并发症 感染、出血，水、电解质紊乱，双下肢静脉炎。

6. 皮肤完整性受损的危险 与长期卧床、恶病质有关。

【护理措施】

1. 与病人良好沟通 了解病人心理状态，与病人进行充分的心理沟通，说明手术不会对病人自身形象和夫妻生活带来影响，解除病人的顾虑，以良好的心态接受手术。

2. 术前准备

（1）术前一日晚 12 点以后禁食、禁水。

（2）术前一日为病人准备皮肤，特别注意脐周部位的清洁。

（3）术前晚给予清洁灌肠。

（4）保证充足的睡眠，如入睡困难遵医嘱给予镇静药物。

3. 病人生命体征观察

（1）遵医嘱给予心电、血压及血氧饱和度监测。

（2）密切观察呼吸的深浅、频率、节律。

（3）保持呼吸道通畅，听诊有痰鸣音时，鼓励病人咳嗽、咳痰，必要时吸痰。

4. 术后体位及活动

（1）术后取去枕平卧位 6 小时，6 小时后垫枕，在床上翻身活动。

（2）每班协助病人按摩双下肢一次，每次 5~10 分钟，每 2 小时 1 次变换体位及床上肢体活动。

（3）术后 1 日后可下床适当活动。

（4）每班 1 次观察病人双下肢有无肿胀及皮肤色泽改变，预防下肢静脉炎及血栓的发生。

5. 管道护理

（1）各种引流管妥善固定，保持通畅。

（2）观察引流液的量及性质。

（3）大手术留置阴道引流管及腹腔引流管，注明管道的部位、名称以及留置时间。

（4）待生命征平稳后取半卧位，以利于盆腔及阴道分泌物的引流。

6. 按时巡视 恶性肿瘤术后经外周静脉输入化疗药物时，15～30分钟巡视一次，观察输液部位有无红肿、疼痛，预防药物外渗。

7. 疼痛护理

(1)术后6小时后生命体征平稳，取半卧位，减轻腹部肌肉的张力，缓解伤口疼痛。

(2)教会病人正确翻身的方法。

(3)指导病人分散注意力以消除疼痛，如听收音机、音乐等。

(4)必要时遵医嘱给予止痛药治疗，并观察止痛效果。

8. 术后饮食护理

(1)指导病人术后24小时早期下床活动，促进胃肠功能恢复。

(2)术后腹胀时给予热敷腰骶部、温水足浴、封闭足三里促进排气、排便。

(3)术后第2日排气后根据医嘱进流质饮食，如米汤等。

(4)术后第3日改为半流质饮食，如面条汤、粥等。

(5)术后第4日进食高蛋白、高维生素、富含铁、易消化的食物。

(6)注意饮食卫生，避免食用辛辣刺激性的食物及甜食，以防止肠管胀气。

【应急措施】

床旁备吸痰及吸氧装置，如有窒息，护士立即为病人清理呼吸道分泌物，给予吸氧并及时报告医师。

【告知内容】

1. 防止脱管告知 大手术留置阴道引流管及腹腔引流管病人，告知留置管道的意义及注意事项，防止脱管。

2. 药物外渗告知 恶性肿瘤术后，经外周静脉输入化疗药物时，告知病人防药物外渗的相关注意事项。

3. 防压疮告知 病人低蛋白、体质较弱、卧床时间较长时，告知家属防压疮的相关注意事项。

4. 治疗配合告知 告知饮食要求、备皮、肠道准备、术前及术后应用抗生素、会阴冲洗、术后放化疗的意义及注意事项。

【健康教育】

1. 入院后告知 预防感冒，增加营养，为手术做好准备，积极配合术前检查，补充足够营养增强身体抵抗力，保持良好的心态，增强自信心。

2. 术前训练 术前训练下肢活动方法，预防下肢静脉炎及血栓的发生。

3. 术后宣教 体位及术后活动指导，饮食指导。保持切口及会阴部清洁，术后 1 周可淋浴。

4. 出院指导

(1)根据气候及时增减衣服，避免受凉感冒。

(2)注意饮食搭配，进食高蛋白、高热量、富含维生素、易消化的食物，养成良好的进食习惯，禁忌烟酒、咖啡及辛辣刺激食物。

(3)保持大便通畅。

(4)注意经期卫生。子宫全切术后 3 个月禁止性生活及盆浴，子宫肌瘤剔除术、卵巢肿瘤及宫外孕手术后 1 个月内禁止性生活。

(5)按时门诊复查。

【效果评价】

1. 病人及家属掌握术前准备的要求及术后体位、活动、饮食及其他注意事项，了解各种治疗的目的及意义。

2. 各种管道固定通畅。

3. 床单位舒适整洁，无压疮发生。

4. 化疗病人不发生液体外渗现象。

5. 病人能耐受疼痛。

6. 病人及家属知晓相关健康教育内容，病人掌握术后床上下肢活动的方法。

五、葡萄胎

【疾病概念】

葡萄胎是一种滋养细胞的良性病变，主要为组成胎盘的绒毛滋养细胞增生，发生水肿变性，各个绒毛的乳头变为大小不一的水疱，水疱间有细蒂相连成串，形如葡萄得名。葡萄胎可发生于生育妇女的任何年龄。饮食中缺乏维生素 A 及其前体胡萝卜素和动物脂肪者发生葡萄胎的概率显著升高，有葡萄胎史也是高危因素。

【临床特点】

1. 停经后阴道出血为最常见的症状 停经时间一般在 8~12 周，不规则反复阴道流血，时断时续，量多少不定，以后逐渐增多，呈咖啡色黏液或暗红色血，至葡萄胎自行排出前，常可发生大量出血，可因反复大量出血造成贫血及继发感染。

2. 子宫异常增大、变软 约半数以上的子宫体积大于停经月份，质地变软，并伴血清 HCG 水平异常升高。少部分病人子宫大小与停经月份相符或小于停经月份。

3. 腹痛 一般发生在阴道流血前，阵发性下腹痛，能忍受，是葡萄胎流产的表现。卵巢黄素囊肿发生扭转或破裂，可出现急性腹痛。

4. 妊娠高血压综合征症状 妊娠呕吐的出现早于正常妊娠，且症状严重。常在妊娠 20 周前出现高血压、蛋白尿和水肿，少数病人更严重。

5. 卵巢黄素囊肿 常有双侧卵巢囊性增大，表面光滑，活动度好，偶可发生扭转。

【评估要点】

1. 评估阴道出血量、颜色和时间，并询问是否有水疱状物质排出，同时注意贫血程度。

2. 评估妊娠呕吐出现的时间及程度，有无高血压、水肿。

3. 评估病人腹痛的性质及程度。

4. 评估病人的心理状况及对疾病的认知程度。

5. 病人 HCG 的水平及 B 超检查结果。

【护理诊断/相关因素】

1. 恐惧 与对葡萄胎不了解或担心清宫术有关。

2. 自尊紊乱 与分娩的期望得不到满足及担心能否再受孕有关。

3. 知识缺乏 与不了解葡萄胎的性质有关。

【护理措施】

1. 了解病人的心理状况，表达对病人的关心和理解。与病人建立良好的护患关系，增强病人治疗的信心。为病人讲解有关葡萄胎的常识和清宫术的必要性。

2. 为病人提供适当的饮食，有恶心、呕吐、发热者，给予半流质饮食。合并妊娠高血压综合征者，给予低盐饮食。

3. 密切观察病人生命体征的变化、阴道出血量的多少。

4. 做好清宫前的准备工作，合血，建立静脉通路，并备好催产素和抢救物品、药品。葡萄胎清宫不宜一次吸干净，一般于 1 周后再次刮宫。

5. 清宫术后绝对卧床休息 2 小时，观察子宫收缩情况和出血量。

6. 保持外阴清洁，勤换会阴垫。

【应急措施】

葡萄胎大出血病人，立即将病人去枕、平卧、吸氧、保暖，备好清宫用物，并建立静脉通路，快速静脉滴注乳酸林格液，同时配血备用。

【告知内容】

1. 告知病人和家属有关葡萄胎的疾病知识，说明尽快清宫手术的必要性。

2. 告知病人治愈 2 年后可正常生育，让病人以较平静的心理接受手术。

【健康教育】

1. 清宫术后禁性生活 1 个月，保持外阴清洁，以防感染。

2. 葡萄胎排空后每周测定 1 次 HCG，直到降低至正常水平。随后 3 个月内仍每周检测 1 次，如连续阴性改为每半个月 1 次，共 3 个月。然后每月 1 次持续半年。第二年起每半年 1 次，共随访 2 年。随访过程中注意有无阴道不规则流血以及咳嗽、咯血等转移灶症状。如葡萄胎清宫术后 2 个月血 HCG 下降不明显或曾一度下降后又上升，应及时进一步检查治疗。

3. 除 HCG 定量测定外，还应定期做妇科检查、盆腔 B 超、X 线胸片检查。

4. 在 2 年中做好避孕，可用避孕套避孕，避免选用宫内节育器及药物避孕。

【效果评价】

1. 病人和家属能理解清宫手术的重要性，配合医护人员顺利完成清宫术。

2. 病人情绪稳定，焦虑减轻，治愈疾病信心增强。

3. 病人和家属了解随访的重要性，并能正确地参与随访全过程。

六、侵蚀性葡萄胎及化疗

【疾病概念】

侵蚀性葡萄胎是葡萄胎组织侵入子宫肌层引起组织破坏或并发子宫外转移者。该病多继发于葡萄胎之后，具有恶性肿瘤的性质，但恶性程度一般不高，侵蚀性葡萄胎可以穿破子宫壁，常转移至肺、阴道甚至脑部。大多数侵蚀性葡萄胎发生在葡萄胎清除后6个月内。

【临床特点】

1. 阴道流血 葡萄胎排空后出现不规则阴道流血或月经恢复正常后又流血，量多少不定，长期阴道流血者可出现贫血。

2. 子宫复旧不全或不均匀性增大 常在葡萄胎排空后4~6周子宫未恢复到正常大小，质地偏软，也可表现出子宫不均匀性增大。

3. 转移灶症状 较早的转移部位为肺，症状为咳嗽、血痰或反复咯血、胸痛等；其次是阴道转移，转移灶常位于阴道前壁，呈紫蓝色结节，破溃时引起不规则阴道流血，甚至大出血。脑转移少，但致死率高。

4. 化疗药不良反应的临床特点

（1）抗癌药物不良反应发生的时间

①即刻反应：用药后1天内出现的反应，如过敏性休克、心律不齐、注射部位疼痛、恶心等。

②早期反应：用药后几周内出现的反应，如呕吐、发热、口腔炎、白细胞减少、膀胱炎等。

③迟发反应：用药后数月至几年后才发生，如第2个恶性肿瘤、对生育能力的影响、内分泌改变及致畸作用。

（2）局部不良反应 静脉炎、药液外渗等，表现为局部轻度红斑，局部肿胀、疼痛，严重者局部组织可发生坏死。

(3)造血功能障碍 主要表现为外周白细胞和血小板计数减少，尤其是粒细胞下降，在停药后可自然恢复。

(4)消化系统不良反应 化疗病人常有食欲减退、恶心、呕吐、腹泻、腹痛等胃肠道反应，最常见的为恶心、呕吐，其次还可出现口腔溃疡等皮肤、黏膜不良反应。

(5)药物中毒性肝炎 主要表现为用药后血氨基转移酶值升高，偶尔也见黄疸。注意观察有无上腹疼痛、恶心、腹泻。停药后一般能逐渐恢复正常，但未恢复时不能继续化疗。

(6)肾脏损害 主要表现为肾功能受损，尿中出现红细胞、白细胞和颗粒管型，BUN、肌酐升高，肌酐清除率下降。

(7)皮疹和脱发 皮疹常见于应用甲氨蝶呤后，严重者可引起剥脱性皮炎。脱发最常见于应用放线菌素 D 者，停药后可生长。

5. 辅助检查 葡萄胎排空后 8 周，血、尿 HCG 测定持续阳性或一度阴性后又转阳性。

【评估要点】

1. 一般情况 了解病人的面色、生命体征、既往史、药物使用史及过敏史，了解葡萄胎第一次刮宫的时间，水疱大小、量等，刮宫次数及刮宫后阴道出血的量、性质、时间，子宫复旧情况。

2. 专科情况

(1)有无咳嗽、咯血、胸痛的症状。

(2)有无一过性跌倒、失语、失明、头痛、呕吐、偏瘫及昏迷等症状。

(3)评估病人阴道出血时间、量及腹痛情况。

(4)病人对疾病及化疗的态度和认识。

(5)需化疗者要了解病人既往用药史、化疗史及药物过敏史，静脉的使用情况，静脉的弹性。评估病人的生命体征、营养状况、饮食习惯，有无先兆恶心、呕吐等以及病人对化疗的态度及对疾病的了解程度。

3. 实验室及其他检查

(1)葡萄胎刮宫术后 9 周以上血、尿 HCG 持续高水平或曾一度下降后又上升。

(2)X 线胸片　肺转移病人最初为肺纹理增粗，以后发展典型表现为棉球状或团块状阴影。

(3)B 超　子宫正常大或不同程度增大，肌层内回声不均匀或高回声团块。

(4)血常规、肝功能、肾功能、血 HCG。

【护理诊断/相关因素】

1. 恐惧　与接受化学治疗有关。

2. 预感性悲哀　与担心失去生育能力有关。

3. 活动无耐力　与转移症状及化疗不良反应有关。

4. 营养失调，低于机体需要量　与化疗所致的消化道反应有关。

5. 体液不足　与化疗所致恶心、呕吐、腹泻有关。

6. 有感染的危险　与化疗引起白细胞下降有关。

7. 自我形象紊乱　与化疗所致脱发有关。

【护理措施】

1. 了解病人的心理状况及家庭、社会支持系统的状况。关心并理解、支持病人；做好家属的工作，为病人提供坚强的精神及物质后盾。

2. 严密观察病人病情变化、阴道出血量及生命体征的变化，需手术治疗者做好术前准备。

3. 按医嘱给予高蛋白、高维生素、营养丰富、易消化的饮食。化疗期间按病人口味准备饮食。

4. 按医嘱查血、尿 HCG。

5. 认真观察转移灶症状，阴道转移病人禁止做不必要的检查和窥阴器检查，尽量卧床休息。配血备用，准备好各种抢救器械和药物。如发生破溃大出血时，应立即通知医师并配合抢救，立即建立静脉通路，遵医嘱用药。

6. 肺转移的病人应取舒适卧位，有呼吸困难者给予半卧位并吸氧，按医嘱给予镇静剂及化疗药物。大量咯血时应立即通知医师，并给予头低脚高位，清除口内血块，拍击背部以利清除积血，按医嘱给予止血药并严密观察病情变化。

7. 脑转移的病人严密观察病情变化，防止咬伤、摔伤等并发症的出现。必要时给予约束带固定，遵医嘱给予脱水剂、吸氧、化疗等。

8. 化疗药应用的护理

(1)用药前准确测量并记录体重。

(2)充分了解化疗药物的作用机制、常规剂量、不良反应，熟练掌握给药方法、给药顺序、用药的注意事项，在用新化疗药前要详细阅读说明书。

(3)认真核对医嘱，注意部分药物避光使用，如甲氨蝶呤、放线菌素 D、顺铂等。根据药性选择溶酶。应用化疗药前后均用生理氯化钠溶液冲管以保证药物剂量的准确。

(4)根据药物性质及医嘱调节输液速度，在给药前后或两种药物之间，应用生理氯化钠溶液或葡萄糖溶液将药物冲净，减少药物对血管的刺激作用。

(5)注意选择静脉应粗大。不宜在静脉回流欠佳的肢体上穿刺，如乳腺手术后患侧肢体、偏瘫后瘫痪侧肢体、水肿的肢体等。长时间注药病人可采用中心静脉置管术(PICC)。

(6)药物不良反应的护理

①造血功能障碍护理：观察有无牙龈出血、皮下淤血及阴道活动性出血倾向。病人用软毛牙刷刷牙，防止牙龈出血。饮食宜清淡、易消化。监测体温变化，减少探视，教育病人经常洗手，加强病房的消毒，采取保护性隔离。

②消化系统不良反应的护理：提供病人喜欢的可口饮食，化疗前开始注意口腔卫生，劝病人戒烟忌酒，每日饭前、饭后漱口。因口腔溃疡疼痛剧烈的病人，进食前可涂冰硼散。对腹泻的病人，观察大便的次数及性状。肝损害时要提供均衡饮食，以主食为主，多吃蔬菜和水果。注意观察有无上腹疼痛、恶心、腹泻。遵医嘱给予保肝药物。肾损害时在术前和化疗时嘱咐病人多饮水，使尿量维持在 2000ml/d 以上。

③皮疹病人遵医嘱应用抗过敏药物治疗或给予糖皮质激素治疗。不可用手抓挠或用过热水洗，以免加重或破溃造成感染。脱发病人化疗前应向病人讲明，停药后会重新长出新发，消除病人的顾虑。帮助病人选假发套，维持病人的自尊。

【应急措施】

阴道大出血病人，应立即通知医师并配合抢救，用碘仿纱条填塞阴道压迫止血。填塞的纱条必须于 24～48 小时内取出，如出血未止则再用无菌纱条重新填塞。同时建立静脉通路，根据医嘱给予药物。

【告知内容】

1. 化疗护理的常识　告知病人化疗药物的类别，不同药物对给药时间、剂量、浓度、滴数、用法的不同要求。

2. 化疗的副作用　告知病人出现口腔溃疡或恶心、呕吐等仍需坚持的重要性。

【健康教育】

1. 注意休息，不要过度劳累，阴道转移者应卧床休息，以免引起破溃。

2. 给予高蛋白、高维生素、易消化饮食，鼓励病人进食，以增强机体抵抗力。

3. 定期复查血、尿 HCG，第一年内每月 1 次，1 年后每 3 个月 1 次，持续 3 年，再每年 1 次至 5 年。此后每 2 年 1 次。定期做妇科检查、盆腔 B 超及 X 线胸片检查。

4. 出现阴道不规则流血、咯血及时就诊。

5. 在 2 年中做好避孕，避免选用宫内节育器及药物避孕。

6. 化疗期间要加强营养，多食瘦肉、鸡蛋、牛奶、豆制品、木耳及蔬菜等，保证所需营养的摄入。指导病人饮食前后漱口，经常擦身更衣，保持皮肤干燥和清洁，注意休息，保持充足睡眠和休息。化疗后尽量少到人群集中的地方去，外出时或在人多的地方应尽量戴口罩，以降低感染的危险。

【效果评价】

1. 病人能理解并信任所采取的治疗方案和护理措施，配合治疗。

2. 病人获得一定的化疗自我护理知识、技能。

3. 能较好处理与家人的关系，诊治过程中表现出积极行为。

七、功能失调性子宫出血

【疾病概念】

功能失调性子宫出血简称功血，是由于调节生殖的神经内分泌机制失常引起的异常子宫出血，而全身及内外生殖器官无明显器质性病变存在。功血为妇科常见疾病，分为无排卵型和排卵型两类。前者多见于青春期和更年期，后者多见于生育年龄。精神紧张、情绪冲动、恐惧忧伤是其常见的病因。主要临床特点为月经周期失去正常规律，经量过多，经期延长，甚至不规则阴道出血等。治疗原则，年轻病人以止血、调整周期促进排卵为主；更年期病人以止血、减少出血量为主。

【临床特点】

1. 无排卵性功血 常见症状是子宫不规则出血，特点是月经周期紊乱，经期长短不一，出血量时多时少，量可少至静脉滴注淋漓或可多至大量出血。有时有数周至数月停经，然后出现不规则出血，血量往往较大，持续 2~3 周甚至更长时间，不易自止。出血多或时间长的病人常伴贫血。

2. 排卵性功血

（1）黄体功能不足者表现为月经周期缩短，月经频发。

（2）子宫内膜不规则脱落者，表现为月经周期正常，但经期延长，多达 9~10 日，且出血量多。

【评估要点】

1. 一般情况 了解病人的年龄、月经史、婚育史、避孕措施、既往慢性病史、精神创伤史、营养状况，有无过度劳累及环境改变等因素。仔细询问本次发病经过，如发病时间、目前阴道出血情况、出血前有无停经史及诊治经历，所用激素名称、剂量、浓度及效果。

2. 专科情况

（1）评估病人的精神、面色和营养状况，是否有贫血和感染征象。

（2）评估此次阴道出血情况、出血量、出血时间。

（3）观察和询问病人的心理情况，了解病人对疾病的认知程度，评估焦虑程度。

3. 实验室及其他检查

（1）诊断性刮宫 刮宫目的其一是止血，其二是明确子宫内膜病理。于经前 3 ~ 7 日或月经来潮 12 小时内刮宫，以确定排卵或黄体功能。如疑为子宫内膜不规则脱落时，应于月经第 5 ~ 6 日诊刮。不规则出血者可随时进行刮宫。

（2）基础体温测定　基础体温呈单相提示无排卵。基础体温呈双相提示有排卵，排卵后体温上升缓慢或幅度偏低，升高时间仅维持 9 ~ 10 日即下降提示黄体发育不良。基础体温呈双相，但下降缓慢提示黄体萎缩不全。

【护理诊断/相关因素】

1. 焦虑、紧张　与担心疾病性质及治疗效果有关。

2. 活动无耐力　与失血过多导致贫血有关。

3. 感染的危险　与子宫不规则出血、出血量多导致严重贫血使机体抵抗力下降有关。

4. 知识缺乏　缺乏服用性激素的有关知识。

【护理措施】

1. 主动与病人进行沟通交流使其尽快熟悉环境，讲解疾病的有关知识，打消病人的顾虑，取得合作。鼓励病人表达其内心感受，并耐心解答病人的提问。

2. 卧床休息，将生活用品及传呼器放在病人伸手可及处；协助生活护理，如床上洗漱、擦澡等。嘱病人坐起或站立时要缓慢，防止发生直立性低血压；活动后如有头晕，一定要扶物蹲下，以防摔伤。外出检查用轮椅护送，减少或去除增加疲劳的因素。

3. 提供安静、舒适的休养环境，合理安排治疗、护理，使之相对集中。适当限制探视，保证病人能充分休息。

4. 提供高蛋白、高热量、高维生素及含矿物质铁、钙的饮食，如奶制品、蛋、禽类、动物肝脏、菠菜、豆类食物等，以纠正贫血，改善体质。

5. 观察阴道流血量，嘱病人如有大出血，应及时报告医护人员。

6. 出血量多、进食不够的病人，遵医嘱静脉输液或输血。

7. 保持外阴清洁，勤换消毒卫生巾及内裤，减少细菌逆行感染机会。

8. 严格无菌操作，如有感染征象遵医嘱使用抗生素，并观察其治疗效果。

9. 向病人解释使用性激素治疗功能性子宫出血的道理及遵医嘱的重要性，说服病人严格执行医嘱，正确服药。详细介绍应用性激素的方法，并观察其效果，对大量出血病人，一般在性激素治疗 8 小时内见效，24~48 小时内出血基本停止。

10. 观察用药后有无不良反应发生。如口服己烯雌酚的病人可出现恶心、呕吐、头晕乏力、食欲下降。如症状明显遵医嘱给予对症处理。

【应急措施】

病人阴道出血多或出现失血性休克时，立即去枕平卧，建立静脉液路，检查血常规和出凝血时间，配血备用，同时做好刮宫止血准备，遵医嘱给予止血药和宫缩剂。

【告知内容】

1. 告知病人病情及提供相关信息，帮助解除思想顾虑，摆脱焦虑。

2. 接受手术病人，告知手术的目的。

【健康教育】

1. 青春发育期少女及更年期妇女分别处于生殖功能发育和衰退的过渡时期，情绪不稳定，应保持身心健康，注意增加营养，加强身体锻炼。

2. 月经期避免剧烈活动，勤换内裤，禁止盆浴，出血期间禁止性交，出血时间长者更应保持会阴清洁，以防上行感染。

3. 有贫血者要补充铁剂，加强营养。

4. 指导测定基础体温，预测是否为排卵周期，如为持续单相体温，提示无排卵，应及时治疗。

【效果评价】

1. 病人按规定正确服用性激素，服药期间药物不良反应程度轻。

2. 病人未发生感染，表现为体温正常，血红蛋白得到纠正。

第三节　新生儿疾病护理指导书

一、早产儿

【疾病概念】

早产儿是指胎龄不满 37 周小于 259 日的活产婴儿。由于早产儿全身各系统功能发育尚不成熟，对子宫外环境的适应能力和调节能力均较差，因此死亡率较高。

【临床特点】

1. 外观特点　体重、身长均明显小于足月儿，皮下脂肪少，肌肉少；头相对较大，囟门宽大，颅缝宽，头发短而绒，皮肤鲜红薄嫩、水肿发亮，胎毛多，指（趾）甲短软。

2. 生理特点　呼吸快而浅，常有不规则间歇呼吸或呼吸暂停，哭声很弱，常见青紫，易发生肺不张、肺出血、呼吸窘迫综合征；体温不升；吸吮、吞咽功能差，容易发生呕吐，导致误吸；消化吸收功能差，易发生腹胀、腹泻；神经系统的各种反射均不敏感，常处于嗜睡状态；对各种感染的抵抗力极弱。

【评估要点】

1. 一般情况　了解患儿的胎次、胎龄、母亲孕期健康状况、胎儿发育情况及家族史等。

2. 专科情况 评估患儿的体重、外观特征是否符合胎龄、生命体征有无异常、神经系统反应、各系统功能状况。

3. 实验室及其他检查 了解辅助检查，如脑 CT、肺部 X 线及实验室检查结果有无异常。

4. 评估 评估家长对患儿目前状况的心理承受能力、对预后的了解程度、治疗的态度、经济状况。

【护理诊断/相关因素】

1. 体温异常 与体温调节功能差、产热储备不足有关。

2. 营养失调，低于机体需要量 与吸吮能力差、摄入不足及消化吸收功能不良有关。

3. 有潜在感染的危险 与免疫功能不足有关。

4. 不能维持自主呼吸 与呼吸中枢和呼吸器官发育不成熟有关。

【护理措施】

1. 保暖 室内温度保持在 26～28℃，相对湿度为 55%～65%。出生后即放置在暖箱中。戴绒布帽，集中护理，各项检查、治疗尽量在暖箱内进行，以减少失热。体温低或不稳定的婴儿不宜沐浴。

2. 保持舒适体位 舒适的体位能促进早产儿自我安抚和自我行为控制，有利于早产儿神经行为的发展，可采取以下体位。

(1)促进屈曲体位 用毛巾或床单制作早产儿的鸟巢式卧具，使其脚能触及衣物，手能触及毛巾、床单，有安全感；包裹婴儿时要确定婴儿的手能触及面部，以利头、手互动。

(2)头颅塑形 使用水枕，可避免早产儿双侧头部平坦，以免因头部平坦造成持久的体格及心理社会适应困难。

（3）俯卧位　有资料报道，俯卧位可以减少早产儿呼吸暂停的发作和周期性呼吸，改善早产儿潮气量及动态肺顺应性，降低气道阻力，对于改善早产儿呼吸和肺功能有很大作用。但需注意俯卧位时容易将口鼻俯于床面，引起窒息和猝死，应密切观察。

3. 喂养　早产儿可用母乳或乳库奶喂养，必要时使用适合早产儿的配方乳。喂奶前常规用 0.9% 氯化钠溶液或 1% 碳酸氢钠溶液洗胃。开始先试喂 2 次 10% 葡萄糖液，每次 3～5ml，再喂稀释奶逐渐到配方奶直至达到每日需要热量。喂奶切忌过速，以免发生胃食管反流致误吸；喂奶后不要立即更换尿布以防止体位变动发生呕吐。保持半侧卧位或平卧、俯卧，头转向一侧，每 4 小时翻身、转换体位 1 次。吸吮能力差或不会吞咽的早产儿可用鼻胃管或鼻肠管喂养，每次进食前应抽吸胃内容物，如残留奶量大于前次喂奶量 1/3 以上则减量或暂停 1 次，必要时给予全静脉或部分静脉高营养。

4. 预防感染　早产儿抵抗力低下，应制定严格的消毒隔离制度，严禁非专室人员的进入，工作人员患感冒时不能接触早产儿。暖箱要彻底清洁消毒后才能使用，使用期间每日用消毒液擦拭 1 次，使用 7 日后要更换暖箱。暖箱内的湿化器、氧气湿化瓶的水要每日更换，空气过滤网内的海绵要定期清洗，头罩、吸氧管及与早产儿接触的各种管道、仪器要定期消毒。医护人员在接触早产儿前要严格洗手，以免发生交叉感染。奶具严格消毒，一人一奶瓶一奶嘴。每日行脐部、口腔护理 2 次。

5. 保证有效呼吸　注意呼吸的节律和次数，如有发绀、气促、呼吸暂停及时给氧。通过经皮氧饱和度监测或血气分析，随时调整吸氧浓度，SaO_2 85% 以下给氧浓度 30%～40%，浓度不可过高，以免发生氧中毒。

维持氧饱和度 85%~95%，勿超过 95%。发生呼吸暂停时给予弹足底、托背，条件允许放置水囊床垫，利用水震动减少呼吸暂停的发生。如果频繁发生呼吸暂停，经处理自主呼吸不易恢复，及时给予人工气囊或气管插管辅助呼吸。注意有无呼吸时呻吟、呼吸窘迫发生。

6. 减少外界环境的刺激　护理人员应尽力营造一个类似子宫内的安静幽暗环境。说话轻柔，走动轻柔，监护仪及电话声音设定于最小音量，及时回应监护仪的报警；不要用力碰关暖箱门，避免敲击暖箱等。降低室内光线，暖箱上使用遮光罩，24 小时内至少应保证 1 小时的昏暗照明，以保证婴儿的睡眠。

7. 心理护理　医务人员要重视早产儿的心理需要，允许父母每日 1~2 次进入 NICU 参与护理他们的婴儿。出院前后对其父母的心理问题进行护理干预，为其提供有益的帮助。

【应急措施】

1. 持续低体温　在合理的环境温度和充分的保温条件下体温仍然不升，提示患儿病情严重，应立即通知主管医师协助查找原因，是否存在循环衰竭的可能，及时应用改善循环的药物。

2. 呼吸困难或停止　如发现患儿面部及全身青紫或苍白，立即加大氧流量，清理呼吸道分泌物，出现呼吸停止时立即给予强刺激或人工呼吸，呼吸不能恢复或呼吸困难进行性加重迅速采取气囊加压给氧或气管插管呼吸机辅助呼吸。

3. 发生呕吐误吸　立即将患儿头偏向一侧，及时用吸痰器吸出误吸的奶液。

4. 发生惊厥　立即遵医嘱给予药物止惊，并协助查找病因。

【告知内容】

告知母亲早产儿的护理方法、观察内容，科学喂养的方法。

【健康教育】

1. 早产原因主要为母亲因素，多数可以通过孕期保健来预防。加强健康宣教，注意休息，避免感染，孕期后 3 个月暂停房事。定期产前检查，预防和控制妊娠高血压综合征，预防胎盘早期剥离，治疗前置胎盘，纠正贫血，加强心脏病孕妇管理。

2. 早产儿属非正常生产，是未成熟儿，母婴暂时分离时及时指导产妇保持泌乳，有条件的可喂采集的母乳。及时和家属沟通，让其及时了解患儿的病情进展和改善情况。

3. 出院指导

(1)精心喂养　早产儿更需要母乳喂养，妈妈一定要有信心和耐心。没有母乳的可使用早产儿配方奶粉，待早产儿的体重发育至正常(大于 2500g)才可更换成婴儿配方奶粉，原配方奶粉每次减少 1 匙，改添婴儿配方奶粉 1 匙，直至完全更换成功。

(2)应对吐奶　轻微的溢奶、吐奶，孩子自己会调适呼吸及吞咽动作，不会吸入气管，只要密切观察孩子的呼吸状况及肤色即可。如果大量吐奶，应迅速将孩子脸侧向一边，以免呕吐物向后流入咽喉及气管。如果呛奶后孩子呼吸很顺畅，最好让其再用力哭一次，以观察哭时的吸气及吐气动作，观察有无任何异常(如声音变调微弱、吸气困难、严重凹胸等)，如有异常即送医院。

(3)注意保暖　室内温度保持在 24 ~ 28℃，相对湿度为 55% ~ 65%，如果室内温度偏低，可用暖水袋给孩子保温，但需注意安全。保持婴儿体温在 36 ~ 37℃，并保证体温的稳定。当婴儿体重低于 2.5kg 时，不要洗澡，可用食用油每 2 ~ 3 日擦拭婴儿颈部、腋下、大腿根部等皱褶处。若体重在 3kg 以上，每次吃奶达 100ml 时，可与健康新生儿一样洗澡。寒冷季节，应特别注意洗澡时的室内温度和水温。

（4）预防肠道感染　口腔黏膜不宜擦洗，喂温开水清洗口腔。不要挤乳头、挑马牙以免感染。母亲及陪护人员患感冒时尽量远离孩子或戴口罩。

（5）科学喂养　出院后遵医嘱坚持口服补血、补钙药物防治贫血和佝偻病，2 岁前是弥补先天不足的宝贵时间，注意保健，早产儿体力、智力、体质完全可以赶上正常儿。按生长发育量表记录早产儿发育情况，如有偏差及时复诊。

（6）按时预防接种。

【效果评价】

1. 体温、呼吸正常，无缺氧症状。
2. 体重增加，营养状况改善。

二、新生儿窒息

【疾病概念】

新生儿窒息是由于孕妇有慢性或严重疾病（如心功能、肺功能不全，严重贫血，糖尿病，高血压等）、异常分娩（如头盆不对称、宫缩乏力、臀位、用产钳、胎头吸引等）以及胎儿、胎盘原因（胎儿过大、早产、先天畸形；胎盘前置、早剥、老化；脐带脱垂、打结、绕颈、过短、牵拉等），致母体与胎儿间血液循环和气体交换障碍，婴儿出生后无自主呼吸或呼吸抑制即为新生儿窒息。新生儿窒息是引起新生儿死亡、神经系统损伤及儿童伤残的重要原因。经及时抢救大多数窒息患儿能够恢复，少数发展并累及心、脑、肾器官，消化系统而呈休克状。5 分钟评分仍低于 6 分者神经系统受损较大。

【临床特点】

1. 胎儿宫内窒息　早期表现为胎心增快（＞160

次/分），胎动增加；如缺氧持续存在，则胎心变慢（<100 次/分），胎动减少或消失。由于缺氧致肛门括约肌松弛，排出胎粪，羊水可被胎粪污染为黄绿色。

2. 新生儿娩出时窒息 其程度可按出生后 1 分钟及 5 分钟内的 Apgar 评分来判断(0～3 分为重度窒息，4～6 分为中度窒息，7～9 分为轻度窒息，10 分为正常)。1 分钟评分反映生后情况，5 分钟评分反映预后。评分越低，窒息时间越长，神经系统损害越重，且多是不可逆的。

【评估要点】

1. 一般情况 询问孕妇有无全身性疾病，孕期有无异常情况发生；评估生产过程；了解家长对该病预后的认识程度。

2. 专科情况

(1)患儿呼吸的深浅、次数，有无喘息性呼吸、呼吸暂停及抑制。

(2)根据全身皮肤颜色估计缺氧程度，轻度缺氧全身青紫，重度缺氧者肤色苍白。

(3)有无肌张力增强或肌肉松弛。

3. 实验室及其他检查 血气分析显示缺氧程度，脑 CT 有无缺血、缺氧改变。

【护理诊断/相关因素】

1. 气体交换受损 与无力清除气道内分泌物导致低氧血症和高碳酸血症有关。

2. 体温过低 与缺氧、体温调节能力差及环境温度低有关。

3. 有感染的危险 与免疫功能不全或低下有关。

4. 有皮肤完整性受损的可能 与皮肤娇嫩及更换尿布不及时有关。

5. 家长恐惧、焦虑 与担心孩子病情危重及预后不良有关。

【护理措施】

1. 复苏抢救程序 积极有效配合医师按 A、B、C、D、E 程序进行复苏抢救。

A：畅通气道。立即清除口、鼻、咽及气道黏液、羊水及分泌物。

B：建立呼吸。拍打或弹足底，摩擦背部促使患儿建立自主呼吸，可用复苏器(密闭口鼻)加压给氧。

C：恢复循环。采用环抱式拇指或示指、中指按压法进行胸外心脏按压，按压深度 1～2cm，以能触到颈动脉或股动脉搏动为有效。

D：药物治疗。建立有效静脉通道，静脉或气管内给予强心药及扩容、纠酸等药物治疗。

E：评价。边复苏边评价复苏效果，确定进一步救治措施。

2. 复苏后护理

(1)注意保暖，体温维持在中性温度，减少耗氧。

(2)加强呼吸监护，密切观察呼吸、心音、面色、末梢循环、神经反射及大小便情况。待呼吸平稳、皮色转红半小时后，停止给氧。

(3)如喉有痰鸣音，呼吸时声音粗糙，呼吸停顿或有呕吐，及时应用一次性吸管吸引，保持呼吸道通畅。

(4)重度窒息恢复欠佳者，适当延迟开奶时间，防止呕吐物再度引起窒息。若无呕吐，抬高上半身使腹部内脏下降，有利于肺的扩张，减轻心脏负担和颅内压；不能进食者给予鼻饲喂养，鼻饲前先用注射器抽吸胃内容物，记录余奶量，并将其重新注入胃内，喂奶量的计算公式为：鼻饲奶量＝医嘱喂奶量－胃内余奶量，以防因奶量过大而溢奶引起呛咳。鼻饲喂养不能耐受者则静脉补液。

(5)行气管插管者，严格执行消毒隔离和无菌技术操作，注意工作人员手及环境的消毒，严防感染。遵医嘱应用抗生素。

【应急措施】

1. 复苏后易反复出现呼吸暂停，密切观察患儿的呼吸情况，发现呼吸暂停立即给予弹足底、托背、挤压胸部等刺激，促使其恢复自主呼吸；自主呼吸弱或不规则者可用面罩接呼吸囊行加压呼吸。

2. 咽喉部有分泌物时及时吸净，如有呛奶应立即用吸引器吸出，给予吸氧，保持呼吸道通畅。

3. 发生抽搐时立即遵医嘱应用解痉镇静剂。

【告知内容】

告知患儿母亲引发窒息发生相关因素、治疗方法及预后。

【健康教育】

1. **孕妇定期做产前检查** 胎心异常提示胎儿缺氧，及时给产妇吸氧，并选择适当的分娩方式。

2. **临产时产妇情绪要稳定** 因过度换气后的呼吸暂停可使胎儿的氧分压降至危险水平。产妇用麻醉剂、止痛剂、镇静剂一定要掌握指征及剂量。

3. **指导产妇合理喂养** 喂奶速度要慢，喂奶后上半身稍抬高，以防呕吐再度引发窒息。

4. **出院宣教** 患儿病愈出院时告知家属，注意观察孩子的眼神灵活程度、四肢的活动情况，如有异常及时就诊。

【效果评价】

1. 生命体征正常。
2. 肤色红润。

三、新生儿缺氧缺血性脑病

【疾病概念】

各种围生期因素引起的缺氧或脑血流减少和暂停

而导致胎儿或新生儿的脑损伤即为新生儿缺氧缺血性脑病。脑组织以水肿、软化、坏死、出血为主要病变，可造成永久性脑功能障碍，是新生儿致残和死亡的主要原因之一。

【临床特点】

1. 轻者表现为兴奋、易激惹、肢体及下颌颤动，拥抱反射活跃，肌张力正常，脑电图基本正常。

2. 中度表现为嗜睡、反应迟钝、肌张力降低，前囟张力稍高，拥抱及吸吮反射减弱，脑电图轻度异常，CT 检查示脑组织密度降低。

3. 重度表现意识不清，肌张力松软，肢体自发动作消失，瞳孔不等大，对光反应差，呼吸不规则或暂停。脑电图及影像检查明显异常。

【评估要点】

1. 一般情况　询问孕妇围生期健康史，患儿有无窒息史，有无严重的心动过缓或心搏骤停史；了解家长对该病预后的认知程度。

2. 专科情况　评估患儿的意识状态、肌张力、各种反射情况、瞳孔反应及有无呼吸暂停。

3. 实验室及其他检查　脑 CT 检查，注意有无缺氧缺血性改变，脑脊液压力有无增高。

【护理诊断/相关因素】

1. 有窒息的危险　与抽搐及气道分泌物增多有关。

2. 气体交换受损　与无力清除气道内分泌物有关。

3. 有感染的危险　与机体抵抗力低下有关。

4. 喂养困难，营养失调　与吸吮能力受损或吸吮吞咽反应的协调受损有关。

5. 家长焦虑　与担心患儿病情危重及预后不良有关。

【护理措施】

1. 脑组织对缺氧极为敏感，及早合理给氧，如大流量头罩吸氧、CPAP 正压给氧，必要时气管插管呼吸机辅助呼吸等，尽快改善缺氧情况，但不宜长期高浓度吸氧。

2. 密切注意有无抽搐先兆，如尖叫、兴奋、易激惹、斜视、四肢肌张力增高等，及时给予抗惊厥处理，避免抽搐发作。护理操作集中进行，尽可能减少干扰和刺激。

3. 保持呼吸道通畅，患儿取侧卧位或仰卧位头偏向一侧，及时清理呼吸道分泌物，每次吸痰时间不超过 15 秒。

4. 对患儿实行保护性隔离，护理患儿前后认真洗手，严格执行无菌技术操作。

5. 建立通畅的静脉液路，应用脱水剂控制脑水肿，应用促进脑细胞功能恢复的药物，维持水、电解质酸碱平衡，严防输液处外渗。

6. 保证营养，少量多次喂奶，吸吮吞咽困难者可采取鼻饲或滴管喂养。重症或伴有呕吐者暂不适合哺乳，可由静脉滴注液体及营养。总结每日出入量，做好护理记录。

7. 向患儿家长耐心细致地解答病情，以取得理解。

【应急措施】

1. 呼吸停止　立即弹足底或托背部，帮助患儿恢复自主呼吸。刺激无效时配合医师给予气囊辅助呼吸或气管插管。

2. 心跳停止　应用 1∶10 000 肾上腺素静脉推注或气管滴入，进行胸外心脏按压。

【告知内容】

告知患儿母亲缺氧缺血性脑病的原因、治疗方法及预后。

【健康教育】

1. 自怀孕之日起，孕妇要定期到医院做产前检查，学会自测胎动，以便早期发现宫内缺氧。发现胎动次数增加或减少，及早就诊。

2. 一旦发现胎儿宫内窘迫，立即给产妇供氧，并准备新生儿的复苏和供氧，出生后让患儿平卧，头稍抬高，少扰动。

3. 此病常见后遗症有脑性瘫痪、脑积水、智能低下、癫痫等，如脑室周围白质软化可能遗有运动障碍。新生儿期以后的治疗与随访从 2～3 个月开始，必要时持续至 6 个月，注意观察患儿眼神、四肢动作的协调能力、肌张力，如有神经系统受损的表现，早期给予动作训练和感知刺激的干预措施，促进脑功能恢复。指导家长掌握康复干预的措施，积极配合医师进行脑瘫康复治疗。

【效果评价】

1. 无意识障碍，呼吸平稳。

2. 无并发症的发生。

四、新生儿肺炎

【疾病概念】

新生儿肺炎常见病因有吸入性和感染性两大类。因羊水、胎粪、乳汁等吸入引起的为吸入性肺炎，其中以胎粪吸入性肺炎最为严重。吸入性肺炎可引起呼吸衰竭、肺不张、肺气肿及缺氧缺血性脑病等。治疗原则为尽快清除吸入物，给氧、保暖、纠正酸中毒，应用抗生素，适当限制入液量及对症处理。由细菌、病毒、衣原体感染引起的为感染性肺炎，可发生在宫内、出生时及出生后。宫内感染发病早，产后感染发病较晚，出生后感染多因密切接触了呼吸道感染者引起。

【临床特点】

1. 宫内感染引起肺炎 潜伏期短，出生后 12～24

小时出现症状，表现为在复苏或出生后出现呼吸困难伴发绀、呻吟、呛咳等。常无咳嗽等呼吸道症状，反应差、少哭，面色及全身皮肤青紫或苍白，时有呼吸暂停。有窒息史者多于复苏后即出现症状。可出现体温不稳、黄疸加重、中毒性脑病、中毒性肠麻痹、心力衰竭、休克等。

2. 产时及产后感染引起肺炎 潜伏期 3～5 日，主要表现为呼吸浅促，鼻翼扇动，口吐白沫，点头呼吸，不吃奶、厌食、呛奶、发绀或苍白，出现三凹征，呼吸节律不整，呼吸暂停，严重者呼吸衰竭。足月儿常发热，也可体温正常，早产儿多体温不升。不同病原体引起肺炎各有特点。

3. 吸入性肺炎 在喂养过程中时有窒息或发绀发作。

【评估要点】

1. 一般情况 询问患儿出生时有无吸入污染的羊水，喂养时有无乳汁吸入，有无断脐不洁史，有无接触上呼吸道感染的病人等；了解家长对疾病的病因及防护知识的认知程度。

2. 专科情况 了解呼吸困难出现的时间，呼吸的次数、节律，呼吸音的强弱，有无呼吸暂停及暂停的次数，是否伴有呻吟，呼吸道分泌物的性质，体温、精神反应情况，面部、四肢、全身皮肤的颜色。

3. 实验室及其他检查 有无胸部 X 线纹理增粗或肺部片状阴影、外周血白细胞增高及病原学检查异常。

【护理诊断/相关因素】

1. 清理呼吸道无效 与呼吸道分泌物增多、咳嗽无力有关。

2. 气体交换受损 与肺部炎症有关。

3. 有窒息的危险 与呛咳、吸入羊水、奶汁有关。

4. 有心输出减少的危险 与肺功能不全有关。

【护理措施】

1. 保持呼吸道通畅 定时拍背并经常更换体位，以利于痰液排出和改善受压部位的肺扩张。分泌物黏稠者可行雾化吸入，湿化气道，稀释痰液，促进分泌物排出。痰液过多无力排出者及时吸痰，注意勿损伤黏膜及引起小儿疲劳。呼吸困难者给予氧气吸入。抬高床头，改善呼吸功能。

2. 合理应用抗生素 烦躁不安者可按医嘱给予适量镇静剂。严格控制输液滴速，以免加重心脏负担。

3. 密切观察病情变化 包括体温、脉搏、呼吸、患儿的反应等，体温高可予物理或药物降温，防止发生高热惊厥。观察呼吸、心率、肝功能等，警惕合并心力衰竭发生。

4. 取合适体位 吃奶时患儿取侧卧位或半卧位，头偏向一侧或斜抱位喂奶；奶嘴孔要小；间歇喂奶，以吃奶时患儿不感觉呼吸困难为宜；病情较重，呼吸困难，呛咳明显者给予鼻饲或滴管喂奶。

5. 保持病室空气清新 每日开窗通风 3～4 次，通风时注意患儿保暖。

【应急措施】

1. 患儿如突然发生呼吸困难、青紫加重，立即报告医师警惕发生脓气胸。

2. 患儿吃奶时一旦发生乳汁吸入，立即停止喂奶，将患儿置于侧卧位轻拍其背部，使吸入物排出，必要时及时用吸痰器吸出奶汁。

3. 如患儿出现烦躁不安、心率加快、呼吸急促、肝脏在短时间内迅速增大时，提示可能合并心力衰竭，应立即通知医师，按医嘱给予强心、利尿剂，保证氧的供给。

【告知内容】

告知家长疾病的相关知识和护理方法。

【健康教育】

1. 定期做产前检查，孕妇有感染性疾病要早做治疗。

2. 新生儿抵抗能力及对外界环境适应能力差，要保持房间适宜的温度和湿度，室温 23～25℃，湿度 50% 左右为宜。早产儿或体温不升者应有保温措施，使新生儿皮肤温度达 35℃。经常开窗通风换气，避免与有上呼吸道感染或其他传染病的人接触。当母亲患有上呼吸道感染，接触孩子或哺乳时应戴口罩。每次哺乳时应将孩子抱起，以正确姿势进行喂养。喂奶时以少量多次为宜，以免发生呕吐和误吸。

3. 向家长讲述疾病的有关知识和护理要点，如出现拒食、呼吸急促、流涕、咳嗽或面色改变应尽早就诊，以免耽误治疗，加重病情。

【效果评价】

1. 体温、呼吸正常，无缺氧症状。

2. 无其他并发症的发生。

五、新生儿颅内出血

【疾病概念】

新生儿颅内出血可因产前、产程中或产后缺氧及产伤引起渗血或血管破裂出血。出血部位可在硬脑膜下、蛛网膜下、脑室和脑组织的任何部位。

【临床特点】

1. 意识改变，如出生后兴奋或嗜睡，易激惹，表情淡漠。眼凝视、斜视、震颤。肌张力早期增高以后降低。

2. 颅内压增高表现，如尖声哭叫、前囟膨隆、惊厥、呼吸不规律或暂停等。

3. 面色苍白或青紫，不吃奶、吐奶，出现黄疸或贫血。

【评估要点】

1. 一般情况 询问孕妇围生期健康史，胎儿有无宫内窘迫、患儿有无窒息史，有无产伤和窒息等不正常生产史及家长对该病预后的认识程度。

2. 专科情况

(1)观察患儿意识状态，有无兴奋、易激惹、嗜睡、反应迟钝或昏迷。

(2)评估肌张力及肢体活动情况，有无肌张力减低或消失，观察并记录惊厥的次数。

(3)检查患儿的各种反射情况，如吸吮、拥抱反射有无减弱或消失，观察瞳孔是否等大及有无对光反应。

(4)评估有无缺氧、循环衰竭及程度。

3. 实验室和其他检查 脑 CT 和 B 超检查可协助辨别出血部位和出血量，检验血生化 CPK－BB 活性增高，血常规有贫血表现。

【护理诊断/相关因素】

1. 潜在并发症——脑疝 与颅内出血有关。

2. 有窒息的危险 与呕吐、昏迷有关。

3. 家属焦虑 与患儿生病、家属缺乏疾病及护理的相关知识有关。

【护理措施】

1. 严密观察病情及生命体征变化，注意意识、眼及瞳孔、囟门张力、肌张力的变化，观察惊厥发生时间、部位，定期测量头围，准确记录阳性体征并及时与医师联系。

2. 保持静卧，头肩抬高 30°，右侧卧位。减少噪声，尽量减少移动和各种刺激，治疗护理要轻、稳、避免头皮静脉穿刺和过多搬动头部引起患儿烦躁，加重颅内出血。

3. 及时清除呼吸道分泌物和呕吐物，保持呼吸道通畅，根据病情给予间断、低流量或头罩吸氧。

4. 维持体温在正常范围内，体温高时即给物理降温，体温过低时应用暖箱、远红外辐射床或热水袋保暖。

5. 遵医嘱应用止血药物，必要时输入新鲜血浆以增加凝血因子的止血作用。恢复期给予吡拉西坦、脑活素、胞磷胆碱等营养细胞的药物促进脑功能恢复。

6. 病情严重时，宜推迟喂奶。待病情平稳后可先鼻饲5%葡萄糖水2ml，观察无异常再给配方奶，从10～20ml开始，每2小时1次，根据病情增加奶量。喂奶后使头偏向一侧，及时清理呕吐物，防止发生窒息。吸吮、吞咽困难者可鼻饲喂养。

7. 加强基础护理，保持皮肤清洁，做好口腔护理。

【应急措施】

1. 患儿出现呼吸困难、面色发青、唇周发绀等窒息表现时，立即将头偏向一侧，及时清除呼吸道分泌物，吸氧。床旁备好吸痰器、开口器及气管插管等抢救用物。

2. 患儿突然出现呼吸节律变慢、心率徐缓，双侧瞳孔不等大、面色苍白、对外界的刺激反应消失、四肢肌力减退，头颈后仰、四肢挺直、躯背过伸、呈角弓反张状等脑疝症状时，立即由静脉输高渗液降低颅内压，以暂时缓解病情，进行必要的诊断性检查以明确病变的性质及部位，协助进行脑室外引流或做好手术准备。

3. 一旦发生脑疝随时有呼吸、心跳停止的可能，积极配合医师进行抢救。

【告知内容】

告知家长疾病的相关知识及预后，护理的方法。

【健康教育】

1. 加强围生期保健工作，减少异常分娩所致的产伤和窒息。

2. 对不正常产婴儿加强护理，常规给维生素 K_1 预防。

3. 向家长讲解颅内出血的严重性、疾病的治疗过程及预后，可能出现的后遗症；讲解控制探视、安静的环境对患儿康复的重要性。

4. 给予安慰，减轻家长的焦虑，鼓励坚持治疗和随访，耐心解答家属的问题，帮助其增强战胜疾病的信心。尽早对患儿进行功能训练和智力开发，减少脑损伤。

【效果评价】

1. 无意识障碍、颅内压正常。

2. 生命体征平稳。

六、新生儿败血症

【疾病概念】

新生儿败血症指新生儿期细菌侵入血循环并在其中生长繁殖、产生毒素所造成的全身性感染。出生体重越轻，发生率越高。

【临床特点】

新生儿败血症常缺乏典型的症状，特别是早期常因为没有特异性的症状而被忽视，以致延误诊治。多出现"三少二不一低下"症，即：少吃(或吸吮无力)、少哭(或哭声低)、少动；体温不稳定、体重不增；反应低下(精神萎靡)。体格健壮的新生儿可伴有发热，但体弱儿、早产儿多为体温不升；常出现黄疸加重或原已消退后又再次出现黄疸。随着病情进展还可出现肝大、脾大、皮肤出血点和瘀斑，甚至弥散性血管内凝血。可有休克表现，面色苍白，皮肤出现大理石样花纹，脉搏细而快，四肢发软，少尿或无尿。还可出现中毒性肠麻痹、化脓性关节炎、骨髓炎、脑膜炎等并发症。

【评估要点】

1. 一般情况 询问产妇有无感染、发热病史，有无胎膜早破、产程延长、羊水浑浊。了解家长对本病病因、性质、护理、预后知识的认知程度。

2. 专科情况 观察患儿有无不吃、不动、不哭的症状和体温不升等情况，有无黄疸发生、皮肤黏膜损伤、脐部分泌物等，有无皮肤发花、脑性尖叫、抽搐等并发症。

3. 实验室及其他检查 在应用抗生素前取血做培养可查明致病菌。

【护理诊断/相关因素】

1. 体温调节无效 与感染有关。

2. 皮肤完整性受损 与皮肤娇嫩、脐炎、脓疱疮等感染灶有关。

3. 活动无耐力 与吸吮无力、摄入量不足有关。

4. 潜在并发症——胆红素脑病 与严重感染有关。

【护理措施】

1. 控制感染 应用抗生素前抽取血标本送血培养及药物敏感试验，作为选用抗生素的依据，遵医嘱由静脉输入有效抗生素，并要现配现用，确保疗效。有效清除病灶，脐部感染者，用 3% 过氧化氢擦拭后，涂以聚维酮碘，行无菌包扎；皮肤有小脓疱者用 75% 乙醇消毒周围皮肤，用无菌针头穿刺，吸出脓液，再涂以 2% 聚维酮碘，每日换药 1 次。

2. 严格消毒隔离制度 患儿应住隔离病室，病室温度保持在 22～28℃，相对湿度为 60%～65%，酌情通风换气，保持空气清新。病室每日用含氯消毒液消毒 1 次。禁止上呼吸道感染者护理败血症患儿，严格无菌操作，接触患儿前后严格洗手，预防交叉感染。

3. 保温　将体温不升的患儿放入婴儿保温箱内，箱温设为 30～32℃，相对湿度为 60%～65%，使患儿皮温达到 36℃即可。患儿高热时给予物理降温，禁忌药物降温。

4. 喂养　有吸吮能力的患儿，尽量喂母乳；有吞咽能力无吸吮能力的患儿用滴管喂养，无吞咽能力及吸吮能力的患儿用鼻饲法。喂奶前换尿布，喂药时抬高头部，以防呛咳或呕吐。

5. 吸氧　新生儿败血症患儿常拒食或呕吐，且因电解质紊乱、血液黏稠度增加、携氧能力减低，易产生组织缺氧，应及早吸氧，及时清除口腔及鼻腔分泌物，保持呼吸道通畅。

6. 对症护理

（1）惊厥　严密观察患儿的精神状态，如患儿有嗜睡、激怒或烦躁不安、尖叫、眼球固定或不自主的反复吞咽动作等为惊厥表现，按医嘱给予苯巴比妥 5mg/kg，肌内注射。

（2）腹胀　患儿常出现呕吐、腹胀。腹胀明显者，应予肛管排气。

（3）密切观察皮肤色泽与出血点进展　黄疸常为新生儿败血症的重要体征，黄疸由轻变重，皮肤出血点增加，提示病情加重。同时观察大便颜色、小便的量及颜色，如有异常及时与医师联系。

（4）供给充足的营养与液体　采用留置针静脉穿刺，确保液路通畅。输液时严密观察，速度不宜过快，必要时输血浆或新鲜血，以提高机体免疫力。

（5）有休克者遵医嘱进行抗休克治疗。

【应急措施】

患儿出现尖叫、哭声发直、四肢肌张力增高，双眼凝视、眼球上翻或呈落日状，可能并发化脓性脑膜炎，应立即通知医师抢救处理。

【告知内容】

告知家长疾病的相关知识及预后、护理的方法。

【健康教育】

1. 做好围生期保健工作，发现孕妇有感染性疾病，应立即在医师指导下及时治疗。分娩时要选择医疗卫生条件较好的医疗单位，以减少新生儿感染的可能。孩子出生后做好保护性隔离，谢绝有呼吸道感染和皮肤感染的人员探视，每次换尿布、喂奶前后要洗手。

2. 指导家长正确喂养和护理患儿，保持清洁卫生。注意保护皮肤、黏膜、脐部免受感染或损伤。每日洗澡，做好口腔、皮肤护理。在护理新生儿时，细心观察吃、睡、动等方面有无异常表现，尽可能及早发现轻微的感染病兆。当患儿有感染灶，如脐炎、口腔炎、皮肤小脓疱、脓头痱子、眼睑炎等及时就医，妥善处理，以防感染扩散。

3. 出院 2 周后复查，如患儿出现精神、食欲、体温改变等症状及时就诊。

【效果评价】

1. 体温恢复正常，精神较好。

2. 无并发症发生。

七、新生儿腹泻

【疾病概念】

腹泻是新生儿的常见疾病，表现为大便次数增多，粪便稀薄或混有脓血或黏液。新生儿腹泻直接影响婴儿营养的吸收，不利于生长发育。由于腹泻损失大量水分及电解质，可引起新生儿脱水、酸中毒、低血钾、低血钙、代谢紊乱，甚至威胁生命。

【临床特点】

1. 轻型 一般情况良好，仅大便次数增多。大便由于病原体的不同而呈现不同的表现，可为黄绿色蛋花汤样便、黄色稀便、黏液脓血便等。

2. 中型 每日大便10余次或更多，精神较差，可伴发热、呕吐、食欲减低。

3. 重型 全身情况差、高热、精神萎靡，可发生脱水、酸中毒及电解质紊乱。

【评估要点】

1. 一般情况 了解喂养史，包括喂养方式、人工喂养儿喂何种乳品、冲调浓度、喂哺次数及量，注意有无不洁饮食史；了解家长对疾病的认知程度。

2. 专科情况

（1）了解腹泻的次数、量、性质、颜色、气味，询问家长患儿腹泻开始时间。

（2）脱水程度的估计，测量患儿体重，观察前囟、眼窝、皮肤弹性、循环情况，尿量是否减少；检查肛周皮肤有无发红、发炎和破损。

（3）观察生命体征有无异常。

3. 实验室及其他检查 血常规、大便常规、大便致病菌培养和血生化等检验结果是否异常。

【护理诊断/相关因素】

1. 体液不足 与腹泻、呕吐丢失过多和摄入不足有关。

2. 腹泻 与喂养不当、感染导致胃肠功能紊乱有关。

3. 有交叉感染的危险 与腹泻致病菌有关。

4. 有皮肤完整性受损的危险 与大便次数增多、刺激臀部皮肤有关。

【护理措施】

1. 密切观察患儿的呼吸、体温、心率及大便的次数、性质、量，腹部症状，并详细记录 24 小时出入量。认真观察、记录大便次数、颜色、气味、性状、量，及时送检，为治疗提供可靠依据。

2. 细心观察患儿有无脱水表现，注意四肢温度与小便量，有无口腔黏膜干燥、皮肤弹性下降、手足冷凉、眼窝凹陷、尿量减少等脱水表现，迅速建立静脉通道进行补液和治疗。脱水严重者，建立双静脉液路，一条途径用药，另一条途径快速补液。

3. 遵医嘱按时完成补液量的同时，喂患儿稀释脱脂奶，调节肠道功能。

4. 按消化道隔离常规进行护理，接触患儿前后严格洗手，防止交叉感染。

5. 选用柔软布类尿布，勤更换，每次便后用温水清洗臀部并吸干，必要时涂以油剂或软膏保护，防止发生尿布皮炎。皮肤破溃者局部可用烤灯照射。

【应急措施】

患儿出现四肢冷凉、皮肤发花、反应低下等严重脱水、电解质紊乱、酸中毒表现时，立即通知医师，给予急查电解质、加快输液速度、遵医嘱补充电解质、应用纠酸药物等抢救措施。

【告知内容】

告知家长腹泻发生的常见原因及护理的方法。

【健康教育】

1. 提倡母乳喂养，在喂奶前后要洗净双手及乳头，如发现周围有腹泻的婴儿，尽量远离；如果妈妈出现腹泻，暂停喂奶，对婴儿进行隔离。

2. 给家长讲解喂奶卫生知识，人工喂养时牛奶或奶具严格消毒；护理过程中，避免成人细菌传染给新生儿。

3. 出院最初几日要少量多餐，注意气候变化，注意腹部保暖。

【效果评价】

1. 腹泻次数减少或恢复正常。

2. 无其他并发症的发生。

第四节 儿科急危重症护理指导书

一、重症肺炎

【疾病概念】

重症肺炎是指除有肺炎常见的呼吸道症状外，同时累及其他系统而出现相应的临床特点。城市以病毒感染为主，农村则以细菌感染为多见。重症肺炎大多数为细菌所致或病毒与细菌混合感染。社区获得性肺炎中，由支原体所致者占20%左右。

【临床特点】

重症肺炎除有发热、咳嗽、气促、呼吸困难及肺部闻及细小水泡音等一般肺炎表现外，常常还出现其他一个或多个系统受损的临床特点。

1. 循环系统功能受损 主要表现为微循环障碍和心功能障碍，颜面苍白、唇周发绀、舌质暗，指(趾)甲微血管充盈时间延长，严重者皮肤可见花斑纹。并发心肌炎除面色苍白外，活动能力可受限，心动过速，心音低钝及心律不齐。心电图显示 ST 段下移和 T 波低平、倒置。当合并循环充血时，容易发生心力衰竭。心力衰竭的表现有：

(1)突然烦躁不安或躁动，面色苍白发灰，发绀加重，指甲微血管充血时间延长。

(2)呼吸加快，>60 次/分。

(3)心率突然增快，>180 次/分，不能用体温升高或其他原因解释。

(4)心音低钝，心律失常出现奔马律。

（5）肝脏短时间内进行性增大2cm以上。

（6）尿量减少或无尿，颜面部或下肢水肿。

2. 神经系统功能障碍 因缺氧可出现嗜睡、烦躁或精神萎靡。严重缺氧和毒血症可引起脑水肿及中毒性脑病，出现双眼凝视、惊厥和昏迷，前囟隆起，头围增大，颈部抵抗，脑膜刺激征可呈阳性，瞳孔对光反射减弱，眼底检查可见视盘水肿。呼吸衰竭者可出现呼吸不规则或暂停。

3. 消化系统功能障碍 常见症状为食欲不振、恶心、呕吐、腹胀及腹泻，可有消化道出血；严重者出现中毒性肠麻痹，腹部听诊肠鸣音消失。严重腹胀使腹腔压力升高，膈肌上移压迫肺部而加重呼吸困难。

4. 弥散性血管内凝血（DIC） 全身中毒症状重，皮肤、黏膜出现出血点或瘀斑，呕吐咖啡样物，便血，血尿或咯血，外周血小板进行性下降及其他相关的实验室检查异常。

5. 脓胸、脓气胸及肺大疱是金黄色葡萄球菌感染的常见并发症 当持续发热不退或退而复升，突然咳嗽加剧，气促、呼吸困难加重，发绀时应考虑是否并发脓胸或脓气胸。

【评估要点】

1. 检查患儿有无发热、咳嗽、气促、端坐呼吸、鼻翼扇动、三凹征、唇周发绀及肺部啰音等症状和体征。

2. 观察痰液的颜色、性状、量、气味以及咳嗽的有效性。

3. 注意有无循环、神经、消化等系统受累的临床特点。

【护理诊断/相关因素】

1. 气体交换障碍 与肺部炎症有关。

2. 清理呼吸道无效 与呼吸道分泌物过多、黏稠、不易排出有关。

3. 体温异常 与肺部感染有关。

4. 潜在并发症 心力衰竭、中毒性脑病、中毒性肠麻痹。

【护理措施】

1. 密切观察生命体征与病情变化，观察有无循环、神经、消化等系统受累的临床特点。

2. 凡有低氧血症，有呼吸困难、喘憋、口唇发绀、面色灰白等情况立即给氧。婴幼儿可用面罩或头罩给氧，流量 3 ~ 5L/min，鼻导管给氧 1 ~ 2L/min。出现呼吸衰竭者可使用人工呼吸机辅助呼吸。

3. 经常更换体位，半卧位或抱起患儿，以减少肺部淤血，防止肺不张。及时清理患儿口鼻分泌物，经常协助患儿翻身拍背，鼓励患儿咳嗽，以促使呼吸道的分泌物借助重力和震动易于排出。给予雾化吸入，以稀释痰液，利于咳出，必要时予以吸痰。遵医嘱应用祛痰药及解痉药。

4. 给予易消化、营养丰富的流质、半流质饮食，少量多餐，避免过饱影响呼吸。防止呛咳引起窒息。重症不能进食者，给予鼻饲或静脉营养。

5. 监测体温变化，高热者给予药物或物理降温。防止高热惊厥的发生。

6. 保持病室环境舒适，空气流通，温湿度适宜，尽量使患儿安静，以减少氧的消耗。

【应急措施】

1. 患儿出现烦躁不安、面色苍白、气喘加剧、心率加速(160 ~ 180 次/分)、肝脏在短时间内急剧增大等心力衰竭的表现时，立即报告医师，减慢输液速度，遵医嘱给予强心、利尿药物。

2. 患儿出现烦躁或嗜睡、惊厥、昏迷、呼吸不规则等颅内压增高征象，立即报告医师，保持呼吸道通畅，给氧，遵医嘱给予镇静、减轻脑水肿及降低颅内压等处理。

3. 患儿腹胀明显伴低钠血症时，及时补钠；若有中毒性肠麻痹，予以禁食、胃肠减压和肛管排气。

4. 如患儿病情突然加重，出现剧烈咳嗽、烦躁不安、呼吸困难、胸痛、面色青紫、患侧呼吸运动受限等，提示可能并发脓胸或脓气胸，及时报告医师，并配合进行胸腔穿刺或胸腔闭式引流。

【告知内容】

告知家长小儿肺炎的相关知识及预后、治疗措施及护理的方法。

【健康教育】

1. 向家长讲解疾病的有关知识和护理要点，指导家长协助患儿采取正确卧位、保持安静的方法。

2. 指导家长维持正确氧疗和雾化吸入的方法，选择适宜的体位引流，促进痰液排出。

3. 指导家长给予患儿合理喂养，注意保暖，避免着凉。

【效果评价】

1. 能顺利有效咳出痰液，呼吸道通畅。

2. 气促、发绀症状改善至消失，呼吸平稳。

3. 住院期间体温及生命体征恢复正常。

二、哮喘持续状态

【疾病概念】

哮喘是指气道反应性增高及可逆性气道狭窄所致的喘息呼吸困难和咳嗽症状的间断性发作。如哮喘发作时出现严重呼吸困难，在合理应用拟交感神经药物和茶碱类药物仍不见缓解，病情进行性加重则为哮喘持续状态。哮喘持续状态的 3 个基本特点：①持续发作 > 6 小时；②连续 3 次应用支气管扩张药物无效；

③严重的呼吸困难、发绀。

【临床特点】

1. 哮喘持续状态主要表现为气促、咳嗽、胸闷等症状的突然出现并进行性加重，应用药物亦无法缓解，常伴有呼吸窘迫、呼气流速下降等。

2. 病情加重可在数天、数小时内出现，亦可在数分钟内危及生命。在病情危重时患儿因喘息而说话困难、语音不连贯、大汗，呼吸超过 30 次/分，心率 > 140 次/分，最大呼气流速低于预计值。

3. 查体可有奇脉，可同时出现低血压、心动过速、呼吸增快、发绀、气短、昏睡、三凹征等。

4. 气体交换差、严重呼吸困难、呼吸音减低时，喘鸣音可消失。

【评估要点】

1. 询问有无哮喘病史，有无食物或药物等过敏史。

2. 评估患儿的精神状态、呼吸频率、心率、面色、血压。

【护理诊断/相关因素】

1. 低效性呼吸型态 与支气管痉挛、气道阻力增加有关。

2. 清理呼吸道无效 与呼吸道分泌物多且黏稠有关。

3. 潜在并发症 呼吸衰竭。

4. 焦虑 与哮喘反复发作有关。

5. 知识缺乏 与缺乏哮喘的防护知识有关。

【护理措施】

1. 缓解呼吸困难，维持气道通畅。

（1）置患儿于坐位或半卧位，以利于呼吸；给予鼻导管或面罩吸氧，氧浓度以 40% 为宜，定时进行血气分析，及时调整氧流量。

（2）遵医嘱应用支气管扩张剂和糖皮质激素，并评价其效果和不良反应。给予雾化吸入，以促进分泌物的排出，痰液多而无力咳出者，及时吸痰。

（3）监测生命体征，注意呼吸困难的表现及病情变化，若出现意识障碍、呼吸衰竭等及时给予机械呼吸。

（4）保持病房空气清新，温湿度适宜。

2. 哮喘发作时，做好心理护理，守护并安抚患儿。

3. 保持病室安静，以保证患儿的休息；必要时遵医嘱给予镇静剂。

【应急措施】

患儿出现发绀、大汗淋漓、心率增快、血压下降、呼吸音减弱等表现，立即报告医师，给予吸入 β_2 受体激动剂，如沙丁胺醇（喘舒灵），同时做好紧急处理：给氧，准备呼吸机辅助呼吸；应用皮质激素、氨茶碱、β 受体激动剂、强心剂、镇静剂、抗生素等。

【告知内容】

告知家长小儿哮喘的常见诱因、治疗措施及护理的方法。

【健康教育】

1. 介绍有关用药及防病知识，适当运动，预防呼吸道感染。

2. 指导患儿及家长寻找哮喘发作的诱因，避免接触可能的过敏原，去除各种诱发因素。有条件者嘱患儿和家长记录哮喘日记，每天用峰速仪检测，找出发病因素，及时预防，减少或避免发作。

3. 出现哮喘发作的前兆表现时，及时吸入药物控制发作。教会患儿及家长选用长期预防与快速缓解的药物，正确、安全用药。

4. 哮喘严重发作时及时就诊。

5. 鼓励患儿，树立与疾病做斗争的信心。

【效果评价】

1. 用药后哮喘症状减轻至消失。

2. 发绀症状改善至消失，呼吸平稳。

3. 住院期间体温及生命体征恢复正常。

三、急性呼吸衰竭

【疾病概念】

呼吸衰竭是指由于呼吸中枢和（或）呼吸系统原发或继发性病变引起的通气和（或）换气功能障碍，导致缺氧和二氧化碳潴留，产生一系列病理和生理改变的综合征。急性呼吸衰竭指呼吸衰竭发展迅速，引起生命脏器功能障碍。急性通气衰竭为高碳酸血症的同义词，即 $PaCO_2$ 增高。肺衰竭指肺实质病变引起的呼吸功能障碍，如急性呼吸窘迫综合征等引起的 PaO_2 降低。

【临床特点】

1. 原发病的临床特点　根据原发病的不同而异。

2. 呼吸系统的临床特点　周围性呼吸衰竭主要表现为呼吸困难：急促、费力、鼻翼扇动、三凹征明显。早期呼吸多浅而快，后期呼吸无力，但呼吸节律整齐，严重时往往伴有中枢性呼吸衰竭。中枢性呼吸衰竭表现为呼吸节律不齐。早期多为潮式呼吸，晚期出现抽泣样呼吸、叹息样呼吸、毕欧式呼吸、呼吸暂停及下颌式呼吸等。

3. 低氧血症表现

（1）发绀　一般 SaO_2 降至 80% 以下时出现发绀。

（2）神经系统表现　烦躁、意识模糊甚至昏迷、惊厥。

（3）循环系统表现　心率先增快，以后减慢，心音低钝，轻度低氧血症时心排血量增加，严重时心排血量反减少，血压先增高，严重时则降低，严重缺氧可致心律失常。

（4）消化系统表现　可有消化系统出血，亦可有肝功能受损。

（5）肾功能损害　因严重缺氧可引起肾小管坏死、肾衰竭。尿中出现蛋白、白细胞及管型，少尿或无尿。

4. 高碳酸血症表现　早期有头痛，继而烦躁、摇头、多汗、肌震颤。

5. 水、电解质平衡失调　可有呼吸性及代谢性酸中毒，低钠、低氯、低钙、高血钾，纠酸利尿后可有低血钾。

【评估要点】

1. 一般情况　评估患儿发绀情况、心率、心律，有无消化系统出血，尿量，有无高碳酸血症表现等。

2. 专科情况　评估呼吸频率、深度和节律；了解呼吸困难发作的情况、发作诱因、伴随症状、发生的速度和持续的时间。

3. 实验室及其他检查　了解患儿血气及生化检查结果。

【护理诊断/相关因素】

1. 气体交换受损　与支气管痉挛、气道阻力增加、感染、心功能不全有关。

2. 清理呼吸道无效　与呼吸道分泌物多且黏稠有关。

3. 活动无耐力　与缺氧有关。

4. 语言沟通障碍　与重度喘息或人工气道、机械通气有关。

5. 焦虑与恐惧　与呼吸困难有关。

【护理措施】

1. 一般护理

（1）针对低效型呼吸型态改善通气，防治感染。保持病室环境温湿度适宜，定时通风，使空气洁净清新。

(2)保持患儿安静,协助采取舒适且有利于肺扩张的体位,如患儿不能平卧,应抬高床头或提供靠背架、床头小桌、枕头等,协助患儿取半卧位或坐位。

(3)加强营养支持,给予易消化饮食和不易发酵食物(少食乳制品和豆制品),预防便秘。严重呼吸困难者,给予流质或半流质饮食,维持水、电解质平衡与充足的热量。

(4)为患儿着宽松衣服,被褥要松软、保暖,对羽毛过敏者不宜使用羽绒服或羽绒被。外源性哮喘患儿应去除过敏原,当室内喷洒消毒剂时应将患儿妥善转移。

2. 专科护理

(1)维持气道通畅 鼓励和帮助患儿咳嗽、咳痰,遵医嘱给予雾化吸入。及时清除呼吸道分泌物,给氧气吸入,遵医嘱及时准确应用抗生素,以消除呼吸道充血、水肿,必要时行气管插管、人工机械通气。

(2)氧疗护理 遵医嘱进行氧疗。如Ⅱ型呼吸衰竭患儿应给予低流量(1~2L/min)吸氧,氧浓度为24%~30%。

(3)做好病因的治疗和护理。

3. 心理护理 重度呼吸困难的患儿常有明显的焦虑和恐惧,会增加机体的耗氧使二氧化碳增多而加重呼吸困难。因此,护士应特别注意患儿的语言及非语言的表达,提供心理支持与帮助。

【应急措施】

Ⅱ型呼吸衰竭患儿如吸氧后出现呼吸抑制现象:如呼吸的幅度及频率减少,神志出现淡漠、嗜睡等,应降低吸入氧的浓度或给予呼吸兴奋剂,提高通气量以排出二氧化碳。必要时协助医师行气管插管、人工机械通气。

【告知内容】

告知家长疾病的相关知识及预后、治疗措施及护理的方法。

【健康教育】

1. 当患儿呼吸困难明显缓解或减轻后，应和患儿及家长讨论减少复发的各种措施，如避免着凉、改善周围居住环境、回避过敏原，接受脱敏治疗等。

2. 指导家庭备常用药及正确的使用方法，如支气管扩张剂。

3. 循序渐进进行适当的体育活动，增强体质。

4. 合理喂养，平衡膳食，改善全身营养状况。

【效果评价】

1. 呼吸平稳，发绀症状改善至消失。

2. 住院期间体温及生命体征恢复正常。

3. 血气正常，无其他并发症发生。

四、心力衰竭

【疾病概念】

心力衰竭是指心脏工作能力（泵功能）下降，心排血量绝对或相对不足，不能满足全身组织代谢需要的病理状态。小儿各年龄均可发病，1岁以内发病率最高。

【临床特点】

1. 年长儿心力衰竭 症状与成人相似，主要表现为乏力、劳累后气促、食欲减低、腹痛和尿少、水肿。气促为左心功能不全的主要表现，重症者表现为咳大量粉红色泡沫痰、呼吸极度困难、发绀、皮肤湿冷、极度烦躁等。肝大及水肿、肝颈静脉反流试验阳性为右心功能不全的主要表现。体检发现患儿面色苍白、颈静脉怒张、心脏扩大、心动过速，有奔马律，端坐呼吸，肺底部听到湿啰音。

2. 婴幼儿心力衰竭 不同于成人，起病多急骤，以全心衰竭为主。

(1)心率增快 婴儿 > 180 次/分，幼儿 > 160 次/分，不能用发热或缺氧解释，伴有心音低钝或奔马律。

(2)呼吸困难，发绀加重，安静时呼吸频率达 60 次/分以上，浅表、短促，X 线检查心影扩大，肺充血。

(3)肝脏扩大 右肋下 3cm 以上或在短时间内较前增大 2cm 以上。

(4)水肿、体重增加、颈静脉怒张。前 3 项为临床诊断的主要体征。

【评估要点】

1. 详细询问患儿的病史及发病过程。

2. 评估患儿精神状态，有无烦躁；观察患儿有无皮肤湿冷，四肢末梢有无发绀，心率及心律变化，有无心动过速、尿少；了解呼吸形式及节律，有无呼吸困难，了解肝脏大小，有无水肿。

3. 评估婴儿吸吮时有无呼吸急促、多汗、喂奶时间延长、呛咳、三凹征、呻吟等症状。

【护理诊断/相关因素】

1. 心排血量减少 与心肌收缩力降低有关。

2. 体液过多 与体内水钠潴留有关。

3. 气体交换受损 与肺循环淤血有关。

4. 活动无耐力 与心排血量减少有关。

5. 知识缺乏 患儿和家长缺乏本病的护理知识。

【护理措施】

1. 减轻心脏负担

(1)卧床休息 尽量避免患儿烦躁、哭闹及不良刺激，必要时适当应用镇静剂。

(2)限制水钠摄入 给予低盐饮食，每日食盐量不超过 0.5g，日液体量控制在 60ml/kg 以下，输入速度宜慢，以每小时 <5ml/kg 为宜。

（3）患儿取半卧位，青紫型先天性心脏病患儿取膝胸卧位，以减少回心血量。

2. 喂养方法 婴儿喂奶要少量多次，奶嘴孔宜稍大，但注意防呛咳。

3. 吸氧 呼吸困难、发绀、低氧血症者给予吸氧。衣着要宽松，被子要松软，以利呼吸。

4. 病情观察 定时测量呼吸、血压、脉搏，注意心率、心律的变化，必要时进行心电监护和监测电解质，详细记录出入量，如有病情变化及时报告医师。

5. 应用洋地黄类药物的护理 观察药物不良反应。当新生儿心率 <120 次/分，婴儿 <100 次/分，幼儿 <80 次/分，学龄儿童 <60 次/分时应立即报告医师，及时停药。钙剂与洋地黄制剂有协同作用，应避免同时使用。

【应急措施】

1. 患儿出现急性肺水肿，如咳粉红色泡沫痰、明显呼吸困难，立即于湿化瓶内加入 50% 乙醇，以使泡沫表面张力降低而破裂，改善气体交换，并报告医师给予进一步处理。

2. 患儿出现烦躁不安，面色苍白或发绀，呼吸频率突然加快达 40 次/分以上，心率增速达 160～180 次/分甚至超过 200 次/分，心音低钝，肝脏在短时间内增大 2cm 以上等心力衰竭表现，立即报告医师，给予强心、利尿剂等抢救治疗。

【告知内容】

告知家长疾病的相关知识及预后、治疗措施及护理的方法。

【健康教育】

1. 向患儿和家长介绍心力衰竭的有关知识，根据病情适当休息。

2. 教会年长患儿自我监测脉搏的方法。

3. 使家长了解所用药物的名称、剂量、给药时间、方法、常见不良反应及家庭护理方法。

【效果评价】

1. 心率恢复至正常，无缺氧症状。

2. 住院期间体温及生命体征恢复正常。

3. 无其他并发症发生。

五、急性肾衰竭

【疾病概念】

急性肾衰竭是多种原因引起的肾脏功能在短时间内急剧降低，导致机体内环境严重紊乱，以水的潴留、氮质血症、电解质紊乱及酸碱平衡失调为特征的临床综合征。

【临床特点】

可分为 3 期。

1. 少尿期 大多数在先驱症状 12～24 小时后开始出现少尿(每日尿量 50～400ml)或无尿，一般持续 2～4 周。

(1)氮质血症 血尿素氮、肌酐升高，临床上可出现多系统症状。消化系统表现为厌食、恶心、呕吐、腹泻、呃逆。神经系统表现为嗜睡、烦躁不安、惊厥、意识障碍。血液系统可出现贫血、出血倾向。

(2)代谢性酸中毒。

(3)电解质紊乱 表现为"三高""三低"，即高血钾、高血镁、高血磷、低钠、低钙、低氯血症等。尤其是高钾血症，严重者可导致心搏骤停。

(4)水潴留 严重者导致心力衰竭、肺水肿或脑水肿。

(5)易继发呼吸系统及尿路感染。

2. 多尿期　尿量逐渐增加或突然增加，氮质血症开始缓解，但不能很快降至正常，此期易出现低钾、低钠、低钙血症和继发感染。

3. 恢复期　视原发病不同，可完全恢复或发展为慢性肾衰竭。

【评估要点】

1. 评估每日尿量。成人 24 小时尿量少于 400ml 或每小时少于 17ml，儿童 24 小时少于 300ml，婴幼儿少于 200ml 或每小时少于 12ml 即为少尿。成人 24 小时少于 100ml，儿童少于 50ml 即为无尿。

2. 评估体温、呼吸、脉搏、血压，心电监护注意心电波形变化，有无 PR 间期延长、P 波低平、QRS 波群增宽、ST 段抬高。

3. 水肿部位、程度，有无肺水肿、脑水肿、心力衰竭的临床症状。

4. 营养状况，有无厌食、恶心、呕吐、腹泻、呃逆。

5. 精神神经状况，有无嗜睡、烦躁不安、惊厥、意识障碍等临床特点。

【护理诊断/相关因素】

1. 体液过多　与肾功能损害、水钠潴留有关。

2. 活动无耐力　与氮质血症、酸中毒有关。

3. 营养失调，低于机体需要量　与摄入不足及丢失过多有关。

4. 潜在并发症——生命体征改变　与严重的电解质紊乱有关。

5. 有感染危险　与免疫力低下有关。

6. 知识缺乏　与不了解本病严重预后有关。

【护理措施】

1. 密切观察病情变化　注意体温、呼吸、脉搏、心率、心律、血压等变化。急性肾衰竭常以心力衰竭、心律失常、感染、惊厥为主要死亡原因，应及时发现其早期表现，并随时与医师联系。

2. 保证患儿卧床休息　休息时期视病情而定，一般少尿期、多尿期均应卧床休息，恢复期逐渐增加活动。

3. 准确记录出入液量　口服和静脉进入的液量要逐项记录，尿量和异常丢失量如呕吐物、胃肠引流液、腹泻时粪便内水分等都需要准确测量，每日定时测体重以检查有无水肿加重。

4. 输液量及滴速控制　按计划严格控制静脉输液量及滴速。

5. 预防感染　每日对各种留置管道口及连接处进行消毒处理；留置导尿时定时用抗生素溶液进行膀胱冲洗；透析患儿严格无菌操作，定时更换无菌引流装置；病室每日紫外线消毒，所用物品定期消毒。加强皮肤护理及口腔护理，定时翻身、拍背。

6. 营养护理　少尿期应限制水、盐、钾、磷和蛋白质入量，供给足够的热量，以减少组织蛋白的分解。不能进食者从静脉中补充葡萄糖、氨基酸、脂肪乳等。透析治疗时患儿丢失大量蛋白，不需限制蛋白质入量，长期透析时可输血浆、水解蛋白、氨基酸等。

7. 做好家长及患儿思想工作　稳定情绪，解释病情及治疗方案，以取得合作。

【应急措施】

发生高血钾：血钾达 7mmol/L 时应紧急处理。

1. 缓慢静脉注射 10% 葡萄糖酸钙 0.5ml/kg。

2. 5% 碳酸氢钠 5ml/kg，稀释后静脉注射。

3. 20% 葡萄糖 2ml/kg，每 5g 糖加胰岛素 1U，于 1 小时内静脉滴注。

4. 上述方法无效行透析治疗。

【告知内容】

告知家长疾病的相关知识及预后，治疗措施及护理的方法。

【健康教育】

1. 告知患儿及家长卧床休息的目的和重要性，预防感冒，控制感染。

2. 告知患儿及家长治疗饮食、准确记录出入量的目的及意义，取得配合。

3. 急性肾衰竭是危重病之一，患儿及家长有恐惧感。应教育患儿及家长积极配合医师治疗，并告诉患儿家长早期透析的重要性，以取得他们的支持与理解。

4. 做好出院指导，使患儿及家长了解急性肾衰竭的病因和发病机制，对其他器官系统的影响；出院后用药的目的、剂量、服药时间、不良反应等。

【效果评价】

1. 尿量恢复正常。

2. 生命体征平稳。

3. 无其他并发症发生。

六、水、电解质紊乱

【疾病概念】

因小儿处于生长发育阶段，对水和各种营养物质的需要量比成人大，所以一旦供应不足或患病时丢失过多，易发生水、电解质的代谢紊乱。小儿细胞外液比成人多，新生儿占体重45%，婴儿占30%，故易发生脱水。新生儿由于肌肉不发达，细胞内液主要存在于内脏，因此当细胞内脱水时，脑、心、肾的功能最易受累，易产生烦躁、昏迷等神经系统症状及心力衰竭、尿少或无尿。

【临床特点】

1. 脱水　因液体摄入不足或丢失过多引起体液总量，尤其是细胞外液量的减少。除失水外，还伴有钠、钾和其他电解质的丢失。按其程度临床分为轻度脱水、中度脱水和重度脱水。

（1）轻度脱水　精神稍差，略有烦躁不安，皮肤稍干燥，弹性尚可，眼窝和前囟稍凹陷，哭时有泪，口唇黏膜稍干，尿量稍减少。

（2）中度脱水　精神萎靡或烦躁不安，皮肤苍白、干燥，弹性较差，眼窝和前囟明显凹陷，哭时泪少，口唇黏膜干燥，四肢稍凉，尿量明显减少。

（3）重度脱水　精神极度萎靡，表情淡漠，昏睡或昏迷。皮肤发灰或有花纹、干燥、弹性极差。眼窝和前囟深凹，眼不能闭合，两眼凝视，哭时无泪，口唇黏膜极干燥，因血容量明显不足可出现休克症状，如心音低钝、脉搏细数、血压下降、四肢厥冷、尿少或无尿。

2. 电解质紊乱　常见低钾、高钾、低钠、高钠血症。

（1）低钾血症　血清钾浓度低于 3.5mmol/L 称为低钾血症，多见于长期禁食或少食，钾盐摄入不足；大量呕吐，腹泻和长期应用呋塞米等利尿药致钾排出过多者。低钾表现：①神经－肌肉症状，神经－肌肉兴奋性减低，精神萎靡，躯干和四肢无力，腱反射减弱或消失，严重者出现弛缓性瘫痪、呼吸肌麻痹、恶心、呕吐、腹胀、肠麻痹。②心血管症状，心肌兴奋性增高，心率增快、心律失常（房早或室早）。严重低钾可出现室上性或室性心动过速，甚至心室颤动、停搏或猝死。

（2）高钾血症　血清钾超过 5.5mmol/L 时，称为高钾血症，是一种短时间可危及生命的体液失衡。其原因多为酸中毒，大面积烧伤，严重挤压伤，使细胞内 K^+ 大量释出；肾功能减退，不能有效地排出 K^+。高钾血症的主要毒性作用表现在心脏。可出现心动过缓、低血压、室性过早波动、心室颤动和心跳停止。

也可出现恶心、呕吐、腹泻、骨骼肌麻痹等。

（3）低钠血症（亦称水中毒） 一般指无脱水的低钠血症。血钠＜130mmol/L。常见于：重度营养不良伴腹泻患儿；严重感染如重症肺炎、休克等；脑部疾患如脑炎、脑膜炎、脑外伤等；营养不良低蛋白血症；肾功能不全或不能正常排出水分的患儿如严重心力衰竭、肝衰竭、肾衰竭；体弱小婴儿喂的奶过于稀释或饮水过多；溺水巨结肠用大量清水灌肠。①一般症状包括乏力、食欲减退、恶心、呕吐等。②神经系统症状主要为脑水肿。由水中毒引起的低钠，血钠在24小时内降至120mmol/L以下时，出现头痛、嗜睡、反应迟钝、肌肉抽搐等。血钠低于115mmol/L时，出现惊厥、昏迷等严重症状。

（4）高钠血症 指血钠＞145mmoL/L并伴血液渗透压过高者。可见于：钠盐入量过多；肾上腺皮质功能亢进；医源性补钠盐过多，如大量口服ORS预防脱水而又未加服白开水等。①神经系统症状：可引起急性中枢神经系统功能障碍，甚至留下永久性神经系统后遗症。早期表现为嗜睡、烦躁不安，进一步发展为震颤、抽搐、肌张力增高、腱反射亢进、昏迷及死亡。②高渗性脱水主要为细胞内脱水，表现为口渴、尿少、烦躁、高热及脱水表现，晚期可出现周围循环衰竭。

【评估要点】

1. 脱水患儿重点评估 精神状态，有无烦躁不安及程度；皮肤是否干燥及有无弹性，有无眼窝和前囟凹陷，哭时是否有泪，口唇黏膜有无干燥及尿量。

2. 低钾血症和高钾血症的患儿重点评估 血清钾检验值；脉搏及心电监护心电图的性质，有无心律失常及性质；有无神经－肌肉兴奋性改变。

3. 低钠血症和高钠血症患儿重点评估 血清钠检验值；有无神经系统症状如嗜睡、烦躁不安、肌张力改变等。

【护理诊断/相关因素】

1. 体液容积缺失，脱水 与体液及电解质平衡失调有关。

2. 潜在的高渗性平衡失调 与细胞外液溶质过多（高钾、高钠）有关。

3. 潜在的低渗性平衡失调 与细胞外液溶质缺乏（低钾、低钠）有关。

4. 有口腔黏膜改变的可能 与脱水、高热有关。

5. 潜在的皮肤完整性受损 与皮肤干燥及弹性差有关。

【护理措施】

1. 监测体温、脉搏、呼吸和血压，心电监护患儿观察心电图的性质，发现心律失常，及时报告医师进行处置。

2. 准确详细记录 24 小时出入量。注意观察尿量，每小时尿量少于 30ml 时，及时通知医师。

3. 烦躁不安者，适当约束或加床挡，防止坠床。

4. 轻度脱水患儿可口服 0.9% 氯化钠溶液，严重脱水患儿由静脉补液，严格按补液原则和医嘱执行：先盐后糖，先快后慢，见尿补钾。低渗、等渗脱水时避免大量喝白开水，以免加重休克。

5. 轻度缺钾患儿，多吃含钾丰富食物（如橘子原汁、鱼、蘑菇等）或口服 10% 氯化钾溶液，重者按医嘱静脉补充。补钾时不宜过浓（一般 500ml 液体加 1g），不宜过快（每小时不超过 1g，严禁静脉推注），不宜过量（24 小时不超过 6g），不宜过早（见尿补钾，每小时尿量在 30ml 以上，每日尿量 700ml 以上）。补钾过程中注意观察病情，及时检测。

6. 轻度低钠患儿，可饮 0.9% 氯化钠溶液；重者，按医嘱补给 0.9% 氯化钠溶液或碳酸氢钠。及时采血检验，防止血钠过高。

7. 根据病情严格掌握输液速度，以免输液过多过快发生水肿或滴速过慢达不到目的。

【应急措施】

1. 发现有高钾血症时立即停止补钾，按医嘱给钙剂、碳酸氢钠、胰岛素等。

2. 发现心律失常、休克，立即报告医师并协助抢救处理。

【告知内容】

告知家长疾病的相关知识及预后、治疗措施及护理的方法。

【健康教育】

1. 向患儿及家长讲解有关原发病的相关知识，水、电解质平衡失调时的症状和体征，进行饮食指导，防止发生水、电解质平衡失调。

2. 介绍出院后继续用药的作用、剂量、不良反应、注意事项等。

【效果评价】

1. 脱水症状改善。

2. 电解质检查结果正常。

3. 无并发症的发生。

七、惊厥及惊厥持续状态

【疾病概念】

惊厥是由多种原因引起的大脑运动神经元突然大量地异常放电，使大脑神经元暂时性功能紊乱的一种表现。惊厥持续状态是指惊厥持续 30 分钟以上或频繁发作而发作间歇意识不恢复者。

【临床特点】

1. 惊厥 发作时全身或局部肌群突然发生阵挛、

松弛交替或强直性抽搐。分全身性抽搐或局部性抽搐。

（1）全身抽搐　多为强直－阵挛发作，表现为突然意识丧失，肌肉剧烈强直收缩，甚至角弓反张，多伴有呼吸暂停和青紫或表现为躯干四肢对称性抽动，双眼球上斜固定。持续 1～2 分钟转入阵挛期，肢体有节律抽动，数分钟后逐渐减慢至停止。

（2）局部抽搐　以面部（特别是眼睑、口唇）和拇指抽搐为主，双眼球常有凝视、发直或上翻，瞳孔扩大，有不同程度的意识丧失。

2. 高热惊厥　是婴儿期最常见的热性惊厥，惊厥大多发作在急骤高热（患儿体温高达 39～40℃）后 12 小时内，一般发作时间短暂，仅数秒钟或数分钟，较长者可达 30 分钟以上，偶呈持续状态。

3. 抽搐并发症　由于咽喉肌的抽搐而致口吐白沫，喉部痰鸣，甚至窒息；腹肌抽搐可致大小便失禁；严重抽搐可致舌咬伤、关节肌肉损伤、外伤。

【评估要点】

1. 评估惊厥发作时的表现、部位，是全身还是局部肌群抽搐，持续的时间及伴随症状。

2. 评估呼吸状态，有无窒息、呼吸困难。

3. 有高热惊厥史患儿注意观察患儿体温。

4. 评估患儿床单位是否安全，有无舌、肢体损伤。

【护理诊断/相关因素】

1. 有窒息的危险　与喉痉挛、呼吸道分泌物增多有关。

2. 有受伤的危险　与突然意识丧失、抽搐有关。

3. 潜在并发症　脑水肿、呼吸或循环衰竭。

4. 家长恐惧　与患儿抽搐有关。

【护理措施】

1. 密切观察病情，积极采取止惊措施。

（1）观察患儿惊厥是否为突发，发作时有无意识障碍和伴随症状，特别是生命体征和一般情况。观察呼吸状态，有无呼吸困难、发绀、呻吟等异常表现。

(2)既往有高热惊厥史的患儿严密观察体温变化，遵医嘱给予药物降温和物理降温。

(3)遵医嘱准确应用镇静药物，如静脉推注安定、苯巴比妥等，给药速度宜慢同时密切观察呼吸情况。

2. 惊厥患儿应置单间病房，温湿度适宜。保持空气新鲜，光线不宜过强。工作人员做到"四轻"，各项操作尽量集中进行。

3. 供给充足的营养和水分。按医嘱补液，针头固定要牢固，以防抽搐时针头脱出。惊厥发作时禁食、禁水，缓解后意识清醒者，给予糖水或营养丰富、易消化、高热量流质或半流质饮食。

4. 惊厥停止后护理

(1)避免诱发惊厥的各种因素，保证患儿足够的睡眠，减少刺激，高热惊厥者观察体温变化。

(2)加强口腔、皮肤护理，防止并发症。酌情予以翻身，防止坠积性肺炎。

5. 详细记录惊厥发作的过程、临床特点、病情变化及处置。

【应急措施】

1. 惊厥发作时 维持呼吸道通畅，置患儿于平卧位，头偏向一侧，及时清除口鼻分泌物。颈下垫小枕，头后仰，防止意识丧失过程中出现舌后坠。持续低流量吸氧，指压人中，遵医嘱立即给予快速、足量、有效的镇静抗惊厥药物。备好吸痰器、气管插管等急救物品。

2. 惊厥持续状态时 使用开口器或压舌板放于上下磨牙之间，避免舌咬伤。给予脱水剂防治脑水肿，准确应用镇静剂。注意保护抽搐肢体，防止骨折或脱臼。

【告知内容】

告知家长疾病的相关知识及预后、治疗措施及护理的方法。

【健康教育】

1. 向家长讲解患儿疾病，说明患儿患病的过程、转归及护理要点，以消除家属对疾病的恐惧并取得家长对治疗护理的配合。

2. 指导家长加强生活护理，注意患儿衣着宽松，保持会阴部清洁干燥。

3. 指导家长合理喂养，按时添加辅食，鼓励多做户外活动，积极预防可能引起惊厥的常见病，如上呼吸道感染、佝偻病等。

4. 对高热惊厥患儿家长讲解在家如何观察体温及简单的物理降温方法，预防高热惊厥的发生。

5. 对惊厥或惊厥持续状态所致的脑损伤和功能障碍患儿指导继续康复治疗，将疾病所致的损伤降低到最低程度。

【效果评价】

1. 惊厥次数明显减少或不发生抽搐。

2. 意识清楚，精神状态好。

3. 无并发症的发生。

八、多器官功能障碍综合征

【疾病概念】

由于感染、休克、炎症和创伤等打击，导致全身炎症反应失控，造成同时或相继发生 2 个或 2 个以上器官或系统功能不全或衰竭，称为多器官功能障碍综合征（MODS）。

【临床特点】

患儿反应差，面色苍白或青灰，病情发展迅速，出现呼吸困难、心力衰竭、胃肠道出血或肠麻痹、组织水肿、低血压、少尿、高碳酸血症、休克等。

【评估要点】

1. 评估体温是否过高或过低，呼吸、心率是否异常增快。

2. 观察有无心、脑、肺、胃肠道等多个脏器受损表现。

3. 有无血白细胞过高或过低、中性粒细胞异常增高。

【护理诊断/相关因素】

1. 体温异常　与炎症反应有关。

2. 清理呼吸道无效　与分泌物多、无力咳嗽有关。

3. 潜在多个脏器功能障碍及发展变化的危险。

【护理措施】

1. 密切观察病情变化，随时记录生命体征及心电、血氧饱和度等监护数据，并结合血气分析判断有无脏器低灌注。发现异常改变及时报告医师。

2. 体温过高时遵医嘱采取物理降温或药物降温；体温过低时加强保暖措施。

3. 及时吸出口、鼻、咽及呼吸道分泌物，保持呼吸道通畅。根据患儿病情给予鼻导管、面罩吸氧，严重者经气管插管予机械通气正压给氧，提高血氧饱和度。

4. 遵医嘱在补充血容量的基础上应用正性肌力药物、血管活性药物、利尿剂、改善微循环药物，保护各脏器。及时采集各项检验标本，监测心、肝、肾等各脏器功能。

5. 准确及时应用敏感有效抗生素，控制感染，减少炎症介质的释放，积极进行抗感染治疗。

6. 加强静脉及胃肠道营养支持，做好基础护理，预防各种并发症。

【应急措施】

1. 发现昏迷、肾衰竭、呼吸衰竭、心力衰竭征象及时报告医师，遵医嘱给脱水剂改善脑水肿，应用呼吸兴奋剂、补充血容量、肾上腺素、多巴胺、多巴酚丁胺等药物纠正休克、心力衰竭。

2. 发现皮肤、黏膜有出血点、注射针眼部位出血不止等 DIC 征象时立即报告医师并配合抢救处理。

【告知内容】

MODS 患儿病情危重，及时向家长通报病情并做好安抚与心理支持及护理。

【健康教育】

1. 向家长讲解患儿疾病的严重程度、患病的过程、转归及护理要点，以使家属对疾病的预后有心理准备。

2. 指导家长积极配合治疗、护理，协助发现异常及时报告，以给予及时的处理。

3. 使家长了解所用药物的名称、剂量、给药时间、方法、常见不良反应。

【效果评价】

1. 生命体征稳定，各项检查结果正常。
2. 临床症状改善。
3. 及时处理并发症，未发生严重后果。

第五节 儿科疾病护理指导书

一、急性感染性喉炎

【疾病概念】

急性感染性喉炎为喉部黏膜急性弥漫性炎症、水肿，以犬吠样咳嗽、声嘶、喉鸣、吸气性呼吸困难为临床特征，是由病毒或细菌感染引起，冬春季节多发，且多见于婴幼儿，新生儿极少发病。亦可并发于麻疹、百日咳、流感、白喉等急性传染病。

【临床特点】

1. 症状 起病急、症状重；可有发热、犬吠样咳嗽、声嘶、吸气性喉喘鸣和三凹征；严重时可出现发绀、烦躁不安、面色苍白、心率加快，甚至因窒息而死亡。一般日间症状轻，夜间入睡后因喉部肌肉松弛、分泌物阻塞导致症状加重。喉梗阻如抢救不及时，可因吸气困难而窒息死亡。

2. 体征 咽部充血，间接喉镜检查可见喉部、声带有轻度到重度的充血水肿。轻者肺呼吸音清晰，心率无改变；重者肺呼吸音明显降低，心音低钝，心率快，甚至肺部听诊呼吸音几乎消失，心音钝弱，心律不齐。

【评估要点】

1. 一般情况 评估患儿发病情况及病史、患儿的生长发育、营养情况以及发病前有无原发病如麻疹、百日咳、流感、白喉等。

2. 专科情况

(1)呼吸系统症状 评估咳嗽的性质、呼吸频率、深度，有无吸气困难、鼻翼扇动、三凹征、唇周发绀等症状和体征。

(2)按吸气性呼吸困难的轻重将喉梗阻分为四度。Ⅰ度：患儿仅于活动后出现吸气性喉喘鸣和呼吸困难，肺呼吸音清晰，心率无改变；Ⅱ度：患儿于安静时亦出现喉喘鸣和吸气性呼吸困难，肺部听诊可闻后传导音或管状呼吸音，心率增快；Ⅲ度：除喉梗阻症状外，患儿因缺氧而出现烦躁不安、口唇及指、趾发绀，双眼圆睁，惊恐万状，头面出汗，肺部呼吸音明显降低，心音低钝，心率快；Ⅳ度：患儿渐显衰竭、昏睡状态，由于无力呼吸，三凹征可不明显，面色苍白发灰，肺部听诊呼吸音几乎消失，仅有气管传导音，心音钝弱，心律不齐。

3. 实验室及其他检查　血常规检查是否为急性炎症血象，间接喉镜检查有无明显炎症表现。

【护理诊断/相关因素】

1. 低效性呼吸型态　与喉头水肿有关。

2. 有窒息的危险　与喉梗阻有关。

3. 体温过高　与感染有关。

4. 不舒适　与咳嗽、呼吸困难有关。

【护理措施】

1. 保持室内空气清新，温度适宜，以减少对喉部的刺激，减轻呼吸困难。置患儿于舒适体位，及时吸氧，保持安静，用 1%～3% 的麻黄碱和糖皮质激素雾化吸入，以迅速消除喉头水肿，恢复气道通畅。

2. 遵医嘱给予敏感抗生素以控制感染，给予激素治疗以减轻喉头水肿，缓解症状。

3. 观察体温，体温超过 38℃ 时给予物理降温。

4. 补充足量水分和营养，喂饭、喝水时避免患儿发生呛咳。

5. 保持患儿安静，尽可能将需要的检查及治疗集中进行，以不打扰患儿的休息。一般不使用镇静剂，若患儿过于烦躁不安，遵医嘱给予异丙嗪，以达到镇静和减轻喉头水肿的作用。避免使用氯丙嗪，以免使喉头肌肉松弛，加重呼吸困难。

【应急措施】

患儿出现急性喉梗阻症状，立即报告医师，给喉头喷雾或雾化吸入激素等药物，缓解喉痉挛。情况紧急时立即进行气管插管，吸出呼吸道分泌物，保证呼吸通畅，必要时行气管切开术。

【告知内容】

告知家长喉炎的主要症状及危险因素，一旦出现症状，立即就诊，实施解除喉梗阻。

【健康教育】

1. 指导家长正确护理患儿，加强体格锻炼，适当进行户外活动。

2. 定期预防接种，预防呼吸道感染和各种传染病。

【效果评价】

1. 呼吸道保持通畅，呼吸型态正常。

2. 体温恢复正常，无低氧血症发生。

3. 家长掌握小儿喉炎的预防和护理知识。

二、急性支气管炎及喘息性支气管炎

【疾病概念】

急性支气管炎是由于各种致病菌引起的支气管黏膜炎症，由于气管常同时受累，故称为急性气管支气管炎。常继发于上呼吸道感染后，或为急性传染病的一种临床特点，婴幼儿多见。病原为各种病毒或细菌，或为混合感染。免疫功能失调、营养不良、佝偻病、特异性体质、鼻炎鼻窦炎等都是本病的诱发因素。

【临床特点】

1. 症状 咳嗽为主要症状，开始为干咳以后有痰。常有发热、呕吐、腹泻等。婴幼儿可表现为咳嗽不明显，以呼吸发憋、呼吸急促为主要表现。年长儿伴疲乏无力、头痛、胸痛等。婴幼儿可以发生一种特殊类型的支气管炎。即喘息性支气管炎。除上述表现外，特点为：①多见于3岁以下，有湿疹或其他过敏史；②有类似哮喘的症状，如呼气性呼吸困难，肺部满布哮鸣音及少量粗糙啰音；③有反复发作倾向。一般随年龄增长而发作减少，多数痊愈，少数于数年后发展成为支气管哮喘。

2. 体征 可有不固定的、散在的干湿啰音，啰音特点多变，常在体位改变或咳嗽后减少或消失。

【评估要点】

1. 一般情况 评估患儿的生长发育、营养情况、户外活动时间及方式、既往疾病史等。

2. 专科情况

（1）呼吸系统症状 评估呼吸频率、深度、舒适度，咳嗽病程、性质、有无咳痰、痰量、性质及咳出能力，有无呼吸急促和哮喘。

（2）循环系统症状 观察心率、心律和尿量。

（3）评估皮肤、黏膜颜色的改变和持续时间，是否有囟门凹陷、眼眶下陷、黏膜干燥、皮肤饱满性差。

（4）体温的情况。

3. 实验室及其他检查 血常规是否有感染性改变，胸部 X 线检查有无肺部点片状阴影、纹理增粗。

【护理诊断/相关因素】

1. 清理呼吸道无效 与痰液黏稠不易咳出、气道分泌物堆积有关。

2. 体温过高 与细菌或病毒感染有关。

【护理措施】

1. 保持室内空气新鲜，温湿度适宜，以减少对支气管黏膜的刺激，利于排痰。

2. 婴幼儿的气管、支气管较狭小，易因感染而充血、水肿，分泌物增加，导致呼吸道阻塞。密切观察呼吸速率，观察是否有呼吸困难、鼻翼扇动、肋间凹陷、呼吸暂停。协助患儿经常更换体位，拍击背部，以利于痰液排出；指导并鼓励年长患儿有效咳嗽，促进炎症消散。

3. 观察有无缺氧症状，必要时吸氧。给予雾化吸入，以湿化气道，消除炎症，促进排痰。必要时用吸引器及时清除痰液，保持呼吸道通畅。

4. 监测体温，体温超过 38℃ 给予物理或药物降温，防止发生惊厥。

5. 准确合理应用敏感抗生素，积极有效控制感染。

6. 配合医师对严重喘憋、呼吸衰竭、合并心力衰竭、脑水肿及酸碱平衡紊乱等情况给予积极救治。

7. 保证水分和营养给予，增加经口的水分摄取量。

【应急措施】

1. 患儿如出现高热惊厥，立即报告医师，给予镇静止惊药物，并采取降温措施。吸氧、吸痰，保持呼吸道通畅。

2. 一旦发生窒息，立即用吸引器清除口、鼻、咽及气道分泌物，使呼吸道通畅。必要时加压给氧、人工呼吸。

【告知内容】

1. 告知家长疾病的相关知识，处理呼吸道感染的方法。

2. 告知家长患儿病情突然加重，及时报告、处理。

【健康教育】

1. 指导患儿及家长适当进行户外活动，加强体格锻炼，增强机体对气温变化的适应能力；避免受凉或过热。

2. 在呼吸道疾病流行期间，避免到人多拥挤的公共场所，以免交叉感染。

3. 积极预防营养不良、佝偻病、贫血和各种传染病，按时预防接种，增强机体免疫力。

【效果评价】

1. 能有效咳出痰液，呼吸道通畅。

2. 气促、发绀症状逐渐改善以至消失，呼吸平稳。

3. 住院期间生命体征恢复正常。

三、癫痫

【疾病概念】

癫痫是由大脑神经细胞异常放电引起的突然性、反复性和短暂性的大脑功能失调，表现为运动、感觉、意识、精神等多方面的功能障碍。

【临床特点】

根据发作的常见类型将癫痫分为以下几种。

1. 全身性大发作 表现为全身性肌肉强直收缩及肢体有节律地抽动，双眼上翻，口吐白沫，意识丧失，可伴有尿失禁，一般持续 1~5 分钟。发作后常感头痛、疲倦或嗜睡。发作时脑电图可见高幅棘波。

2. 失神小发作 为一种突然发作的意识丧失，仅持续数秒或数十秒。既无肢体抽动又不跌倒，只见两眼发直，状似"愣神"，每天可多次发作。发病时脑电图可见双侧对称、同步的每秒 3 次棘慢波。

3. 简单部分性发作 表现为一侧肢体或面部的抽动，意识清楚。

4. 复杂部分性发作 又称为精神运动型癫痫或颞叶癫痫。本型发作时常见精神症状，如幻听、幻视、错觉、情绪异常、暴怒狂笑及无名恐惧等。发作时可出现无目的、无意义的不自主动作。脑电图可见双侧颞区、额区痫样放电。

【评估要点】

1. 一般情况 了解患儿家庭中有无癫痫病史，患儿生命体征有无异常，有无消瘦、贫血等。

2. 专科情况

（1）评估癫痫发作的持续时间、典型表现及伴随症状，根据发作的表现判断癫痫的类型。

（2）了解有无发作前先兆，如头晕、头痛、身体不适、眼睛发黑、手足麻木，或表现为一小部分肌肉无意识地抽动或仅有情绪上的变化。

3. 实验室及其他检查 脑电图及脑电波持续监测可见异常癫痫波，如棘波、尖波、棘慢复合波、高幅复合波等，神经影像学检查可见异常。

【护理诊断/相关因素】

1. 有窒息的危险 与发病时喉痉挛、呼吸道分泌物增多有关。

2. 有受伤的危险 与突然意识丧失、抽搐有关。

3. 潜在并发症 脑水肿、酸中毒、呼吸及循环衰竭。

4. 焦虑 与病程长及其反复性有关。

5. 知识缺乏 缺乏疾病有关知识。

【护理措施】

1. 了解患儿抽搐前有无先驱症状，仔细观察患儿抽搐的性质、发作的频率、持续的时间。嘱患儿在有先驱症状时立即平卧，防止摔伤。

2. 发作时立即使患儿平卧，松开衣领和腰带，头转向一侧，保持呼吸道通畅。如有舌后坠，用舌钳将舌拉出，必要时用吸引器清除痰液，防止呼吸道堵塞。给予持续低流量吸氧。在上下磨牙之间放置牙垫或纱布包裹的压舌板，以防舌咬伤。保护抽动的肢体，防止骨折或脱臼。拦起床挡，移开一切可导致患儿受伤的物品，抽搐的患儿应专人守护，意识恢复后应继续休息一定时间，防止因患儿身体虚弱或精神恍惚而发生意外。

3. 病情观察 当抽搐发作持续时间较长时，应严密观察患儿的生命体征、意识状态、瞳孔大小和对光反射、动脉血气变化。遵医嘱给予有效的抗癫痫药物，迅速控制抽搐发作。及时判断用药效果，详细记录。备好各种抢救物品及药物。

4. 心理护理 与患儿建立良好的关系，态度亲切、声音轻柔和蔼，尽可能回答其提出的疑问，消除家长及患儿的恐惧焦虑心理。

【应急措施】

1. 出现癫痫大发作时，松开衣领和腰带，立即遵医嘱给予有效的抗癫痫药物，迅速控制抽搐发作，给予脱水剂和利尿剂减轻脑水肿，备好各种抢救物品及药物，做好气管切开和人工辅助呼吸的准备。

2. 出现癫痫持续状态时，给予吸氧，保持呼吸道通畅，及时准确地给予抗癫痫药物。必要时做气管切开和人工辅助呼吸的准备。监测生命体征的变化。

【告知内容】

1. 告知家长正确地服用抗癫痫药的方法。

2. 告知家长各种场合癫痫发作的处理方法。

【健康教育】

1. 用药指导 强调规律用药及坚持长期用药的重要性，不可间断，以防止复发。观察服药后的不良反应，如有胃肠道反应、牙龈增生、嗜睡、皮疹等及时就诊。

2. 安全指导 制作患儿病情说明卡，要求其随身携带，发生意外时便于急救。教育患儿一旦有先兆应立即平卧，防止摔伤。缓解期可自由活动，但不能单独外出。尤其应禁止各种危险活动，如游泳、登高等。

3. 生活指导 掌握发病规律，避免各种诱因，防止癫痫发作。生活要有规律，保证休息和睡眠，避免过度劳累和剧烈运动。饮食清淡，避免过饱。避免情绪紧张、受凉、感染。鼓励患儿从事适当的活动，保持良好的心态。

4. 紧急处置指导 教会家长癫痫发作时的紧急处理措施。

5. 脑电图检查指导 向家长及患儿解释脑电图检查的注意事项，使其消除顾虑配合检查。

6. 加强围生期保健 防止各种可导致癫痫的致病因素，如胎儿宫内窒息等。加强安全教育，避免各种可导致脑损伤的意外因素。积极治疗和预防可导致癫痫的原发疾病，如颅内感染等。做好婚前咨询，特发性癫痫病人控制后可结婚，但不宜生育。

7. 心理疏导 应给予癫痫患儿更多的关怀、爱护，消除其他人群歧视患儿的态度。对患儿进行心理疏导，多鼓励患儿，帮助其克服自卑、退缩、孤独的心理障碍，树立信心。

【效果评价】

1. 生命体征平稳，意识清楚。

2. 发作次数逐渐减少或不发作。

3. 无意外损伤。

四、化脓性脑膜炎

【疾病概念】

化脓性脑膜炎是小儿尤其是婴幼儿时期常见中枢神经系统化脓性细菌的感染性疾病。临床以急性发热、惊厥、意识障碍、颅内压增高和脑膜刺激征以及脑脊液脓性改变为特征，本病病死率为 5% ~ 15%，约有1/3 幸存者遗留各种神经系统后遗症。6 个月以下幼婴患本病预后更为严重。

【临床特点】

1. 感染中毒症状 起病急，有高热、烦躁不安及进行性意识障碍。随病情进展可发生嗜睡、昏睡、昏迷和深昏迷。患儿可有反复惊厥发作。

2. 颅内压增高表现 剧烈头痛，喷射性呕吐，婴儿前囟饱满、张力增高，颅缝增宽，头围增大。合并脑疝时有呼吸不规则、突然意识障碍加重、瞳孔不等大等。

3. 脑膜刺激征 颈强直，凯尔尼格征、布鲁津斯基征阳性，以颈强直最多见。

4. 新生儿和小婴儿化脓性脑膜炎常不典型，体温可高可低，表现为拒食、吐奶、尖叫、凝视、易激惹、惊厥等。

5. 部分患儿在病程中可并发硬脑膜下积液、脑性低钠血症、脑室管膜炎、脑积水、癫痫等。

【评估要点】

1. 一般情况 评估患儿病前有无呼吸道、消化道或皮肤感染史，新生儿应询问生产史、脐带感染史等；了解患儿家长对疾病的认识，患儿院外是否治疗。

2. 专科情况

(1)测量体温、脉搏、呼吸，检查患儿有无发热、头痛、呕吐、惊厥、嗜睡及昏迷。

(2)注意精神状态、面色、囟门是否隆起或紧张，有无脑膜刺激征。

3. 实验室及其他检查 是否出现白细胞计数明显增高，以中性粒细胞为主；脑脊液压力增高，外观浑浊，细胞数明显增高，糖含量降低，蛋白含量增高，涂片或细菌培养发现病原菌。

【护理诊断/相关因素】

1. 体温异常/过高或过低 与细菌感染及全身中毒症状有关。

2. 潜在并发症——颅内高压 与脑膜充血、水肿有关。

3. 营养失调，低于机体需要量 与呕吐致摄入不足、高热致机体消耗增多有关。

4. 有受伤的危险 与抽搐有关。

5. 有水、电解质紊乱的可能 与呕吐、进食少、高热、应用脱水剂和抗利尿激素分泌异常有关。

6. 家长恐惧、焦虑 与担心预后不良及缺乏疾病知识有关。

【护理措施】

1. 严密观察生命体征和意识、瞳孔变化，前囟张力，有无高颅内压表现，观察肢体活动情况，有无颈抵抗，有无呕吐等，遵医嘱给予对症处理。

2. 绝对卧床休息。每 2~4 小时测体温 1 次，观察热型及伴随症状。体温超过 38℃ 时，及时给予物理降温或药物降温，防止惊厥。鼓励患儿多饮水。

3. 遵医嘱及时准确给予足量有效抗生素治疗，颅内压高者定时静脉推注脱水剂，烦躁不安者适当给镇静剂。

4. 保持病室安静、空气新鲜，每日通风 1~2 次。避免声光刺激。出汗后及时更衣，注意保暖。观察有无脱水表现，监测血电解质变化，准确记录 24 小时出入量。

5. 保证足够热量摄入，昏迷者给鼻饲奶，清醒患儿根据热量需要制定饮食计划，给予高热量、清淡、易消化的流质或半流质饮食。

6. 做好眼部、口腔护理，保持床单位整洁、干燥，注意患儿安全，躁动不安或惊厥时防止坠床发生，防止舌咬伤。

7. 做好皮肤护理，每 2 小时翻身 1 次，及时清除大小便，必要时使用气垫床。

【应急措施】

1. 若患儿出现意识障碍、躁动不安、惊厥先兆，提示有脑水肿，应迅速应用脱水剂如 20% 甘露醇降低颅内压。发生惊厥者，遵医嘱应用苯巴比妥等镇静剂。

2. 若呼吸节律不规则、瞳孔忽大忽小或两侧不等大、对光反应迟钝、血压升高、剧烈头痛、频繁呕吐等提示有脑疝及呼吸衰竭，立即通知医师并配合抢救，吸氧、吸痰，遵医嘱应用脱水剂、呼吸兴奋剂、人工呼吸机，必要时协助医师行硬脑膜下穿刺或侧脑室引流等。

【告知内容】

1. 防意外损伤告知 抽搐时防舌咬伤及坠床。

2. 防压疮告知 昏迷卧床时，定时翻身，以防皮肤受压。

3. 防窒息告知 频繁呕吐时，头偏向一侧，以免呕吐物吸入呼吸道。

【健康教育】

1. 加强卫生知识宣传，预防化脓性脑膜炎。凡与流感嗜血杆菌性脑膜炎和流行性脑脊髓膜炎接触的易感儿均应预防性服用利福平（20mg/kg，共 4 日）或磺胺嘧啶。在流行地区采用脑膜炎双球菌荚膜多糖疫苗实施预防接种。

2. 及时向患儿及家长介绍病情、治疗护理方法，使其主动配合治疗。

3. 对恢复期和有神经系统后遗症的患儿，积极进行功能训练，指导家长根据不同情况给予相应护理，促使病情尽快康复。

【效果评价】

1. 体温逐渐正常，生命体征平稳。

2. 颅高压症状缓解，头痛减轻。

3. 意识清楚，无并发症的发生。

五、病毒性脑炎和脑膜炎

【疾病概念】

病毒性脑炎和脑膜炎是由各种病毒引起的颅内急性炎症。若炎症过程主要在脑膜，临床重点表现为病毒性脑膜炎；若主要累及大脑实质时，则表现为病毒性脑炎。病情轻重不一，轻者可自行缓解，危重者呈急进型过程，可导致后遗症及死亡。

【临床特点】

发病前 1~3 周多有上呼吸道或胃肠道感染史、接触动物或被昆虫叮咬史。临床特点在起病 3 日至 1 周内出现，可持续 1 周至数月不等。

1. 病毒性脑炎 随病因不同而异。

（1）多数患儿病初表现为急性全身感染症候，如发热、头痛、鼻炎、咽炎、恶心、呕吐、腹痛等。婴儿可有发作性尖叫，随着体温升高出现精神萎靡、反应迟钝、惊厥发作、颈强直、木僵状态及异常动作。

（2）病初症状较轻，随后迅速进展而昏迷，可突然死亡。

（3）病初即高热、频繁抽搐，出现异常动作或幻觉，其间可有短暂清醒期。

2. 病毒性脑膜炎 起病急，主要表现为发热、恶心、呕吐。年长儿可诉头痛，颈强直；婴儿则表现为烦躁不安、易激惹。少数有严重意识障碍和惊厥，但无局限性神经系统体征。

【评估要点】

1. 一般情况 询问患儿发病前有无呼吸道或胃肠道感染史、动物接触史或蚊虫叮咬史，了解预防接种史和流行病学史；了解患儿家长对疾病的认识，患儿是否治疗。

2. 专科情况 检测患儿生命体征的变化。观察精神状态和神经系统症状，注意有无意识障碍、头痛、发热、惊厥和脑膜刺激征，有无瞳孔变化，精神行为改变、肢体瘫痪等。小婴儿前囟是否隆起或紧张。

3. 实验室及其他检查 脑电图可见异常。脑脊液压力增高，外观澄清，白细胞计数和蛋白含量可轻度增高。

【护理诊断/相关因素】

1. 体温过高 与病毒血症有关。

2. 急性意识障碍 与脑实质或脑膜炎症有关。

3. 躯体移动障碍 与昏迷、瘫痪有关。

4. 营养失调，低于机体需要量 与摄入不足有关。

5. 潜在并发症 颅内压增高。

【护理措施】

1. 严密观察患儿生命体征变化、神经系统症状、婴儿前囟张力。观察热型及伴随症状。体温超过 38℃时给予物理降温或遵医嘱给予药物降温、静脉补液，根据病情及医嘱定时应用脱水剂。发现病情异常变化及时通知医师给予处理。

2. 对昏迷或吞咽困难的患儿，给予氧气吸入，一般采用鼻前庭给氧，氧浓度不超过 40%。尽早给予鼻饲，保证营养供应。口腔护理，每日 2～3 次。

3. 昏迷患儿取平卧位，一侧背部稍垫高，头偏向一侧，上半身可抬高 20°～30°，有利于静脉回流，降低脑静脉窦压力，降低颅内压。每 2 小时翻身 1 次，勤拍背促排痰，预防坠积性肺炎。出汗后及时更换衣物。加强基础护理，防止各种并发症的发生。

4. 保持病室安静，避免刺激患儿。做好家属和患儿的心理护理，以减轻其不安与焦虑。纠正患儿的错误概念和定向力错误。

5. 教给家长协助患儿翻身及皮肤护理的方法，进行肢体按摩，适当使用气圈、气垫，预防压疮和肌肉挛缩，防止便秘以免加重颅高压，必要时应用缓泻剂。

6. 保持瘫痪肢体的功能位。病情稳定后，协助和督促患儿及早进行肢体的被动和主动功能锻炼，并注意循序渐进。加强保护，防止受伤。

【应急措施】

1. 出现惊厥，立即报告医师，按医嘱静脉注射镇静止惊药物，推注镇静剂时要缓慢，以免造成喉头痉挛、血压过低或呼吸抑制等不良反应。准备辅助呼吸和心肺复苏装置以备急需。

2. 出现脑疝和呼吸骤停征象时，立即配合医师抢救。静脉输注脱水剂，保持呼吸道通畅，面罩给氧，氧浓度为50%~60%，如有痰液堵塞，立即气管插管吸痰，必要时做气管切开或使用人工呼吸机。

【告知内容】

1. 防意外损伤告知　抽搐时防舌咬伤及坠床。

2. 防压疮告知　昏迷卧床时，定时翻身，以防皮肤受压。

3. 防窒息告知　频繁呕吐时，头偏向一侧，以免呕吐物吸入呼吸道。

【健康教育】

1. 向患儿和家长介绍病情，减少其焦虑与不安。

2. 向家长提供保护性看护和日常生活护理的有关知识。

3. 出院的患儿应定期随访。指导家长做好智力训练和瘫痪肢体功能锻炼。

4. 有继发癫痫者应指导长期规范服用抗癫痫药物。

【效果评价】

1. 生命体征平稳，意识清楚。

2. 颅高压症状缓解，头痛减轻。

3. 无其他并发症的发生。

六、脑性瘫痪

【疾病概念】

脑性瘫痪是指在出生前到生后1个月期间由于各种原因所致的非进行性脑损伤，临床主要表现为中枢性运动障碍和姿势异常。严重病例还伴有智力低下、抽搐及视、听或语音功能障碍。

【临床特点】

1. 基本表现

(1)运动发育落后和瘫痪肢体主动运动减少　不能完成相同年龄正常小儿应有的运动发育进程,包括竖颈、坐、站立、独走等粗大运动以及手指的精细动作。

(2)肌张力异常　肌张力增高、降低或变异性肌张力不全。

(3)姿势异常　受异常肌张力和原始反射消失不同情况影响,患儿可出现多种肢体异常姿势。

(4)反射异常　多种原始反射消失或延迟。

2. 临床类型　按运动障碍性质分为痉挛型、手足徐动型、肌张力低下型、强直型、共济失调型、震颤型及混合型;按瘫痪累及部位分为四肢瘫(四肢和躯干均受累)、双瘫(也是四肢瘫,但双下肢相对较重)、截瘫(双下肢受累,上肢躯干正常)、偏瘫、三肢瘫和单瘫等。

【评估要点】

1. 一般情况　了解孕妇妊娠、生产情况,婴儿有无严重窒息(Arin 评分),新生儿期是否有喂养、护理困难;询问病人的过敏史、家族史,了解家属及患儿对本病的认识,患儿有无治疗等。

2. 专科情况

(1)检查小儿的运动发育进程,包括竖颈、坐、站立、独走等粗大运动以及手指的精细动作是否与年龄相符,各种反射是否存在,有无智力低下、听力和语言发育障碍等伴随症状。

(2)评估肌张力是否增高、降低或变异性肌张力不全。进行 Vojta 七项姿势检查,了解是否有异常姿势和非正常体位。

(3)按运动障碍的性质评估脑瘫的类型或按脑瘫

累及的部位评估脑瘫的类型。

3. 实验室及其他检查　CT 检查不同病因所致损伤显示亦不同，严重窒息可见中心萎缩；胆红素脑病改变可不明显；产伤可见低密度吸收征；病因不明者可见皮质萎缩或脑室扩大，少数患儿可见脑积水或硬脑膜下积液等，辅以脑电图检查。

【护理诊断/相关因素】

1. 躯体移动障碍　与运动发育落后及异常运动姿势有关。

2. 生长发育改变　与脑损伤有关。

3. 自理缺陷　与运动障碍及智力低下有关。

4. 语言沟通障碍　与智力低下及发音困难有关。

5. 有皮肤完整性受损的危险　与姿势异常及躯体活动障碍有关。

6. 有失用综合征的危险　与肢体痉挛性瘫痪有关。

7. 知识缺乏　与家长缺乏本病相关知识及患儿智力低下有关。

【护理措施】

1. 早期教育　1 ~ 3 岁可送到康复中心机构进行早期训练，3 ~ 6 岁可在弱能康复训练班学习，7 岁以上轻度障碍者，可送正常学校，中、重度智力障碍者留在中心继续学习。

2. 康复训练　包括运动疗法、作业训练、语音训练、物理疗法、中医针灸、按摩、药熏、水疗等治疗以及日常生活能力训练等。

（1）运动疗法　加强小儿头部的控制训练，辅助翻身训练等。

（2）作业训练　如坐、站、爬、行训练等。结合按摩矫正尖足，稳定踝关节，更好地进行站立、行走训练以及手的精细作业训练等。

（3）**物理疗法** 应用电脑超声中频、导平仪、肌肉电刺激、针灸等。

（4）**语言训练** 在运动训练的同时加强语言训练。以颜色鲜艳的玩具吸引小儿的注意力，力争其模仿训练者的发声、发音；创造良好的言语环境，及时纠正异常的发音。

（5）**日常生活自理能力训练** ①穿脱衣训练。②进食训练：半卧位进食、坐位进食训练，用辅助器进食训练，用特制杯饮水训练。③洗漱及如厕训练，刷牙、洗脸、坐便训练。

3. 加强营养的供给 鼓励母乳喂养，幼儿期及学龄期给予足够热量和各种营养素，对独立进食困难患儿进行饮食训练。如患儿进食的热量无法保证，进行鼻饲。

4. 皮肤护理 保持床单位清洁、干燥、无碎屑、无皱褶，衣服柔软、清洁、干燥。每 2 小时帮助患儿翻身并检查皮肤受压情况，白天尽量减少卧床时间。及时清理大小便，保持皮肤清洁，防止压疮发生或继发其他感染。

5. 注意安全，防意外 保证患儿安全，患儿胸肌张力、姿势异常、步态不稳，需专人守护以防止意外发生。

6. 加强心理护理 根据患儿不同心理因人施护，积极纠正其自卑、任性、孤独等心理，循序渐进、由易到难地进行康复训练，使患儿及家长获得成功感，树立信心，从而克服焦虑悲观情绪。

【应急措施】

如发生癫痫，按癫痫应急措施处理。

【告知内容】

1. 防患儿损伤告知 保证环境安全，有专人看守，给予一些保护措施。

2. 告知照顾患儿的方法　如用药、康复、癫痫发作的处理。

【健康教育】

1. 做好产前保健　在妊娠早期预防感染性疾病，如风疹、弓形虫感染等。

2. 避免产伤和难产，预防胎儿受损　避免早产，因为体重过低是脑性瘫痪的一个重要因素。

3. 疾病预防　预防新生儿呼吸暂停、低血糖、胆红素脑病及颅内感染等疾病。

4. 做好脑性瘫痪儿的特殊教育　正确指导家长对患儿进行穿脱衣、进食、大小便等日常生活的训练。指导家长在住院康复治疗训练后坚持进行家庭康复训练。年长儿积极进行职业训练，培养其克服困难的信心。

【效果评价】

经过系统训练，改善运动障碍及异常姿势。

七、中毒性细菌性痢疾

【疾病概念】

中毒性细菌性痢疾是急性细菌性痢疾的危重型。临床以突发高热、反复惊厥、嗜睡、休克或昏迷为特征。多见于 2~7 岁的健壮儿童，病死率较高，必须积极抢救。

【临床特点】

潜伏期多为 1~2 日，短者数小时。按其临床特点分为 3 型。

1. 休克型（皮肤内脏微循环障碍型）　主要表现为感染性休克。精神萎靡、面色苍白、四肢厥冷、脉搏细速，呼吸急促，血压正常或偏低，脉压小；后期微循环淤血、缺氧、口唇及甲床发绀、皮肤花斑，血压下降或测不出，可伴心、肺、血液、肾脏等多系统功能障碍。

2. 脑型 (脑微循环障碍型) 早期表现为嗜睡、呕吐、头痛、血压偏高和心率相对缓慢。随病情进展可呈现呼吸节律不齐、呼吸暂停、叹息样呼吸、下颌呼吸等；瞳孔大小不等，对光反应迟钝或消失；意识由烦躁、谵妄而进入昏迷。

3. 肺型 (肺微循环障碍型) 以肺微循环障碍为主。

4. 混合型 同时具有或先后出现以上 2 型或 3 型表现，病情最为严重。

【评估要点】

1. 一般情况 了解患儿既往健康状况，有无不洁饮食史、腹泻病人接触史；了解患儿及家长对本病的认识，患儿有无治疗。

2. 专科情况

(1) 观察大便的颜色、性状和量，有无脓血便，及时留样送检。

(2) 有无精神萎靡、面色苍白、四肢厥冷、脉搏细速、呼吸急促等，有无嗜睡、呕吐、头痛、血压偏高和心率相对缓慢，是否呼吸困难。

3. 实验室及其他检查 血白细胞计数和中性粒细胞数增高；大便为黏液脓血便，镜检有散在红细胞及大量白细胞与脓细胞，大便培养可见痢疾杆菌。

【护理诊断/相关因素】

1. 体温过高 与毒血症有关。

2. 排便异常 与肠内细菌感染、腹泻有关。

3. 潜在并发症——颅内压增高、休克 与机体的高敏状态和毒血症致脑循环、微循环障碍有关。

4. 家长焦虑 与缺乏疾病知识、病情危重有关。

5. 有传播感染的可能 与病原体排出有关。

【护理措施】

1. 高热的护理

(1) 急性期卧床休息，监测体温变化，每 2～4 小时测量体温 1 次，并做好记录。室内宜空气新鲜，每日通风 2 次，每次 30 分钟。保持室温在 18～22℃，相对湿度为 50%～60%。

（2）综合使用物理降温。①冷盐水灌肠：用 28～32℃的冷盐水 50～200ml 灌肠，需做大便培养者，在灌肠前留取大便标本。②冰袋、冰囊用布套包裹后放置在头部或全身大血管处。冰帽置于头部，每 10 分钟检查局部皮肤变化 1 次，每 30 分钟更换位置 1 次。③酒精擦浴（乙醇浓度为 25%～30%）或温水擦浴（水温低于皮温 2～3℃）。

（3）对持续高热不退或惊厥不止者可采用药物降温甚至亚冬眠疗法，争取在短时间内将体温降至 36～37℃，防止高热惊厥致脑缺氧、脑水肿加重。

（4）供给充足的水分及营养，加强支持治疗。

2. 惊厥的护理

（1）保持室内安静，各种操作尽量集中进行，减少对病人的刺激。专人监护，详细记录生命体征，密切观察神志、瞳孔及抽搐情况。

（2）注意安全，离开病人前先拉好床挡防坠床。抽搐时在上下磨牙之间放置牙垫或纱布包裹的压舌板，以防止舌咬伤。及时清除呼吸道分泌物，保持呼吸道通畅。

（3）遵医嘱应用脱水剂，给予止惊药物，注意静脉给药速度宜慢。防止过快、过量而抑制呼吸。

3. 预防并发症的发生 密切观察病情，积极预防休克等并发症的发生。快速补充有效循环血量，有效控制感染。

4. 排便与腹部不适的护理

（1）禁食生冷硬食物，腹部可置热水袋，解除肠痉挛。记录大便次数、性状及量，估计水分丢失量。

（2）每次便后，用软卫生纸轻轻按擦后用温水清洗，涂上凡士林油膏或抗生素类油膏。

（3）正确及时采集大便标本送检，常规检查标本应取脓血部分，细菌培养标本应取黏液微带血部分（应在使用抗生素前，不可与尿混合）。

（4）大便次数频繁的，应用便盆、布兜或垫纸，以保存体力。里急后重时不要求坐在痰盂上，可解在尿布上，防止脱肛。

5. 消毒隔离措施　肠道隔离至临床症状消失后1周或2次粪培养阴性为止。加强患儿粪便、便器及尿布的消毒处理，大便1份、漂白粉1/4份，放在痰盂里搅匀后加盖2小时再倒掉。床单被褥在阳光下暴晒6小时。餐具、玩具等开水煮沸15分钟。

【应急措施】

1. 如患儿出现烦躁、意识不清、血压下降、面色苍白或发灰等呼吸、循环衰竭征象时，立即通知医师并配合抢救，保持呼吸道通畅，给予吸氧、保暖，迅速建立并维护静脉通道，保证液体及抗休克药物的使用，详细记录24小时出入量。

2. 如患儿出现意识不清、剧烈头痛、呕吐等神经系统症状，迅速遵医嘱应用脱水剂，必要时配合使用糖皮质激素，迅速解除脑水肿。

3. 备好各种抢救药品及器械，随时做好人工呼吸、气管插管或气管切开的准备。

【告知内容】

1. 告知家长保证环境安全，有专人看守患儿，给予患儿适当的保护措施。

2. 告知家长患儿的病情、疾病的发展、可能出现的并发症及预后。

【健康教育】

1. 讲究饮食卫生，纠正不良的生活习惯，饭前便后要洗手、不喝生水、不吃变质不洁的食物等。做好隔离，餐具、用具分开使用。对密切接触者医学观察7日。

2. 加强粪源、水源和饮食业的管理，定期消灭苍蝇、蟑螂等。婴幼儿的玩具应定期清洗、消毒，避免经玩具感染病菌。

3. 由于大便次数增多，肛门受多次排便的刺激易溃破，每次便后用软卫生纸轻轻按擦后用温水清洗，可涂凡士林油膏或抗生素类油膏保护局部皮肤。

4. 以流质饮食为主，开始最好只喝水（淡糖水、浓茶水、果汁）、米汤、蛋花汤等，喝牛奶有腹胀者，勿进牛奶。病情好转，可逐渐增加稀饭、面条等，切忌过早给予刺激性、多渣、多纤维的食物。忌食生冷食品。

5. 注意腹部保暖，防止着凉感冒，恢复期加强锻炼，以增强体质。

【效果评价】

1. 患儿家长了解病情，掌握预防措施。

2. 患儿症状减轻，生命体征平稳。

八、小儿原发性结核病

【疾病概念】

结核病是由结核杆菌感染引起的一种慢性传染病，主要通过呼吸道传播，可累及全身各个器官，以肺结核最为常见。小儿期以原发型肺结核为多见，为结核菌初次侵入肺部后的原发感染，是小儿肺结核的主要类型，包括原发复合征与支气管淋巴结核。治疗不当，易发生血行播散，引起粟粒性结核及结核性脑膜炎，是小儿结核病的主要死亡原因。

【临床特点】

1. 轻症可无症状，仅在体检做胸部 X 线检查时发现。

2. 一般缓慢起病，干咳和轻度呼吸困难是最常见的症状。有低热、盗汗、食欲不振、疲乏等结核中毒症状，多见于年龄较大儿童。婴幼儿及症状较重者也可急性起病，高热 39～40℃，2～3 周后转为低热，并有明显的结核中毒症状。

【评估要点】

1. 一般情况 详细询问患儿卡介苗接种史，有无与结核病人密切接触史，有无发热消瘦、贫血等；了解家长及患儿对疾病的认识，患儿是否治疗。

2. 专科情况

(1)发病前是否患过麻疹、百日咳等急性传染病。

(2)是否有低热、盗汗、食欲不振、疲乏等结核中毒症状，是否消瘦、营养不良，有无疱疹性结膜炎、结节性红斑等。

(3)检查浅表淋巴结(特别是颈部)是否肿大，肺部有无阳性体征，上臂有无卡介苗接种瘢痕。

3. 实验室及其他检查 结核菌素试验多阳性或强阳性，X 线检查胸部有点、片状或圆形阴影。痰涂片或培养可找到结核杆菌，结核抗原抗体检查可获阳性结果。

【护理诊断/相关因素】

1. 体温过高 与结核杆菌感染有关。

2. 活动无耐力、疲乏 与结核杆菌感染、慢性消耗有关。

3. 营养失调，低于机体需要量 与食欲下降、消耗过多有关。

4. 有传播感染的可能 与呼吸道排出病原体有关。

5. 焦虑 与需要长期治疗、隔离有关。

6. 有药物不良反应的可能 与长期使用抗结核药物有关。

7. 知识缺乏 与家长缺乏疾病预防、治疗、护理相关知识有关。

【护理措施】

1. 药物治疗护理　掌握并遵循早期、足量、联合、规则、全程用药原则，正确给药，密切观察药物不良反应。

（1）异烟肼　宜清晨空腹服用，大剂量使用时可出现精神兴奋及异常、血清氨基转移酶增高、周围神经炎，需同服维生素 B_6 预防。

（2）利福平　睡前或清晨空腹服用，胃肠反应较重，可出现肝功能损害，宜定期查肝功能，服用后尿液及眼泪可呈红色。

（3）链霉素　对结核杆菌有显著杀灭作用，但对听神经有损害，引起眩晕、耳鸣、听力减退甚至耳聋、口唇麻木、平衡失调等，使用前需要做过敏试验。

（4）乙胺丁醇　易发生球后视神经炎，注意观察有无视力减退、视野缺损及不能辨别红绿色等。发现药物不良反应及时报告医师立即停药并做对症处理。

2. 饮食护理　结核病是一种慢性消耗性疾病，需加强营养，给予肉类、蛋类、牛奶及水果等高热量、高蛋白、易消化、富含维生素和钙质的食物。尤其注意维生素 A 和维生素 C 的补充，以增强抵抗力，促进机体修复能力，使病灶愈合。指导家长尽量提供患儿喜爱的食品，注意食物的制作，以增加食欲。

3. 日常生活护理

（1）建立合理的生活制度，保证足够的睡眠时间，注意休息，劳逸结合。

（2）每日定时开窗通风，保持室内空气新鲜、阳光充足，适当进行户外活动。

（3）患儿出汗多，及时给予擦洗并更换干衣服。

（4）小儿呼吸道抵抗力差，严防受凉引起上呼吸道感染。

（5）避免继续与开放性结核病人接触，以免重复感染。

4. 预防感染的传播 活动性原发型肺结核患儿需采取呼吸道隔离措施，对患儿呼吸道的分泌物和痰液吐在放有 5% 苯酚或 20% 漂白粉的痰杯内放置 24 小时再倾倒，被污染的餐具等可煮沸 15 分钟，衣被等可在阳光下暴晒 6 小时。病室每日紫外线照射消毒。

5. 心理护理 结核病程长，治疗用药时间长。幼儿常惧怕服药、打针，担心受到同龄小朋友的冷遇；年长儿担心学业受到影响；家长担心疾病威胁小儿生命和自身的经济承受力等。护士应多与患儿及家长沟通，了解其心理状态，介绍病情，加强用药指导，坚持长期足量联合用药，使他们消除顾虑，树立战胜疾病的信心。

【应急措施】

结核性脑膜炎颅高压：给予 20% 甘露醇，每次 0.5 ~ 1g/kg，30 分钟内快速静脉注入，4 ~ 6 小时 1 次。脑疝时可加大剂量至每次 2g/kg。2 ~ 3 日后逐渐减量，7 ~ 10 日后停用。

【告知内容】

1. 告知家长结核病复发的表现、传播途径和症状。对开放性肺结核患儿的隔离治疗措施。

2. 告知家长服用抗结核药的方法及注意事项。

【健康教育】

1. 对结核患儿做到早发现、早治疗，规范用药，坚持按疗程治疗。

2. 向患儿家长讲解应用抗结核药物的注意事项。服用异烟肼需定期复查肝功能，同时服维生素 B_6 预防不良反应；服用利福平后尿液及眼泪呈红色为正常现象；链霉素可能对听神经有损害，引起眩晕耳鸣、听力减退甚至耳聋、口唇麻木等，如发现上述不良反应及时到医院请医师诊察处理。

3. 搞好环境卫生和个人卫生，加强锻炼，增加营养，密切接触的易感者可服异烟肼预防性治疗。

4. 指导患儿定期复诊，注意休息，按时服药，告诉患儿日常生活中应注意的问题。

【效果评价】

1. 摄入足够的能量和营养，体重无减轻。

2. 发热、咳嗽等症状逐渐改善甚至消失，患儿能正常作息。

3. 无严重的药物副作用等并发症或发生并发症时得到及时发现与处理。

九、小儿白血病

【疾病概念】

小儿白血病是造血系统的恶性增生性疾病。其特点为造血组织中某一血细胞系统过度增生，进入血液并浸润到各组织和器官，引起一系列临床特点。

【临床特点】

1. 贫血　面色苍白或苍黄、头晕、活动后气促、易疲倦。

2. 出血　常见皮肤瘀点瘀斑、鼻出血、齿龈出血，颅内出血最为严重，常表现头痛、呕吐、瞳孔大小不等、瘫痪，甚至昏迷或突然死亡。

3. 继发感染　表现为不规则发热或持续高热。

4. 浸润性表现　骨骼和关节、肝脾及淋巴结肿大、中枢神经系统。

【评估要点】

1. 一般情况　观察生命体征有无异常，患儿是否有遗传性家族史、病毒感染史、射线接触史及一些特殊化学物质接触史。

2. 专科情况

（1）贫血分度

血红蛋白	红细胞
轻度：90~120g/L	3~4g/L
中度：60~90g/L	2~3g/L
重度：30~60g/L	1~2g/L
极度：<30g/L	<1g/L

（2）血小板减少分度

轻度：5万~10万[（50~100）×10^9/L]；

中度：3万~5万[（30~50）×10^9/L]；

重度：2万~3万[（20~30）×10^9/L]，<1万（10×10^9/L）为极重度。

3. 实验室及其他检查

（1）血象 白细胞计数增多，外周血涂片可有数量不等的原始或幼稚细胞，血红蛋白低，血小板减少等。

（2）骨髓象 有核细胞增生极度活跃，且主要为原始、幼稚细胞。

【护理诊断/相关因素】

1. 有感染危险 与中性粒细胞减少、免疫力低下、服用激素类药物有关。

2. 活动无耐力 与贫血致组织缺氧有关。

3. 口腔黏膜完整性受损 与化疗药刺激有关。

4. 潜在并发症——出血 与血小板过低有关。

【护理措施】

1. 感染的预防及护理

（1）保持病室内空气流通，消除室内异味，通风，每日1~2次，每次30分钟，每日紫外线灯照射1次，每次1小时，桌面、地板用0.05%有效氯溶液擦拭，每日1次。白细胞数极低者，患儿戴口罩。

（2）进餐前后及睡前用漱口液漱口，口腔黏膜发生溃疡用锡类散涂患处。嘱咐患儿及家长不用牙签及硬牙刷刷牙，用棉签蘸水擦拭口腔。

（3）注意患儿体温变化，皮肤有无破损，齿龈有无出血、感染等迹象。

（4）严格执行无菌操作。有深静脉及 PICC 置管者，按常规护理。

2. 饮食指导　指导家长给患儿提供高蛋白、高维生素、高热量、易消化饮食，保证足够营养，增强机体免疫功能。

3. 休息　合理安排生活作息，适当卧床休息，防止摔伤、碰伤，预防感冒。

4. 化疗药物的护理

（1）药物准备时应现用现配，注意配伍禁忌，严格查对。

（2）静脉给药时的注意事项

①必须确定针头在血管内，方可开始用药，静脉推注时边推边抽吸回血，以确定药液无外漏。

②静脉滴注时严格控制滴入速度，随时观察输液情况，最后用生理氯化钠溶液冲管后方可拔针。

（3）发现药物外渗应立即停止输液，更换血。给予喜疗妥、如意金黄膏涂患处。

（4）注意化疗药物的副作用

①环磷酰胺：副作用为骨髓抑制、出血性膀胱炎等，因此应在晨起给药，多饮水，遵医嘱静脉补液。

②阿糖胞苷：刺激呕吐中枢引起呕吐是最常见症状，使用前应给予止吐药、镇静剂。

③甲氨蝶呤：可致各种黏膜炎。遵医嘱给予液体疗法、碱化尿液、四氢叶酸钙解救。观察有无口腔炎、黏膜溃疡，及时给予对症处理。

④柔红霉素：副作用为急性或慢性蓄积性心脏损害。观察有无心悸，心率的频率、节律。

⑤门冬酰胺酶：注意过敏反应。观察有无不适，

皮肤有无皮疹。

5. 出血的护理 注意有无出血表现，各种穿刺后需按压穿刺部位 10 分钟。

【应急措施】

颅内出血时应采取以下措施。

（1）应立即报告医师，减少患儿头部活动，并及时进行处理。

（2）迅速建立静脉通道，遵医嘱静脉滴止血药物，并注意调整滴数。

（3）密切观察生命体征、意识、瞳孔变化。

【告知内容】

1. 骨髓穿刺 穿刺完毕针眼处盖以无菌纱布，注意观察纱布处有无渗血。

2. 防液体外渗 保持液路通畅，观察穿刺部位有无红、肿、热、痛。

【健康教育】

1. 饮食 摄入高营养食物，保证休息，以促进体质及疾病的恢复。

2. 治疗 坚持按疗程巩固用药治疗。

3. 预防感染 注意个人卫生，不剔牙、抠鼻子，少去人多拥挤的地方，感冒者不得探访患儿。

4. 复查 出院后定期门诊复查血象，有出血、发热及骨骼疼痛要及时就诊。

【效果评价】

1. 无出血、感染症状。

2. 静脉穿刺周围皮肤无红肿。

3. 口腔黏膜完整。

十、小儿病毒性心肌炎

【疾病概念】

小儿病毒性心肌炎是病毒侵犯心脏所致的炎性过

程，除心肌炎外，部分病例可伴有心包炎和心内膜炎。

【临床特点】

1. 乏力、胸闷、心悸、心率增快。

2. 心电图异常，T 波低平。

3. 重者可出现心律失常、心力衰竭、心源性休克。

【评估要点】

1. 一般情况 观察生命体征有无异常，询问病人过敏史、家族史，有无发热、乏力等。了解对疾病的认识程度。

2. 专科情况 观察有无乏力、胸闷、心动过速。

3. 实验室及其他检查 胸部 X 线检查、心电图检查、心肌酶测定。

【护理诊断/相关因素】

1. 活动无耐力 与氧的供需失调有关。

2. 潜在并发症 心律失常、心力衰竭。

【护理措施】

1. 室内环境 保持室内空气流通，消除室内异味，每日通风 1~2 次，每次 15~30 分钟。

2. 严密观察病情 心率、呼吸、血压、精神状态及面色。对严重心律失常者持续心电监护，发现问题及时报告，采取紧急措施。

3. 适当休息 以减轻心脏负担。

(1) 急性期应卧床休息，尤其胸闷、气短、心悸者。退热后 3~4 周逐渐增加活动量。

(2) 恢复期限制活动量，一般不少于 6 个月。

(3) 重症患儿、心脏扩大者卧床半年至 1 年。

4. 用药护理 使用洋地黄药物时，注意观察有无心率过慢、心律失常、恶心、呕吐等，如有应暂时停药并报告医师。

5. 并发症的护理 心肌炎常有传导阻滞和期前收缩存在，应持续心电监护。发现期前收缩、心动过速或过缓，应立即通知医师，并配合紧急处理措施。

【应急措施】

1. 出现心律失常时，应立即报告医师。

2. 迅速建立静脉通道，遵医嘱静脉滴注抗心律失常药物，并注意调整滴速。

3. 密切观察 BP、P、R、T 等生命体征。

【告知内容】

1. 使用洋地黄药物 注意患儿有无恶心、呕吐等症状，及时告知医护人员。

2. 防心力衰竭 静脉输液时控制速度和量，不可随意调节滴数，以免加重心脏负担。

【健康教育】

1. 入院后告诫避免接触呼吸道感染患儿，注意保暖，预防感冒。

2. 避免诱因，如过劳、缺氧、营养不良、呼吸道感染、寒冷等。

3. 指导患儿和家长了解疾病发生发展与治疗护理过程，严格卧床休息。

4. 指导患儿和家长合理安排饮食，补充足够营养与充分饮水，增强机体抵抗力，了解进食要求，配合治疗饮食。

5. 出院指导以书面形式告知病人预防感冒的方法、复诊时间、联系方式等。

【效果评价】

1. 患儿家长掌握患儿活动量的安排。

2. 患儿自诉胸闷症状较前减轻，呼吸平稳。

十一、小儿川崎病

【疾病概念】

小儿川崎病又称皮肤黏膜淋巴结综合征，是一种以全身中小动脉炎为主要病变的急性发热出疹性疾病。表现为急性发热，皮肤、黏膜病损，淋巴结肿大。

【临床特点】

1. 发热 体温 38～40℃，呈稽留热或弛张热，持续 1～2 周，抗生素治疗无效。

2. 皮肤表现

（1）皮疹 一般在发热 5 日内出现，成向心性、多形性，常见为斑丘疹、多形红斑样或猩红热样。

（2）手足硬性水肿 指趾呈梭形肿胀，伴疼痛和关节强直。恢复期指、趾端膜状脱皮。重者指（趾）甲亦可脱落。肛周皮肤发红、脱皮。

3. 黏膜表现 双眼球结膜充血，但无脓性分泌物。口唇红肿、皲裂或出血，舌乳头突起、充血成草莓舌。

4. 颈淋巴结肿大 单侧或双侧，质硬有触痛，表面不红、无化脓，热退后消散。

【评估要点】

1. 一般情况 观察生命体征有无异常，询问患儿家长患儿的过敏史、家族史，有无发热、皮疹、脱皮、关节疼痛等。了解对疾病的认识程度。

2. 专科情况

（1）发热的高度、时间、持续时间及伴随的症状。

（2）观察皮疹、水肿的面积、性质，有无脱皮。

（3）观察双眼球结膜及口腔黏膜的情况。

3. 实验室及其他检查 血常规、生化检查、心电图检查。

【护理诊断/相关因素】

1. 体温过高 与感染、免疫反应等因素有关。

2. 皮肤、黏膜完整性受损 与皮疹、脱皮、小血管炎有关。

3. 舒适的改变 与关节疼痛有关。

4. 营养失调 与口腔黏膜改变有关。

5. 潜在并发症 心脏受损。

【护理措施】

1. 常规护理

(1)保存室内空气新鲜，开窗通风，每日 1~2 次，每次 30 分钟，室内保持安静。

(2)急性期需卧床休息，以降低代谢。

(3)体温高于 38℃ 者，给予降温贴、药物降温。用冰毯时，调节合适的温度，以防冻伤。

2. 皮肤、黏膜护理

(1)保持皮肤清洁，及时为患儿更换尿布，便后清洗臀部。

(2)剪短指甲防止抓伤，对半脱的痂皮用消毒剪刀减除，禁止强行撕脱，防止出血和继发感染。

(3)观察口腔黏膜病损情况，进行口腔护理，每日 2 次，口唇干裂者涂润唇油。

3. 监测病情 观察患儿哭闹情况。密切监测患儿有无冠状动脉损坏的表现，如面色、精神状态、心率、心音、心电图异常等。

【应急措施】

高热：体温高于 38℃ 者，给予降温贴、药物降温。体温过高可使用冰毯，调节合适的温度。

【告知内容】

1. 防冻伤告知 告知患儿家长使用冰毯时，注意观察患儿皮肤温度、颜色，有异常立即报告。

2. 防感染告知 告知患儿家长剪短指甲防止患儿抓伤皮肤引起出血和感染。

【健康教育】

1. 指导患儿家长

(1)发热患儿每日测体温 4 次，必要时随时测量。补充足够的水分及营养。

（2）保持患儿皮肤清洁、干燥，口腔清洁。

2. 告知患儿家长

（1）了解疾病发生发展与治疗护理的过程。

（2）了解阿司匹林和丙种球蛋白用药的意义及不良反应。

3. 出院指导 以书面和口头形式告知患儿家长。

（1）观察病情变化，遵医嘱服药，定期带患儿复查。

（2）对于无冠状动脉病变患儿，于出院后 1 个月、3 个月、6 个月及 1 年全面检查 1 次。

（3）有冠状动脉损害者密切随访。

【护理评价】

1. 患儿家长掌握物理降温的方法。

2. 皮肤、黏膜完整。

3. 体温正常、无疼痛，感觉舒适。

十二、小儿肺炎

【疾病概念】

小儿肺炎是指小儿终末气道、肺泡和肺间质的炎症，可由病原微生物、理化因素等引起。

【临床特点】

1. 轻症 以发热、咳嗽、气促、呼吸困难、肺部固定性湿啰音为临床特点。可有鼻翼扇动、三凹征、唇周发绀，新生儿表现为口吐白沫。

2. 重症 常有全身中毒症状及循环、神经、消化系统受损的表现。

【评估要点】

1. 一般情况 观察生命体征有无异常，询问病人过敏史、家族史。了解对疾病的认识程度。

2. 专科情况

（1）观察呼吸 有无气促、喘憋，呼吸增快达 40 ～ 80 次/分。

（2）观察心率频率　婴儿 >180 次/分，幼儿 >160 次/分。

（3）观察精神状态　有无烦躁、嗜睡。

（4）观察咳嗽性质　阵发性咳嗽、犬吠样咳嗽。

（5）观察痰液性质　白色稀薄样痰、黄色或白色黏痰。

3. 实验室及其他检查　近期胸部 X 线检查。

【护理诊断/相关因素】

1. 体温升高　与肺部感染有关。

2. 气体交换受损　与肺部炎症造成的通气和换气障碍有关。

3. 清理呼吸道低效　与呼吸道分泌物增多、呼吸道排痰功能差有关。

4. 潜在并发症　心力衰竭、脓胸、脓气胸、肺大疱、肺脓肿。

【护理措施】

1. 气体交换受损的护理

（1）保持室内空气流通，每日通风 1～2 次，每次 15～30 分钟。

（2）密切观察患儿面色、呼吸、心率及神志，有无腹胀等，发现异常及时报告医师进行对症处理。

（3）保持患儿合适体位并经常更换，如半卧位、侧卧位、平卧位，以减少患儿肺不张和肺部淤血。

（4）呼吸困难，及时给予吸痰、面罩吸氧 2～5L/min。

2. 清理呼吸道无效的护理

（1）保持呼吸道通畅，婴幼儿头偏向一侧。

（2）遵医嘱按时给予压力泵雾化吸入、拍背吸痰。

3. 体温过高的护理

（1）药物降温　体温 >38℃ 时，遵医嘱给予吲哚美辛（消炎痛）栓、布洛芬悬液等药物降温。

（2）物理降温　宽衣、松被及解包、温水擦浴，遵医嘱给予冰毯、物理降温贴额头、颈部贴敷。

（3）饮食　给予清淡、高营养、易消化饮食，少食多餐。

【应急措施】

发生心力衰竭时应采取以下措施。

（1）保持患儿安静，遵医嘱给予镇静、强心药物。

（2）遵医嘱控制液速、液量：<3个月，10滴/分；<1岁，15~20滴/分。控制液量在5ml/（kg·h）。

【告知内容】

1. 防窒息告知　告知患儿家长正确的拍背方法，鼓励患儿咳嗽。保持呼吸道通畅，防止呕吐引起窒息。

2. 防止患儿坠床告知　告知家长安装床挡，并在床护栏旁加设棉被或枕头。

【健康教育】

1. 向家长介绍患儿病情，所用药物的作用和注意事项，鼓励患儿及家长与医护人员合作。

2. 协助护士观察输液速度，以防过快引起心力衰竭。

3. 讲解肺炎的护理要点，如保持患儿正确舒适的体位，并注意经常变换体位；在患儿咳嗽时协助拍背。

4. 保持患儿安静，避免呛咳，强调合理营养，少食多餐。

5. 宣传预防知识及措施，在冬春季节注意室内通风，尽量避免去公共场所。

【效果评价】

1. 患儿家长掌握排痰的方法。

2. 患儿自诉憋闷症状较前减轻，呼吸较前平稳。

十三、小儿肾病综合征

【疾病概念】

小儿肾病综合征简称肾病，是一组多种原因所致肾小球基底膜通透性增高，导致大量血浆蛋白自尿丢失引起的一种临床症候群。

【临床特点】

1. 高度水肿。

2. 大量蛋白尿。

3. 高胆固醇血症。

4. 低蛋白血症。

【评估要点】

1. 一般情况 观察生命体征有无异常，询问病人过敏史、家族史，有无面色苍白、乏力等。

2. 专科情况

（1）感染 有无呼吸道、皮肤、泌尿道等感染和原发性腹膜炎。

（2）电解质紊乱 应用利尿剂及糖皮质激素等，观察有无低钠、低钾或低钙血症状。

（3）水肿的程度、部位、性质。

3. 实验室及其他检查

尿液检查：尿蛋白定性多为（＋＋＋）～（＋＋＋＋），24 小时尿蛋白定量 > 0.05 ~ 0.1g/kg。

【护理诊断/相关因素】

1. 体液过多 与低蛋白血症等有关。

2. 营养不足 与蛋白丢失、消化功能降低致食欲下降有关。

3. 潜在并发症 药物的副作用、电解质紊乱。

4. 感染的危险 与抵抗力下降、激素的应用有关。

5. 有皮肤完整性受损的危险 与皮下组织水肿导致局部抵抗力下降有关。

【护理措施】

1. 休息 严重水肿和高血压患儿需卧床休息，减轻心脏和肾脏负担。呼吸困难时应采取半卧位。

2. 饮食

（1）明显水肿或高血压时短期限盐，水肿减退、尿量正常后则不应长期限盐。

（2）蛋白质的摄入控制在 $2g/(kg \cdot d)$ 左右为宜。

（3）注意补充各种维生素和微量元素，如 B 族维生素、维生素 C、维生素 D 及钙质等。

3. 皮肤护理

（1）保持床铺清洁、干燥、柔软、平整。每日用温水清洁皮肤，及时更换内衣。

（2）阴囊水肿时可用棉垫或吊带托起阴囊，臀部和四肢水肿时可垫橡皮气垫或棉圈。

4. 预防感染

（1）肾病患儿与感染患儿分别收治，病房每日开窗通风 2 次，每次 30 分钟，减少人员探视。

（2）指导清洁口腔，用儿童牙刷刷牙。

5. 观察药物疗效及副作用

（1）应用利尿剂时，观察出入量是否平衡，有无精神萎靡、乏力、腹胀。

（2）使用肝素过程中，观察有无出血情况。

（3）应用环磷酰、激素冲击治疗期间，监测血压的变化、胃肠道反应及血尿。

6. 病情观察 注意患儿有无烦躁、四肢湿冷、脉搏细速、皮肤花纹和血压下降等低血容量性休克的症状。

【应急措施】

1. 消化道出血时，应立即报告医师，并及时清除口腔分泌物。

2. 迅速建立静脉通道，遵医嘱静脉滴注止血物药，并注意调整滴数。

3. 密切观察 BP、P、R、T 等生命体征。

【告知内容】

告知患儿及家长经常更换体位，预防压疮。勿抓皮肤，剪短指甲，用温水清洁皮肤，及时更换内衣。

禁止用热水、用力擦拭皮肤。

【健康教育】

1. 介绍本病的护理要点和治疗反应，说明本病的病程长，长期用糖皮质激素治疗出现的副作用都是暂时的，使家长与患儿树立信心，配合治疗与护理。

2. 了解本病患儿的活动及饮食要求。

3. 强调遵医嘱服用糖皮质激素，不能随便停药，要按医嘱缓慢减量，最后停药，以免复发。

4. 讲解预防复发的注意事项，如避免到公共场所，预防感染；病情缓解后虽可以上学，但应避免剧烈运动。

5. 预防接种要待停药 1 年后方可进行。

【效果评价】

1. 患儿家长掌握患儿活动量的安排。

2. 患儿家长掌握患儿用药的注意事项。

3. 皮肤完好。

十四、小儿特发性血小板减少性紫癜

【疾病概念】

又称自身免疫性血小板减少性紫癜，是小儿最常见的出血性疾病。临床主要特点为皮肤、黏膜自发性出血，血小板减少，出血时间延长，血块收缩不良，束臂试验阳性，骨髓巨核细胞数正常或减少。

【临床特点】

1. 出血　为典型的症状。

(1)常见鼻、齿龈、口腔及眼结膜出血。

(2)全身的皮肤、黏膜出血，可有大片瘀斑，甚至血肿。

(3)消化道、泌尿系统出血也较常见；颅内出血可危及生命。

2. 全身中毒症状　表现为发热、畏寒等。

【评估要点】

1. 一般情况 观察生命体征有无异常，询问病人过敏史、家族史，有无发热、皮肤有无出血。了解对疾病的认识程度。

2. 专科情况

(1)观察有无肝脾大。

(2)颅内出血，观察有无头疼、呕吐、颈项强直。

(3)皮肤情况，观察有无出血点、瘀斑。

3. 实验室及其他检查 血象检查、骨髓象检查。

【护理诊断/相关因素】

1. 组织完整性受损(皮肤、黏膜出血) 与血小板减少有关。

2. 焦虑 与反复发作血小板减少有关。

3. 潜在并发症——脑出血 与血小板过低有关。

【护理措施】

1. 病情观察 注意出血部位，如皮肤、鼻腔、消化道、颅内等出血，血小板计数。观察生命体征。

2. 一般护理

(1)保持病室内空气流通，消除室内异味，每日通风 1~2 次，每次 30 分钟。

(2)出血不重时可适当活动；当出血严重时，卧床休息，保持心情平静。

(3)给予高蛋白、高维生素、少渣饮食。

3. 出血护理

(1)皮肤出血者不可搔抓皮肤，鼻腔出血不止，要用油纱条填塞。

(2)便血、呕血、阴道出血时需卧床休息，对症处理。记录出血量、止血时间。

(3)各种穿刺后，需按压穿刺部位 10 分钟。

(4)预防脑出血 血小板计数 $<20 \times 10^9/L$ 应警惕脑出血。便秘时应用泻药或开塞露，剧咳者可用镇咳

药，以避免诱发脑出血。

4. 药物护理 本病首选药物为糖皮质激素。

（1）用药期间向患儿家长解释药物副作用（库欣综合征），说明在减药、停药后不良反应可以逐渐消失，严格遵医嘱服药。

（2）应用大剂量丙种球蛋白治疗时，要注意观察患儿体温，有无过敏现象。

（3）输入血小板时，需注意观察患儿反应，输入2袋以上血小板时，中间要输入0.9%氯化钠溶液等液体，以免发生不良反应。

【应急措施】

1. 颅内出血时，减少头部活动，观察瞳孔变化，应立即报告医师。

2. 迅速建立静脉通道，遵医嘱静脉滴止血药物，并注意调整滴速。

3. 心电监测生命体征，观察意识情况。

4. 消化道出血时，及时给予吸痰，头偏向一侧，保持呼吸道通畅。

【告知内容】

如果血小板低于 $20 \times 10^9/L$，告知家长患儿必须卧床休息，以避免磕碰，引起内脏和脑出血。

【健康教育】

1. 慢性患儿适当限制活动，预防感冒。

2. 避免使用减少血小板的药物。

3. 定期门诊复查，坚持治疗。

【效果评价】

1. 患儿家长掌握适当活动的方法。

2. 患儿家长掌握用药的意义及注意事项。

第六章 风湿免疫、肿瘤及传染病护理指导流程

第一节 风湿免疫科疾病护理指导书

一、白塞病

【疾病概念】

白塞病是一种全身性、慢性、血管炎症性疾病，主要临床特点为复发性口腔溃疡、生殖器溃疡、眼炎及皮肤损害，也可累及血管、神经系统、消化道、关节、肺、肾、附睾等器官，大部分病人预后好，眼、中枢神经及大血管受累者预后不佳。

【临床特点】

1. 一般症状 大多数病例症状轻微或偶感乏力不适、关节疼痛、头痛头晕、食欲减退和体重减轻。在急性型或慢性型的急性加重期时，病人可有发热及上述症状的加重。

2. 口腔溃疡 70%病人首发症状。

3. 生殖器溃疡 约75%病人出现生殖器溃疡，病变与口腔溃疡基本相似。

4. 眼部损害 表现为视物模糊、视力减退、眼球痛、畏光流泪、异物感、飞蚊症和头痛等。

5. 皮肤损害 发生率仅次于口腔溃疡，有结节性红斑、疱疹、丘疹、痤疮样皮疹，多形红斑、环形红斑、坏死性结核疹样损害、大疱性坏死性血管炎等。

6. 关节损害 表现为相对轻微的局限性、非对称性关节炎。主要累及膝关节和其他大关节。

7. 神经系统损害 有头痛、头晕，霍纳综合征、癫痫、共济失调，偏瘫、失语、尿失禁，感觉障碍、意识障碍等。周围神经受累较少见。

8. 消化道损害 又称肠白塞病。其功能障碍表现为上腹部饱胀不适、嗳气。

9. 心和大血管损害 本病的基本病变为血管炎，表现有冠状动脉血管炎、心内膜炎和左心功能不全等。

10. 肺损害 一般表现是一侧或两侧弥漫性炎症或片状阴影，或为支气管炎、间质性肺炎、支气管周围纤维化或胸腔积液等。

11. 肾损害 主要病变是肾小球肾炎。

12. 附睾损害 一般急性发病，有疼痛和局部肿胀，1～2周后缓解，但易再发。

【评估要点】

1. 一般情况 观察生命体征，询问病人过敏史、家族史、营养状况、精神状态，有无焦虑、抑郁及其程度。了解对疾病的认识程度。

2. 专科情况

（1）皮肤受损情况，如皮损的部位、起始时间、面积大小；溃疡的部位、大小、数量和疼痛。

（2）评估眼部受累情况。

（3）有无神经受损，如头痛、头晕、偏瘫、失语等。

（4）有无心、肺、肾及消化道损害的相对体征。

3. 实验室及其他检查 血、尿、便常规及生化等检查。

【护理诊断/相关因素】

1. 皮肤、黏膜完整性受损 与血管炎性反应、自身免疫反应及应用激素、免疫抑制剂等因素有关。

2. 疼痛 与溃疡及关节炎性反应有关。

3. 焦虑 与溃疡反复发作、病情迁延不愈有关。

【护理措施】

1. 心理护理 责任护士应根据病情给予心理疏导，及时与病人沟通让病人了解疾病的基本知识和特点，树立战胜疾病的信心。

2. 饮食护理 提供高热量、高蛋白、易消化、富含维生素饮食，避免辛辣刺激性食物。

3. 疼痛护理 三餐后用生理氯化钠溶液漱口，破溃处涂以口腔溃疡涂剂或锡类散以利于愈合。

4. 会阴护理 保持局部的清洁、干燥，每天用温开水清洗患处，每次大小便后及时清洗局部，溃疡期禁止性生活。选择棉质内裤，男性经常外翻清洁包皮。

5. 眼部护理 按医嘱正确用药，在滴药前先用消毒棉签清除分泌物，再用生理氯化钠溶液清洗后用眼药水滴眼。操作时应保持双手清洁，冲洗时动作要轻，以防损伤角膜，并避免强光刺激，看电视上网时间不宜过久，外出戴眼镜，以防光和风沙。

【告知内容】

1. 胃肠钡餐造影及内镜检查告知 告知病人落实医嘱措施的意义、胃肠钡餐造影及内镜检查配合相关内容，必要时与经治医师共同解答病人提出的疑虑。

2. 激素及免疫抑制剂治疗告知 告知病人激素和免疫抑制剂治疗的作用及不良反应，并签写知情同意书。

3. 病人及陪护告知 告知病人及陪护科室环境、经治医师和责任护士。告知病人医院相关管理制度。

4. 安全告知 告知病人自身安全防护、陪护人员的责任，有眼部疾患的防止摔伤。

【健康教育】

1. 介绍疾病预防知识，避免发病诱因。

2. 让病人和家属了解疾病的发生发展与治疗护理的过程。自觉遵医嘱服药。

3. 指导病人养成良好的生活方式和习惯，每日有计划地进行锻炼，增强机体的抗病能力。

4. 指导病人补充营养、了解进食要求，配合治疗饮食。

5. 指导病人和家属了解激素及免疫抑制剂的用法及不良反应，学会自我检测病情，定期复诊。

6. 以书面形式给病人提供院外康复的方法。责任护士给予出院前指导。

【效果评价】

1. 了解本病的诱因、发病特点、治疗及预后。

2. 能正确运用减轻疼痛的方法，主动配合休息、药物等治疗。

3. 了解或掌握眼部及溃疡的护理方法。

4. 掌握用药方法及用药的注意事项。

5. 日常生活基本可以自理或能参加一般的正常工作。

二、成人斯蒂尔病

【疾病概念】

斯蒂尔病是指幼年型慢性关节炎的系统型，但相似的疾病也可发生于成年人，称为成人斯蒂尔病。临床特征为发热、关节痛和（或）关节炎、皮疹、肌痛、咽痛、淋巴结肿大、白细胞计数和中性粒细胞增多以及血小板增多，严重者可伴系统损害。

【临床特点】

1. 发热 最常见的临床特点之一，发热（体温＞39℃），多为弛张热，青壮年多见；发热时可伴有畏寒、乏力、食欲减退等全身中毒症状。

2. 皮疹 病人可出现全身一过性皮疹。

3. 关节和肌肉表现 一般有晨僵、肌痛、关节痛三联征，早期可与发热伴发，随体温下降而缓解。

4. 咽痛 常出现于疾病早期，发热时严重，热退后缓解，抗生素治疗一般无效。

5. 其他表现 有淋巴结、肝脾大，也可伴有浆膜炎、心包炎和胸膜炎，偶有肺浸润性炎症或间质性肺炎及淀粉样变性等。

【评估要点】

1. 一般情况

（1）观察生命体征有无异常，询问病人过敏史、家族史，有无发热、贫血等。

（2）评估全身情况，如病人的精神状态、营养状况、有无皮疹等。

2. 专科情况

（1）发热　80%以上的病人呈典型的弛张热，通常于傍晚体温骤然升高，达39℃以上，伴或不伴寒战。

（2）皮疹　主要分布于躯干、四肢，也可见于面部。

（3）关节肌肉疼痛　早期受累关节少，以后可增多呈现多关节炎。

3. 实验室及其他检查

（1）实验室检查　血常规、氨基转移酶、类风湿因子和抗核抗体。

（2）放射学表现　有关节周围软组织肿胀和关节骨端骨质疏松，可出现关节软骨和骨破坏，关节间隙狭窄，这种改变最易在腕关节出现最终可致关节僵直、畸形。

【护理诊断/相关因素】

1. 发热 为本病常见症状，与原发病有关。

2. 皮肤完整性受损 皮疹，见于躯干、四肢，也可见于面部。呈现橘红色斑疹或斑丘疹，亦可呈荨麻疹样皮疹。

3. 知识缺乏 与缺乏疾病有关知识或自我护理方面知识有关。

【护理措施】

1. 病房环境 室内通风每日 2 次。限制家属探视，保持病房干净整洁。

2. 饮食护理 发热时，可少食多餐给予半流质、高热量、高蛋白、易消化饮食，避免辛辣刺激性食物。

3. 发热护理 物理降温，大动脉处冰敷，不可乙醇擦浴(因乙醇可使皮肤毛细血管扩张，导致皮肤充血加重，并发感染)。温水擦浴。

4. 皮疹的护理 嘱病人穿宽松柔软的棉质内衣。协助病人温水擦浴，勤更换衣服、床单，减少皮肤脱屑及汗液刺激。面部有皮疹的病人勿用热水擦洗，并禁用碱性肥皂及化妆品等刺激性物品，以免损伤面部皮肤。全身皮疹病人嘱勿洗热水浴。

5. 介绍疾病相关知识 介绍本病病因、发病特点、治疗及自我护理方法。

【应急措施】

1. 体温高于 39℃ 时，嘱病人卧床休息，采取物理降温，头部戴冰帽，大动脉处冰敷，但不采用乙醇擦浴，因乙醇可使皮肤毛细血管扩张，导致皮肤充血加重，并发感染；防止高热惊厥。

2. 应用退热剂后，注意病人出汗过多而虚脱，多饮水。

【告知内容】

告知病人应用非甾体抗炎药、激素及免疫抑制剂的药物用法及不良反应、注意事项。

【健康教育】

1. 介绍疾病预防知识，避免发病诱因(寒冷、潮湿、过度疲劳等)，注意保暖，预防感冒。

2. 指导病人和家属了解疾病发生发展与治疗护理过程。

3. 指导病人及家属注意营养及水分的补充，给予高营养、易消化的食物，少量多餐，嘱病人多饮水，保证体内足够的水分，有利于药物及有毒物质的排泄。

4. 指导病人和家属学会自我监测病情，定期复诊（1个月）。

5. 出院后嘱病人定期门诊随访，适当补充钙及维生素 D，适当锻炼，增强体质，增加免疫力，且不能自行停药或减量（激素、免疫抑制剂）。

【效果评价】

1. 了解本病的诱因、发病特点、治疗要点。

2. 掌握自我护理的方法及激素、免疫抑制剂在治疗过程中的注意事项。

三、骨关节炎

【疾病概念】

骨关节炎是一种以关节软骨的变性、破坏及骨质增生为特征的慢性关节病。本病在中年以后多发。

【临床特点】

1. 关节疼痛及压痛 本病最常见关节局部的疼痛和压痛。负重关节及双手最易受累。

2. 关节摩擦音 主要见于膝关节的骨关节炎。由于软骨破坏、关节表面粗糙，出现关节活动时骨摩擦音（感）、捻发感或伴有关节局部疼痛。

3. 关节肿胀 早期为关节周围的局限性肿胀，随病情进展可有关节弥漫性肿胀、滑囊增厚或关节积液。后期可在关节周围触及骨赘。

4. 晨僵 病人可出现晨起时关节僵硬及黏着感，活动后可缓解。本病的晨僵时间较短，一般数分钟至十几分钟，很少超过 0.5 小时。

【评估要点】

1. 一般情况

询问过敏史、家族史，了解对疾病的认识。

2. 专科情况

（1）疼痛的性质及程度　有无诱发因素，关节疼痛的部位，关节局部是否有压痛。

（2）关节肿胀的程度　与滑囊增厚或关节积液有关。

（3）有无晨僵　晨僵与活动受限的发生时间、部位、持续时间、缓解方法，对生活自理影响的程度。

（4）关节摩擦音　与软骨破坏及关节表面粗糙有关。

3. 实验室及其他检查

（1）伴有滑膜炎的病人可出现 CRP 和 ESR 轻度升高。类风湿因子（RF）及抗核抗体（ANA）阴性。继发性骨关节炎的病人可出现原发病的实验室检查异常。

（2）骨关节炎的 X 线特点为非对称性关节间隙变窄；软骨下骨硬化和囊性变；关节边缘的骨质增生和骨赘形成；关节内游离体；关节变形及半脱位。

【护理诊断/相关因素】

1. 关节疼痛及压痛　与关节骨质破坏及关节炎性反应有关。

2. 躯体移动障碍　与关节疼痛、肿胀、功能障碍有关。

3. 焦虑　与疼痛反复发作、病情迁延不愈有关。

4. 知识缺乏　缺乏有关疾病及自我护理方面的知识。

【护理措施】

1. 遵医嘱给予消炎止痛药物治疗，也可通过聊天、看报、听音乐等形式分散疼痛注意力。

2. 急性期卧床休息，并给予生活护理，缓解期告知病人功能锻炼的方法及意义。

3. 心理护理，鼓励病人积极配合治疗、树立治疗信心。

4. 介绍本病病因、发病特点、治疗及康复知识。

5. 根据病情及医嘱给予理疗（中药熏蒸治疗及中频电脉冲治疗），每日 1 次，由责任班护士完成。

【告知内容】

1. 关节腔穿刺术告知 告知病人实施治疗的意义及术后注意事项，必要时与经治医师共同解答病人提出的疑问。

2. 理疗告知 告知病人实施治疗的意义，有助于减轻疼痛和缓解关节僵直。

3. 药物治疗告知 告知病人应用非甾体抗炎药、激素及免疫抑制剂药物治疗的作用及不良反应，应遵医嘱服药，不可自行停药或加减药量。

【健康教育】

1. 介绍疾病的预防知识、诱发因素(感染、寒冷、潮湿、过度劳累等)、注意保暖、预防感冒。

2. 指导病人养成良好的生活习惯、功能锻炼的方法、减轻疼痛及缓解疼痛的方法。

3. 指导病人合理补充钙剂，增强机体抵抗力，禁食生、冷、刺激性食物。

4. 指导病人及家属了解药物的副作用，按时服药，定期复查。

5. 出院指导以书面形式告知病人预防感冒的方法、联系方式等。

【效果评价】

1. 基本掌握本病的诱因、发病特点、治疗及预后。

2. 能正确运用减轻疼痛的方法，缓解晨僵，积极配合治疗。

3. 掌握功能锻炼的方法及用药的注意事项。

四、混合结缔组织病

【疾病概念】

混合性结缔组织病是一种血清中有极高滴度的斑点型抗和抗体(ANA)和 U_1 RNP 抗体，临床上有系统性红斑狼疮(SLE)、系统性硬化症(SSc)、多发性肌炎/皮肌炎及类风湿关节炎的疾病特征的临床综合征。

【临床特点】

典型的临床特点是多关节炎、雷诺现象、手指肿胀或硬化、肺部炎性改变、肌病和肌无力、食管功能障碍、淋巴结肿大、脱发、颧部皮疹以及浆膜炎。

1. 关节 几乎所有病人都有关节疼痛和发僵，常易受累的关节为掌指关节。

2. 皮肤、黏膜 常有雷诺现象伴手指肿胀、变粗及全手水肿，面部皮肤可有硬皮样改变，有些表现为狼疮样皮疹。

3. 肌肉病变 肌痛是常见症状。

4. 肺脏 85%病人有肺部受累，但大多数病人没有症状，间质性肺部疾病通常呈进行性加重。

5. 肾脏 25%病人有肾脏损害，长期肾脏病变可引起淀粉样变和肾功能不全。

6. 心脏 常见伴心律失常，及时监测有无肺动脉高压。

7. 血管 中小血管内膜轻度增生和中层肥厚。

【评估要点】

1. 一般情况 密切观察生命体征，询问病人过敏史、家族史，有无发热、疼痛及皮肤、黏膜的改变等，了解对疾病的认识。

2. 专科情况

（1）了解疼痛的性质、部位，是否有雷诺现象、关节肿胀等。

（2）有无心、肺、肾部病变。

3. 实验室及其他检查 四肢关节 X 线检查、ANA、U1RNP 抗体检查。

【护理诊断/相关因素】

1. 皮肤、黏膜损害（雷诺现象、肿胀、皮疹） 与四肢微循环障碍有关。

2. 疼痛 与掌指关节、肌痛、肌炎有关。

3. 潜在并发症——心、肺、肾功能受损 与免疫失调有关。

【护理措施】

1. 护士要严密观察皮肤损害范围及皮肤弹性及皮肤颜色变化，注意防寒保暖尽量用温水洗漱，避免手指外伤，保护肢端的血液畅通。

2. 急性期应卧床休息，缓解疼痛，遵医嘱应用止疼药物，观察止痛效果。

3. 避免重体力劳动或劳累，预防感冒，低盐饮食。注意个人卫生，预防并发症的发生。

4. 监测生命体征，观察痰液带血，遵医嘱记录尿量。

【告知内容】

1. 特殊治疗告知 治疗前告知病人免疫抑制剂、生物制剂、激素、干细胞移植治疗的目的、作用、药物不良反应和注意事项，并签署知情同意书。

2. 安全防护告知 告知病人自身安全防护注意事项、陪护人员的责任。

【健康教育】

1. 让病人和家属了解疾病发生发展与治疗护理过程。

2. 加强心理护理，树立信心，保持乐观的情绪。

3. 了解激素及免疫抑制剂的用法及不良反应，学会自我监测病情。

4. 提高病人遵医嘱服药的行为，不可随意停用医嘱用药或停药、换药或增减用量。

5. 坚持正确的功能锻炼，以恢复关节功能，促进肌力恢复。每月复查，观察病情变化，如出现异常应随时复查。

【效果评价】

1. 了解本病发病的特点、治疗及预后。

2. 掌握用药的注意事项及自我保健的注意事项。

3. 有良好的战胜疾病的信心，积极配合治疗。

五、强直性脊柱炎

【疾病概念】

强直性脊柱炎是一种慢性进行性疾病，主要侵犯骶髂关节、脊柱骨突、脊柱旁软组织及外周关节，并可伴发关节外表现。严重者可发生脊柱畸形和关节强直。

【临床特点】

1. 本病发病缓慢，开始感到腰背部或腰骶部不适或疼痛，有时可放射至髂嵴或大腿后侧，疼痛可因咳嗽、喷嚏或其他牵扯腰背的动作而加重。清晨或久坐、久站后腰部疼痛加重并伴僵硬感，活动后疼痛及僵硬可缓解，数月或数年后可出现胸椎或颈椎疼痛，进行性脊柱运动受限甚至畸形。半数左右的病人以外周关节为首发症状，几乎绝大部分病人在病程中均出现外周关节症状，以髋、膝、踝及肩关节居多。

2. 背部僵直，腰部后仰、前弯、侧弯、转动受限，肋椎关节受限者扩胸运动受限，最终出现驼背、颈项强直等畸形。

3. 腰部前弯、后仰、侧弯受限，致病人大小便下蹲困难。

【评估要点】

1. 一般情况

（1）观察生命体征有无异常，询问病人过敏史、家族史，有无发热、消瘦、贫血等。了解对疾病的认识程度。

（2）了解病人的精神状态，营养状况，有无消瘦、发热、驼背、颈项强直等。

2. 专科情况

（1）疼痛的性质，疼痛部位，有无晨僵，晨僵的持续时间，活动受限程度。

（2）有无背部僵直，腰部后仰、前弯、侧弯、转动受限，有无畸形、颈项强直、驼背等。

（3）疼痛病程的长短、发生的时间、与活动的关系。

（4）活动受限的程度，能否生活自理。

3. 实验室及其他检查　近期腰骶部 X 线检查、实验室检查，是否治疗。

【护理诊断/相关因素】

1. 疼痛　与慢性炎性反应引起的腰骶部、背部、髋关节疼痛有关。

2. 自理能力缺陷　与脊柱关节炎症、竹节样病变引起的晚期驼背，胸廓活动受限有关。

3. 潜在并发症——股骨头坏死　与长期应用激素有关。

4. 知识缺乏　缺乏有关疾病或自我护理方面的知识。

5. 焦虑　与疼痛反复发作、病情迁延不愈有关。

【护理措施】

1. 遵医嘱给予消炎止痛药物治疗，也可通过听音乐、聊天、看报等形式分散疼痛注意力。

2. 急性期卧床休息，宜取舒适去枕平卧位，给予生活护理；缓解期告知功能锻炼的方法及意义。

3. 告知应用激素的注意事项（防止跌倒损伤，避免负重），适当补充钙剂。

4. 遵医嘱给予理疗（中药熏蒸治疗或中频电脉冲治疗），每日 1 次（责任班完成）。

5. 介绍本病病因、发病特点、治疗及康复的知识。

6. 鼓励病人保持愉快心情，积极配合治疗。

【告知内容】

1. 告知病人宜睡硬板床，睡眠时取平卧位，保持脊柱的功能位，防止受潮着凉。

2. 告知病人适当功能锻炼，宜循序渐进，避免过度劳累及脊柱负重。

3. 告知病人应用非甾体抗炎药、激素及免疫抑制剂药物治疗的作用及不良反应，应遵循医嘱服药，不可自行停药或加减药量。

【健康教育】

1. 介绍疾病预防知识，避免发病诱因（寒冷、潮湿、过度疲劳等），睡硬板床、低枕，注意保暖，预防感冒。

2. 指导病人和家属了解疾病的发生发展与治疗护理过程。

3. 告知病人功能锻炼的方法，维持胸廓的活动度，保持脊柱的灵活；维持肢体的运动功能。方法如扩胸、屈膝、屈髋、弯腰和转头、转体及游泳等运动。

4. 指导病人补充足够营养与充分饮水，增强机体抵抗力，了解进食要求，配合治疗饮食。

5. 指导病人和家属了解非甾体抗炎药、激素及免疫抑制剂的用法及不良反应，学会自我监测病情，定期复诊。

6. 出院指导以书面形式告知病人预防感冒的方法、运动时间与量、复诊时间、联系方式等。

【效果评价】

1. 疼痛缓解。

2. 生活所需满足。

3. 了解本病诱因、发病特点，掌握自我护理方法。

4. 情绪稳定，积极配合治疗。

六、韦格纳肉芽肿病

【疾病概念】

韦格纳肉芽肿是一种坏死性肉芽肿性血管炎，属于自身免疫性疾病。临床特点为鼻和副鼻窦炎、肺病变和进行性肾衰竭。还可累及关节、眼、皮肤，亦可侵及眼、心脏、神经系统及耳等。

【临床特点】

1. 上呼吸道症状　病初常有持久性鼻炎或鼻窦炎表现，严重者鼻中隔穿孔，鼻骨破坏。少数表现为急性喉炎，甚至可导致呼吸道梗阻。

2. 肺部症状　表现如咳嗽、咯血，严重者可发生大量肺泡性出血，出现呼吸困难甚至呼吸衰竭。

3. 肾脏损害　一般在发病后半年内出现蛋白尿，病情恶化时多伴有高血压，可导致肾衰竭。

4. 皮肤、黏膜损害　表现为紫癜、结节、浸润性斑块和溃疡等，1/4 病例损害出现于疾病的早期，坏疽性脓皮病损害有时可作为早期诊断。

5. 眼、耳部损害　角膜结膜炎、巩膜溃疡、视神经血管炎等，耳部损害可见中耳炎、鼓室破坏、咽鼓管闭塞、听力减退等。

6. 神经系统病变　表现为多发性神经炎、运动感觉神经障碍，累及垂体后叶引起尿崩症等。

【评估要点】

1. 一般情况　观察生命体征有无异常，询问病人过敏史、家族史，有无发热、肌痛、体重减轻、乏力、关节痛等，了解对疾病的认识程度。

2. 专科情况　鼻、耳、眼有无肉芽肿感染（观察有无痛或无痛性五官的血性分泌物）。

3. 实验室及其他检查

（1）尿液镜下血尿（红细胞 > 5 个/高倍视野）或红

细胞管型。

（2）胸片示结节、固定性肺浸润或空洞形成。

（3）组织活检示动脉壁或动脉及小动脉周围及组织肉芽肿炎症改变。

【护理诊断/相关因素】

1. 焦虑　与担心疾病预后有关。

2. 体温升高　与原发病有关。

3. 出血的危险　与原发病有关。

4. 感染的危险　与应用激素和机体自身免疫失调有关。

【护理措施】

1. 给予心理疏导和心理支持，讲解疾病相关知识和治疗方法，使其正确认识疾病，树立信心，以积极心态接受治疗。

2. 监测体温，>38℃时，每日4次。

3. 注意观察病人皮肤、黏膜有无瘀点、瘀斑，有无咯血、痰中带血、口腔黏膜等出血倾向，发现异常及时报告医师处置。

4. 应用激素和免疫抑制剂会导致白细胞下降、注意室内通风，每日2次。

5. 餐后漱口。

【应急措施】

1. 出现黑便时，暂禁食，待血止后给予冷流质饮食。

2. 鼻出血时用0.1%肾上腺素棉球填塞，适当抬高头部，偏向一侧，局部冰敷，不用力擤鼻涕。

【告知内容】

1. 特殊治疗告知　告知病人应用免疫抑制剂、干细胞移植、生物制剂、激素等药物治疗前应告知病人药物的作用及不良反应和注意事项，并签署知情同意书。

2. 防意外告知　告知病人应注意的安全防护及陪

护人员的责任。

【健康教育】

1. 责任护士要及时与病人和家属沟通，使病人进一步了解疾病的发生发展和治疗护理过程，讲解有关疾病的基本知识，学会掌握自我护理方法。

2. 注意个人卫生，不可用手揉搓眼睛，抠耳以免感染。

3. 进食易消化、高热量、高蛋白、高维生素的食物，避免进食辛辣、过冷、过热、过硬及粗糙的食物。

4. 指导病人和家属遵医嘱正确用药，切不可因激素引起的肥胖而私自停药（激素）或减量。

5. 以防牙龈出血及加重鼻出血，用软毛牙刷刷牙，不用牙签剔牙齿。

6. 做好出院指导，出院前指导以书面形式告知病人复诊时间、联系方式等。

【效果评价】

1. 能了解本病的诱因、发病特点，掌握自我护理的方法。

2. 学会观察治疗用药后自身副作用的应对措施，如有头痛、头晕、发热情况立即报告医师。

3. 情绪稳定，能够积极配合治疗。

七、系统性红斑狼疮

【疾病概念】

系统性红斑狼疮是自身免疫介导的，以免疫性炎症为突出表现的弥漫性结缔组织病。血清中出现以抗核抗体为代表的多种自身抗体和多系统受累是 SLE 的两个主要临床特征。

【临床特点】

1. 发热，各种热型均可见，长期低热较多见。

2. 80% 病人有皮肤损害，常见于皮肤暴露部位。

3. 对称性皮疹，典型者双侧面颊和鼻梁部位，呈蝶形红斑。

4. 有脱发、口腔溃疡、肾脏损害以及光过敏等症状。

【评估要点】

1. 一般情况 观察病人生命体征，询问病人过敏史、家族史、营养状况、精神状况，有无焦虑、抑郁及其程度。了解病人对疾病的认识程度。

2. 专科情况

(1)有无面部蝶形红斑、皮肤丘疹、口腔黏膜溃疡病灶。

(2)有无末梢皮肤颜色改变和感觉异常。

(3)有无肾脏损害的相应体征，如水肿、高血压、血糖高等变化。

3. 实验室及其他检查

(1)尿中是否有白细胞、红细胞、蛋白、管型等，尿量的变化，血沉是否加快，全血细胞有无减少等。

(2)抗核抗体、抗 Sm 抗体和抗双链 DNA 抗体以及其他自身抗体是否阳性等。

(3)肾穿刺活组织检查对治疗狼疮肾炎和估计预后有价值。

【护理诊断/相关因素】

1. 皮肤完整性受损 与疾病所致的血管炎症反应及自身免疫反应引起的皮肤损害有关。

2. 口腔黏膜改变 与自身免疫反应、长期使用激素和免疫抑制剂等因素有关。

3. 潜在并发症 肾功能改变。

4. 有感染的危险 与免疫功能缺陷引起机体抵抗力低下有关。

5. 焦虑 与病情反复发作、迁延不愈，多脏器功能损害有关。

【护理措施】

1. 皮肤的护理 禁止紫外线照射,外出穿长袖衣裤,戴太阳帽或打伞,以保护皮肤。避免皮肤接触刺激性物品,如农药等。

2. 口腔护理 口腔黏膜有破损时,进餐前后用漱口液漱口,避免食用辛辣等刺激性食物。霉菌性口腔炎用制霉菌素加生理氯化钠溶液 500ml 漱口可促进愈合。

3. 预防并发症发生 密切观察尿量、尿色及尿液检查结果的变化,肾功能不全者,给予低盐、优质低蛋白饮食,限制钠水摄入;狼疮脑病的病人注意抽搐性窒息,防跌伤或自残。

4. 预防感染 注意饮食和个人卫生。每日开窗通风 2 次,限制探视人员,预防感冒。

5. 心理护理 做好心理护理,护理人员要有同情心,及时安慰、疏导病人,帮助病人松弛紧张的情绪。观察病人的精神是否正常,发现情绪不稳定、精神障碍或意识不清者,应加强巡视护理,做好安全防护和急救准备,防止自伤和外伤意外发生。

【应急措施】

1. 当病人发生狼疮危象时,应给予迅速吸氧,4~6L/min,建立静脉液路的同时报告值班医师,将抽搐病人的头部偏向一侧,防止窒息。

2. 严密观察病人生命体征、瞳孔及意识的变化,遵医嘱对症处理,护士要及时使用约束带防止病人自伤和坠床。

3. 行大剂量甲泼尼龙冲击治疗时,预防交叉感染,限制探视人员。

【告知内容】

1. 在应用免疫抑制剂、干细胞移植、生物制剂、激素等药物治疗前应告知病人药物的作用及不良反应和注意事项,并签署知情同意书。

2. 告知病人自身安全防护，陪护人员的责任。

【健康教育】

1. 护士要营造快乐健康的护理氛围，使病人正确对待疾病的发生、发展，充分认识疾病的病因、治疗过程等，保持良好的心态，积极配合治疗及护理计划得到落实。

2. 指导病人和家属正确用药，切不可因激素引起的肥胖而私自停药（激素）或减量。

3. 指导病人正确饮食，进食优质蛋白、低脂肪、低糖、富含维生素的食物。限制蛋白质的摄入，禁吃感光食物，如芹菜、无花果、蘑菇、香菇、木耳、油菜等，不宜食用菠菜，因其能增加狼疮肾炎的蛋白尿和管型；避免吃辛辣、烟熏食物。当并发肾脏损害时应给予低盐、低蛋白饮食，避免刺激性食物如海鲜类等。补充钙剂，以防骨质疏松；多食含维生素的饮食。

4. 注意个人卫生，预防感冒和皮疹，避免到人多地方以免发生交叉感染。

5. 育龄妇女应避孕，待病情稳定后在医师指导下调整治疗后再考虑生育。病情活动伴有心、肺、肾功能不全者属妊娠禁忌。

【效果评价】

1. 熟悉饮食注意事项。

2. 焦虑情绪较前有所好转。

3. 掌握用药的注意事项及意义。

4. 皮疹及口腔溃疡好转。

第二节 肿瘤内科常见疾病护理指导书

一、淋巴瘤

【疾病概念】

淋巴瘤起源于淋巴结和淋巴组织，其发生大多与免疫应答过程中淋巴细胞增殖分化产生的某种免疫细胞恶变有关，是免疫系统的恶性肿瘤。临床上以无痛性的淋巴结肿大或局部肿块为特征，晚期有恶病质、发热及贫血等。根据病理学的不同，淋巴瘤可分为霍奇金淋巴瘤（HD）和非霍奇金淋巴瘤（NHL）两大类。两者在临床特点和疾病预后方面有相似之处，HD 在我国仅占淋巴瘤的 10% 左右，而 NHL 约占 90%。

【临床特点】

1. 淋巴结肿大　HD 或 NHL 皆以淋巴结肿大为主要表现。HD 的淋巴结肿大首发于颈部，逐渐向周围淋巴结区蔓延，而 NHL 的肿大淋巴结分布没有规律。

2. 肿大淋巴结的压迫症状　明显肿大的深部淋巴结压迫周围器官，引起相应症状或功能异常。

3. 有发热、盗汗、体重下降、黄疸等症状　NHL 可有中度不规则发热，HD 常有周期性发热。

4. 脾大　较肝大多见。

5. 有时淋巴瘤首发于结外器官　常见的结外病变部位有胃肠道、鼻咽部、皮肤、中枢神经系统等，其临床特点因受累器官而异。

6. 辅助检查

(1)病理组织学检查是淋巴瘤最重要的诊断手段。

(2)骨髓活检可提高阳性率，有助于淋巴瘤的诊断和分期。

【评估要点】

1. 一般情况

(1)了解病人淋巴结肿大范围及部位，有无发热、盗汗、消瘦及全身组织器官受累情况。

(2)病人是否患有其他疾病，如干燥综合征、病毒感染性疾病、是否经过器官移植、用过免疫抑制性药物等。

(3)病人对疾病的认识程度、承受能力及经济条件，有无焦虑、恐惧或悲伤失望等不良情绪反应。

2. 专科情况

（1）监测病人生命体征，是否有发热、面色潮红、呼吸急促，有无感染的症状及体征。

（2）观察放疗局部皮肤反应，有无发红、瘙痒、灼热感。

（3）观察淋巴结的大小、数量、活动度，有无粘连。

（4）有无全身软弱无力、头晕、乏力、心悸、晕厥等。

（5）评价病人呼吸的性质、频率、深度，有无鼻翼扇动、呼吸困难、发绀等情况。

（6）有无恶心呕吐、体重下降等。

3. 实验室及其他检查

（1）淋巴结活检　找到淋巴瘤细胞可确诊。

（2）血象　常伴有轻度或中度贫血，少数病人白细胞轻度或明显增加，伴中性粒细胞增多。约20%病人嗜酸粒细胞升高。

（3）骨髓象　大多为非特异性。如能找到R－S细胞对诊断霍奇金病有帮助。

（4）其他检查　疾病活动期有血沉增速，血清乳酸脱氢酶活力增高。

【护理诊断/相关因素】

1. 体温过高　与 HD 疾病本身或感染有关。

2. 有皮肤完整性受损的危险　与放疗引起局部皮肤烧伤有关。

3. 有感染的危险　与放疗、化疗使机体免疫力低下有关。

4. 营养失调，低于机体需要量　与持续高热或放疗、化疗有关。

5. 潜在并发症　与放疗、化疗不良反应、骨髓抑制有关。

6. 焦虑 与治疗及疾病预后不良有关。

【护理措施】

1. 生活与环境护理 在放疗或化疗期间病人必须注意休息，进食高蛋白、高维生素、高热量饮食，保持心情平静，以增强机体抵抗力；预防感染，注意室内消毒，肌肉、静脉给药时注意无菌操作，以促进疗程顺利完成。

2. 局部皮肤护理 照射区的皮肤在辐射作用下一般都有轻度损伤，对刺激的耐受性非常低，易发生二次皮肤损伤。故应避免局部皮肤受到热和冷的刺激，如不使用热水袋、冰袋和用烫水洗澡；外出时避免阳光直接照射；不要用刺激性化学物品，如肥皂、乙醇、油膏、胶布等。放疗期间应穿宽大、质地柔软的纯棉或丝绸内衣，洗浴毛巾要柔软，洗澡时局部皮肤应轻擦，不可用力，减少对放射区皮肤的摩擦。保持局部皮肤的清洁干燥，防止皮肤破损。

3. 放射损伤皮肤的护理 局部皮肤有发红、痒感时，应及早涂油膏以保养皮肤。如皮肤为干反应，表现为局部皮肤灼痛，可给予20%薄荷淀粉或氢化可的松软膏外涂；如为湿反应，表现为局部皮肤刺痛、渗液、水疱，可用2%甲紫、冰片蛋清、氢化可的松软膏外涂，如局部皮肤有溃疡坏死，应全身抗感染治疗，局部外伤清创、植皮。

【应急措施】

1. 上腔静脉综合征 少见的肿瘤急症，应进行诊断性检查。有气道受压、心血管塌陷或严重颅内压升高的病人有死亡的危险，需要紧急治疗。最初的治疗取决于诊断和症状的进展，包括放疗、化疗、静脉分流术、抗凝和支持治疗。

2. 脊髓压迫 是肿瘤病人最严重的并发症之一，

常见于原发或转移性肿瘤压迫脊髓并导致神经系统功能受损，应立即住院治疗；用镇痛药物控制疼痛；急诊检查和减压治疗开始后，静脉给予地塞米松 8 ~ 10mg，每 6 小时 1 次。48 ~ 72 小时后，剂量可以减为每 6 小时口服 4 ~ 8mg；4 日后逐渐减量。如果激素减量后神经系统症状加重，则需要将剂量调整为前一个有效剂量水平。

3. 呼吸困难和呼吸衰竭 治疗措施必须根据病因而定，而且要考虑到病人的意愿及肿瘤的分期，一旦出现低氧血症立即吸氧，吸氧量应给到血氧饱和度达到 90% ~ 92% 以上。对于慢性低通气的病人应监测动脉血气，以防高流量吸氧导致呼吸性酸中毒，很多情况都可以使用皮质类固醇激素，对支气管痉挛的病人可以使用支气管扩张剂，对于晚期肿瘤的病人阿片类药物可以减轻运动诱发的呼吸困难。

【告知内容】

1. 口腔及咽部溃疡 可进牛奶及淡味食物。口舌干燥，可饮用柠檬汁等。

2. 皮肤瘙痒 避免搔抓，沐浴时避免水温过高。

【健康教育】

1. 向病人及家属讲述有关疾病的知识和治疗原则，化疗、放疗的不良反应。

2. 缓解期或全部疗程结束后，仍要保持充足的睡眠，加强营养，心情舒畅，以提高免疫力。

3. 有身体不适或发现淋巴结肿块时，应及早到医院复查。

【效果评价】

1. 对疾病了解，能积极配合治疗。

2. 身体能适应日常的生活。

3. 免疫力有所提高。

二、胃癌

【疾病概念】

胃癌是成人常见的恶性肿瘤之一，占消化系统肿瘤的首位，早期一般缺乏特有的症状和体征，一旦出现症状，病程多属晚期，预后不良。病因尚未完全阐明，可能由于各种致癌物质的侵袭，胃黏膜保护因素的削弱，防癌物质的缺乏及胃的某些疾病等综合性因素，促成胃癌的发生。我国以西北地区发病率最高，华东、中南、西南地区最低。常发生在 40~60 岁，男女之比为 2：1~3：1。

【临床特点】

1. 早期症状一般不明显，可有上腹部不适、腹胀或隐痛、食欲不振、厌油腻伴恶心呕吐及反复呕血、黑便等。肿瘤梗阻症状可有吞咽困难、潴留性呕吐等。

2. 晚期可有胃癌转移症状，如左锁骨上淋巴结肿大、血胸或腹腔积液、肝大、病理性骨折及贫血、消瘦、恶病质等。

3. 早期无明显体征，典型者消瘦、精神状态差，晚期呈恶病质，上腹部可触及肿块，有压痛、肝大、腹水等。

【评估要点】

1. 一般情况　询问病人发病的时间，病程经过。上腹部疼痛的性质、部位。有无吞咽困难、恶心、呕吐、呕血、黑便等。

2. 专科情况

（1）有无痛苦表情及悲观情绪，是否消瘦及其程度，生命体征是否正常。

（2）上腹部是否可触及肿块，呈坚实可移动结节状，有无压痛。肝转移可出现肝大，并触到坚硬结节，腹膜转移时可出现腹腔积液。

（3）是否有远处淋巴结转移、反复发作性血栓性静脉炎、黑棘皮病、皮肌炎等伴癌综合征。

3. 实验室及其他检查

（1）大便潜血试验　呈阳性。

（2）胃脱落细胞学检查　可找到癌细胞。

（3）上消化道钡剂造影　早期可见局限性浅凹的充盈缺损或呈现一龛影，边缘不规则呈锯齿状，向其集中的黏膜纹有中断、变形或融合现象。晚期可见大而不规则的充盈缺损；龛影周围因癌性浸润而使边缘不整齐，邻近黏膜僵直，蠕动消失，皱襞中断。

（4）胃镜检查　可直视胃内病变情况，确诊率达95%。病变部位黏膜变色，呈颗粒状粗糙不平，隆起或凹陷；有僵直感，不柔软。

【护理诊断/相关因素】

1. 疼痛　与癌细胞浸润有关。

2. 知识缺乏　缺乏有关胃癌癌前疾病的防治知识。

3. 营养失调，低于机体需要量　与胃癌造成吞咽困难、消化吸收障碍等有关。

4. 有体液不足的危险　与幽门梗阻导致恶心、呕吐，吻合口瘘、胃出血等有关。

5. 有感染的危险　与化疗致白细胞减少、免疫功能降低有关。

6. 有出血的危险　与疾病的进展程度有关。

7. 自我形象紊乱　与化疗致脱发有关。

8. 有组织完整性受损的危险　与胃癌手术有关。

【护理措施】

1. 用药观察　观察、记录疼痛的部位、性质、程度、时间及伴随症状，评估诱发因素。告知病人有关镇痛药的应用知识，如药物的主要作用、用法、用药间隔时间等。

2. 饮食指导　指导病人采取合理的饮食结构，给予高热量、适量蛋白、高维生素、低脂、易消化的饮食，避免刺激性食物，创造良好的进食环境。

3. 对幽门梗阻病人、吞咽困难者 遵医嘱给予营养支持，静脉高营养（胃肠外营养）、要素饮食（胃肠道营养）以增强机体防御功能和组织修复能力。定期给病人测体重、腹围，了解营养状况及疾病进展状况。

4. 预防感染 加强皮肤护理，保持床单位清洁、干燥。加强口腔护理，每日2～3次，预防口腔感染。在进行换药、治疗、护理处置时，严格遵守无菌操作规程，切断感染源。按医嘱合理使用抗生素，预防和控制感染发生。

5. 呕血时卧位 呕血时嘱病人平卧，头偏向一侧，氧气吸入；建立双液路，遵医嘱给予止血药或补充新鲜血。

6. 化疗知识告知 让病人了解胃癌治疗的方法、疗效、预后、不良反应等。化疗中应详细观察并记录病人所表现的各种不良反应并遵医嘱对症处理。

【应急措施】

1. 出现胃大出血或胃穿孔症状时，立即嘱病人平卧，头偏向一侧，氧气吸入。

2. 建立双液路，遵医嘱给予止血药或补充新鲜血。

3. 监测生命体征，准确记录出入量。

4. 做好术前准备工作。

【告知内容】

1. 口腔及咽部溃疡时 告知病人可进牛奶及淡味食物。口舌干燥，可饮用柠檬汁等。

2. 腹痛时 告知病人可自行间歇性给药控制疼痛。

【健康教育】

1. 制定合理食谱，养成良好的饮食习惯，多食高热量、高维生素、高蛋白饮食，多吃蔬菜、水果。不要食霉变食品及粮食。

2. 保持生活规律，不饮烈性酒。

3. 定期检查，做到早期诊断、早期治疗。

4. 加强体育锻炼，增强机体抵抗力。

5. 宣教防病、治病知识，定期复查。

【效果评价】

1. 腹痛减轻，进食量增加。

2. 了解病情，积极配合治疗。

3. 并发症得到预防或被及时发现和处理。

三、胰腺癌

【疾病概念】

胰腺癌是发生在胰腺上的恶性肿瘤，占全身恶性肿瘤的 1% ~ 2%。胰腺癌是一个恶性程度较高而治疗效果较差的肿瘤。近年来发病率呈上升趋势，其病因不明。典型症状为腹痛、黄疸、厌食、消化不良及体重下降等。

【临床特点】

1. 胃肠道症状 食欲不振、恶心呕吐、厌食、消化不良、体重下降、乏力，晚期有吞咽困难、胃肠道出血等症状。

2. 腹部不适或疼痛 腹痛是该病常见的症状，约有半数病人以腹痛为首发症状，约有 20% 的病人腹痛可放射至背部、左肩部，疼痛在仰卧时加剧，弯腰坐位、屈膝侧卧位时减轻。

3. 黄疸 表现为皮肤及巩膜发黄，14% 的病人以黄疸为首发症状，主要是因为胆总管下端受癌瘤压迫而致的阻塞性黄疸。黄疸进行性加重更具有临床意义。

4. 发热 多为持续性或间歇性低热，少数伴有胆道感染时出现寒战高热。

5. 体征 主要是营养不良、肝大、胆大、腹内肿块，少数伴脾大、腹腔积液，晚期出现锁骨上淋巴结转移，肺、骨等远处转移。

【评估要点】

1. 一般情况 观察病人皮肤颜色、生命体征及营养状况，询问病史，有无发热、乏力、消瘦、贫血等情况。

2. 专科情况

（1）腹部疼痛的部位、性质和持续时间，有无放射性疼痛。

（2）有几种胃肠道症状，是否有体重下降、乏力、胃肠道出血等。

（3）黄疸出现的时间，皮肤及巩膜黄染的程度，大便的颜色有无异常，有无皮肤瘙痒。

（4）是否有发热、肝大、腹内肿块、腹腔积液及肺、骨等远处转移情况。

3. 实验室及其他检查

（1）血液检查 胰管梗阻或并发胰腺炎时，血清淀粉酶、脂肪酶、血糖均升高。

（2）B 超检查 可显示 >2cm 的胰腺肿瘤，胰腺局限性增大，边缘回声不整齐，胰管可有不规则狭窄、扩张或中断等。

（3）CT 检查 可显示 >2cm 的肿瘤，可见胰腺形态变异，局限性肿大，胰周脂肪消失、胰管扩张或狭窄，大血管受压、淋巴结或肝转移等。

（4）肿瘤标记物检查 癌胚抗原（CEA）70% 可呈阳性反应、消化道相关抗原（CA19 - 9）90% 可呈阳性反应。

【护理诊断/相关因素】

参见第六章第二节"胃癌"护理指导书相关内容。

【护理措施】

1. 评估病人恐惧的表现，协助病人寻找恐惧的原因。建立良好的护患关系，尽量解答病人提出的问题和提供有益的信息，缩短病人期待诊断的焦虑期。

2. 遵医嘱给予营养支持，如给予静脉高营养(胃肠外营养)、要素饮食(胃肠道营养)以增强机体防御功能和组织修复能力。

3. 观察、记录腹部疼痛的部位、性质、程度、时间及伴随症状。指导病人使用松弛术减轻病人对疼痛的感受性。遵医嘱给予镇痛药，遵循用药原则，严格掌握用药时间和剂量，并详细观察、记录用药后的效果。

4. 加强皮肤护理，记录黄疸程度，保持床铺清洁、干燥，每2小时协助病人翻身1次，以预防皮肤破损而诱发感染。

5. 让病人了解胰腺癌的治疗方法、疗效、预后、不良反应等。化疗中应详细观察并记录病人所表现的各种不良反应并遵医嘱对症处理。

6. 观察和记录电解质平衡失调和脱水的症状、体征，遵医嘱给予静脉补水、电解质等，严格记录每日出入量。

【应急措施】

1. 出现出血征象时，密切观察生命体征变化，监测血常规各项指标。

2. 建立静脉液路，遵医嘱静脉滴注止血药，输入新鲜血液。

3. 避免摔伤，禁食过硬、带渣食物，限制脂肪饮食。

4. 密切观察生命体征，准确记录出血量。

【告知内容】

1. 术前告知　告知病人肠道准备的内容、原因、注意事项。

2. 术后告知　告知病人易发生的并发症及预防的措施。

【健康教育】

1. 不饮烈性酒，禁止吸烟。

2. 保持生活规律，全面摄取营养，鼓励进食高热量、高蛋白、低脂肪、富含维生素饮食。

3. 指导病人了解疾病的治疗方法、药物的不良反应及处理方法。

4. 指导病人参加适宜的体育锻炼，增强机体抵抗力。

5. 指导病人正确使用止痛药物，了解三阶梯止痛知识。

6. 告知病人定期复查的时间。

【效果评价】

1. 焦虑减轻，情绪稳定。

2. 疼痛缓解或得到控制。

3. 营养状况改善，体重得以维持或增加。

4. 并发症得到预防或被及时发现和处理。

四、原发性肝癌

【疾病概念】

原发性肝癌是指自肝细胞或肝内胆管细胞发生的肿瘤，早期缺乏特有的症状，多数是通过甲胎蛋白普查时被发现。随着病情发展，临床特点为肝区疼痛，伴食欲不振和乏力、消瘦、腹胀、肝大。原发性肝癌多与肝硬化、病毒性肝炎、黄曲霉素等某些工业毒物或药物化学毒物和水土因素有关，是我国常见的恶性肿瘤之一，以东南沿海多见，男女之比为 2∶1～5∶1。

【临床特点】

1. 肝区疼痛 为主要定位症状，多呈持续性胀痛或钝痛，有肝大、黄疸、肝硬化征象。

2. 胃肠道症状 食欲减退、恶心、呕吐、腹泻、腹胀。

3. 全身症状 乏力、进行性消瘦、发热、营养不良、恶病质等。

4. 转移灶症状 肝外转移灶症状，如肺转移可引起咳嗽、咯血、气急等，脊椎骨转移可引起腰背痛，有截瘫或骨折的危险，脑转移者常伴头痛、呕吐、恶心、抽搐、偏瘫等。

5. 其他症状 皮肤潮红、皮疹、呼吸困难等。

【评估要点】

1. 一般情况

(1)询问与本病有关的病因，例如有无慢性肝炎史，是否合并肝硬化，有无长期食用受黄曲霉毒素污染的食物和饮用受污染的水。有无长期化学毒物接触史，有无长期嗜酒史。

(2)询问病人的饮食及消化情况，日常休息及活动情况，既往及目前检查、用药和治疗情况。

2. 专科情况

(1)随着病情发展加重，病人逐渐丧失工作能力，以及长期治病影响家庭生活，经济负担沉重等，使病人常出现各种心理问题。因此应注意评估病人的心理状态，有无个性、行为的改变，有无焦虑、抑郁、易怒、悲观等情绪改变。

(2)评估身高、体重及全身营养状况，是否消瘦及其程度，有无腹腔积液及皮下水肿。

(3)肝区疼痛程度，乏力、消瘦、腹胀程度，转移灶症状，黄疸、肝大、肝硬化征象等。

3. 实验室及其他检查

(1)肿瘤标记物检查 甲胎蛋白(AFP)阳性是诊断肝癌的主要指标。

(2)B超检查 可显示癌实质性暗区或光团。结合 AFP 检测，广泛用于肝癌的早期诊断。

(3)CT检查 表现为局灶性周界比较清楚的密度减低区，也可呈边缘模糊、大小不等的多发阴影，阳性率在90%以上。

【护理诊断/相关因素】

参见第六章第二节"胃癌"护理指导书相关内容。

【护理措施】

1. 消除恐惧心理 评估病人恐惧的表现，协助病人寻找恐惧的原因。为病人创造安全、舒适的环境，建立良好的护患关系，尽量解答病人提出的问题和提供有益的信息，根据病人心理承受能力，采用恰当的语言将诊断结果告知病人，以缩短病人期待诊断的焦虑期。

2. 采取增加食欲的措施 选择病人喜欢的、适合病情的食物品种，烹调时注意色、香、味及营养成分，并经常更换食谱。指导病人采取合理的饮食结构，给予高热量、适量蛋白、高维生素、低脂、易消化的饮食，少量多餐，避免刺激性食物。进食前、进食时不做引起疼痛和不适的治疗、护理和检查。遵医嘱给予助消化药及护肝药。

3. 遵医嘱给予营养支持 给予静脉高营养（胃肠外营养）、要素饮食（胃肠道营养）以增强机体防御功能和组织修复能力。定期给病人测体重、腹围，了解营养状况及疾病进展情况。

4. 用药观察 观察、记录疼痛的部位、性质、程度、时间及伴随症状，评估诱发因素。指导病人使用松弛术减轻病人对疼痛的感受性，提高痛阈值，减少止痛药物的用量。遵医嘱给予镇痛药，遵循用药原则，把握好用药阶段，严格掌握用药时间和剂量，并详细观察、记录用药后的效果。

5. 神志观察 密切观察意识状况，注意有无精神错乱、自我照顾能力降低、性格改变和行为失常等肝性脑病前期症状。如进入肝性脑病前期或已经肝性脑病者，应按内科肝性脑病护理措施执行。

6. 预防感染 加强皮肤护理，保持床单位清洁、干燥，每 2 小时协助病人翻身 1 次，以预防皮肤破损而诱发感染。加强口腔护理，每日 2～3 次，预防口腔感染。指导病人识别感染的前兆症状，以便及时报告，尽早发现感染迹象。在进行换药、治疗、护理处置时，严格遵守无菌操作规程，切断感染源。按医嘱合理使用抗生素，预防和控制感染发生。

7. 了解治疗方法，详细观察　让病人了解原发性肝癌的治疗方法、疗效、预后、不良反应等。化疗中应详细观察并记录病人所表现的各种不良反应并遵医嘱对症处理。

【应急措施】

1. 肝区疼痛突然加剧，且出现腹膜刺激症状和休克时，则提示为癌肿破裂致急性大出血，应配合医师抢救，并做好手术准备。

2. 建立静脉液路，遵医嘱静脉滴注止血药，输入新鲜血。

3. 消化道出血，及时处理，以免血液在肠内分解成氨，吸收后血氨升高。

4. 密切观察生命体征，准确记录出血量。

【告知内容】

1. 术前告知　告知病人肠道准备的内容、原因、注意事项。

2. 术后告知　告知病人易发生的并发症及预防的措施。

【健康教育】

1. 大力开展普查工作，向群众宣传一级预防的重要性。饮用井水或活性炭过滤食用水，不要食霉变食品及粮食，不接触有机氯类农药等。

2. 预防肝炎，对肝功能异常者定期做体格检查，对肝硬化或高度怀疑者定期做免疫学、定位方法检查，可及早明确诊断，采取积极治疗方法。对新生儿要注射乙肝疫苗。

3. 保持生活规律，全面摄取营养，不饮烈性酒。

4. 指导病人了解疾病的治疗方法、药物的不良反应及处理方法。

5. 指导病人参加适宜的体育锻炼，增强机体抵抗力。

6. 告知病人定期复查的时间。

【效果评价】

1. 焦虑减轻，情绪稳定。

2. 疼痛缓解或得到控制。

3. 营养状况改善，体重得以维持或增加。

4. 并发症得到预防或被及时发现和处理。

五、大肠癌

【疾病概念】

大肠癌是自大肠黏膜上皮起源的恶性肿瘤，包括结肠癌和直肠癌，是最常见的消化道恶性肿瘤之一。临床常见血便或黏液脓血便，大便性状或习惯发生改变，腹痛、腹部包块等。根据其发生部位不同，其临床特点常各有其特殊性。

【临床特点】

1. 大便性质 大肠癌早期病变仅限于黏膜，可无症状或仅有排便习惯改变。当肿瘤生长到一定程度时，即可出现便血，血色多暗淡，黏附于大便表面。

2. 排便习惯改变 肿瘤本身分泌黏液以及继发炎症，粪便内黏液增多，刺激肠蠕动，使排便次数增加，粪便不成形或稀便。

3. 腹痛和腹胀 腹痛的发生率较腹胀的发生率高。疼痛的性质可分为隐痛、钝痛与绞痛。

4. 腹部包块 是大肠肿瘤的主要表现之一，其发生率为47%～80%。为右半结肠癌的最常见症状，约占就诊病人的80%；左半结肠癌占20%~40%。

5. 贫血与消瘦 随病程进展，病人可出现慢性消耗性症状，如贫血、消瘦、乏力及发热，甚至出现恶病质，与便血、摄入不足以及消耗过多有关。

6. 其他 直肠肿瘤可在直肠腔内触及表面不光滑、质脆易出血的肿块或溃疡，指套有暗褐色血染。

【评估要点】

1. 一般情况 询问病人发病的时间、病程经过、家族史、既往史等；有无便血，有无排便习惯改变、黏液便和脓血便等；是否消瘦、贫血。

2. 专科情况

(1)大便的颜色、性状、排便习惯是否正常。便血的程度，是否有脓血便。

(2)腹部肿块的大小、位置；腹痛和腹胀的性质。

(3)直肠腔内能否触及表面不光滑、质脆易出血的肿块或溃疡。

3. 实验室及其他检查

(1)结肠镜检查 是确诊大肠癌的最好办法。肠镜可确定肿瘤部位、大小及浸润范围，配合活检确诊。

(2)X线钡剂灌肠 可发现充盈缺损、肠腔狭窄、黏膜皱襞破坏等征象，显示癌的部位和范围。

(3)粪便隐血检查 大便隐血试验阳性，需结合临床确诊。

【护理诊断/相关因素】

1. 疼痛 与癌细胞浸润有关。

2. 知识缺乏 缺乏有关大肠癌疾病的防治知识。

3. 便秘 与肿瘤压迫、排便时疼痛、长期应用麻醉止痛剂等有关。

4. 腹泻 与手术后肠功能紊乱、化疗的不良反应等有关。

5. 有感染的危险 与化疗致白细胞减少、免疫功能降低有关。

6. 自理缺陷 与缺乏造瘘口护理知识有关。

7. 自我形象紊乱 与造瘘口的存在、控制排便能力的丧失、假肛袋的臭味有关。

8. 有组织完整性受损的危险 与大肠癌手术有关。

【护理措施】

1. 用药观察 观察、记录疼痛的部位、性质、程度、时间及伴随症状，评估诱发因素。教给病人有关镇痛药应用知识，如药物的主要作用、用法、用药间隔时间等。

2. 饮食指导 指导便秘病人养成定时排便习惯，多食膳食纤维及润肠食物，适当增加活动量，按摩腹部，遵医嘱使用缓泻剂等。

3. 观察出入量 详细记录腹泻的次数、性质及量，指导病人合理饮食，多饮水，遵医嘱补液等。

4. 预防感染 加强造瘘口的护理，保持床铺清洁、干燥。在进行换药、治疗、护理处置时，严格遵守无菌操作规程，切断感染源。按医嘱合理使用抗生素，预防和控制感染发生。

5. 指导自我护理 告知病人造瘘口自我护理的方法，学会独立更换假肛袋。让病人了解化疗药物的各种不良反应及处理方法，增强战胜疾病的信心。

【应急措施】

1. 肠梗阻 肿瘤增大可致肠腔狭窄，肠内容物通过障碍，而导致机械性肠梗阻。给予胃肠减压，监测生命体征，准确记录出入量。

2. 肠穿孔 临床有典型的急腹症表现，腹肌紧张、压痛、反跳痛，X线平片见膈下新月状游离气体等，监测生命体征，做好术前准备工作。

3. 出血 急性大出血是大肠癌较少见的并发症。

建立双液路，遵医嘱给予止血药或补充新鲜血，监测生命体征等。

【告知内容】

1. 术前告知 告知病人肠道准备的内容、原因、注意事项。

2. 术后告知 告知病人易发生的并发症、预防的措施。

【健康教育】

1. 改变不良饮食习惯，经常食用富含纤维素的食物，适当限制高脂肪及高蛋白饮食的摄入量。

2. 每年进行防癌检查，包括直肠指检、大便潜血试验。

3. 指导病人适当活动和锻炼。

4. 教会病人造瘘口自我护理的知识，了解化疗药物的用法及不良反应。

5. 嘱病人定期复查。

【效果评价】

1. 焦虑减轻，情绪稳定。

2. 疼痛缓解或得到控制。

3. 营养状况改善，体重得以维持或增加。

4. 并发症得到预防或被及时发现和处理。

六、肺癌

【疾病概念】

肺癌是原发性支气管肺癌的简称，起源于支气管黏膜或腺体，是当前世界各地最常见的肺部原发性恶性肿瘤。肺癌多发生在中年以后，以60~69岁年龄组最高，男与女之比为4∶1。肺癌最主要的致病因素是吸烟，吸烟者死亡率比不吸烟者高10~13倍。肺癌按解剖学部位分为中央型肺癌和周围型肺癌，前者发生在段支气管以上至主支气管，后者发生在段支气管以下；按细胞分化程度和形态特征分为鳞状上皮细胞癌、小细胞未分化癌、大细胞未分化癌和腺癌。

【临床特点】

临床特点的轻重和有无与肿瘤发生部位、大小、类型、发展的阶段、有无并发症或转移有密切关系。5%~15%的病人在发现肺癌时无症状。

1. 由原发肿瘤引起的症状

（1）咳嗽　为常见的早期首发症状，可为刺激性干咳或少量黏液痰，多见于中央型，肿瘤及其分泌物刺激支气管黏膜所引起。当肿瘤增大引起支气管狭窄时，咳嗽加重，多为持续性高调金属音。若继发感染，痰量增多呈黏液脓性。

（2）咯血和血痰　中央型肺癌咯血常在发病早期出现，多为痰中带血或间断血痰，如癌组织侵蚀大血管，可引起大咯血。

（3）呼吸困难　肿瘤引起支气管狭窄、阻塞，或肺部广泛受累、肿瘤局部扩展，均可影响肺功能，出现胸闷、呼吸困难。

（4）发热　多由支气管阻塞或管腔受压引起的继发感染所致，肺鳞癌易坏死形成空洞引起发热，多为低热，其抗生素治疗效果不佳。

（5）喘鸣　肿瘤引起支气管部分阻塞，约2%病人出现局限性喘鸣。

（6）休重下降　肿瘤晚期，由丁肿瘤毒素和消耗的原因，加之感染、疼痛等所致的食欲减退，病人可表现消瘦，呈恶病质。

2. 肿瘤局部扩展引起的症状

（1）胸痛　肿瘤侵犯胸膜或纵隔时，产生不规则胸部钝痛或隐痛，于呼吸、咳嗽时加重。肋骨、胸壁、胸椎受累时，有压痛点、部位固定，疼痛呈持续性逐渐加重，与呼吸、咳嗽无关。

（2）呼吸困难　肿瘤转移到肺门淋巴结，压迫主支气管或隆突；转移至胸膜，产生大量胸腔积液；转移至心包，发生心包积液，均可导致胸闷、呼吸困难。

（3）咽下困难　肿瘤侵及或压迫食管所引起，亦可引起支气管食管瘘，导致肺部反复感染。

（4）声音嘶哑　肿瘤或肿大的纵隔淋巴结使喉返神经受压或受累所致。

（5）上腔静脉压迫综合征　肿瘤侵犯纵隔，压迫上腔静脉使其回流受阻，出现头面部、颈部和上肢水肿，可有头痛、头晕或眩晕。

（6）Horner 综合征　位于肺尖部的肺癌称为肺上沟癌。若压迫颈部交感神经，可出现病侧眼睑下垂、瞳孔缩小、眼球内陷，同侧额部和胸部无汗或少汗，即 Horner 综合征。

3. 肿瘤远处转移引起的症状　随着病情的发展，肿瘤可转移至脑、肝、骨骼、锁骨上淋巴结等，出现一系列症状和体征，如头痛、头晕、呕吐、复视、颅内高压、肝大、肝区疼痛、黄疸、腹水、局部疼痛和压痛。

4. 肺外表现　又称副癌综合征，包括内分泌、神经-肌肉、结缔组织、血液系统和血管的异常改变。主要表现有肥大性骨关节病和杵状指（趾）；分泌促性激素引起的男性乳房发育；分泌促肾上腺皮质激素样物质引起的肌力减弱、水肿、高血压、血糖增高等，即库欣综合征；分泌抗利尿激素，引起稀释性低钠血症，表现为食欲不振、恶心、呕吐、嗜睡、定向障碍等水中毒症状。此外，可出现神经-肌肉综合征，包括小脑皮质变性、脊髓小脑变性、周围神经病变、重症肌无力和肌病等；肿瘤转移至骨可致骨骼破坏，或由于异生性甲状旁腺样激素作用，引起高钙血症。

【评估要点】

1. 一般情况 评估病人的年龄、性别、婚姻状况、文化程度、对疾病的了解程度及既往史、过敏史、家族史。

2. 专科情况

(1)评估病人恐惧的来源，恐惧的程度，有无失眠、紧张、烦躁不安、心悸、血压高等情况，是否有足够的支持力量及应对恐惧的方法。

(2)评估病人呼吸困难的原因，呼吸频率、节律和深度，有无进行性呼吸困难及咳嗽、咳痰、发热；观察病人神志，有无发绀及异常呼吸音；监测胸片报告及 EKG 变化。

(3)评估病人咯血的量、颜色、性质及出血的速度，少量咯血 < 100ml/d，中等量咯血 < 500ml/d，大量咯血 > 500ml/d 或一次咯血 300～500ml；观察血压、脉搏、呼吸、瞳孔、意识状态，有无烦躁不安。

(4)评估病人疼痛的部位、性质和程度；疼痛加重或减轻的因素；影响病人表达疼痛的原因；疼痛持续、缓解、再发的时间等。

(5)评估病人的身高、体重、饮食习惯、营养状态和饮食摄入情况；放疗、化疗反应程度，食欲、恶心呕吐、口腔黏膜反应情况；监测营养状况的检验结果，如总蛋白、白蛋白、血红蛋白、红细胞、血清电解质等。

(6)评估病人放疗、化疗前后口腔卫生习惯及进行口腔护理的能力；观察口腔黏膜是否有充血、红斑、糜烂、溃疡，进食有无疼痛、吞咽困难、味觉异常等。

(7)评估放疗前皮肤的一般状况及照射后局部皮肤是否出现红斑、表皮脱屑、色素沉着、瘙痒感等，并监测其变化；观察身体受压部位或骨突处有无红、肿、破损；输液部位有无异常变化，如疼痛，有无回血、外渗的症状等。

（8）评估病人有无潜在感染、出血。检查易发生感染的部位是否有炎症及发热，如咽喉红肿、面色潮红、寒战发热、精神状态改变、结膜炎、咳嗽带痰、异常分泌物增多等；观察病人鼻、牙龈、视网膜、阴道、消化道、泌尿道等部位有无出血；每日监测血小板、血红蛋白，白细胞计数及分类，了解血象动态变化。

（9）评估脱发的程度，病人对形象改变的反应及能否得到家属的支持。

3. 实验室及其他检查　胸部 X 线检查、CT 检查、纤维支气管镜检查、经胸壁细针活检、痰脱落细胞检查等。

【护理诊断/相关因素】

1. 恐惧　与肺癌的确诊，不了解治疗计划以及预感到治疗对机体功能的影响和死亡威胁有关。

2. 气体交换受损　与继发于肺组织破坏、胸腔积液压迫所致，放疗、化疗导致肺纤维化及心脏毒性有关。

3. 清理呼吸道无效　与继发肺炎痰液过多、纤毛功能受损、机体活动减少有关。

4. 有窒息的危险　与癌组织侵蚀大血管，可出现大咯血有关。

5. 疼痛　与癌细胞浸润、肿瘤压迫或转移有关。

6. 营养失调，低于机体需要量　与肿瘤使机体过度消耗、压迫食管致吞咽困难，放疗、化疗反应致食欲不振、恶心呕吐、摄入量不足有关。

7. 口腔黏膜改变　与放疗、化疗所致唾液分泌减少或缺乏及口腔卫生差、口腔感染有关。

8. 皮肤完整性受损　与接受放疗损伤皮肤组织或化疗药物不良反应所致皮炎，以及长期卧床致局部循环障碍有关。

9. 潜在并发症 感染、出血。

【护理措施】

1. 做好心理支持，克服恐惧绝望心理 当病人得知自己患肺癌时，会面临巨大的身心应激，而心理应对结果会对疾病产生明显的积极或消极影响，护士通过多种途径给病人及家属提供心理与社会支持。根据病人的性别、年龄、职业、文化程度、性格等，多与其交谈，耐心倾听病人诉说，尽量解答病人提出的问题和提供有益的信息，帮助病人正确估计所面临的情况，让其了解肺癌的有关知识及将接受的治疗，病人和家属应如何配合，在治疗过程中的注意事项，请治愈病人现身说法，增强对治疗的信心，积极应对癌症的挑战，与疾病做斗争。

2. 保持呼吸道通畅，做好咳嗽、咳痰的护理 分析病人病情，判断引起呼吸困难的原因，根据不同病因，采取不同的护理措施。

(1)如肿瘤转移至胸膜，可产生大量胸腔积液，导致气体交换面积减少，引起呼吸困难，要配合医师及时行胸腔穿刺置管引流术。

(2)若病人肺部感染痰液过多、纤毛功能受损、机体活动减少，或放疗、化疗导致肺纤维化，痰液黏稠，无力咳出而出现呼吸困难，应密切观察咳嗽、咳痰情况，详细记录痰液的色、量、质，正确收集痰标本，及时送检，为诊断和治疗提供可靠的依据。

①指导病人掌握有效咳嗽的正确方法：病人坐位，双脚着地，身体稍前倾，双手环抱一个枕头。进行数次深而缓慢的腹式呼吸，深吸气末屏气，然后缩唇，缓慢地通过口腔尽可能呼气(降低肋弓、使腹部往下沉)。在深吸一口气后屏气3～5秒，身体前倾，从胸腔进行2～3次短促有力的咳嗽，张口咳出痰液，咳嗽

时收缩腹肌，或用自己的手按压上腹部，帮助咳嗽，有效咳出痰液。

②湿化和雾化疗法：湿化疗法可达到湿化气道、稀释痰液的目的，适用于痰液黏稠和排痰困难者。常用湿化液有蒸馏水、生理氯化钠溶液、低渗盐水。临床上常在湿化的同时加入药物以雾化方式吸入。可在雾化液中加入痰溶解剂、抗生素、平喘药等，达到祛痰、消炎、止咳、平喘的作用。

③胸部叩击与胸壁震荡：适用于肺癌晚期长期卧床、体弱、排痰无力者，禁用于肺癌伴肋骨转移、咯血、低血压、肺水肿等病人。操作前让病人了解操作的意义、过程、注意事项，以配合治疗，肺部听诊，明确病变部位。叩击时避开乳房、心脏和骨突出部位及拉链、纽扣部位。病人侧卧，叩击者两手手指并拢，使掌侧呈杯状，以手腕力量，从肺底自下而上、由外向内、迅速而有节律地叩击胸壁，震动气道，每一肺叶叩击 1~3 分钟，120~180 次/分，叩击时发出一种空而深的拍击音则表明手法正确。胸壁震荡法时，操作者双手掌重叠置于欲引流的胸壁部位，吸气时手掌随胸廓扩张慢慢抬起，不施加压力，从吸气最高点开始，在整个呼气期手掌紧贴胸壁，施加一定的压力并做轻柔的上下抖动，即快速收缩和松弛手臂和肩膀，震荡胸壁 5~7 次，每一部位重复 6~7 个呼吸周期，震荡法在呼气期进行，且紧跟叩击后进行。叩击力量以病人不感到疼痛为宜，每次操作时间 5~15 分钟，应在餐后 2 小时至餐前 30 分钟完成，避免治疗中呕吐。操作后做好口腔护理，除去痰液气味，观察痰液情况，复查肺部呼吸音及啰音变化。

（3）机械吸痰　适用于意识不清、痰液黏稠无力咳出、排痰困难者。可经病人的口、鼻腔、气管插管或气管切开处进行负压吸痰，也可配合医师用纤维支气管镜吸出痰液。

3. 咯血病人的护理　　对于咯血或痰中带血的病人，应予以耐心解释，消除其紧张情绪，嘱病人轻轻将气管内存留的积血咯出，以保持呼吸道通畅，咯血时不能屏气，以免诱发喉头痉挛，血液引流不畅导致窒息。小量咯血者宜进食少量凉或温的流质饮食，多饮水，多食富含纤维素食物，以保持大便通畅，避免排便时腹压增加而咯血加重。密切观察咯血的量、色。大量咯血不止者，可采用丝线固定双腔球囊漂浮导管经纤支镜气道内置入治疗大咯血的方法；同时做好应用垂体后叶素的护理，静脉滴注速度勿过快，以免引起恶心、便意、心悸、面色苍白等不良反应，监测血压、血氧饱和度；冠心病、高血压病人及孕妇忌用；配血备用，可酌情适量输血。

4. 疼痛的护理

（1）采取各种护理措施减轻疼痛。提供安静的环境，调整舒适的体位，小心搬动病人，避免拖、拉、拽动作，滚动式平缓地给病人变换体位，必要时支撑病人各肢体，指导、协助胸痛病人用手或枕头护住胸部，以减轻深呼吸、咳嗽或变换体位所引起的胸痛；胸腔积液引起的疼痛，可嘱病人患侧卧位，必要时用宽胶布固定胸壁，以减少胸部活动幅度，减轻疼痛；采用按摩、针灸、经皮肤电刺激止痛穴位或局部冷敷等，以降低疼痛的敏感性。

（2）药物止痛，按医嘱用药，根据病人疼痛再发时间，提前按时用药，在应用镇痛药期间，注意预防药物的不良反应，如便秘、恶心、呕吐、镇静和精神紊乱等，嘱病人多进食富含纤维素的蔬菜和水果，缓解和预防便秘。

（3）病人自控镇痛，可自行间歇性给药，做到个体化给药，增加病人自我照顾和对疼痛的自主控制能力。

5. 饮食支持护理 根据病人的饮食习惯,给予高蛋白、高热量、高维生素、易消化饮食,调配好食物的色、香、味,以刺激食欲,创造清洁舒适、愉快的进餐环境,促进食欲。病情危重者应采取喂食、鼻饲或静脉输入脂肪乳、复方氨基酸和含电解质的液体。对于有大量胸腔积液的病人,应酌情输血、血浆或白蛋白,以减少胸腔积液的产生,补充癌肿或大量抽取胸腔积液等因素所引起的蛋白丢失,增强机体抗病能力。有吞咽困难者应给予流质饮食,进食宜慢,取半卧位以免发生吸入性肺炎或呛咳,甚至窒息。

6. 做好口腔护理 向病人讲解放疗、化疗后口腔唾液腺分泌减少,pH下降,易发生口腔真菌感染和牙周病,使其理解保持口腔卫生的重要性,以便主动配合。病人睡前及三餐后进行口腔护理;戒烟酒,以防刺激黏膜;忌食辛辣及可能引起黏膜创伤的食物,如带刺或碎骨头的食物,用软牙刷刷牙,勿用牙签剔牙,并延期牙科治疗,防止黏膜受损;进食后,用盐水或复方硼砂溶液漱口,控制真菌感染;口唇涂润滑剂,保持黏膜湿润,黏膜口腔溃疡,按医嘱应用表面麻醉剂止痛。

7. 化疗药物不良反应的护理

(1)骨髓抑制反应的护理 化疗后机体免疫力下降,发生感染、出血。护士接触病人之前要认真洗手,严格执行无菌操作,避免留置尿管或肛门指检,预防感染;告知病人不可到公共场所或接触感冒病人,在做全身卫生处置时,要特别注意易感染部位,如鼻腔、口腔、肛门、会阴等,各部位使用毛巾要分开,以免交叉感染;监测体温,观察皮肤温度、色泽、气味,早期发现感染征象;当白细胞计数降至 $1 \times 10^9/L$ 时,做好保护性隔离。对血小板计数小于 $50 \times 10^9/L$ 时,密切观察有无出血倾向,采取预防出血的措施,避免病人外出活动，防止身体受挤压或外伤，保持口腔、鼻腔清洁湿润，勿用手抠鼻痂、牙签剔牙，尽量减少穿刺次数，穿刺后应实施局部较长时间按压，必要时，遵医嘱输血小板控制出血。

（2）恶心呕吐的护理 化疗期间如病人出现恶心呕吐，按医嘱给予止吐药，嘱病人深呼吸，勿大动作转动身体，给予高营养、清淡、易消化的饮食，少食多餐，不催促病人进食，忌食辛辣等刺激性食物，戒烟酒，不要摄入加香料、肉汁和油腻的食物，建议平时咀嚼口香糖或含糖果，加强口腔护理去除口腔异味。对已有呕吐病人灵活掌握进食时间，可在其间歇期进食，多饮清水，多食薄荷类食物及冷食等。

（3）静脉血管的保护 在给化疗药时，要选择合适的静脉，给化疗药前，先观察是否有回血，强刺激性药物护士应在床旁监护，或采用静脉留置针及中小静脉插管；观察药物外渗的早期征象，如穿刺部位疼痛、烧灼感、输液速度减慢、无回血、药液外渗，应立即停止输注，应用地塞米松加利多卡因局部封闭，24 小时内给予冷敷，50% 硫酸镁湿敷，24 小时后可给予热敷。

（4）应用化疗药后，常出现脱发，影响病人形象，增加其心理压力，护士要告诉病人脱发是暂时的，停药后头发会再生，鼓励其诉说自己的感受，帮助其调整外观的变化，让病人戴假发或帽子、头巾遮挡，改善自我形象，夜间睡眠可佩戴发帽，减轻头发掉在床上而致的心理不适；指导病人头发的护理，如动作轻柔，减少头发梳、刷、洗、烫等，可用中性洗发护发素。

【应急措施】

咯血窒息是致死的主要原因，应急措施参见第二章第二节"支气管扩张"护理指导书。

【告知内容】

1. 防感染告知 告知病人化疗期间易致唾液分泌

减少或缺乏，注意口腔卫生，以防口腔感染的发生。

2. 防压伤告知 告知长期卧床、接受放疗者，保护皮肤完整。

【健康教育】

1. 宣传吸烟对健康的危害，提倡不吸烟或戒烟，并注意避免被动吸烟。

2. 对肺癌高危人群要定期进行体检，早期发现肿瘤，早期治疗。

3. 改善工作和生活环境，防止空气污染。

4. 给予病人和家属心理上的支持，使之正确认识肺癌，增强治疗信心，维持生命质量。

5. 督促病人坚持化疗或放疗，告诉病人出现呼吸困难、咯血或疼痛加重时应立即到医院就诊。

6. 指导病人加强营养支持，合理安排休息，适当活动，保持良好精神状态，避免呼吸道感染以调整机体免疫力，增强抗感染能力。

7. 对晚期癌肿转移病人，要指导家属对病人临终前的护理，告知病人及家属对症处理的措施，使病人平静离去。

【效果评价】

1. 呼吸平稳。

2. 能掌握有效正确的咳嗽方法。

3. 并发症得到预防或被及时发现和处理。

七、胸膜间皮瘤

【疾病概念】

胸膜间皮瘤是一种由异型间皮细胞组成的恶性肿瘤，常为单发，局限性生长，瘤体大小不一，小者 1～2cm，弥漫性发展，常形成胸膜广泛粘连、增厚，厚度在 0.5cm 以上，有时厚达数厘米，呈纤维板状。瘤组织将肺完全包裹，并浸润到胸腔内。

【临床特点】

1. 胸痛 为常见症状，发生率高达65%～100%，多为钝痛，且呈持续性。同时伴患侧肩背痛，当病变侵及肋骨、脊椎骨或神经时，可表现为锐痛、刺痛并呈放射性。

2. 呼吸困难 亦较常见，85%～90%存在，随胸腔积液或肿瘤增长呈进行性加重。

3. 其他 如体重减轻、咳嗽、咯血、关节痛均有发生。

4. 体征 约70%病人有不同程度胸腔积液征，30%～40%可因肿瘤直接侵犯胸壁而出现肿块。

【评估要点】

1. 一般情况 评估病人的年龄、性别、婚姻状况、文化程度、对疾病的了解程度及既往史、过敏史、家族史，观察生命体征有无异常。

2. 专科情况

（1）评估胸痛的部位、性质、程度，病程的长短，发生的时间，与呼吸的关系。

（2）观察病人的呼吸音、呼吸频率即节律，肺部有无湿性啰音，有无活动时甚至安静时出现呼吸困难。

（3）观察病人有无端坐呼吸或鼻翼扇动，口唇、甲床发绀及三凹征。

（4）观察病人有无咳嗽，是否能有效地咳出痰液。

（5）观察病人有无早期出血症状，如脉细数、出冷汗等。

3. 实验室及其他检查 胸部X线检查、CT检查、B超检查、血细胞检查等。

【护理诊断/相关因素】

参见第六章第二节"肺癌"护理指导书相关内容。

【护理措施】

1. 做好心理护理 在充分了解病人的心理特征、

社会背景基础上，以适合的时间、恰当的方式向病人讲解病情及治愈的希望，使病人及早摆脱恐惧，积极配合治疗。

2. 疼痛的护理 参见第六章第二节"肺癌"护理指导书。

3. 呼吸道的管理 严密观察病人呼吸频率、节律、深度、呼吸音的变化及痰液的性质、量，缺氧者遵医嘱持续吸氧。指导病人进行有效的咳嗽，及时清除呼吸道分泌物，保持呼吸道通畅。如为胸腔积液引起的呼吸困难，可行胸腔穿刺置管。

4. 咳血的处理 有咯血危险的病人，要告知病人或家属咯血的早期征象，备齐急救及止血用物，一旦出现咯血，立即通知医护人员，大咯血时，应使病人头偏向一侧，及时吸出口腔内积血，防止窒息（参见第六章第二节"肺癌"护理指导书）。

5. 化疗药物不良反应的护理 参见第六章第二节"肺癌"护理指导书。

6. 监测体温变化 体温高于39℃可头部置冰袋，避免乙醇擦浴，鼓励病人多饮水（每天3000ml/d），及时更换汗湿的衣单，保持皮肤清洁干燥，注意保暖，预防感冒。鼓励病人咳痰，保持呼吸道通畅，必要时遵医嘱给予雾化吸入及抗生素治疗。

7. 营养支持 给予高蛋白、高维生素饮食，少量多餐或遵医嘱静脉补充营养，增强病人体质。

【应急措施】

大咯血时，立即使病人头偏向一侧，及时吸出口腔内积血，观察病人呼吸、血压、面色，迅速建立静脉液路，遵医嘱给药。

【告知内容】

1. 防感染告知 告知病人注意口腔卫生，刷牙时尽量用软毛刷，避免碰破口腔黏膜，发生口腔溃疡，应根据医师开的处方用药。

2. 防窒息告知　有咯血危险的病人，告知病人或家属咯血的早期征象，一旦出现咯血，立即通知医护人员，应使病人头偏向一侧。

【健康教育】

1. 改善工作和生活环境，防止空气污染。

2. 指导病人和家属制定合理的康复计划，应鼓励病人主动参与自己的康复活动，尽量生活上自理，培养适应疾病的能力。

3. 居室经常通风，保持空气清新，用品定期晾晒，时间 4～6 小时；适当控制探视人数，不到人多的公共场所，必要时戴口罩；注意用品消毒，食具可煮沸消毒或用消毒柜。

4. 提供社会支持，可参加由癌症病人组织的康复团体活动，使病人更快地将机体调整至最佳状态。

5. 定期复查。即使在家感觉正常，也应定期到医院复查，以便及时发现自己感觉不到的病情变化，时间根据医师的意见而定，出现异常情况如出血、消瘦、各种压迫梗阻症状、疼痛、肿块等要随时就医。

八、上腔静脉综合征

【疾病概念】

上腔静脉综合征是由于上腔静脉阻塞、血液回流受阻引起的急性或亚急性呼吸困难和面颈部肿胀。上腔静脉阻塞的原因来自于静脉外在的压迫、肿瘤的侵犯及血栓，73%～97% 是继发于恶性肿瘤，在恶性肿瘤中以肺癌为首，肺癌病人有 3%～5% 会发生上腔静脉综合征，其中以小细胞肺癌及鳞癌居多，其次为淋巴瘤。

【临床特点】

上腔静脉综合征临床特点的严重程度取决于阻塞

的位置、发展的时间长短、通过的路径及路径可调节过多血流的能力等。

（1）上腔静脉综合征的早期症状不明显。只有血液回流受阻的生理征象，包括面部多血症、脸部轻微水肿及微红、上肢水肿、表皮血管扩张等。

（2）当发生急性或亚急性上腔静脉阻塞，静脉侧支循环无法快速形成以代偿时，静脉压明显上升而表现为颜面水肿、呼吸困难、咳嗽、端坐呼吸、吞咽困难、头痛、头晕或眩晕。

（3）早期体征不明显。晚期查体可见颈静脉扩张、面部、手臂肿胀、胸壁、腹部静脉曲张、发绀、声带麻痹、神志迟钝等。

【评估要点】

1. 一般情况　观察生命体征是否平稳，了解病人的过敏史、家族史，对疾病的认识程度。

2. 专科情况

（1）病人有无呼吸困难、胸痛、咳嗽、咳痰加重。

（2）病人有无水肿及水肿的程度，包括颜面、颈部、上肢等部位。

（3）病人有无颈静脉、胸壁静脉、腹部静脉的曲张。

3. 实验室及其他检查　CT 检查、放射性核素静脉造影、淋巴结活检等。

【护理诊断/相关因素】

参见第六章第二节"肺癌"护理指导书相关内容。

【护理措施】

1. 做好心理护理　为病人提供安静舒适的环境，告知在放疗、化疗后几天内可缓解症状，可减轻病人及家属的焦虑感。

2. 生命体征观察　监测病人呼吸、脉搏、血压、血氧饱和度，听诊心音、呼吸音，及时发现心肺功能的异常，早期发现呼吸困难和心力衰竭，合理吸氧，提高血氧浓度，防止出现低氧血症，减轻呼吸困难。

3. 做好皮肤护理 可使用软枕支撑肿胀的手臂，协助病人维持个人清洁，上衣要柔软，衣领要宽松，眼镜太紧易压迫局部皮肤，应摘掉。

4. 取合适体位 护士应协助病人抬高床头 30°～45°，吸氧，以减轻心脏输出，降低静脉压，促进血液回流，避免使症状加重的活动，如突然站立、向下弯腰、平躺。

5. 准确记录液体出入量，维持体液平衡 提供高热量、高蛋白饮食，限制食物中钠盐的摄入，减轻水肿，可采用少食多餐，以避免恶心及腹部不适。

6. 输液管理 静脉输液避免使用上肢静脉，应通过下肢静脉输液，避免加重上腔静脉阻塞症状。

7. 放疗前后的观察 进行放射治疗前，嘱病人及家属在治疗后 4 小时内如出现上腔静脉阻塞加重症状，应立即通知医师，并及时给予加大氧流量、利尿和类固醇治疗。

8. 精神状态、饮食的观察 观察病人精神、饮食状态，如有异常，立即通知医师予以处理；保证病人的安全，对意识障碍的病人，应防止损伤。

9. 化疗药物不良反应的护理 参见第六章第二节"肺癌"护理指导书。

【应急措施】

1. 立即给予坐位或半坐位。

2. 氧气吸入。

3. 在下肢建立静脉液路。

4. 遵医嘱给予利尿、激素类药物。

【告知内容】

1. 防皮肤损伤告知 告知病人保护肿胀的皮肤，使之减少受压及约束。通过限制食物中钠盐的摄入，减轻水肿。

2. 放射治疗前告知　告知病人在治疗后 4 小时内如出现呼吸困难、咳嗽、端坐呼吸、吞咽困难等上腔静脉阻塞加重的症状，应立即通知医师。

【健康教育】

1. 给予病人和家属心理上的支持，使之正确认识疾病的发展过程，增强治疗信心，提高生命质量。

2. 加强营养支持，提供合理的饮食，改善病人的营养状况，提高机体抵抗力。

3. 合理安排休息，适当活动，保持良好精神状态，避免呼吸道感染以调整机体免疫力。

4. 告知病人及家属若呼吸困难、咳嗽加重，应及时到医院就诊。

5. 指导家属对病人临终前的护理，使病人平静离去。

九、直肠癌放疗

【疾病概念】

直肠癌是发生于直肠的恶性肿瘤，为消化道常见的恶性肿瘤之一。其发生率在胃肠道恶性肿瘤中仅次于胃癌，居第二位。随着年龄的增长发病率有所增加，好发年龄为 45～59 岁，发病率男性高于女性。发病与膳食结构、直肠慢性炎症、遗传因素等有关。

【临床特点】

1. 直肠刺激症状　便意频繁，排便习惯改变，便前肛门有下坠、里急后重、排便不尽感，直肠癌侵犯肛管可引起肛门剧痛，晚期有下腹痛。

2. 肠腔狭窄症状　发病后大便变形、变细，肠管部分梗阻后有腹痛、腹胀、肠鸣音亢进等不全性肠梗阻的表现。

3. 癌肿破溃感染症状　大便表面带血及黏液，甚至脓血便。

4. 贫血 主要与癌肿慢性出血、营养不良、全身消耗有关。

5. 直肠指检 是诊断直肠癌最重要的方法，由于国人75%以上为低位直肠癌，故都能在直肠指检时触及。指检可查出癌肿的部位、距肛缘的距离及癌肿的大小、范围、固定程度和与周围脏器的关系等。

【评估要点】

1. 一般情况 病人分为术前放疗、术后放疗或根治性放疗。观察营养状况、生命体征有无异常，询问病人有无家族史、过敏史，了解病人对疾病的认识、心理状态及承受能力。

2. 专科情况

（1）病人日常排便次数、颜色、量及性状，病人排便时是否伴有疼痛或不适。

（2）大便习惯有无改变。

（3）放疗中胃肠道反应的轻重程度。

（4）血象变化情况。

（5）照射野皮肤反应情况。

（6）如是术后病人，是否保留了肛门，还是做了人造肛门。

3. 实验室及其他检查、大便潜血检查、直肠指检、直肠镜、腔内B超检查、CT检查、癌胚抗原（CEA）检查等。

【护理诊断/相关因素】

1. 焦虑 与放疗时间长、手术保留人工肛门、环境改变等有关。

2. 腹泻 与肿瘤刺激和放疗不良反应有关。

3. 有皮肤完整性受损的危险 与人工肛门、放射治疗所致会阴部皮肤反应有关。

4. 自理缺陷 与造瘘口位置不佳、不便于病人更换假肛袋、病人自理能力差有关。

5. 自我形象紊乱 与造瘘口的存在、假肛袋的气味、害怕外观与正常人不同有关。

6. 营养失调，低于机体需要量 与放疗引起的胃肠道反应有关。

【护理措施】

1. 主动向病人介绍病区环境和医护人员，提供一个安全、安静、舒适、整洁的休养环境。

2. 多与病人沟通交流，耐心解释病情及疗效，使其充满信心地接受放疗。

3. 注意观察病人大便的次数、颜色、性状。

4. 注意保持放疗区域及会阴部皮肤清洁、干燥，随时观察照射野及会阴部皮肤有无变化，出现反应时给予对症处理。

5. 指导病人合理饮食，进食易消化、纤维素含量少的流质或半流质饮食，避免刺激性食物和饮料。

6. 遵医嘱给予止泻剂。每次便后进行肛周或人工肛门周围的护理，及时清洗，保持肛周皮肤的清洁，可用氧化锌软膏加以保护。

7. 鼓励病人摄入充足的营养，多饮水以预防脱水，必要时遵医嘱补液及电解质。

8. 教会病人自己更换假肛袋的方法及相关知识，并检查其学习效果。更换假肛袋的步骤如下。

(1)将用过的假肛袋连同架一同除去，撕离时用手按住皮肤，以免损伤皮肤。

(2)用湿毛巾清洁人工肛门造口及周围皮肤，再用纸巾吸干，注意观察造口周围皮肤有无破溃。

(3)测量造口的大小，将尺寸用笔画在假肛袋背面的衬纸上，用剪刀将衬纸按需要尺寸剪好。

(4)将假肛袋底部剪开，并用塑料夹子反折夹好。

(5)撕去衬纸，将整个底板贴在造瘘位置上，使造口外露于底板，周围皮肤用凡士林膏保护，轻压粘贴膜，使之紧贴于皮肤上；二件式造口袋则将假肛袋的胶环套在底板胶环上。

9. 对长期卧床的病人，定时翻身，并按摩受压部位，预防压疮的发生。

【应急措施】

1. 当病人出现肠梗阻征象如腹部绞痛、腹胀、不能自行排便等症状时，应立即通知主管医师，并安慰病人不要紧张。

2. 遵医嘱请外科急会诊。

3. 遵医嘱进行术前准备，如备皮、合血、查血常规和出凝血时间等。

【告知内容】

1. 放疗前告知　告知病人放疗的目的、方法、注意事项。

2. 放疗后告知　告知病人放疗常出现的不良反应及护理措施。

【健康教育】

1. 向病人解释清楚在放疗 4 周左右时，常出现放射性直肠炎反应，如腹泻等，减少病人的恐惧心理。

2. 告知病人适当地活动和锻炼。散步是直肠癌有效的康复运动方法，开始时可先慢走，视体力情况再逐渐调整步行速度。

3. 注意保护照射野皮肤清洁干燥，用清水冲洗，轻轻揾干，禁用肥皂，防止揉搓，预防皮肤感染。

4. 指导家属给予病人心理支持。

5. 病人应遵医嘱定期复查，如发现便血、不明原因的食欲下降及消瘦，应及时到医院就诊。

【效果评价】

1. 情绪稳定，食欲、睡眠未受影响。

2. 营养状况得以维持或改善。

3. 通过有效途径获取疾病相关知识，并主动配合治疗和护理。

十、肺癌放疗

【疾病概念】

肺癌大多起源于支气管黏膜上皮，因此也称支气管肺癌，临床上按发生部位分为中心型肺癌和周围型肺癌，按细胞类型将肺癌分为鳞癌、小细胞癌、腺癌、大细胞癌。发病年龄大多在 40 岁以上，发病率男女之比为 3：1～5：1，病因还不完全明确，长期吸烟是肺癌的一个重要致病因素，还与职业因素、大气污染等因素有关。

【临床特点】

1. 咳嗽　主要由于肿瘤及其分泌物刺激支气管黏膜所引起，通常为肺癌的首发症状。中心型肺癌更为明显，多为较长时间经治不愈的阵发性咳嗽，不易用药物控制，早期为干咳，病情发展可有咳痰。

2. 咯血和血痰　通常为痰中带血点、血丝或间断性少量咯血，往往血多于痰，色鲜红，偶见大咯血。中心型肺癌咯血常在发病早期出现。

3. 发热　可见于支气管阻塞或管腔受压后炎性发热。

4. 气急　肿瘤阻塞或压迫较大支气管可出现胸闷、气急甚至窒息。

5. 胸痛　常表现为间歇性隐痛或闷痛。

6. 上腔静脉综合征　是肿瘤压迫上腔静脉引起上腔静脉及其分支发生狭窄或阻塞，表现为面部、颈部、上肢和上胸部静脉怒张，皮下组织水肿，上肢静脉压升高以及呼吸困难等症状。

7. 声音嘶哑　是由于肿瘤压迫或侵犯喉返神经，引起声带麻痹。

【评估要点】

1. 一般情况 了解病人的家族史、过敏史，病人对病情的认识程度，家庭的支持程度，经济状况等；观察生命体征有无异常。

2. 专科情况

（1）咳嗽的性质，有无咳痰，痰的颜色、黏稠度，能否有效地咳出痰液。

（2）监测病人生命体征，观察病人有无出血征象，如脉细数、出冷汗等。

（3）有无咯血，咯血量、颜色。

（4）病人有无发热，体温变化情况，白细胞（WBC）计数，降温效果。

（5）病人的呼吸频率和深度，监测动脉血气分析，病人有无主诉活动时甚至安静状态下出现呼吸困难。

（6）病人的体质状况、营养状况。

3. 实验室及其他检查 胸部 X 线检查、CT 检查、痰细胞学检查、支气管镜检查、病变组织做病理切片、支气管刷取肿瘤表面组织进行细胞学检查等。

【护理诊断/相关因素】

1. 焦虑 与放疗疗程长、环境陌生、角色改变有关。

2. 清理呼吸道无效 与肿瘤侵犯压迫阻塞呼吸道、痰液黏稠不易咳出有关。

3. 气体交换受损 与肿瘤引起气道阻塞、肺实质的破坏有关。

4. 体温过高 与痰多阻塞支气管、放射性肺炎、肺感染有关。

5. 有出血的危险 与肿瘤侵犯肺部微血管、肿瘤破溃、呼吸道感染有关。

6. 潜在并发症——上腔静脉综合征 与肿瘤压迫上腔静脉、支气管有关。

【护理措施】

1. 主动向病人介绍病区环境、治疗方法、经治医师和护士，消除病人的紧张感和心理顾虑，使其积极配合治疗。

2. 协助病人拍背咳痰，手法为背隆掌空，由下向上、由外向内。

3. 鼓励病人多饮水，每日 2000~3000ml，有利于排出因放疗所造成的肿瘤细胞大量破坏、死亡而释放出的毒素。

4. 做好口腔护理，消除异味，预防口腔感染。

5. 遵医嘱给予雾化吸入，每日 2~4 次，可预防感染并有利于痰的排出。

6. 观察有无放射性肺炎发生，表现为发热、咳嗽、气短、呼吸困难、胸痛等，如发生可遵医嘱给予吸氧治疗、类固醇药物、抗生素及镇静止咳剂。

7. 观察有无下咽疼痛等放射性食管炎的表现，如有可给予对症处理。

8. 观察体温变化，体温过高时，可用温水擦浴，及时更换汗湿的衣服，保持皮肤清洁干燥。遵医嘱给予抗生素治疗。

9. 观察病人的生命体征，告诉病人及家属如出现咯血，立即通知医护人员。

10. 有上腔静脉梗阻时，应抬高床头 30°~45°，促进静脉回流；面部肿胀严重的，衣领应宽松；静脉输液时选择下肢静脉，避免加重上腔静脉阻塞症状；遵医嘱给予吸氧、利尿剂和类固醇治疗。监测生命体征的变化，准确记录出入量，维持体液平衡。

11. 每周查 1~2 次血象，包括白细胞、血小板，如血象下降明显，应停止放疗。

【应急措施】

1. 出现大咯血征象时，应立即让病人取侧卧或半卧位，头偏向一侧。

2. 安慰病人保持镇静，必要时给予镇静药，减轻出血所致的恐慌与焦虑。鼓励病人咳出滞留于呼吸道内的血液、血凝块，以免引起窒息。嘱病人不可憋气，以免造成大出血。

3. 给予高流量氧气吸入。

4. 迅速建立静脉通道，及时报告医师，按医嘱给予止血药物，根据病情决定是否输血。

5. 严密观察病情变化，监测生命体征，同时记录病人的神志、情绪、瞳孔变化，注意有无休克、窒息、呼吸循环衰竭的症状及体征并积极处理。

6. 备好气管插管、气管切开用物，以备因血块阻塞气道引起窒息时行气管内插管、气管切开或气管镜止血，清理积血及分泌物，畅通气道。

7. 注意有无张力性气胸的发生，如有急性胸痛、胸闷、气急、发绀等表现，应及时通知医师。随时备齐胸腔闭式引流装置，以备急用。

【告知内容】

1. 放疗前告知　告知病人放疗的目的、方法、注意事项。

2. 放疗后告知　告知病人放疗常出现的不良反应及护理措施。

【健康教育】

1. 指导病人放疗期间应戒烟、戒酒，放疗后 30 分钟不能立即进食，应多饮水，以利于毒素排出。

2. 照射野的标记要注意保护，不能涂掉，如标记不清楚，应让主管医师重新标记好。

3. 注意照射野皮肤的保护。

(1) 穿全棉、柔软、宽松内衣，避免粗糙衣物摩擦。

(2) 照射野皮肤禁用碘酒、乙醇等刺激性消毒剂，避免冷热刺激。

（3）照射野可用温水和柔软毛巾轻轻蘸洗，局部禁用肥皂擦洗或热水浸浴。

（4）外出时防止日光直接照晒，应予遮挡。

4. 放疗在杀伤肿瘤细胞的同时，对正常组织也有不同程度的损害，加强营养对促进组织的修复提高治疗效果，减轻不良反应有重要作用，应多吃一些高蛋白、高维生素的食物。

5. 每周查 1~2 次血象，发现异常及时通知医师。

6. 遵医嘱定期复查。

【效果评价】

1. 情绪稳定，食欲、睡眠未受影响。

2. 营养状况得以维持或改善。

3. 通过有效途径获取疾病相关知识，并主动配合治疗和护理。

十一、颅内肿瘤放疗

【疾病概念】

颅内肿瘤分原发性和继发性两大类。原发性颅内肿瘤发生于脑组织、脑膜、脑神经、垂体、血管及残余胚胎组织等；继发性肿瘤则是指身体其他部位的恶性肿瘤转移或侵入颅内。原发性颅内肿瘤发病年龄以 20~50 岁多见，男性病人略多于女性。病因尚不完全清楚，诱发脑肿瘤的可能因素有遗传因素、物理和化学因素以及生物因素等。

【临床特点】

1. 颅内压增高的症状和体征 颅内压增高为本病主要病理生理变化，其症状和体征如下。

（1）头痛 可为搏动性或胀痛，呈持续性或阵发性，头痛程度随着病情的进展逐渐加重，以清晨从睡眠中醒来及晚间出现较多，咳嗽、用力、喷嚏、俯身、低头等活动时头痛加重。

（2）恶心、呕吐　一般与饮食无关，有时伴剧烈头痛，呕吐呈喷射性。

（3）视（神经）盘水肿　是颅内压增高重要的客观体征。呕吐、头痛、视（神经）盘水肿共称颅内高压症的"三主征"，颅内肿瘤病人80%可出现此征。

2. 局灶性症状和体征

（1）精神症状　常见于额叶肿瘤，表现为痴呆和个性改变。

（2）癫痫发作　多因肿瘤直接刺激或压迫所致，可为全身痉挛性大发作或局限性发作，其中约半数病人是以癫痫发作为最初症状，甚至是唯一症状。

（3）感觉障碍　表现为两点辨觉、实体觉及对侧肢体的位置觉障碍。

（4）运动障碍　表现为肿瘤对侧肢体或肌力减弱或呈上运动神经元完全性瘫痪。

（5）视力及视野改变　视野缩小，视力减退，双侧视力下降或丧失。

（6）内分泌功能紊乱　常表现为尿崩症或垂体功能低下。

【评估要点】

1. 一般情况　了解病人是否有手术治疗史，生命体征有无异常，日常生活规律和自理程度，询问有无家族史、过敏史、既往病史，了解病人的一般心理状态及对疾病的认识。

2. 专科情况

（1）有无头痛、恶心、呕吐，呕吐的特点，呕吐时是否伴有头痛。

（2）观察身体状态，包括发育状态，有无肢端肥大、肥胖，头颅外形有无异常。

（3）观察意识是否清楚，意识障碍按深浅程度描述为昏迷、浅昏迷、谵妄、恍惚、嗜睡。

(4)观察精神状态，是否合作，记忆力如何，是否呆滞，思维如何。

(5)观察脑神经是否有功能障碍，视力、听力如何，四肢运动如何，是否有肌力减退、运动不协调或运动障碍等。

3. 实验室及其他检查 颅脑 CT 检查、磁共振成像(MRI)、脑电图及脑地形图等。

【护理诊断/相关因素】

1. 知识缺乏 与对放射治疗不了解、对病情信息错误理解有关。

2. 恐惧 与对放疗方法陌生、害怕疼痛有关。

3. 便秘 与病人长期卧床、食物中缺少膳食纤维、活动量减少有关。

4. 潜在并发症 脑功能障碍、脑疝。

5. 有皮肤完整性受损的危险 与长期卧床、活动受限有关。

【护理措施】

1. 给予心理护理，脑瘤恶性程度很高，并对人的生命健康威胁极大，病人往往认为自己得了不治之症而悲观绝望，情绪低落，表现出极度的恐慌，对治疗信心不足等。我们应同情和鼓励病人，经常与病人交谈，使他们解除顾虑、坚定信心，从而积极配合治疗。

2. 详细介绍病区环境、医师、护士、同室病友，使病人尽快适应新环境，消除陌生感。

3. 耐心向病人做好解释，简要介绍放疗知识，并将放疗方案向病人及家属交代清楚，使其做到心中有数。

4. 鼓励病人多进含膳食纤维的食物，并给予缓泻剂防止便秘，指导病人养成床上排便的习惯。

5. 密切观察生命体征、瞳孔变化，并准确记录。对于高热、烦躁不安、昏迷甚至脑疝病人应及时抢救，保持呼吸道通畅，防止并发症。

6. 脑瘤病人经常出现大小不同的癫痫发作，发作时医护人员一定要在场，并保持镇静、动作敏捷，可针刺人中或肌内注射镇静剂。

7. 注意监测白细胞及血小板的变化，特别是全脑、全脊髓放疗的病人，必要时给予支持治疗。

8. 注意观察急性脑放射性反应，如恶心、呕吐、头痛、视力改变、颅内压增高的表现，如有上述症状及时通知医师，可遵医嘱应用脱水剂或类固醇药物，如 20% 甘露醇 250 ~ 500ml（20 ~ 40 分钟滴完）、肌内注射呋塞米、静脉注射地塞米松等，以降低颅内压、缓解症状、减轻痛苦。

9. 长期卧床的病人，要定时翻身拍背，按摩受压部位和骨隆凸处，预防压疮的发生。

【应急措施】

1. 当出现脑疝征象如头痛、呕吐、意识障碍、视（神经）盘水肿时，可抬高床头 15° ~ 30°，以利静脉回流。躁动、抽搐时立即将病人平卧、头偏向一侧，迅速松开衣领和裤带将纱布塞于上下牙齿之间，以免咬伤舌头。

2. 充分给氧，鼻导管吸氧，3 ~ 4L/min，可改善脑缺氧，使脑血管收缩，降低脑血流量。

3. 控制液体输入量，严格按医嘱给药，记录液体出入量。

4. 高热者立即降温，以物理降温为主，如乙醇擦浴、冰袋、冰帽等，因高热可使机体代谢增高、脑缺氧加重。

【健康教育】

1. 由于病人自理能力差，要防止跌伤和意外发生，常需要家属陪伴。

2. 放疗 3 ~ 4 周会出现头发脱落、局部皮肤瘙痒、色素沉着等，应注意保持照射野皮肤清洁、干燥，勿用碱性肥皂及粗毛巾擦拭，禁忌在照射野贴胶布，涂碘酒、乙醇或有刺激性的药物及化妆品，可用薄荷淀粉、氢化可的松油膏等。防止日晒、手抓或剥皮，要使干痂自然脱落，避免创伤不愈。

3. 注意防止肌肉萎缩，定时活动肢体、翻身拍背，按摩骨隆凸处，以预防压疮的发生。

4. 增强营养，做适合病人口味的饭菜，给予高营养、易消化及清淡的饮食。

5. 遵医嘱定期复查，有情况随时与主治医师联系，随时复诊。

十二、乳腺癌

【疾病概念】

乳腺癌是指发生在乳腺组织的恶性肿瘤。

【临床特点】

1. 无痛性乳房肿块，多为单发，质地较硬，增大较快，可活动。80% 以上的乳癌是病人自己发现，40% ~ 50% 乳癌发生在外上象限。

2. 皮肤橘皮样改变和乳头内陷。

3. 乳头溢液，可为血性或浆液性。

4. 区域淋巴结转移，常见腋窝和锁骨上淋巴结肿大。

5. 1/3 病人伴有不同程度的隐痛或刺痛。

6. 具体病种临床特点以专科权威教材为依据。

【评估要点】

1. 一般情况　观察生命体征有无异常，询问病人过敏史、家族史等；了解对疾病的认识程度；观察双侧乳房的情况。

2. 专科情况

(1) 观察乳房皮肤的情况。

（2）观察术侧上肢功能情况。

（3）观察术侧上肢水肿情况。

（4）观察淋巴结情况。

3. 实验室及其他检查　近期钼靶 X 线或超声影像诊断，肿瘤标志物检查。

【护理诊断/相关因素】

1. 自我形象紊乱　与身体的某部分或丧失时排斥态度有关。

2. 疼痛　与手术、切口有关，后期与疾病的发展（如骨转移）有关。

3. 营养失调，低于机体需要量　与慢性消耗疾病、化疗后反应有关。

4. 肢体活动能力减弱　与切口疼痛、瘢痕组织有关。

5. 恶心　与化疗、放疗有关。

【护理措施】

1. 鼓励病人面对现实，积极与医护人员交流，可佩戴义乳或行乳房再造术。

2. 保持室内空气流通，消除室内异味，每日通风 1~2 次。

3. 进食高热量、高蛋白、易消化饮食，如蛋、鱼、虾、豆腐等食物，避免冷热等刺激食物诱发咳嗽。

4. 遵医嘱应用止吐药物，并观察效果。

5. 观察放疗后，有无皮肤红肿、瘙痒、色素沉着、破溃等反应，具体措施参见第六章第二节"综合放疗"护理指导书。

6. 遵医嘱应用止痛药物，观察止痛药物的疗效及副作用。

7. 观察化疗后有无恶心、呕吐、脱发、粒细胞减少等反应，具体措施参见第六章第二节"综合化疗"护理指导书。

【应急措施】

出现上肢水肿时，要抬高上肢、制动，湿热敷患肢，避免术侧肢体输液。

【告知内容】

1. 止痛药物告知　告知病人药物的作用及副作用。

2. 化疗药物告知　告知病人药物的作用及副作用。

【健康教育】

1. 指导病人采取适应身体结构/功能改变的行为，如使用辅助设施，用合适的衣服遮掩身体的改变，指导病人佩戴义乳或行乳房再造术。

2. 指导病人和家属了解疾病的发生发展与治疗护理的过程。

3. 指导病人在日常生活活动中适当使用术侧手臂。

4. 指导病人避免使用术侧手臂提、举重物。

【效果评价】

1. 了解治疗的意义。

2. 疼痛减轻或缓解。

3. 掌握化疗、放疗的注意事项。

十三、综合放疗

【疾病概念】

综合放疗是利用放射线的辐射能治疗疾病，特别是对恶性肿瘤的治疗。

【适用病种】

各种肿瘤适合放疗的病人适用此护理指导书。

【临床特点】

1. 早反应组织受照射后的表现　皮肤反应和损

伤、口腔黏膜反应、腹泻、便秘、恶心、呕吐。

2. 晚反应组织受照射后的表现 放射性肺炎、脑水肿等。

3. 全身性放射反应 消化道、造血系统、皮肤过敏反应、免疫功能抑制。

【评估要点】

1. 一般情况 观察病人生命体征有无异常，有无其他伴随疾病，警惕并发症。

2. 专科情况 详见临床特点。

3. 实验室及其他检查 血常规、肝肾功能、B超等检查。

【护理诊断/相关因素】

1. 恶心 与放疗副作用有关。

2. 体温过高 与感染有关。

3. 有出血的危险 与放疗后血小板下降有关。

4. 有感染的危险 与放疗后白细胞下降有关。

5. 口腔黏膜受损的危险 与放疗后副作用有关。

6. 腹泻 与放疗后副作用有关。

7. 有皮肤完整性受损的危险 与放疗有关。

【护理措施】

1. 保持病室空气流通，环境安静，病房干净、整洁、无异味，减少不良刺激。

2. 密切监测体温的变化，早期发现感染征兆，早期治疗。

3. 鼓励病人多饮水，每日饮水 3000ml 以上，出汗后及时更换内衣，并注意保暖。

4. 放疗期间根据病人口味，给予清淡、易消化饮食，少量多餐，鼓励进食。

5. 注意口腔卫生，保持清洁和湿润，每日饭前、饭后漱口，用软毛牙刷刷牙，动作轻柔，避免口腔黏膜和牙龈机械性损伤。

6. 对全腹或盆腔放疗引起的腹泻，宜进食少渣、低纤维饮食，避免吃产气食品，如糖、豆类、鲜牛奶、碳酸类饮料，排便后应及时清洗肛周，避免感染。

7. 白细胞下降时，应严密观察体温变化，严格无菌操作，控制探视人员。

8. 血小板下降时应预防出血，嘱病人少活动，避免磕碰。

9. 腹腔、盆腔照射前应排空小便，减少膀胱反应。

10. 做好病人的心理护理，减轻焦虑，注意休息。

11. 注意观察病人情况，如有全身或局部反应宜及时处理，并报告医师。

【应急措施】

1. 出现急性放射性肺炎时，应及时给予处理。

2. 若出现感染，要严密观察体温的变化，及时给予处理。

3. 严密观察皮肤、黏膜有无出血点，观察排泄物的颜色、量、性状。

【告知内容】

1. 放疗部位皮肤护理告知　告知病人皮肤护理的注意事项。

2. 放疗副作用告知　告知病人化疗的意义及注意事项。

【健康教育】

1. 入院后告知病人注意保暖，预防感冒，加强营养。

2. 进食清淡、易消化、富含营养的饮食，补足热量。

3. 告知病人避免接触感冒、发热的人群。

4. 外出时戴口罩注意保暖，避免寒冷空气对气管、支气管的刺激。

5. 住院期间不串病房，防止交叉感染。

6. 生活要有规律，避免劳累。

7. 指导病人选用全棉柔软内衣，避免粗糙衣物摩擦，照射野可用温水和柔软毛巾轻轻蘸洗，局部禁用肥皂擦洗或热水浸浴，局部皮肤禁用碘酒、乙醇等刺激性消毒剂，避免冷热刺激如热敷、冰袋等，照射区禁止剃毛发，如需剃毛发宜用电动剃须刀，防止损伤皮肤造成感染，照射区皮肤禁做注射点，外出时防止日光直射，应予遮挡，局部皮肤不要抓挠，皮肤脱屑忌用手撕剥，多汗区皮肤如腋窝、腹股沟、外阴等处保持清洁干燥。

8. 进入放射室不能带入金属物品，如手表、钢笔等。

9. 放疗结束后照射野皮肤仍需保护至少1个月。

10. 口腔受照射后3~4年内不能拔牙，特别是出现放射性龋齿所致的牙齿颈部断裂时，牙根也不能拔除，平时可用含氟类牙膏预防，出现炎症时予以止痛消炎。

11. 加强照射区的功能锻炼，如头颈部放疗后练习张口，乳腺癌放疗后练习抬臂锻炼等。

12. 嘱病人按医嘱复查，一般放疗后1个月应随诊检查1次，以后每3个月1次，1年后可半年1次。

13. 放疗结束后一般至少休息2~3个月。

14. 出院指导以书面形式告知，告知病人了解引起疾病的诱发因素及与本病有关的知识；加强耐寒锻炼，增强体质，提高机体免疫力，气候变化时，注意保暖，少去公共场所，如有不适及时就诊。

【效果评价】

1. 保持舒适，衣服清洁、干燥。

2. 了解治疗及饮食的意义。

3. 掌握放疗部位的皮肤护理。

十四、综合化疗

【疾病概念】

应用化学药物治疗恶性肿瘤的方法称为化学治疗法，简称化疗。各种化疗肿瘤病人适用此护理指导书。

【临床特点】

1. 局部副作用　静脉炎。

2. 胃肠道不良反应　恶心、呕吐、黏膜炎。

3. 骨髓抑制　白细胞、血小板下降。

4. 心脏毒性　轻者可无症状，仅心电图表现心动过速，重者则出现心悸、气短、心前区疼痛、呼吸困难，还可以出现心肌炎、心肌病、心包炎、心力衰竭、心肌梗死。心电图还可出现各类心律失常。

5. 泌尿系统毒性　肾脏毒性、出血性膀胱炎、尿酸性肾病。

6. 肝脏毒性　乏力、食欲不振、恶心、呕吐、肝大，血清氨基转移酶、胆红素升高，重则出现黄疸，甚至出现急性肝萎缩。

7. 肺毒性　疲劳、不适、干咳、呼吸困难，重则出现哮喘，可伴有发热、胸痛和咯血，肺底可闻及小水泡音和干性啰音，X线胸片及肺功能检查均可见异常。

8. 神经系统毒性　头痛、意识障碍、手脚麻木。

9. 过敏性反应　支气管痉挛、哮喘、瘙痒、皮疹、血管水肿、肢体痛、焦躁不安、低血压。

10. 皮肤毒性及脱发　皮肤瘙痒、荨麻疹、血管神经性水肿、指（趾）甲变脆、脱发。

11. 其他毒性　生殖系统毒性、免疫系统功能下降、若干年后还可继发第二个肿瘤。

【评估要点】

1. 一般情况　观察病人生命体征有无异常，有无

其他伴随疾病，警惕并发症。

2. 专科情况　详见临床特点。

3. 实验室及其他检查　血常规、肝肾功能、B超等检查。

【护理诊断/相关因素】

1. 恶心　与化疗不良反应有关。

2. 体温过高　与感染有关。

3. 有出血的危险　与化疗后血小板下降有关。

4. 有感染的危险　与化疗后白细胞下降有关。

5. 口腔黏膜受损的危险　与化疗后副作用有关。

6. 便秘、腹泻　与化疗后副作用有关。

【护理措施】

1. 保持病室空气流通，环境安静，病房干净、整洁、无异味，减少不良刺激。

2. 化疗前讲解化疗药物的作用及不良反应，输注发泡性化疗药物应中心静脉置管。

3. 鼓励病人多饮水，每日2000ml左右，出汗后及时更换内衣，并注意保暖。

4. 有恶心、呕吐等胃肠道反应的病人，遵医嘱应用止吐药物，根据病人口味，给予清淡、易消化饮食，少量多餐，鼓励进食。

5. 注意口腔卫生，保持清洁和湿润，每日饭前、饭后漱口，用软毛牙刷刷牙，动作轻柔，避免口腔黏膜和牙龈机械性损伤。

6. 腹泻病人，便后和睡前及时清洗肛周，避免感染。便秘者使用开塞露或果导片等缓泻剂，必要时灌肠。

7. 白细胞低于正常时，应严密观察体温变化，严格无菌操作，避免接触感冒、发热的人群，控制探视人员，必要时应用层流床。

8. 血小板低于正常时，观察病人有无皮肤瘀斑或其他部位出血，嘱病人减少活动，避免磕碰。

9. 若病人出现肢体活动或感觉障碍，应加强护理，给予按摩、针灸、被动活动等，加快恢复过程。

10. 体温大于 38℃ 时，每日测体温 4 次，遵医嘱物理降温或用药处理，并观察物理降温或用药效果。

【应急措施】

1. 化疗药物外渗，应及时给予处理　立即停止输液，设法吸出渗出液，建议将病变肢体抬高至少 48 小时，周期性降温可以加速康复，积极进行有针对性的解毒处理。

2. 感染　要严密观察体温的变化，及时给予处理。

3. 出血　严密观察皮肤、黏膜有无出血点，观察排泄物的颜色、量、性状。

【告知内容】

1. 静脉置管告知　告知病人静脉置管的意义及注意事项。

2. 化疗副作用告知　告知病人化疗的意义及注意事项。

【健康教育】

1. 入院后告知病人注意保暖，预防感冒，加强营养。

2. 进食清淡、易消化、富含营养的饮食，补足热量。

3. 告知病人避免接触感冒、发热的人群。

4. 外出时戴口罩注意保暖，避免寒冷空气对气管、支气管的刺激。

5. 住院期间不串病房，防止交叉感染。

6. 生活要有规律，避免劳累。

7. 出院指导以书面形式告知病人。使其了解引起疾病的诱发因素及与本病有关的知识；加强耐寒锻炼，增强体质，提高机体免疫力，气候变化时，注意保暖，少去公共场所，如有不适及时就诊。

【效果评价】

1. 保持舒适，衣服清洁干燥。

2. 了解治疗及饮食的意义。

3. 了解静脉置管的注意事项。

第三节　传染科常见疾病护理指导流程

一、病毒性肝炎

【疾病概念】

病毒性肝炎是由多种肝炎病毒引起的以肝脏损害为主的传染病，包括甲、乙、丙、丁、戊型病毒性肝炎等。临床特点为乏力、食欲不振、厌油腻、肝大、肝功能异常等，部分病例出现黄疸。甲型肝炎以幼儿、学龄前儿童发病最多；戊型病毒性肝炎以青壮年发病为多。

【临床特点】

本病的潜伏期为甲型肝炎2～6周（平均4周）；乙型病毒性肝炎1～6个月（平均3个月）；丙型病毒性肝炎2周至6个月（平均40日）；丁型病毒性肝炎4～20周；戊型病毒性肝炎2～9周（平均6周）。按病毒性肝炎的临床特点可分为以下几型。

1. 急性肝炎　起病急，常有发热、乏力、食欲不振、恶心、呕吐等急性感染症状，部分病人有黄疸。肝大质偏软，有轻压痛或叩痛。病程6个月以内。

2. 慢性肝炎　病程超过半年或发病日期不明确而有慢性肝炎症状、体征、实验室检查改变者。除有乏力、食欲不振、厌油、肝区不适等症状外，可有肝病面容、肝掌、蜘蛛痣、肝大质偏硬、脾大等体征。仅见于乙、丙、丁型病毒性肝炎。

3. 重型肝炎 病人极度乏力同时伴有严重消化道症状如频繁呕吐、顽固性呃逆；黄疸迅速加深，出现胆酶分离现象；肝脏进行性缩小、肝臭、出血倾向；出现肝性脑病、肝肾综合征、中毒性鼓肠或腹腔积液等严重并发症。

4. 淤胆型肝炎 起病类似急性黄疸型肝炎，黄疸持续时间长，消化道症状轻，有肝内梗阻的表现，如皮肤瘙痒、大便颜色变浅等。

5. 肝炎肝硬化 多有慢性肝炎病史，伴有乏力、肝掌、蜘蛛痣，腹腔积液、脾大、少尿等门静脉高压表现或影像学检查发现肝脏缩小、脾大、门静脉明显增宽等。

【评估要点】

1. 一般情况 询问当地有无肝炎流行；有无进食如贝类、毛蚶等未煮熟海产品及饮用污染水；有无与肝炎病人密切接触史，有无手术史、输血史、不洁注射史、静脉吸毒史、血液透析史；家庭成员特别是母亲是否为肝炎病人；是否接种过各种类型的肝炎疫苗；是否嗜酒及应用损肝药物。

2. 专科情况

（1）发病情况　起病的急缓及病程的长短。

（2）消化道症状　食欲不振、厌油腻、恶心、呕吐等。

（3）皮肤、黏膜　有无黄染、瘀点、瘀斑、牙龈出血，有无肝病面容、肝掌、蜘蛛痣，腹壁静脉是否曲张。

（4）其他症状体征　是否有腹腔积液、下肢水肿、少尿等。

3. 实验室及其他检查 肝功能检查、肝炎病毒标志物检测检查，有条件可检测血清 HBV DNA、肝组织病理检查等。

【护理诊断/相关因素】

1. 活动无耐力 与肝细胞受损、能量代谢障碍有关。

2. 营养失调 与摄入不足和呕吐有关。

3. 皮肤完整性受损的危险 与皮肤黄疸引起瘙痒有关。

4. 焦虑 与隔离治疗、病情反复、预后不良有关。

5. 潜在并发症 继发感染、出血、肝性脑病、肝肾综合征等。

【护理措施】

1. 甲、戊型病毒性肝炎进行消化道隔离；急性乙型病毒性肝炎进行血液(体液)隔离至 HBsAg 转阴；慢性乙型和丙型病毒性肝炎病人应分别按病毒携带者管理。

2. 向病人及家属说明休息是肝炎治疗的重要措施。重型肝炎、急性肝炎、慢性活动期应卧床休息；慢性肝炎病情好转后，体力活动以不感疲劳为度。

3. 急性期病人宜进食清淡、易消化的饮食，蛋白质以营养价值高的动物蛋白为主，摄入量为 $1 \sim 5g/$($kg \cdot d$)；慢性肝炎病人宜进食高蛋白、高热量、高维生素、易消化饮食，蛋白质摄入量为 $0.5 \sim 2.0g/$($kg \cdot d$)；重型肝炎病人宜进食低脂、低盐、易消化饮食，有肝性脑病先兆者应限制蛋白质摄入，蛋白质摄入量小于 $0.5g/$($kg \cdot d$)；合并腹腔积液、少尿者，钠摄入量限制在 $0.5g/d$。

4. 各型肝炎病人均应戒烟和禁饮酒。

5. 皮肤瘙痒者及时修剪指甲，避免搔抓，防止皮肤破损。

6. 应向病人解释注射干扰素后可出现发热、头痛、全身酸痛等"流感样综合征"，体温常随药物剂量增大而增高，不良反应随治疗次数增加而逐渐减轻。发热时多饮水、休息，必要时按医嘱对症处理。

7. 密切观察有无皮肤瘀点瘀斑、牙龈出血、便血等出血倾向；观察有无性格改变、计算力减退、嗜睡、烦躁等肝性脑病的早期表现。如有异常及时报告医师。

8. 让病人家属了解肝病病人易生气、易急躁的特点，对病人要多加宽容理解；护理人员多与病人热情、友好交谈沟通，缓解病人焦虑、悲观、抑郁等心理问题；向病人说明保持豁达、乐观的心情对于肝脏疾病的重要性。

【应急措施】

1. 消化道出血

（1）立即取平卧位，头偏向一侧，保持呼吸道通畅，防止窒息。

（2）通知医师，建立静脉液路。

（3）合血、吸氧、备好急救药品及器械，准确记录出血量。

（4）监测生命体征的变化，观察有无四肢湿冷、面色苍白等休克体征的出现，如有异常，及时报告医师并配合抢救。

2. 肝性脑病

（1）如有烦躁，做好保护性措施，必要时给予约束，防止病人自伤或伤及他人。

（2）昏迷者，取平卧位，头偏向一侧，保持呼吸道通畅。

（3）吸氧，密切观察病人神志和生命体征的变化，定时翻身。

（4）遵医嘱给予准确及时的治疗。

【告知内容】

1. 防止皮肤破损告知 告知有皮肤瘀点瘀斑、皮肤瘙痒者，及时修剪指甲，避免搔抓。

2. 消化道隔离告知 告知病人自身消毒隔离的意义、方法、注意事项。

【健康教育】

1. 宣传各类型病毒性肝炎的发病及传播知识，重视预防接种的重要性。

2. 对于急性肝炎病人要强调彻底治疗的重要性及早期隔离的必要性。

3. 慢性病人、病毒携带者及家属采取适当的家庭隔离措施，对家中密切接触者鼓励尽早进行预防接种。

4. 应用抗病毒药物者必须在医师的指导、监督下进行，不得擅自加量或停药，并定期检查肝功能和血常规。

5. 慢性肝炎病人出院后避免过度劳累、酗酒、不合理用药等，避免反复发作，并定期监测肝功能。

6. 对于乙型病毒性肝炎病毒携带者禁止献血和从事饮食、水管、托幼等工作。

【效果评价】

1. 能了解并认识疾病，病情稳定。

2. 营养状况改善。

3. 无并发症发生或并发症能及时被发现并处理。

二、流行性出血热

【疾病概念】

流行性出血热又称肾综合征出血热，是由汉坦病毒引起的一种急性传染病，属于自然疫源性疾病，鼠为主要传染源。临床上以发热、休克、充血、出血和急性肾衰竭为主要表现。全年均可发病，但每年 3 ~ 5 月和 10 月至次年 1 月为高峰季节，多见于男性青壮年农民和工人。

【临床特点】

本病的潜伏期为 4 ~ 6 日，平均 1 ~ 2 周。典型病例临床经过可分为以下几期。

1. 发热期

（1）发热　起病急骤，畏寒、发热，体温达 39 ~ 40℃，以稽留热和弛张热多见，热程 3 ~ 7 日。

（2）全身中毒症状　突出的症状是头痛、腰痛、眼眶痛（三痛）及关节肌肉酸痛，并有明显肾区叩击痛。常伴有食欲减退、恶心、呕吐、腹痛、腹泻等消化道症状。重症病人可有嗜睡、烦躁、谵妄、抽搐等神经精神症状。

（3）毛细血管损伤表现

①充血：颜面、颈、胸部明显充血潮红（三红）似醉酒貌。

②出血：腋下和胸背部出血，呈搔抓样或条索状，眼结膜充血、出血，甚至腔道大出血。

③球结膜水肿。

④肾损害：出现蛋白尿、血尿和管型等表现，尿中可见膜状物。

2. 低血压休克期　多发生在病程的第 4 ~ 6 日，一般持续 1 ~ 3 日，主要表现为低血压和休克，重症病人可出现 DIC、脑水肿、急性呼吸窘迫综合征和急性肾衰竭。

3. 少尿期　为本病的极期，发生于病程的第 5 ~ 8 日，一般持续 2 ~ 5 日。临床以尿量 <400ml 为进入本期的标志，表现为少尿或无尿、尿毒症症状、代谢性酸中毒，水、电解质平衡失调，严重者可出现高血容量综合征等。

4. 多尿期　发生于病程第 9 ~ 14 日，一般持续 7 ~ 14 日。每日尿量从 500ml 渐增至 3000ml 以上，随着尿量增加，症状逐日减轻。

5. 恢复期 尿量逐渐恢复到 2000ml 以下，精神和食欲好转，肾功能也逐渐恢复，但需 1～3 个月或更长时间才能完全恢复。

【评估要点】

1. 一般情况 观察生命体征有无异常，询问病人的过敏史，居住地有无鼠类等。

2. 专科情况

（1）观察发热类型及持续时间长短。

（2）观察有无"三红"及"三痛"，有无恶心、呕吐、腹痛、腹泻、嗜睡、烦躁、血压下降及休克、少尿、球结膜水肿等表现。

3. 实验室及其他检查

（1）血常规 早期白细胞正常或偏高，可见异型淋巴细胞，若继发感染则白细胞明显增高，血小板减少。

（2）尿常规 可出现尿蛋白。

（3）肝功能 血清丙氨酸氨基转移酶（ALT）增高。

（4）血清抗体测定 出血热抗体阳性。

【护理诊断/相关因素】

1. 体温过高 与病毒感染有关。

2. 体液过多 与病变损害肾脏有关。

3. 组织灌注量改变 与广泛小血管损伤、DIC、出血等血浆外渗导致有效血容量不足有关。

4. 组织完整性受损 与血管壁损伤造成出血有关。

5. 潜在并发症 出血、急性肾衰竭、肺水肿和继发感染。

【护理措施】

1. 嘱病人绝对卧床休息，保持床单位整洁、干燥。

2. 进食清淡可口、易消化、高热量、高维生素的流质或半流质饮食。

3. 保持室内空气流通，消除室内异味，每日通风

1~2 次。

4. 密切观察生命体征和意识状态变化，发现异常及时与医师联系。

5. 加强巡视，早期发现低血压休克及出血先兆症状，如脉搏细弱、口唇发绀、血压下降、尿量减少等应立即配合抢救。

6. 严格准确记录 24 小时液体出入量，密切观察尿量、颜色、性状及尿蛋白的变化，监测电解质、酸碱平衡以及血肌酐的变化。

7. 高热时以物理降温为主，必要时配合药物降温，禁用解热镇痛药，以防大量出汗诱发低血压促使病人提前进入休克期。

8. 少尿期病人应注意控制补液量和速度，按"量出为入，宁少勿多"的原则输入液体。多尿期应注意防止二次肾衰竭及电解质紊乱的发生，适当控制入量，以促进肾脏功能的恢复。

【应急措施】

1. 出现低血压休克时，立即采取中凹平卧位，迅速建立静脉液路，补充血容量，密切观察病情变化，监测血压的变化，配合医师进行抢救。

2. 出现高血容量综合征时，应减慢输液速度或停止输液，按医嘱给予利尿、导泻等处理，严密监测生命体征的变化。

3. 出现呕血时，立即采取去枕仰卧位，头偏向一侧，同时建立静脉液路，遵医嘱合血、输血和应用止血药，观察出血的性质和量并做好记录。

【告知内容】

1. 防窒息告知　出现呕血时，立即采取去枕仰卧位，头偏向一侧。

2. 防出血告知　若有腋下和胸背部出血，严禁搔抓，热水擦浴，以防加重出血。

3. 防虚脱告知 高热时以物理降温为主，禁用解热镇痛药，以防大量出汗诱发低血压。

【健康教育】

1. 针对病人家属对本病知识的缺乏，向其介绍有关本病的流行病学知识、临床经过及常见的并发症，搞好环境卫生，加强防鼠、灭鼠工作。

2. 注意休息及饮食，自觉遵守隔离制度，积极配合治疗和护理。

3. 告知病人药物名称、用药方法及不良反应，按医嘱用药，禁用损害肾脏的药物。

4. 告知病人及家属，由于肾功能完全恢复需较长时间，出院后应继续休息 1 ~ 3 个月，避免劳累，加强营养，定期复查血压及肾功能，如有异常，及时就诊。

【效果评价】

1. 病情稳定，肾功能恢复，尿量正常。

2. 精神、食欲、体力恢复。

3. 无并发症发生或并发症能及时被发现并处理。

三、伤寒与副伤寒

【疾病概念】

伤寒是由伤寒杆菌引起的急性肠道传染病。临床特征为持续发热、相对缓脉、全身中毒症状、消化道症状、玫瑰疹、肝脾大及白细胞减少。好发于夏秋季节，以儿童和青壮年多发，易并发肠出血和肠穿孔。

【临床特点】

本病的潜伏期一般为 10 日左右，食物暴发流行可短至 48 小时，水源暴发流行可长达 30 日。典型病例临床经过可分为以下几期。

1. 初期 相当于病程第 1 周，缓慢起病，发热是最早出现的症状，常伴有全身不适、食欲减退、咽痛与咳嗽。体温呈阶梯形上升，于 5 ~ 7 日内可达 39 ~ 40℃。

2. 极期 相当于病程第 2 ~ 3 周，常有伤寒的典型表现。肠出血、肠穿孔等并发症多发生在此期。

（1）**发热** 持续高热，多数呈稽留热，持续 10 ~ 14 日。

（2）**消化系统症状** 明显食欲不振，腹部不适，腹胀，多有便秘。

（3）**神经系统症状** 病人表情淡漠、反应迟钝、听力减退，重症可出现严重意识障碍。

（4）**循环系统症状** 多有相对缓脉，即体温升高 1℃，每分脉搏降低 <10 次。

（5）**肝脾大** 多数病人脾大、质软、有压痛。部分病人肝大。

（6）**玫瑰疹** 于病程 7 ~ 13 日部分病人在胸、腹、背部及四肢的皮肤出现直径 2 ~ 4mm 的淡红色斑丘疹，压之退色，一般 <10 个，3 ~ 4 日消退。

3. 缓解期 相当于病程第 3 ~ 4 周，体温逐渐下降，症状减轻，肿大的肝脾开始回缩。

4. 恢复期 相当于病程第 5 周，体温正常，食欲恢复，一般在 1 个月左右完全恢复健康。

【评估要点】

1. 一般情况 病人和带菌者为传染源，询问病人有无接触史。

2. 专科情况 观察生命体征是否以发热为首要症状，有无消化道及神经系统症状，相对缓脉，玫瑰疹及肝脾大。

3. 实验室及其他检查 血常规检查、伤寒沙门菌培养、骨髓培养、肥达反应监测等。

【护理诊断/相关因素】

1. 体温过高 与伤寒杆菌感染有关。

2. 营养失调 与高热及消化道症状有关。

3. 有感染的危险 与机体的抵抗力低下有关。

4. 潜在并发症 肠出血、肠穿孔。

【护理措施】

1. 嘱病人卧床休息。

2. 按消化道传染病隔离。

3. 做好基础护理，保持床单位整洁、干燥。

4. 给予营养丰富、清淡的流质饮食，鼓励病人多饮水。

5. 密切观察生命体征，注意观察面色及意识状态的变化，观察玫瑰疹出现的部位、数量等情况，注意有无突发右下腹剧痛、肌紧张、腹泻。

6. 嘱病人遵医嘱服药，注意观察药物的不良反应。

7. 增加与病人的交流，在精神上给予病人真诚的安慰和支持，使其消除焦虑、恐惧等不良心理反应。

【应急措施】

1. 出现肠出血时，嘱病人绝对卧床休息，遵医嘱应用镇静剂及止血药。

2. 出现肠穿孔时，密切观察生命体征的变化，同时积极进行术前准备，配合医师抢救病人。

【告知内容】

告知饮食的重要性及方法，严格按医嘱进食。

【健康教育】

1. 指导病人了解伤寒的流行病学知识及本病的临床特点、并发症等。

2. 注意饮食卫生，保证足够的休息和睡眠，出院后应继续休息 1 ~ 2 周。

3. 告知病人及家属观察病情变化，如观察脉搏、神志变化、便血、腹痛等情况，定期复查，如有不适，及时就诊。

4. 严格按医嘱服药，教会病人观察药物疗效和不良反应。

附：副伤寒包括副伤寒甲、副伤寒乙、副伤寒丙三种，分别由副伤寒甲、副伤寒乙、副伤寒丙型沙门菌引起。副伤寒的表现与伤寒较难鉴别，需要依靠细菌培养及肥达反应才能确诊。临床护理与伤寒相同。

【效果评价】

1. 病情稳定，了解疾病相关知识。

2. 肠道功能逐渐恢复，食欲、体力逐渐恢复正常。

3. 无并发症发生或并发症能及时被发现并处理。

四、传染性非典型肺炎

【疾病概念】

传染性非典型肺炎是由一种新的冠状病毒引起的急性呼吸系统传染病，又称为严重急性呼吸综合征。主要通过近距离飞沫及密切接触传播，临床特点与其他非典型肺炎相似，但具有传染性、进展快、病情重、病死率高的特点。

【临床特点】

本病潜伏期为 1 ~ 16 日，常见为 3 ~ 5 日。典型临床经过分为 3 期。

1. 早期　起病急，以发热为首发症状，可有畏寒，热型呈不规则热或弛张热、稽留热，热程为 1 ~ 2 周，伴有头痛、乏力、肌肉酸痛、干咳少痰。

2. 进展期　病情于第十至第十四日达高峰，有持续高热、频繁呕吐、明显气促胸闷等全身中毒症状加重，出现进行性呼吸困难和低氧血症的表现。此期易发生继发感染。

3. 恢复期　病程进入第 2 ~ 3 周后，多数病人体温开始消退，中毒症状减轻，肺部病变吸收较慢，绝大多数病人可以痊愈，个别病人则因呼吸衰竭、败血症、肾衰竭或心脏骤停而死亡。

【评估要点】

1. 一般情况　观察生命体征有无异常，询问病人在发病前2周是否到过疫区或接触过SARS病人的标本，是否与发病者有密切接触史或属于受传染的群体发病者之一，或有明显传染他人的证据。询问病人的过敏史。

2. 专科情况

(1)评估病情经过是否具有较强的传染性，尤其是在医护人员进行抢救危重病人时。

(2)评估低氧血症的表现，是否皮肤口唇发绀，动脉血氧饱和度(SpO_2)<93%。

(3)实验室及其他检查　动脉血气分析示低氧血症；胸部X线的检查：早期多呈斑片状或网状阴影，重症者可见大片状影。

【护理诊断/相关因素】

1. 体温过高　与病毒感染和肺部炎症有关。

2. 气体交换受损　与肺水肿、肺泡内透明膜形成所致换气功能障碍有关。

3. 有传播感染的可能　与病毒具有传染性有关。

4. 潜在并发症　继发感染、急性呼吸衰竭、多器官功能衰竭综合征。

【护理措施】

1. 严格按呼吸道传染病进行隔离和护理，实行迅速、就地、全封闭隔离治疗。住院病人要戴口罩，严禁病人之间相互接触，不得探视，不设陪护。

2. 嘱病人卧床休息，取舒适安全体位。

3. 给予高热量、高蛋白、高维生素、清淡、易消化的食物，必要时给予静脉营养支持，保持水、电解质平衡。

4. 动态监测生命体征的变化，注意有无进行性呼吸困难及并发症的征兆。

5. 早期给予大流量氧气吸入，吸氧间隔的时间原则上不超过 15 分钟。保持呼吸道通畅，若分泌物黏稠，可给予超声雾化吸入。

6. 用药观察，如应用干扰素引起的发热反应，大量糖皮质激素应用后有无消化道出血或二重感染的发生等。

7. 心理安慰，由于本病的特点，应及时正确地采取不同方式与病人及家属进行信息交流与沟通，减轻或消除病人与家属的焦虑不安、紧张恐惧心理。

【应急措施】

出现急性呼吸功能衰竭时，立即建立人工气道，行气管插管或气管切开，给予呼吸机辅助呼吸，保持呼吸道通畅，保证病人氧的供给，密切监测生命体征的变化，同时保持静脉液路的通畅。

【告知内容】

告知隔离的重要性及方法，严格按呼吸道传染病进行隔离和护理。

【健康教育】

1. 采取多种形式宣传 SARS 的预防知识，提高群众的防病意识，消除不必要的紧张、恐惧心理。

2. 搞好环境卫生，养成良好的个人卫生习惯，保持室内经常通风换气，流行期间避免到空气流通不畅、人口密集的公共场所。

3. 做好疫区的隔离消毒工作，严格按照规定进行隔离观察。SARS 病毒对热较敏感，75℃ 加热 30 分钟或紫外线照射 60 分钟，当暴露于常用消毒剂后立即失去感染性。

4. 医务工作者在诊治护理 SARS 病人时，注意个人防护，进入病房均需戴口罩、帽子，穿隔离衣，戴手套、脚套，近距离接触操作时戴护目镜，在每次接触病人后立即进行手的消毒和清洗。

5. 严格执行出院标准，即体温正常 1 周以上，呼吸系统症状明显改善，胸部 X 线的阴影明显吸收。

6. 嘱病人出院后继续休息 1～2 周，每天监测体温的变化，据 X 线胸片的情况复查胸片，发现异常及时就诊。

五、艾滋病

【疾病概念】

艾滋病(AIDS)是获得性免疫缺陷综合征的简称，是由人免疫缺陷病毒(HIV)所引起的致命性慢性传染病。病人和无症状携带者是本病的传染源，通过性接触和血液传播。发病年龄主要是 50 岁以下青壮年，男同性恋者、性乱交者、静脉吸毒者、血友病和多次输血者为高危人群。

【临床特点】

本病潜伏期长，一般认为 2～10 年可发展为艾滋病，HIV 侵入人体后可分为四期。

1. 急性感染(Ⅰ期又称窗口期) 感染 HIV 后，部分病人出现发热、头痛、厌食、恶心、肌痛、关节痛和淋巴结肿大等血清病的症状，持续 3～14 日后自然消失。此时血液中可检出 HIV 抗原，血小板减少，CD_8 增高而到 CD_4/CD_8 的比值倒置。

2. 无症状感染(Ⅱ期) 由 HIV 感染或急性感染症状消失后延伸而来，临床无任何症状，但血清中可检出 HIV，此阶段持续 3～14 年或更长。

3. 持续性全身淋巴结肿大综合征(Ⅲ期) 表现为除腹股沟淋巴结以外，全身其他部位两处或两处以上的淋巴结肿大。

4. 艾滋病(Ⅳ期) 此期是感染 HIV 的终末临床

阶段，临床特点复杂，缺乏特异性，可有以下 5 种表现。

（1）体质性疾病　即发热、盗汗、乏力、厌食、体重下降、慢性腹泻和易感冒等。

（2）神经系统症状　出现头痛、癫痫、进行性痴呆、下肢瘫痪等。

（3）严重的临床免疫缺陷　出现各种机会性病原体感染，如肺孢子虫肺炎、肺结核等。

（4）继发肿瘤　如卡波西肉瘤和非霍奇金淋巴瘤。

（5）继发其他疾病　如慢性淋巴性间质性肺炎。

【评估要点】

1. 一般情况　询问病人有无密切接触史，是否为同性恋或有不安全性生活史，有无吸毒史，是否曾接受过输血、血制品、器官移植、人工授精等，有无原因不明的长期发热、乏力、慢性腹泻和反复肺部感染以及过敏史。

2. 专科情况　发热的特点是否为长期反复不明原因的发热；肿大的淋巴结是否直径在 1cm 以上，质地柔韧，无压痛、无粘连，可自由活动；机会性感染较顽固，临床治疗效果差。

3. 实验室及其他检查　血常规检查、免疫学检查、血清学检查、胸部 X 线检查等。

【护理诊断/相关因素】

1. 恐惧与绝望　与预后不良、缺乏家庭社会支持等有关。

2. 营养失调，低于机体需要量　与长期发热、腹泻致消耗过多、食欲减退、进食量少有关。

3. 组织完整性受损　与局部长期受压或机会性感染和肿瘤有关。

4. 有传播感染的可能　与病毒具有传染性有关。

5. 潜在并发症　各种机会性感染，与机体免疫缺陷有关。

【护理措施】

1. 卧床休息，协助病人做好生活护理，症状消失后逐步从事一些力所能及的活动，使活动耐力逐步得到提高。

2. 给予高热量、高蛋白、高维生素、清淡、易消化的食物，少量多餐，不能进食者可给予鼻饲或遵医嘱给予静脉高营养，定期评估病人营养状况和监测体重。

3. 实施血液/体液接触隔离，同时注意保护性隔离，以防止各种机会性感染的发生。护理病人时应戴口罩，接触血液、体液时应穿隔离衣、戴手套，处理污物、利器时防止皮肤损伤，被病人血液、体液、排泄物污染的一切物品应随时严密消毒，常用 1：2000 的有效含氯消毒液进行消毒。

4. 监测生命体征，观察有无肺部、胃肠道、皮肤、黏膜等感染的表现，及时与医师联系，采取相应的治疗护理措施。

5. 注意观察临床用药后的疗效和不良反应，有无胃肠道症状、骨髓抑制现象、耐药性以及停药或换药后有无反跳现象。

6. 多与病人沟通，鼓励病人表述自己的感受，进行自我护理，动员家属和呼吁社会给予病人生活上、经济上、精神上的帮助，增强病人战胜疾病的信心。

7. 注意保护性医疗，保护病人的隐私，维护感染者和病人的利益、尊严和权利。

【告知内容】

告知病人隔离的重要性及方法，严格按血液/体液接触隔离和护理。

【健康教育】

1. 经常与病人及家属进行交流，消除恐惧、抑郁、悲观等不良情绪。

2. 告诫病人注意饮食卫生，多食新鲜蔬菜和水果，增加优质蛋白的摄入，食物品种多样化，少量多餐。呕吐严重者，禁食 2 小时后再饮水进食，必要时静脉供给营养，以防水、电解质紊乱。

3. 肺部感染严重时，指导病人采取一些措施改善呼吸，如可抬高床头或让病人坐起，缩唇呼吸并减慢呼吸频率，减少氧消耗。破损的皮肤、黏膜保持干燥，勿受压和暴露于空气中，防止继发感染。

4. 服药必须每天按时、按量、按要求服下，不能自行停药。定期医院复查，坚持治疗，控制疾病的进展。

5. 加强家庭护理和自我保健意识，病人在性生活时须戴安全套。

6. 艾滋病病毒对热、常用消毒剂敏感，56℃ 30 分钟能灭活，但对紫外线、甲醛溶液不敏感。

【效果评价】

1. 了解疾病相关知识，能正确面对。

2. 病情稳定，食欲、体力逐渐恢复正常。

3. 无并发症发生或并发症能及时被发现并处理。

六、细菌性痢疾

【疾病概念】

细菌性痢疾简称菌痢，是由志贺菌属细菌（又称痢疾杆菌）引起的肠道传染病，又称志贺菌病。临床特点为畏寒、高热、腹痛、腹泻、里急后重和排黏液脓血便，可伴有全身毒血症状。发病多在夏秋季节，终年散发，在卫生条件差的国家和地区发病率高，以儿童和青壮年为多。

【临床特点】

本病的潜伏期一般为 1～3 日（最多至 7 日）。根据临床特点分为急性菌痢和慢性菌痢。

1. 急性菌痢 起病急，高热畏寒、恶心呕吐，继而出现腹痛、腹泻及里急后重，每日排便 10 余次至数十次，为黏液脓血便。可伴有左下腹压痛和肠鸣音亢进。轻型(非典型)每日腹泻不超过 10 次，大便含少量黏液但无脓血。急性菌痢病人可伴有全身毒血症状，严重者可有感染性休克和(或)中毒性脑病的表现。

2. 慢性菌痢 急性菌痢反复发作或迁延不愈达 2 个月以上，即为慢性菌痢。反复出现腹痛、腹泻，大便带有黏液或脓血，但较急性菌痢轻。左下腹压痛并可扪及增粗的乙状结肠。

【评估要点】

1. 一般情况 询问是否有不洁饮食史，是否接触过菌痢病人，是否在多发病季节以及有无过敏史。

2. 专科情况 病人是否有急性起病，发热、腹痛、腹泻，脓血便及里急后重，每日数十次；左下腹有压痛；或有急性菌痢病史，病情迁延不愈超过 2 个月。

3. 实验室及其他检查 血常规检查、粪便检查、病原学检查等。

【护理诊断/相关因素】

1. 体温过高 与志贺菌释放的内毒素作用于体温调节中枢有关。

2. 腹泻 与志贺菌释放的内、外毒素引起肠黏膜炎症、坏死、溃疡有关。

3. 营养不良 与慢性菌痢病情迁延不愈、反复发作有关。

4. 组织灌注量异常 与高热、腹泻、摄入减少及内毒素致全身小血管痉挛引起急性微循环障碍有关。

【护理措施】

1. 按消化道传染病隔离。

2. 急性期卧床休息，对频繁腹泻伴发热无力者协助床边排便，并用屏风遮挡。

3. 严重腹泻伴呕吐时暂禁食，可静脉补充营养，待病情缓解后，给予高蛋白、高维生素、易消化、清淡流质或半流质饮食。少量多餐，忌生冷、油腻、刺激性食物。

4. 腹痛剧烈者可热敷或遵医嘱给予解痉止痛药物。

5. 高热时应物理降温或遵医嘱给予退热药物，并及时更换被服。

6. 排便后协助清洗肛周皮肤，防止糜烂、感染。密切观察排便次数、性状及量。准确记录 24 小时液体出入量。

7. 监测生命体征、神志状态、瞳孔反射等，观察有无面色苍白、四肢冰冷等休克体征及有无嗜睡、烦躁等脑水肿及脑疝的表现，发现异常及时报告医师并配合抢救。

【应急措施】

1. 出现感染中毒性休克时立即给病人采取休克体位，建立静脉液路，吸氧，并注意保暖，密切观察四肢有无回暖、面色转红等休克改善的体征。

2. 脑水肿、脑疝时遵医嘱快速静脉滴注 20% 甘露醇脱水，并配合做好气管切开及应用人工呼吸器的相应护理。

【告知内容】

告知病人隔离的重要性及方法，严格按消化道隔离和护理。

【健康教育】

1. 养成良好的个人卫生习惯，做好饮食、饮水、环境卫生，防止"病从口入"。

2. 从事餐饮、托幼等服务工作者应定期检查，慢性菌痢及带菌者一律不得从事上述行业的工作。

3. 向家属及病人说明消毒隔离的必要性及重要性；病人必须临床症状消失，粪便培养连续 2 次阴性方可解除隔离，接触者需医学观察 7 日。

4. 慢性菌痢病人出院以后应避免过度劳累、禁食生冷食物、受凉等，以防复发。复发时应及时治疗。

【效果评价】

1. 病情稳定。

2. 食欲、体力逐渐恢复正常。

3. 无并发症发生或并发症能及时被发现并处理。

七、疟疾

【疾病概念】

疟疾是由疟原虫感染所致的寄生虫病感染病。临床特点为间歇性寒战、高热，继之大汗后缓解，反复发作者可有脾大与贫血。人群普遍易感，发病以夏秋季节较多，主要流行于热带和亚热带。

【临床特点】

1. 间日疟、卵形疟的潜伏期为 13 ~ 15 日，三日疟 24 ~ 30 日，恶性疟 7 ~ 12 日，输血感染者 7 ~ 10 日。疟疾的典型症状为突发的寒战、高热。寒战持续 10 分钟至 2 小时。同时体温迅速上升，可达 40℃ 以上，伴全身酸痛乏力。发热持续 2 ~ 6 小时后，开始大汗，体温骤降，感觉明显乏力，持续 1 ~ 2 小时后进入间歇期。间日疟和卵形疟间歇期为 48 小时，三日疟为 72 小时。恶性疟发热无规律，无明显间歇。疟疾初发时，发热无规律，一般发作数次以后，才呈周期性发作，反复发作可致贫血及脾大。

2. 恶性疟起病急缓不一，热型多不规则，常无明显的缓解间隙，可有暗色尿与少尿，可引起肾衰竭。

3. 脑型疟为恶性疟严重的临床类型，主要表现为头痛、发热，常出现不同程度的意识障碍，如烦躁不安、抽搐、谵妄、昏迷，病情险恶，病死率高。

4. 输血后疟疾临床特点与按蚊传播的疟疾相同，但无复发。

【评估要点】

1. 一般情况 观察生命体征有无异常，是否到过疟疾流行区，新近有无输血史。

2. 专科情况 观察是否有突发的寒战、高热，发热特点为周期性、间歇性发作。

3. 实验室及其他检查 血涂片或骨髓涂片可见疟原虫，恶性疟可见配子体。

【护理诊断/相关因素】

1. 体温过高 与疟原虫感染有关。

2. 活动无耐力 与红细胞大量破坏导致贫血有关。

3. 潜在并发症 惊厥、黑尿热。

【护理措施】

1. 按虫媒传染病进行隔离，做好防蚊、灭蚊措施。

2. 急性发作期及退热后 24 小时内应卧床休息。

3. 寒战时要注意保暖，出汗后及时用毛巾擦干并随时更换内衣裤及床单，以免受凉。

4. 密切观察生命体征的变化，注意有无贫血的征象，有无神志的改变、意识障碍的程度、瞳孔变化、头痛、呕吐、抽搐等情况，观察有无腰痛、排酱油样尿等，发现异常及时报告医师。

5. 指导病人饭后服药，以减少胃肠道的刺激并观察药物的不良反应。

6. 疟疾发作时起病急骤，病情反复，病人易产生焦虑、恐惧，护理人员要多与病人沟通，给以积极的引导，尽量减轻病人的负面心理情绪。

7. 病人出院后要经过彻底的终末消毒，方可收治其他病人。

【应急措施】

突发性寒战、高热的应急措施如下。

(1)监测有无剧烈头痛、抽搐、昏迷等凶险发作征象。

(2)给予降温措施。

(3)发作期，卧床休息，给予高热量、流质饮食或静脉补液。

【告知内容】

告知病人隔离的方法，严格按虫媒传染病进行隔离和护理。

【健康教育】

1. 经常与病人及家属进行交流，说明疟疾的传染过程、主要症状、治疗方法及药物不良反应。

2. 加强防蚊、灭蚊措施，对疟疾高发区健康人群及流行季节出入流行区的人群，应预防性服药。曾到疟疾高发区的人，在3年内不可输血给其他人。

3. 病人出院后应定期回访，如有复发，及时就诊，对1～2年内有疟疾发作史者，可在流行高峰期前2个月进行集体抗复发治疗。

【效果评价】

1. 病情稳定，体温恢复正常。

2. 食欲、体力逐渐恢复正常。

3. 无并发症发生或并发症能及时被发现并处理。

八、人感染高致病性禽流感

【疾病概念】

人感染高致病性禽流感简称人禽流感，是由甲型禽流感病毒引起的一种人、禽、畜共患的急性传染病。本病具有潜伏期短、传染性强、传播迅速的特点，严重者可因并发症导致病人死亡。通常呈散发，以冬春季多见，主要通过呼吸道和消化道传播，人与人之间传播尚无直接证据。

【临床特点】

本病的潜伏期一般为 1 ~ 7 日，通常为 2 ~ 4 日。起病急，早期似流感，表现为发热、流涕、咳嗽、咽痛、全身肌肉酸痛等，部分病人可有恶心呕吐、腹痛腹泻等消化道的症状。体征主要是肺部炎性实变及胸腔积液，多数病例预后良好，少数病例肺炎进行性加重，伴有肺间质纤维化的广泛肺泡损伤，导致呼吸窘迫综合征、肺出血。

【评估要点】

1. 一般情况　询问病人有无到过禽流感流行地区，有无与病禽或带病毒的禽类接触。

2. 专科情况　观察生命体征的变化，是否以肺炎表现为主；是否具有起病急、传染性强、传播迅速的特点。

3. 实验室及其他检查　血常规检查、肝功能的检查、胸部 X 线的检查等。

【护理诊断/相关因素】

1. 体温过高　与病毒血症和继发感染有关。

2. 焦虑　与知识缺乏、隔离治疗、担心预后有关。

3. 气体交换受损　与肺部弥散性炎症和胸腔积液有关。

4. 潜在并发症　继发细菌感染、肺出血等。

【护理措施】

1. 严格按照呼吸道和消化道隔离的方法进行隔离和护理病人。

2. 发现疫情及时报告相应的上级部门。

3. 卧床休息，给予高热量、富含维生素的饮食，鼓励多饮水，保持水、电解质的平衡。

4. 监测生命体征和神志的变化，对危重病人实行 24 小时严密监测，及时发现和协助处理各种并发症。

5. 注意观察用药后的不良反应，常见有中枢神经系统和消化道的不良反应。

6. 加强心理护理，尤其在隔离的早期和危重病人，及时正确地与病人及家属进行交流和沟通，消除焦虑和恐惧心理，配合治疗护理，早日康复。

【应急措施】

1. 出现急性呼吸功能衰竭时，立即建立人工气道，行气管插管或气管切开，保持呼吸道通畅，加压给氧，监测生命体征的变化，同时保持静脉液路的通畅。

2. 出现肺出血窒息征象时，立即取头低脚高俯卧位，头偏向一侧，无效时迅速采取吸痰将出血块吸出，必要时行气管插管或气管切开。

【告知内容】

告知病人隔离的方法，严格按呼吸道和消化道隔离和护理。

【健康教育】

1. 加强禽类疾病的监测，做好疫区的隔离消杀工作，严格按照规定进行医学隔离观察。对疫情要早发现、早报告、早控制、早隔离，对疫源地进行严格封杀，疫点周围 3km 以内的禽类予以捕杀，5km 以内所有易感禽类进行紧急免疫接种，病禽就地及时销毁（深埋或焚烧）。

2. 搞好环境卫生，加强身体锻炼，养成良好的卫生习惯。

3. 进食易消化、营养丰富的食物，食用鸡鸭肉时应彻底煮熟。

4. 对可疑病人及时住院隔离治疗，以防止病情恶化和播散，在转运过程中应戴口罩。

5. 医务人员要加强个人防护，接触病人分泌物后应立即洗手消毒。

6. 禽流感病毒对热、干燥、紫外线及常用消毒剂敏感，煮沸 2 分钟灭活，但在粪便中可存活 1 周，低温下可长期生存。

【效果评价】

1. 生命体征恢复正常，病情稳定。

2. 精神、食欲、体力逐渐恢复正常。

3. 无并发症发生或并发症能及时被发现并处理。

九、麻疹

【疾病概念】

麻疹是麻疹病毒引起的急性呼吸道传染病。临床症状有发热、咳嗽、眼结膜充血、口腔黏膜有科普利克斑（又称麻疹黏膜斑）及皮疹，好发于冬春季节，多见于儿童，易并发支气管肺炎、喉炎、心肌炎、肝脏损害等。

【临床特点】

本病的潜伏期一般为 6~18 日，平均 10 日。典型麻疹临床经过可分为三期。

1. 前驱期 从发热到出疹 3~4 日。主要表现为发热、上呼吸道卡他症状、啼哭相、科普利克斑（即在发病 2~3 日，出现于双侧近第一磨牙的颊黏膜上，为米粒大小的小白点，周围有红晕，该斑点逐渐增多，可互相融合成片，一般 2~3 日内消失，是早期诊断的重要标志）。发热 3 日。

2. 出疹期 于发热 3~4 日开始出现皮疹。出疹顺序是先耳后、发际，渐波及额、面、颈，自上而下蔓延至胸、背、腹及四肢，最后达手掌和足底。皮疹的性质初为充血性淡红色斑丘疹，大小不等，压之退色。以后部分融合成暗红色，疹间皮肤正常。皮疹高峰时全身中毒症状加重，高热可达 40℃，伴嗜睡、重者咳嗽频繁、呼吸困难、谵妄、抽搐。常有结膜红肿，全身浅表淋巴结及肝、脾轻度肿大。出疹 3 日。

3. 恢复期 出疹 3～5 日后，发热开始消退，全身症状明显减轻，皮疹按出疹的先后顺序消退，留浅褐色色素斑，伴糠麸样脱屑，历时 1～2 周。退疹 3 日。

【评估要点】

1. 一般情况 观察生命体征有无异常，询问病人是否与麻疹病人有接触史和过敏史。

2. 专科情况

（1）发热的类型及持续时间 若持续高热 1 周以上，提示继发感染的可能。

（2）皮肤和黏膜 早期观察有无麻疹黏膜斑，出疹的顺序，麻疹是否出全，口唇有无发绀，即缺氧的表现。

（3）消化道的症状 部分病人可出现厌食、恶心呕吐、腹痛腹泻的症状。

3. 实验室及其他检查 血常规检查、血清抗体测定等。

【护理诊断/相关因素】

1. 体温过高 与麻疹病毒感染有关。

2. 皮肤、黏膜完整性受损 与皮疹、麻疹黏膜斑有关。

3. 潜在并发症 支气管肺炎。

4. 有传播感染的可能 与病原体具有传染性有关。

【护理措施】

1. 嘱病人卧床休息。

2. 进食高热量、易消化、清淡的流质饮食，供给充足的水分，利于毒素排泄和散热。

3. 实行呼吸道隔离至出疹后 5 日，伴有支气管肺炎合并症者应延长到出疹后 10 日。医护人员要严格执行消毒隔离制度及探视制度，进入麻疹病房要戴口罩。

4. 病室每日通风 2 次，保持室内安静、整洁。每日行紫外线空气消毒 30～45 分钟。

5. 呼吸困难者给氧气吸入，据缺氧程度采取不同的氧流量。咳喘重者及时清除呼吸道的分泌物，适当给予止咳祛痰药，分泌物黏稠不易咳出者可给予超声雾化吸入，以改善呼吸功能。

6. 出疹期和退疹期常有皮肤瘙痒，应剪短指甲，勿搔抓皮肤以免抓伤。皮痒者可局部涂搽炉甘石洗剂，退疹后皮肤干燥可涂以润滑剂。

7. 监测生命体征，密切观察病情变化，发现异常及时与医师联系。

8. 加强基础护理，保持床单位的整洁，切忌紧衣厚被"捂汗发疹"。保持五官清洁。

【应急措施】

1. 出现高热惊厥时　可给小剂量退热剂、激素、镇静剂，勿用乙醇擦浴，因对出疹皮肤的刺激，影响出疹。

2. 出现急性喉炎时　应遵医嘱给药，密切观察病情的变化，及早发现，并做好气管切开或气管插管的准备工作。

【告知内容】

告知病人隔离的方法，严格按呼吸道隔离和护理。

【健康教育】

1. 针对病人家属对麻疹知识的缺乏，向其介绍有关麻疹的流行病学知识、临床经过及常见的并发症。

2. 减少探视和陪护，尤其是呼吸道感染者禁止探视，以减少病人潜在性感染的机会。劝告易感者不得探视，以免传播。

3. 告诉家属出疹期高热一般无须退热,以免影响皮疹透发,若体温在 39.5℃ 以上可酌情给予退热。

4. 病人康复出院后,应进行彻底的终末消毒,方可收治其他病人。

5. 采用预防接种为主的综合性预防措施。

【效果评价】

1. 体温恢复正常,皮疹逐渐消退。

2. 精神、食欲、体力逐渐恢复正常。

3. 无并发症发生或并发症能及时被发现并处理。

十、流行性腮腺炎

【疾病概念】

流行性腮腺炎是由腮腺炎病毒引起的急性呼吸道传染病。好发于冬春季,多见于儿童,儿童易并发脑膜脑炎,成人易并发睾丸炎,病后获持久免疫。病毒经紫外线照射可迅速灭活,加热 56℃ 15 分钟可灭活。

【临床特点】

本病的潜伏期为 14~21 日,平均 18 日。临床经过可分为以下几期。

1. 前驱期 多数无症状,少数有倦怠、发热、头痛、食欲不振、全身不适等,持续 1~2 日。

2. 腮肿期 前驱期后,腮腺逐渐肿大、热、痛,触之有弹性,3~4 日达高峰。腮腺常一侧先肿大,继而对侧肿大,亦可两侧同时肿大,可伴有舌下腺、颌下腺、颌下淋巴结肿大,影响张口、咀嚼、吞咽等。

3. 恢复期 腮肿持续 4~5 日后逐渐消退,体温恢复正常,整个过程 10~14 日。

【评估要点】

1. 一般情况 传染源为早期病人和隐性感染者,询问病人是否与传染源有过接触。

2. 专科情况

（1）观察生命体征的变化，是否以发热为首发症状。

（2）是否出现腮腺肿大，其特征是以耳垂为中心，向前、向后、向下发展，局部皮肤紧张、发亮而不红、边缘不清、触之热、痛、有弹性，腮腺管口红肿，但无脓液流出。

3. 实验室及其他检查 白细胞正常或降低，血清淀粉酶增高，腮腺病毒 IgM 抗体测定阳性。

【护理诊断/相关因素】

1. 体温过高 与腮腺病毒感染有关。

2. 疼痛 与腮腺肿胀有关。

3. 潜在并发症 睾丸炎、脑膜脑炎。

4. 有传播感染的可能 与病原体具有传染性有关。

【护理措施】

1. 实行呼吸道隔离，隔离期自发病到腮腺肿大完全消退，一般 10 日。

2. 卧床休息，给予富含营养、易消化的半流质或软食，避免酸、辣、甜及硬而干燥的食物，防止腺体肿痛加剧。

3. 口腔清洁卫生，预防继发细菌感染。饭后及时漱口，每日口腔护理 2 次，同时鼓励病人多饮水。

4. 给予如意金黄散或青黛散调醋敷于腮腺局部，每日 1 次。

5. 疼痛重者，可进行腮肿局部间歇冷敷。

6. 注意观察病情变化，及时发现和处理并发症。

【健康教育】

1. 宣传有关腮腺炎的防治知识，对易感儿接触者要医学观察 3 周。

2. 流行期间不串门，不到人口密集的公共场所，外出戴口罩。对易感儿可接种腮腺炎减毒活疫苗。

3. 指导家属做好隔离、用药、饮食等护理工作，不能有轻视的思想。

4. 加强巡视，及时发现和处理睾丸炎、脑膜脑炎等并发症。

十一、重型肝炎

【疾病概念】

病因及诱因复杂，包括重叠感染（如乙型病毒性肝炎重叠戊型病毒性肝炎）、机体免疫状况、妊娠、HBV 前 C 区突变、过度疲劳、精神刺激、饮酒、应用肝损伤药物、合并细菌感染、伴有其他疾病（如甲状腺功能亢进症、糖尿病）等。出现一系列肝衰竭表现：极度乏力，严重消化道症状，神经症状（嗜睡、性格改变、烦躁不安、昏迷等），有明显出血现象，凝血酶原时间(PT)显著延长及凝血酶原活动度 <40%。黄疸进行性加深，血总胆红素每日上升≥1μmol/L 或大于正常值 10 倍。可出现中毒性鼓肠、肝臭、肝肾综合征等。可见扑翼样震颤及病理反射、肝浊音界进行性缩小、胆酶分离、血氨升高等。

【临床特点】

1. 严重消化道症状　如顽固性恶心、呕吐、腹胀、食欲不振，极度乏力。

2. 神经、精神症状　嗜睡、性格改变、烦躁不安、昏迷等，有明显出血现象，凝血酶原时间显著延长及凝血酶原活动度 <40%。

3. 黄疸进行性加深　血总胆红素每日上升人于 1μmol/L 或大于正常值 10 倍。肝脏进行性缩小，出现肝臭。

4. 腹腔积液与中毒　迅速出现腹腔积液、中毒性鼓肠。

【评估要点】

1. 一般情况　观察生命体征、精神状况、性格行为有无改变。

2. 专科情况

（1）有无严重消化道症状。

（2）观察有无黄疸进行性加重、出血倾向（出血点及广泛性紫癜）和肝臭。

（3）观察是否出现肝性脑病和明显腹腔积液，有无扑翼样震颤。

3. 实验室及其他检查 监测肝功能（是否有胆酶分离）、肾功能及凝血酶原时间等。

【护理诊断/相关因素】

1. 有出血的危险 与肝功严重受损及凝血酶原时间延长有关。

2. 潜在并发症 肝性脑病、肾衰竭。

3. 有感染的危险 与营养失调、抵抗力低下有关。

4. 有皮肤完整性受损的危险 与胆盐沉着刺激皮肤神经末梢引起瘙痒及长期卧床有关。

【护理措施】

1. 保持室内空气流通，消除室内异味，每日通风1次（由护士负责）。

2. 病人如发生呕血或便血，及时观察并记录颜色、性质和量，并立即将病人头部偏向一侧，防止窒息，报告医师及时处理。

3. 观察心电、血压、脉搏氧的变化并记录。

4. 皮肤、黏膜出血的预防与护理

（1）观察病人有无皮下出血点及瘀斑，避免水温过高和过于用力擦洗皮肤。

（2）勤剪指甲，以免抓伤皮肤，告知病人不要挖鼻孔。

（3）高热病人禁用乙醇擦浴和降温。

（4）注射或穿刺部位拔针后需按压 5～10 分钟，注射或穿刺部位交替使用，以防局部血肿形成。

5. 肝昏迷期病人的护理

（1）血氨偏高者，注意观察意识变化，对于烦躁病人注意保护，必要时使用床挡及约束带，防止发生坠床及意外。

（2）保持呼吸道通畅，保证氧气的供给。

（3）做好皮肤护理，保证床褥干燥、平整，定时协助病人翻身，预防压疮。

6. 给予低盐高蛋白(血氨偏高时给予低蛋白)、高维生素、高热量软食为主。

7. 绝对卧床休息，准确记录 24 小时尿量，观察肾功能。

【应急措施】

1. 有出血倾向时，应迅速建立静脉通道，遵医嘱静脉滴注止血药，并注意调整滴数。

2. 密切观察意识变化，如有躁动不安时，应考虑使用床挡及约束带，防止发生坠床及撞伤等意外。

【告知内容】

1. 防坠床告知　病人有肝昏迷症状时，应告知病人家属24小时陪护，防止坠床。

2. 防液体外渗告知　告知病人输液时，输液侧肢体活动要小心，穿刺部位疼痛时及时告诉护士，以防液体外渗。

3. 防压疮告知　告知病人勤翻身，以防压疮。

【健康教育】

1. 生活规律，劳逸结合。

2. 遵医嘱定期复查。

3. 指导病人遵医嘱用药。

【效果评价】

1. 未发生不良事件。

2. 了解治疗饮食的意义及本病相关知识和注意事项。

十二、肺结核

【疾病概念】

肺结核有由结核分枝杆菌入侵肺部引起的感染性疾病，是各种结核病中最常见的类型，约占全身结核病的90%。

【临床特点】

1. 慢性咳嗽、咳痰 痰为少量黏痰。继发感染呈黏液脓痰；食欲不振，午后低热、盗汗、消瘦、乏力，若肺部病灶进展播散呈不规则高热。

2. 反复咯血 50%～70%的病人有程度不等的咯血，部分病人以反复咯血为唯一的症状(临床上称为"干性支气管扩张")。

3. 反复肺部感染 由于肺结核病人免疫功能下降，易继发肺部感染。

4. 早期病灶小或位于肺组织深部 多无异常体征。若病变范围较大，患侧肺部呼吸运动减弱，听诊呼吸音减低。

【评估要点】

1. 一般情况 观察生命体征有无异常，询问病人过敏史、家族史，有无发热、消瘦、贫血等；了解对疾病的认识程度。

2. 专科情况

(1)观察痰的量、颜色、性质、气味，有无肉眼可见的异常物质。

(2)观察有无气促和发绀。

(3)咳嗽病程的长短、发生的时间、与体位的关系。

(4)咯血的性质，咯血临床分为：痰中带血、少量咯血＜100ml/d、中等量咯血100～500ml/d、大量咯血＞500ml/d或一次300～500ml。

3. 实验室及其他检查 近期胸部 X 线或 CT 检查、血常规、肝肾功能、动脉血气分析。

【护理诊断/相关因素】

1. 清理呼吸道无效或低效 与痰液黏稠、量多、无效咳嗽引起痰液不易排出有关。

2. 有窒息的危险 与痰多、黏稠、大咯血而不能及时排出有关。

3. 营养失调，低于机体需要量 与慢性感染导致机体消耗增多、咯血有关。

4. 焦虑 与病情迁延、反复咯血有关。

5. 气体交换受损 与大量脓痰阻塞呼吸道导致肺部换气障碍有关。

6. 体温过高 与疾病本身、感染有关。

7. 皮肤完整性受损的危险 与消瘦、低营养有关。

【护理措施】

1. 保持室内空气流通，消除室内异味，每日通风 1~2 次。

2. 提供高热量、高蛋白、易消化饮食，避免冷热等刺激食物诱发咳嗽。

3. 鼓励病人每日饮水 1500ml 以上，充足的水分可稀释痰液，有利于排痰。

4. 加强巡视，早期发现咯血先兆症状，如喉痒、喉部作响、胸闷时做好咯血应急抢救准备。

5. 遵医嘱给予雾化吸入，每日 2 次。

6. 遵医嘱给氧，必要时吸痰。吸痰前后适当提高吸氧浓度，3~4L/min，以防吸痰引起低氧血症。

7. 密切监测生命体征，观察有无胸闷、气短、面色苍白、口唇发绀、大汗淋漓等窒息前症状，及时报告医师。

8. 遵医嘱记录咯血量、痰量及其性质。

9. 咯血达中等量以上时，应严格卧床休息，及时安慰病人，防止屏气避免声门痉挛，指导轻轻咳出积在气管内的痰液和血液。

10. 床旁备吸痰器；指导病人依据病变部位的不同采取体位引流，间歇做深呼吸后用力咳痰，同时辅助轻拍病人背部，借助重力作用使痰液排出。

11. 病人咯血、胸闷时及时给予床旁必要的安抚，减轻恐惧与焦虑。

12. 评估皮肤情况，指导病人翻身。

【应急措施】

1. 出现大咯血征象时，应使头偏向一侧，尽量将血咯出。

2. 迅速建立静脉通道，遵医嘱静脉滴注止血药，并注意调整滴数。

3. 密切观察 BP、P、R、T 等生命体征。

4. 如大咯血时或咯血骤然停止时，应考虑有窒息的可能。立即置病人头低脚高俯卧位，轻拍背部有利于血块排出。无效时应直接用吸痰管迅速吸出口、咽喉、鼻部血块。必要时行气管插管或气管切开，解除呼吸道阻塞。

【告知内容】

1. 气管镜检查告知 告知病人及家属落实医嘱措施的意义、气管镜检查需配合的相关内容，必要时与经治医师共同解答病人提出的疑虑。

2. 胸腔穿刺告知 告知病人及家属落实医嘱措施的意义、需配合胸腔穿刺的相关内容，必要时与经治医师共同解答病人提出的疑虑。

3. 机械通气告知 告知病人及家属机械通气的意义与配合，必要时与经治医师共同解答病人提出的疑虑。

4. 心电监护告知 告知病人及家属心电监护的意

义及配合。

5. 气管插管告知　告知病人及家属气管插管的意义、需配合的相关内容，必要时与经治医师共同解答病人提出的疑虑。

6. 防摔伤告知　告知病人及家属下床时、上厕所时小心，穿防滑鞋。

7. 防坠床告知　床旁加床挡，告知病人家属床旁守护，以防坠床。

8. 防压疮告知　告知病人及家属翻身，2 小时翻身一次。

9. 防烫伤告知　告知病人家属勿使用热水袋，以防烫伤。

10. 防液体外渗告知　告知病人及家属输液时的注意事项，以防液体外渗。

11. 防误吸告知　告知病人家属喂饭、喂水时将床头抬高 30cm，以防误吸。

12. 防脱管告知　气管插管时使用约束带，告知病人家属床旁守护，床旁备止血钳，以防脱管。

【健康教育】

1. 入院后告诫病人戒烟，不要到空气污染和有烟雾的场所，避免接触呼吸道感染病人，注意保暖，预防感冒。

2. 指导病人和家属了解疾病的发生发展与治疗护理的过程。

3. 指导病人在咳痰后、进食前用清水含漱，保持口腔清洁。

4. 指导病人补充足够营养与充分饮水，增强机体抵抗力，了解进食要求，配合治疗饮食。

5. 指导病人掌握有效咳嗽、雾化吸入、体位引流的方法。

6. 教会家属有效协助叩背排痰方法。

7. 指导病人和家属了解抗菌药物的用法及不良反应，学会自我监测病情，定期做痰细菌培养。

8. 注意口腔清洁，勤漱口、多刷牙，定期更换牙刷。

9. 出院指导以书面形式告知病人预防感冒的方法、运动时间与量、复诊时间、联系方式等。

【效果评价】

1. 掌握排痰方法。

2. 自诉憋闷症状较前减轻，呼吸较前顺畅。

3. 了解治疗饮食的意义。

4. 情绪、睡眠较前平稳。

十三、狂犬病

【疾病概念】

狂犬病又名恐水症，是由狂犬病毒引起的一种侵犯中枢神经系统为主的急性人兽共患传染病，多见于犬、狼、猫等肉食动物，人多因被病兽咬伤而感染。

【临床特点】

1. 前驱期 发热、头痛、乏力、食欲减退、恶心、周身不适，对痛、声、风、光等刺激开始敏感，并有咽喉紧缩感。有 50% ~ 80% 病人伤口部位及其附近有麻木、发痒、刺痛或虫爬、蚁走感。本期持续 1 ~ 4 日。

2. 兴奋期 病人逐渐进入高度兴奋状态，表现为极度恐惧、烦躁，对水声、风等刺激非常敏感，引起发作性咽肌痉挛、呼吸困难，大汗、流涎、瞳孔散大、对光反射迟钝、心率增快、血压升高。本期持续 1 ~ 3 日。

3. 麻痹期 病人由痉挛发作减少或者停止，进入全身弛缓性瘫痪，由安静进入昏迷状态，最后呼吸麻痹、循环衰竭而死亡。本期持续 6 ~ 18 小时。本病全程一般不超过 6 日。

4. 潜伏期 1~3 个月(5 日至 19 年或更长)。

【评估要点】

1. 一般情况 有无动物接触史,有无狂犬病病人接触史。

2. 专科情况

(1)观察体温、脉搏、呼吸、血压、意识、瞳孔及神志变化。

(2)评估对声音、光线、风、疼痛敏感程度;有无喉头紧缩感。

(3)观察伤口及附近有无麻、痒、痛及蚁走感等异常表现。

(4)评估肌肉进行性麻痹程度。

3. 实验室及其他检查 肝功能、生化等。

【护理诊断/相关因素】

1. 体液不足 与咽肌痉挛致吞咽困难、代谢需要量增加、恐水有关。

2. 气体交换受损 与呼吸肌痉挛有关。

3. 皮肤完整性受损 与病兽咬伤或抓伤有关。

4. 低效性呼吸型态 与中枢神经系统受损有关。

5. 潜在并发症 惊厥发作、呼吸衰竭、循环衰竭。

【护理措施】

1. 采取接触隔离措施

(1)病人的唾液及其污染物品须随时消毒。

(2)病人应隔离于安静、温暖、用深色窗帘避光的单人房间。

(3)避免一切不必要的刺激,如光亮、风吹、音响及触动。

2. 提供高热量、高蛋白、易消化饮食 给病人提供充足的进食时间,必要时遵医嘱鼻饲或静脉补充营养。

3. 呼吸肌痉挛　每班至少 2 次观察呼吸、脉搏、心律、心率、体温、意识及瞳孔变化，对痉挛部位、发作次数、吞咽情况、精神症状及恐水怕风等现象，做好详细记录。

4. 对症护理

（1）伤口护理　20% 肥皂水、0.1% 苯扎溴铵或氯己定冲洗伤口。冲洗后用 50% ~ 70% 乙醇或 2% 碘酊擦拭伤口。伤口不宜缝合，遵医嘱用狂犬病免疫血清在伤口四周及底部进行浸润注射。

（2）惊厥发作、兴奋、狂躁的护理　避免不必要的刺激，各项治疗及护理应简化，并集中在注射镇静剂后进行，动作要轻巧，以减少对病人的刺激联合使用镇静剂时，应适当调整剂量，使病人能保持安静和嗜睡状态，呼吸不受抑制而又不致发作严重痉挛。当病人趋于麻痹期，应及时停用镇静药物。

（3）保持呼吸道通畅，及时吸痰、给氧，备好急救药品及器械，必要时进行气管插管、气管切开、使用人工呼吸机等。

5. 护士防护措施　进入病房穿隔离衣，带护目镜、双层手套、鞋套。

【应急措施】

备好吸痰器及急救药品，以防呼吸肌痉挛引起窒息。

【告知内容】

1. 机械通气告知　告知机械通气的意义与配合。

2. 心电监护告知　告知病人及家属心电监护的意义及配合。

3. 气管插管告知　告知病人及家属气管插管的意义、配合内容，必要时与医师共同解答疑问。

4. 防坠床、意外告知　告知病人家属床旁守护，以防坠床、意外。

5. 防脱管告知 给病人使用约束带以防液体外渗及脱管。

6. 防误吸告知 告知病人家属喂水、喂饭时将床头抬高 30cm，以防误吸。

【健康教育】

1. 入院后告诫病人戒烟，不要到空气污染和有烟雾的场所，避免接触呼吸道感染病人。注意保暖，预防感冒。

2. 指导病人和家属了解疾病发生发展与治疗护理过程。

3. 指导病人在咳痰后、进食前用清水含漱，保持口腔清洁。

4. 指导病人补充足够营养与充分饮水增强机体抵抗力，了解进食要求，配合治疗饮食。

5. 注意口腔清洁，勤漱口、多刷牙，定期更换牙刷。

【效果评价】

1. 能维持正常的呼吸型态，表现为呼吸平稳、频率正常、血气分析值正常。

2. 皮肤恢复正常。

3. 住院期间不造成他人的感染。

4. 无自伤及伤害他人的现象。

5. 吞咽功能改善，体重不下降。

参考文献

[1]陶子荣，唐云红，范艳竹，等．神经外科专科护理[M]．北京：化学工业出版社，2021．

[2]宋春丽．小儿临床护理学与标准化护理管理[M]，西安：陕西科学技术出版社，2020．

[3]郑彩娥，李秀云．心肺康复护理技术规程[M]．北京：人民卫生出版社，2020．

[4]王育珊．急救医学[M]．2版．北京：人民卫生出版社，2020．

[5]宋爱玲．实用临床疾病护理常规[M]．2版．长春：吉林科学技术出版社，2019．

[6]葛均波，徐永健，王辰．内科学[M]．9版．北京：人民卫生出版社，2019．

[7]谢幸，孔北华．妇产科学[M]．9版．北京：人民卫生出版社，2019．

[8]郭玉研，陈艳霜，李艳．护理健康教育实践指导[M]．北京：世界图书出版公司，2019．

[9]高鹏，周鸣鸣．常见老年病康复护理标准化手册[M]．苏州：苏州大学出版社，2019．

[10]王爱平，李红．老年护理培训教程[M]．北京：人民卫生出版社，2019．